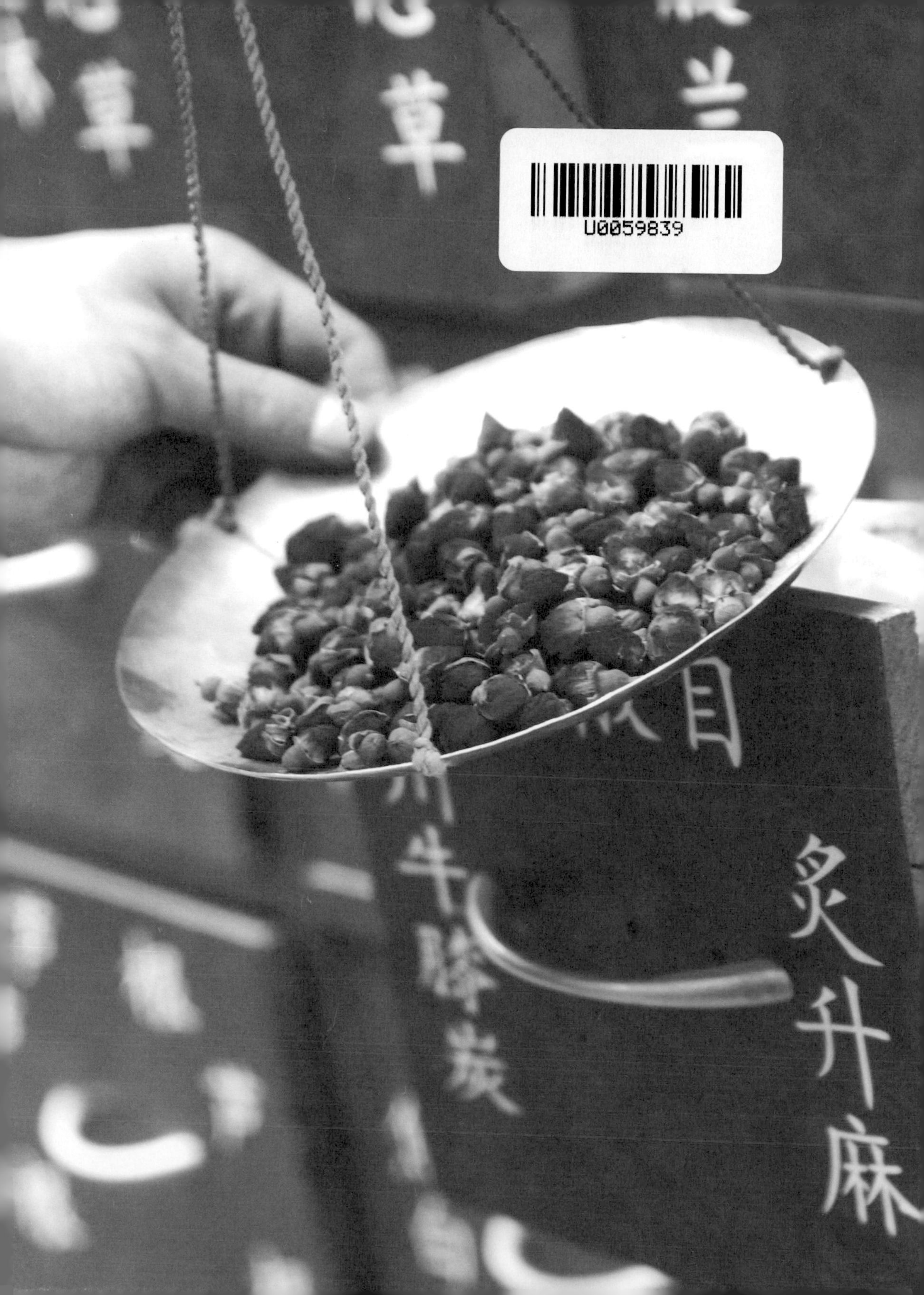
炙升麻

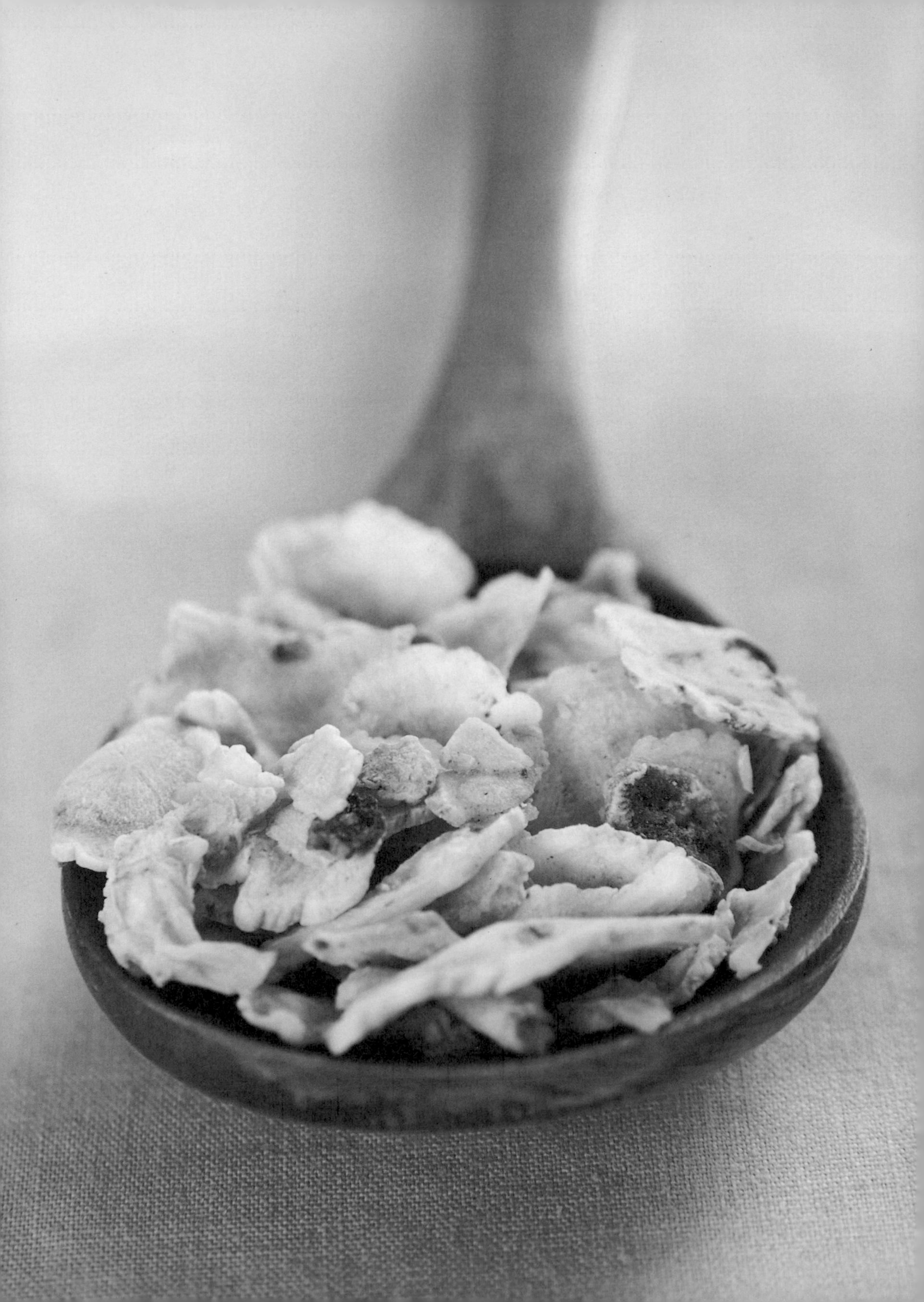

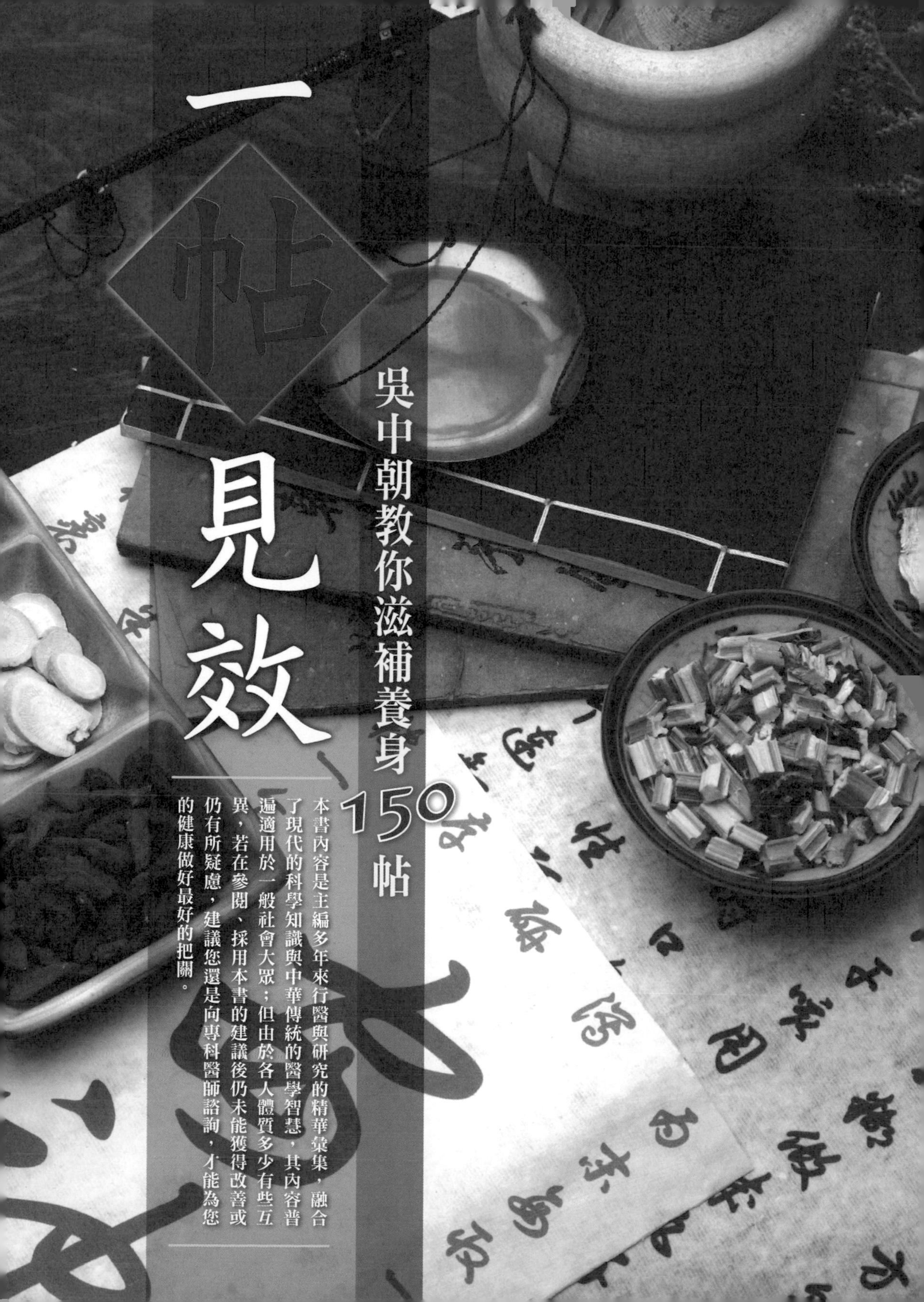

一帖見效

吳中朝教你滋補養身150帖

本書內容是主編多年來行醫與研究的精華彙集，融合了現代的科學知識與中華傳統的醫學智慧，其內容普遍適用於一般社會大眾；但由於各人體質多少有些互異，若在參閱、採用本書的建議後仍未能獲得改善或仍有所疑慮，建議您還是向專科醫師諮詢，才能為您的健康做好最好的把關。

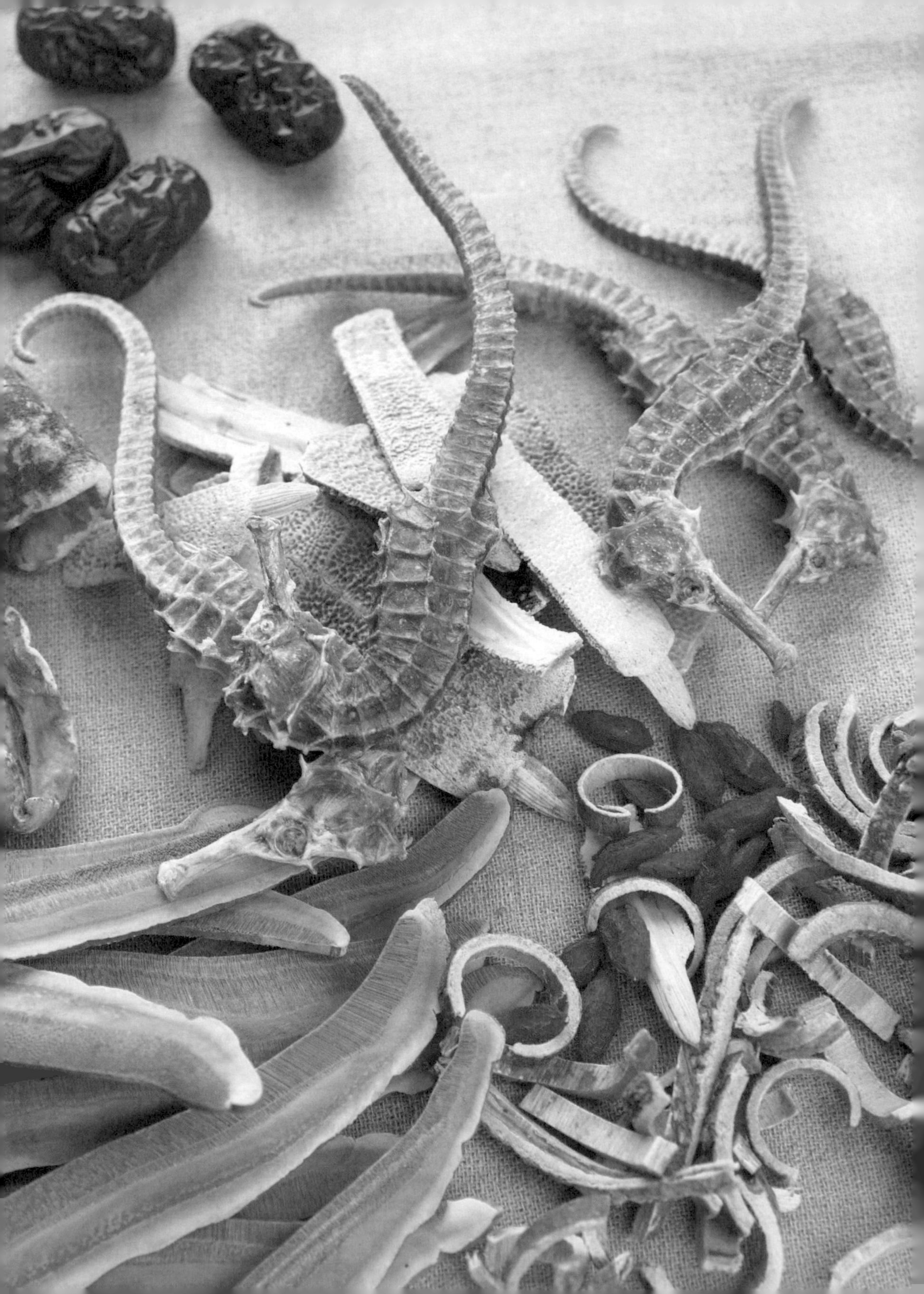

前言

有句話説：「人參殺人無罪。」意思是説，如果服用人參的方法不正確，就會帶來很不好的後果，甚至奪人生命，但不能因此就説人參不是好藥，因為那是服用者的無知所致。實際上，滋補藥的不同選擇、不同服法，對人體會產生「滋補」和「殺人」的作用之別！

吳教授是中國中央保健會診專家，在長期的保健會診經歷中，見過太多亂用中藥、效果適得其反的例子。所以在編寫本書時，吳教授特別注意講清楚藥物的適用範圍、用量，以及正確的家庭使用方法。

讀者在閱讀本書時，可以簡單對照自身的情況，參考書中介紹的中藥適用範圍去選擇合適藥物。選對了藥物，就可以根據藥物本身的特性和自己的實際情況，參考書中介紹的方法食用，這樣既不會帶來額外的負擔，又不減損藥物的功效。從而使原本有些枯燥或盲目的滋補變得有趣起來，讓家庭生活和家庭餐桌更豐富多彩！

目錄

八種體質用藥宜忌速查

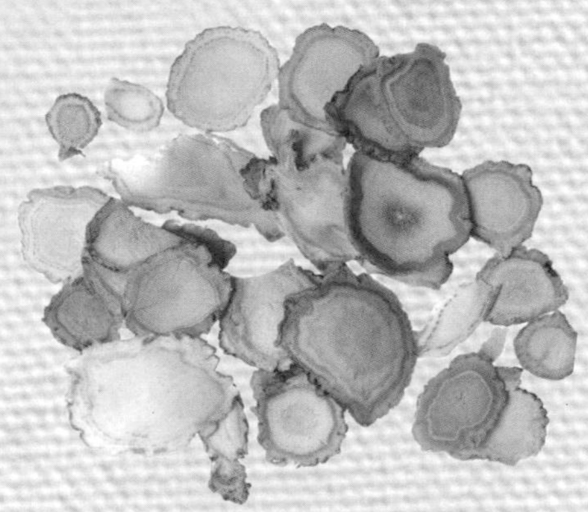

四季用藥宜忌速查

體虛補氣篇

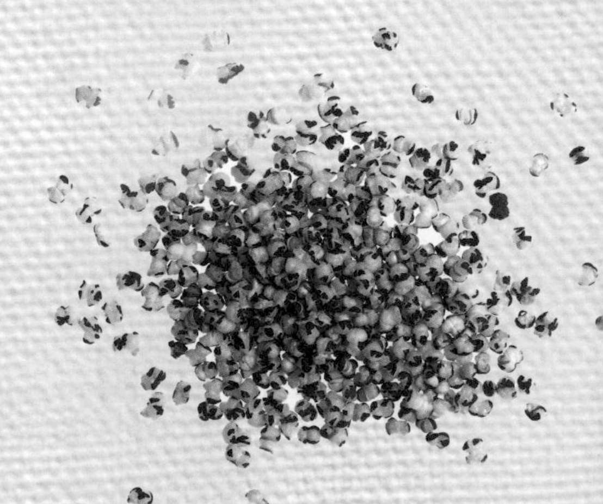

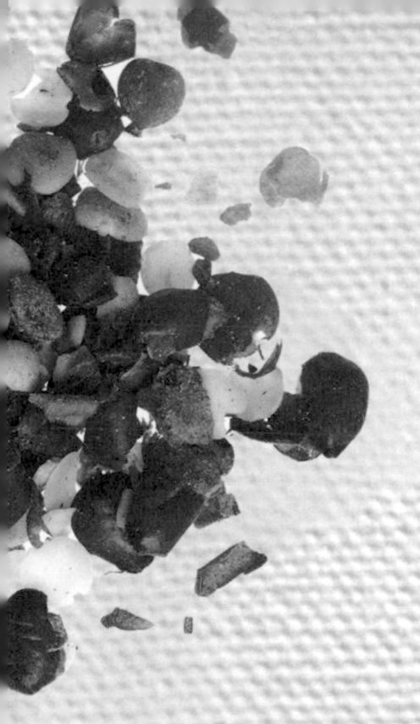
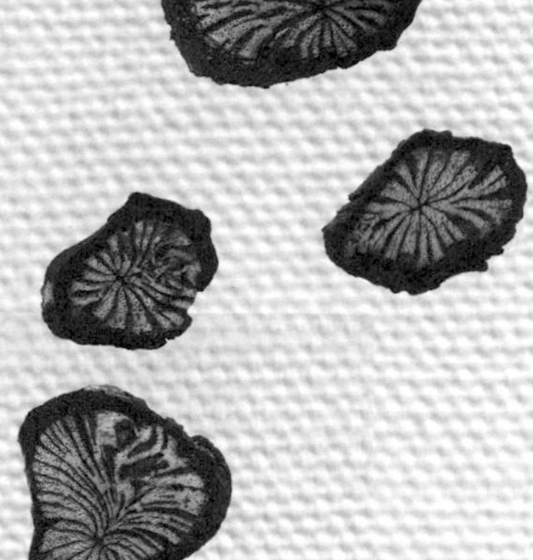

補血養血篇

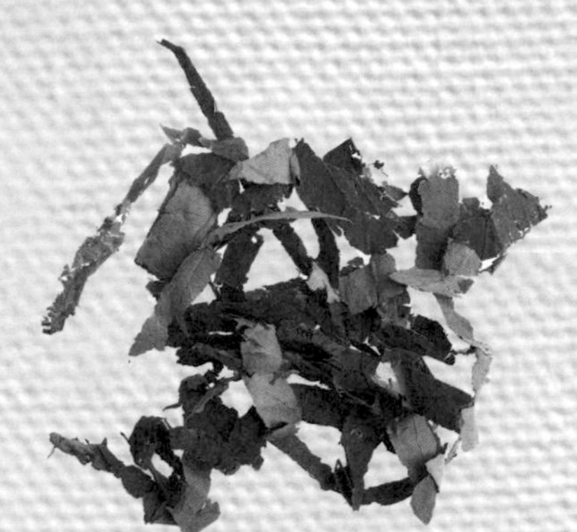

補腎助陽篇

健脾和胃篇

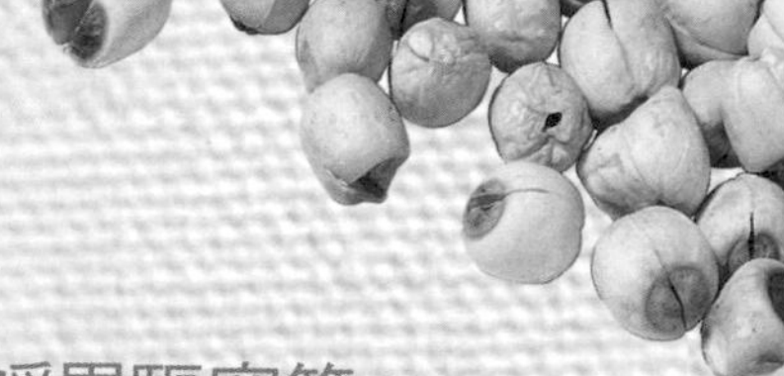
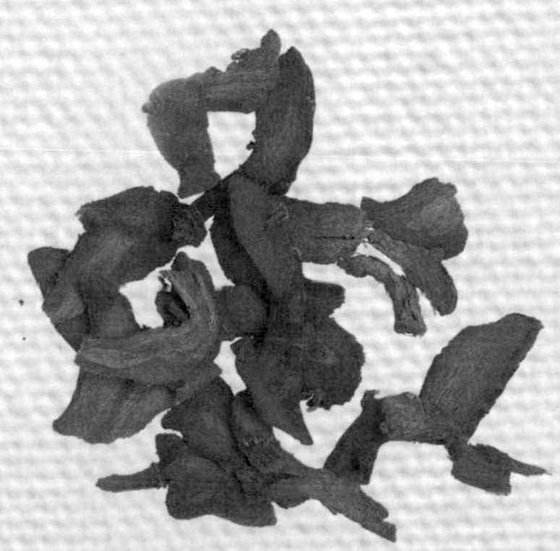

暖胃驅寒篇

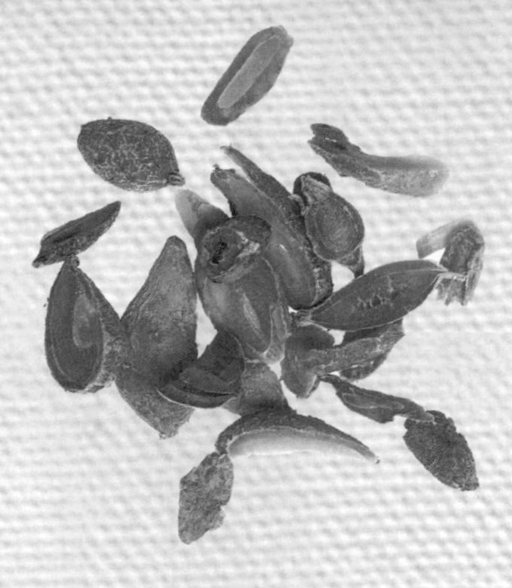

潤肺滋陰篇

補心健體篇

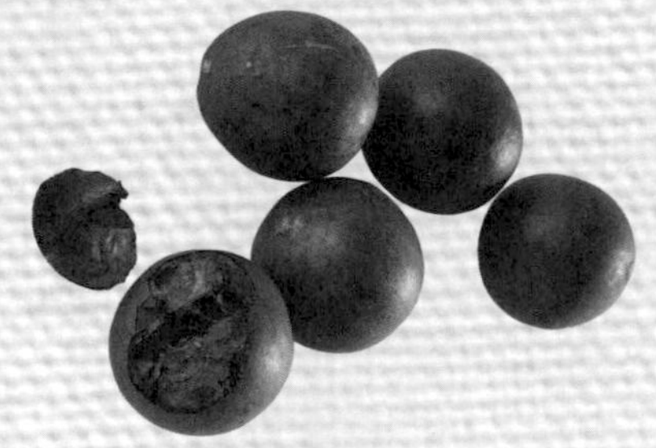

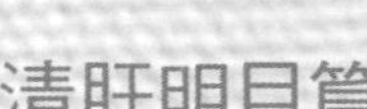

清肝明目篇

清熱降火篇

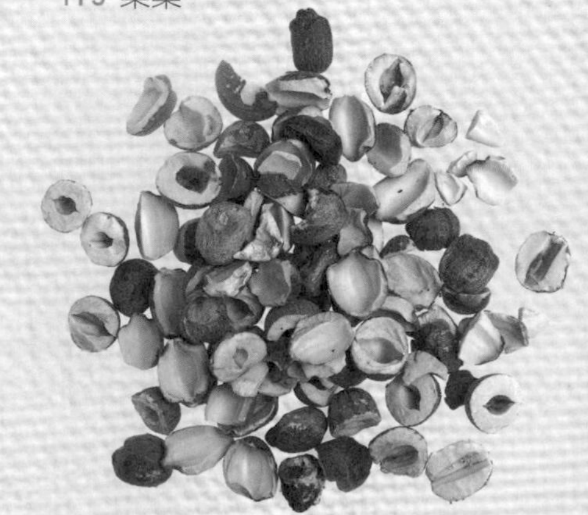

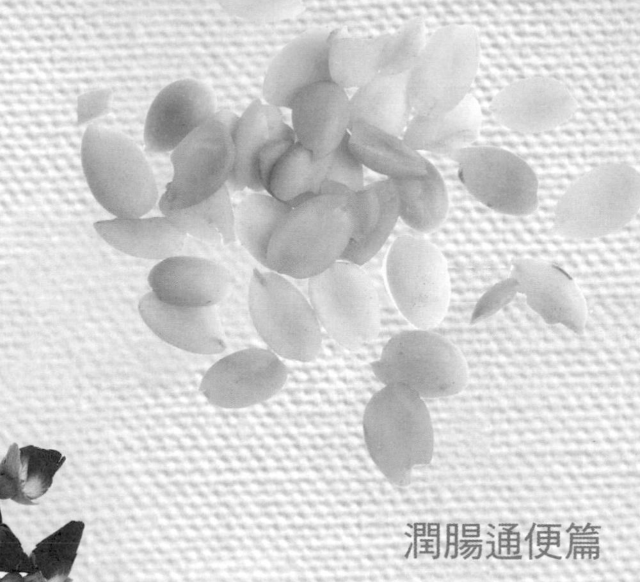

清熱涼血篇

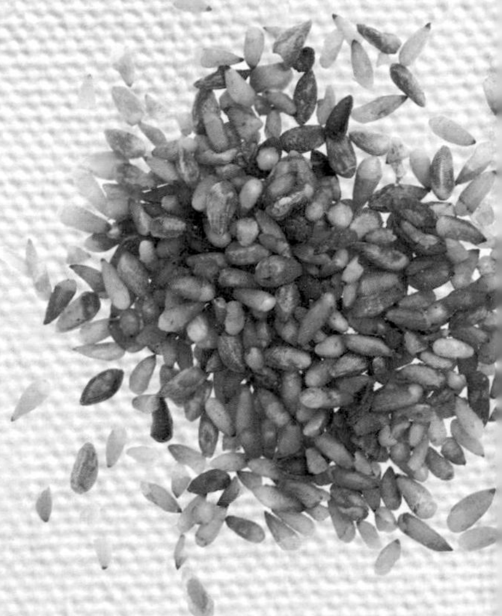

潤腸通便篇

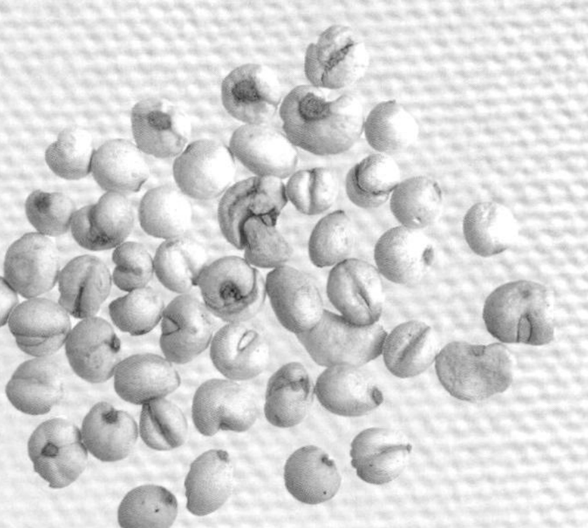

止咳化痰篇

活血化瘀篇

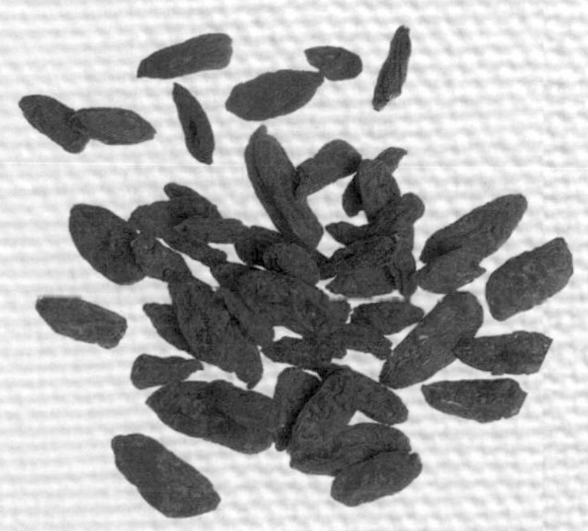

疏肝理氣篇

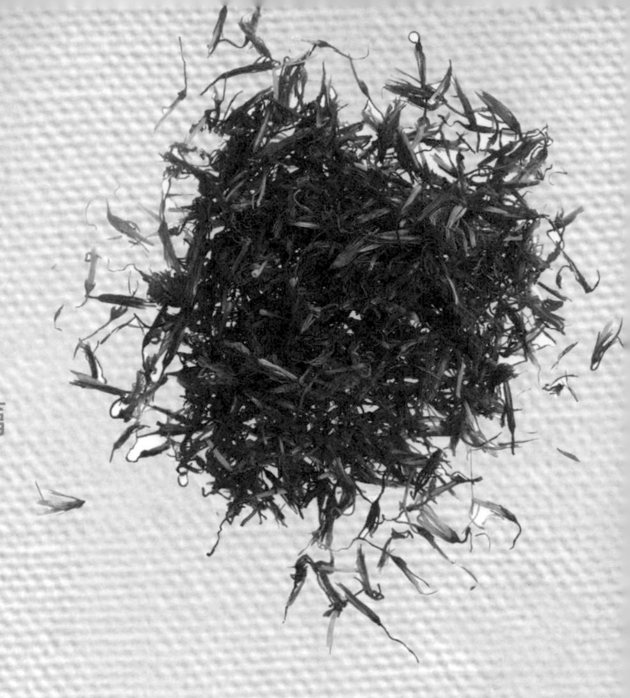

安神補腦篇

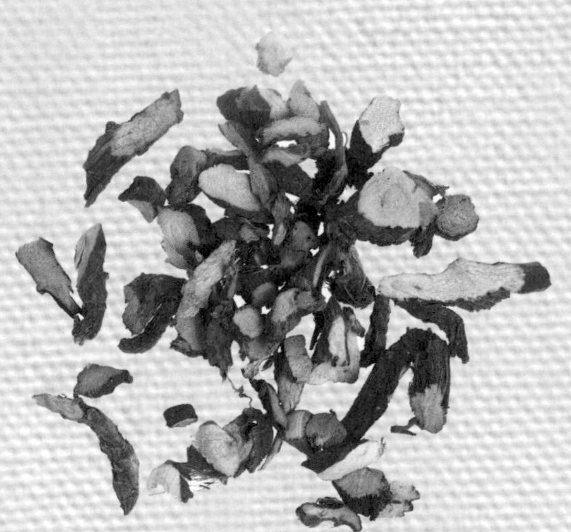

排毒養顏篇

附錄

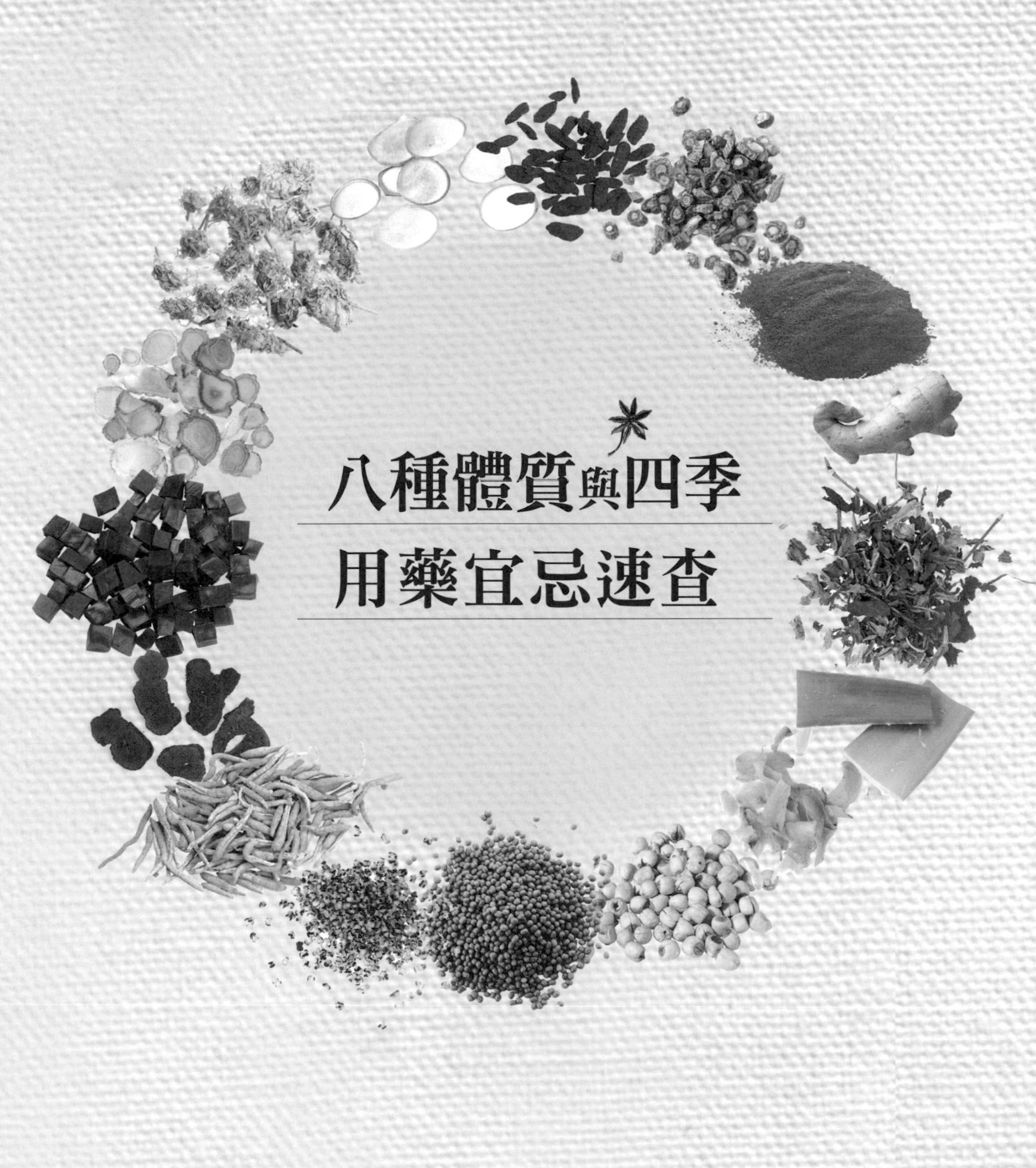

八種體質與四季用藥宜忌速查

陽虛體質——畏寒怕冷，手腳冰涼

宜

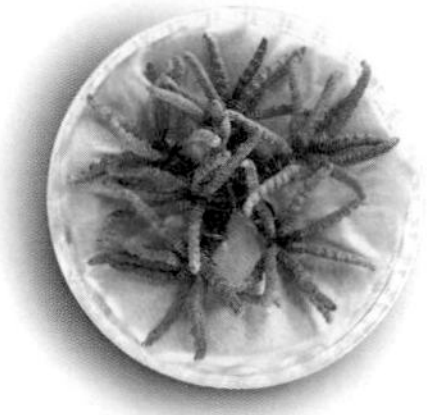

1 陽虛體質者在調養體質時，首選冬蟲夏草。

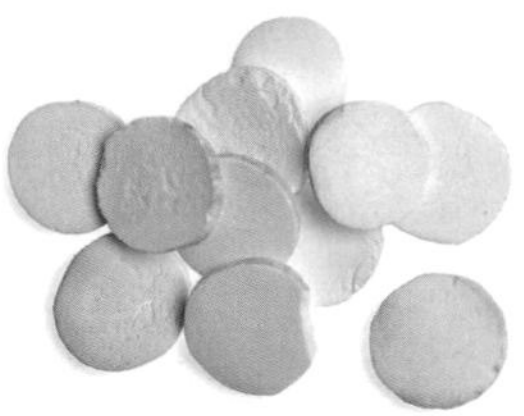

2 山藥煮粥時，補脾腎的效果最好。

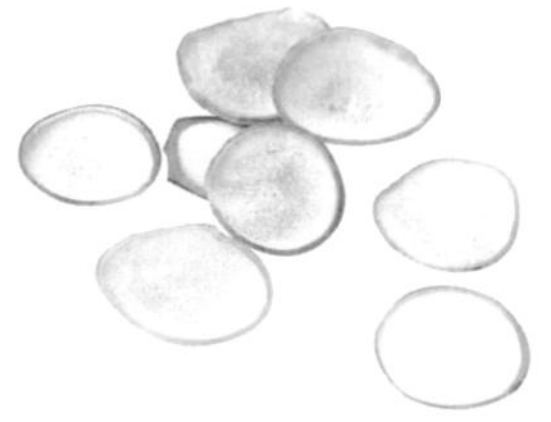

3 鹿茸與人參配伍，補腎助陽的效果倍增。

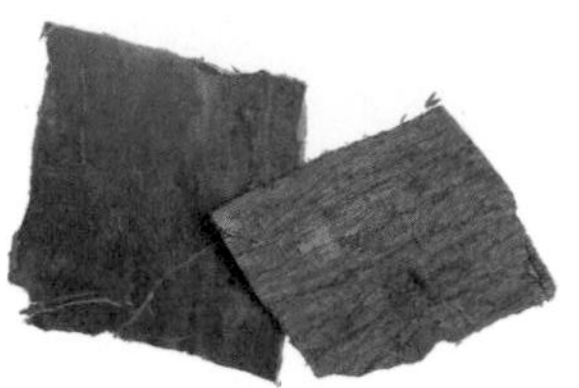

4 小便頻多的陽虛體質者，可長期服用杜仲。

忌

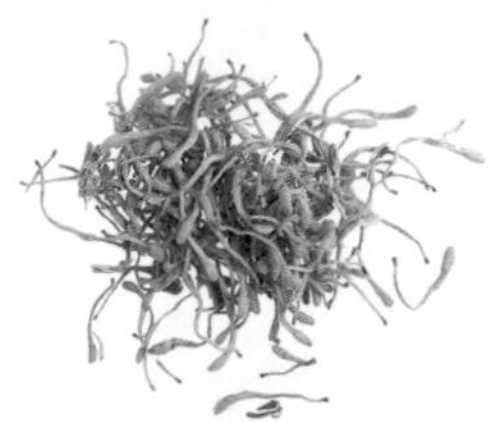

1 金銀花性寒，有損陽氣，陽虛體質者不宜。

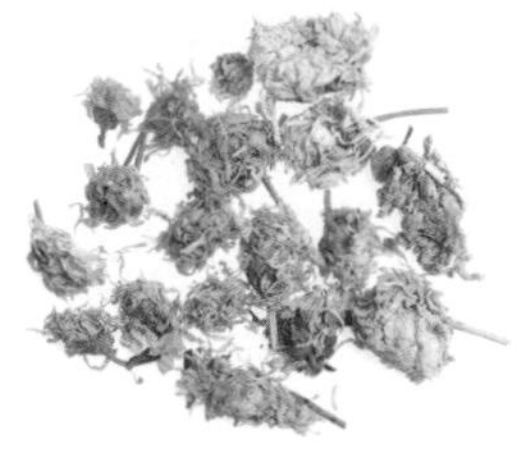

2 菊花性寒，有損陽氣，陽虛體質者不宜。

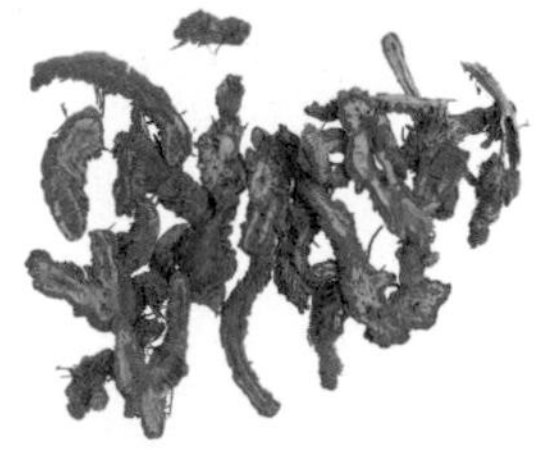

3 患有五更瀉的陽虛體質者，食用黃連，會加重病情。

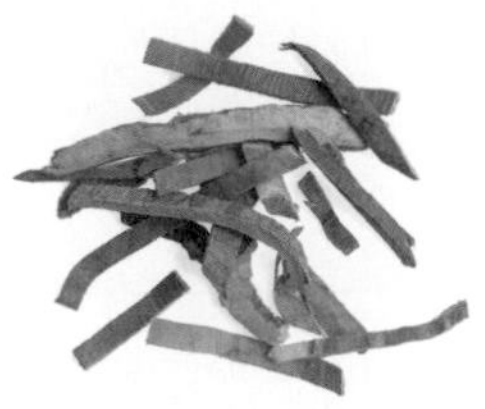

4 黃柏的清瀉功能較強，會損耗身體陽氣。

陰虛體質——身體消瘦，大便乾燥

宜

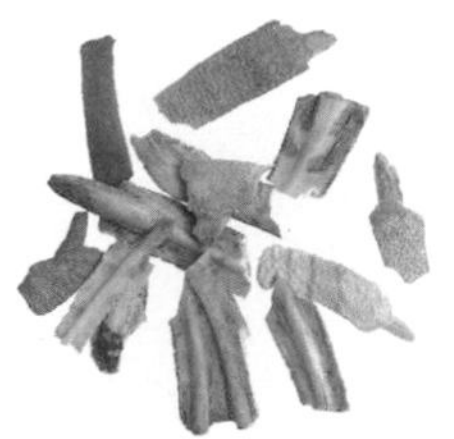

1 陰虛體質者在調養體質時，首選鱉甲。

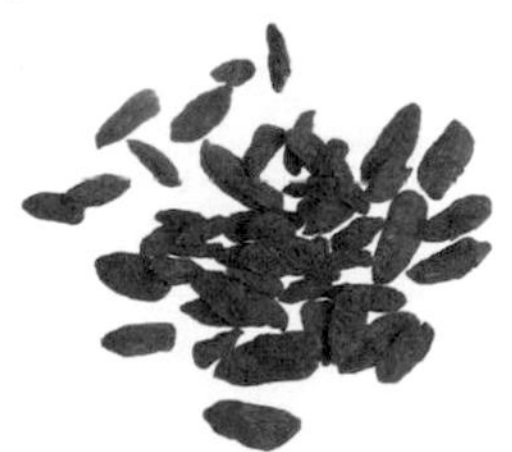

2 枸杞泡茶喝，補肝陰的效果最好。

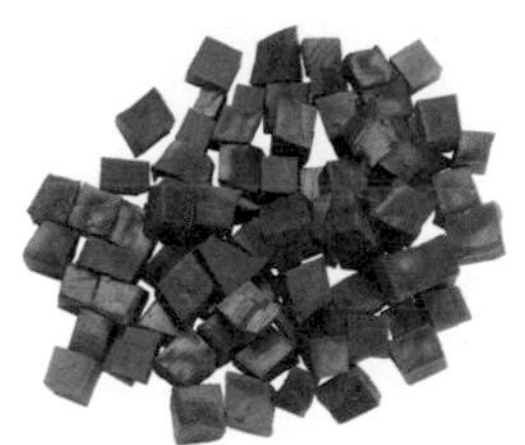

3 西洋參與阿膠（上圖）配伍，滋補肺腎之陰的效果倍增。

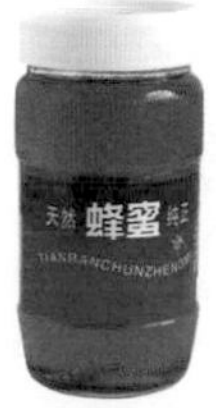

4 手足心潮熱的陰虛體質者，可長期服用蜂蜜。

忌

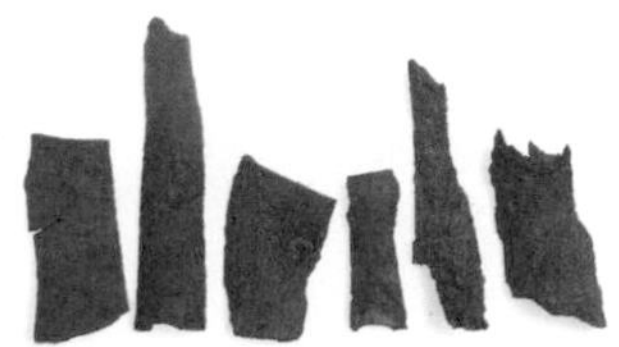

1 肉桂性熱，有損陰氣，陰虛體質者不宜。

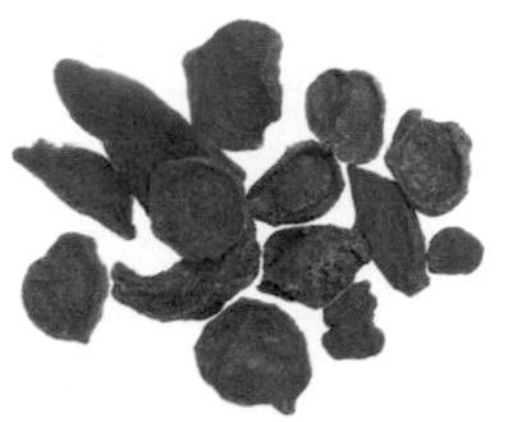

2 附子性熱，有小毒，損傷陰氣，陰虛體質者不宜。

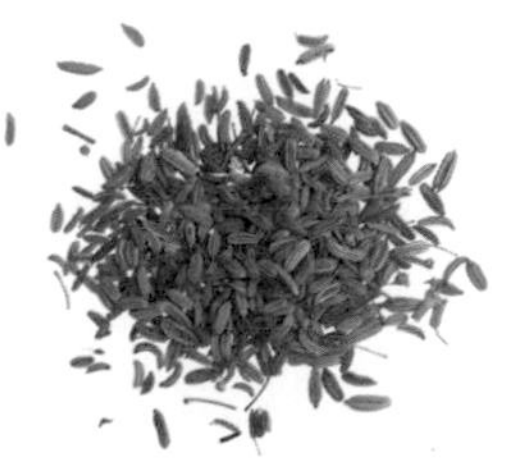

3 口咽乾燥的陰虛體質者，食用小茴香，會加重病情。

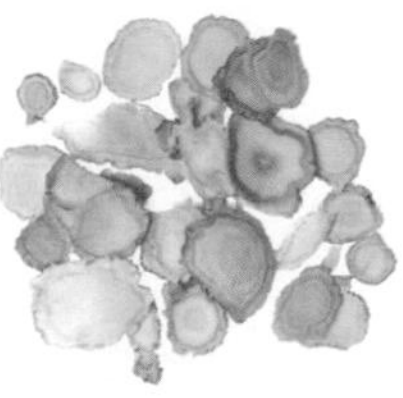

4 人參溫補陽氣的功能較強，會損耗身體陰氣。

氣虛體質——面色蒼白，常出虛汗

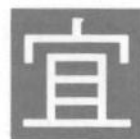

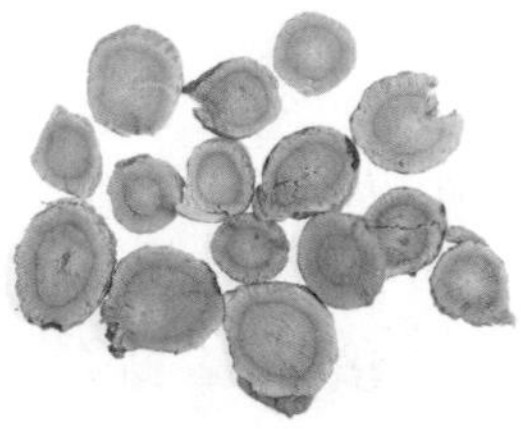

1 氣虛體質者在調養體質時，首選黃耆。

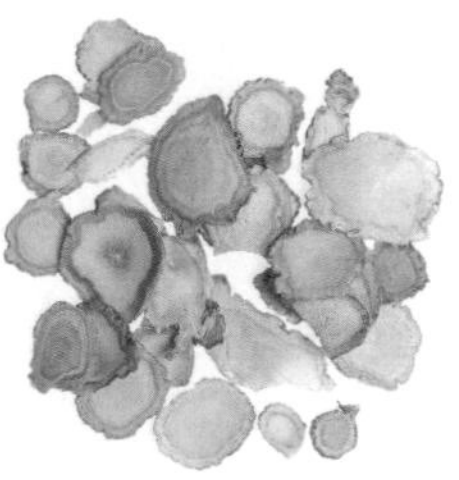

2 喝人參燉雞湯的大補元氣效果最好。

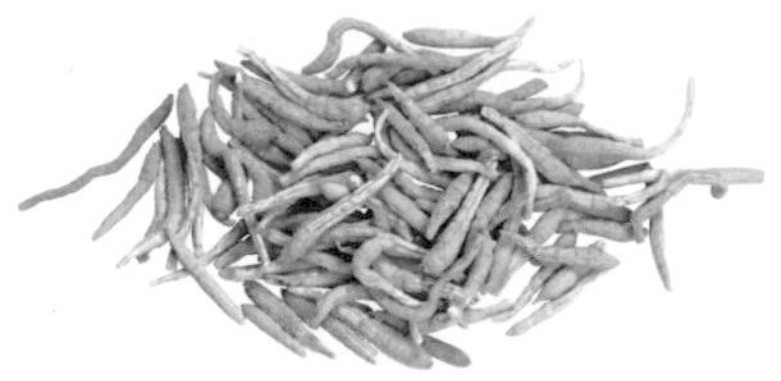

3 太子參與山藥配伍，補肺脾腎之氣的效果倍增。

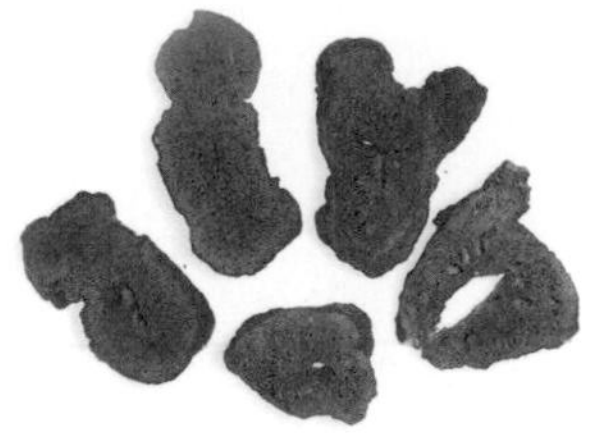

4 大便溏泄的氣虛體質者，可常服白朮。

忌

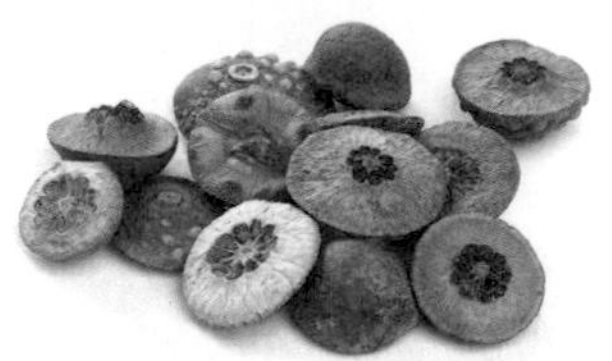

1 枳實性溫味辛，易耗氣，氣虛體質者不宜。

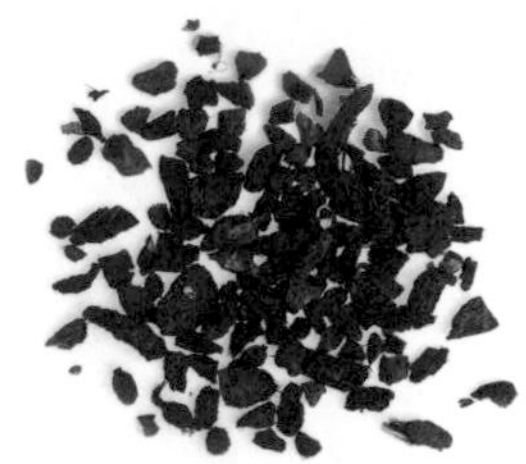

2 香附能行氣動氣，氣虛體質者不宜。

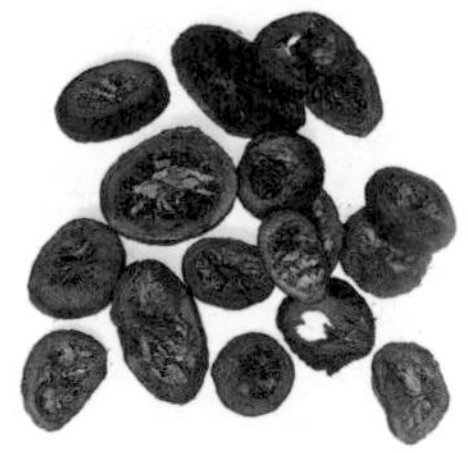

3 屬氣虛體質、有滑精早洩的男性，食用青皮，會加重病情。

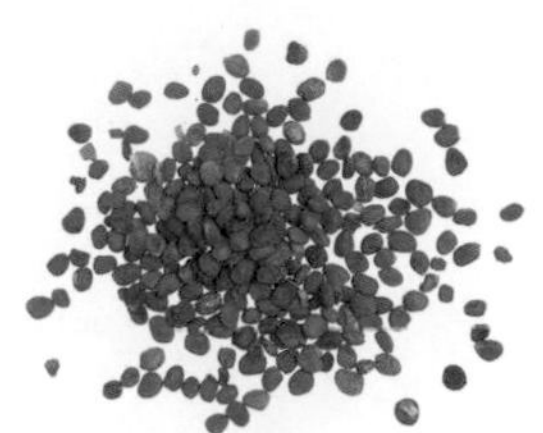

4 萊菔子辛散耗氣，氣虛體質者不宜用。

痰濕體質——形體肥胖，多汗且黏

宜

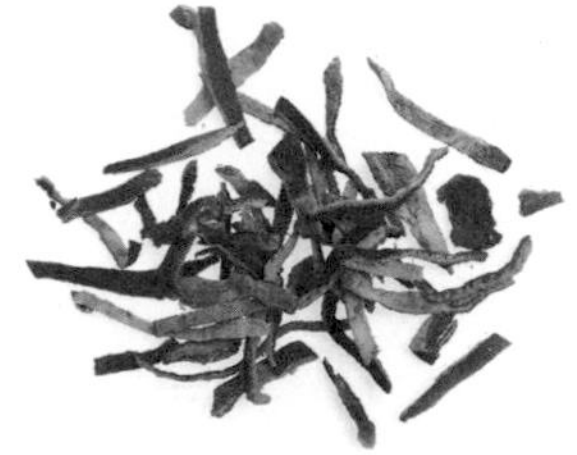

1 痰濕體質者在調養體質時，首選陳皮。

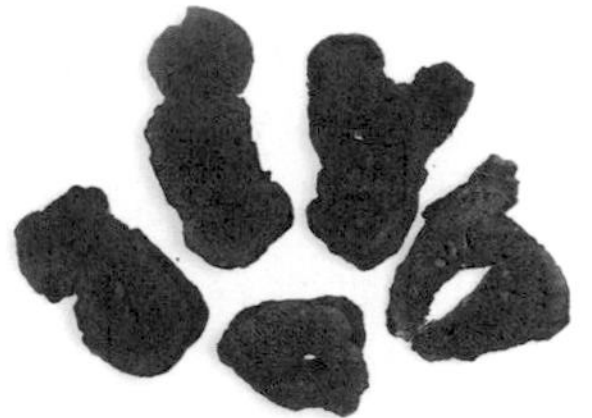

2 白朮煮粥時，補脾胃氣的效果最好。

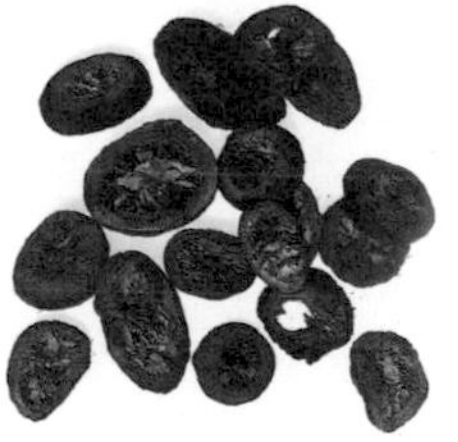

3 青皮（上圖）與陳皮配伍，行氣燥濕化痰的效果倍增。

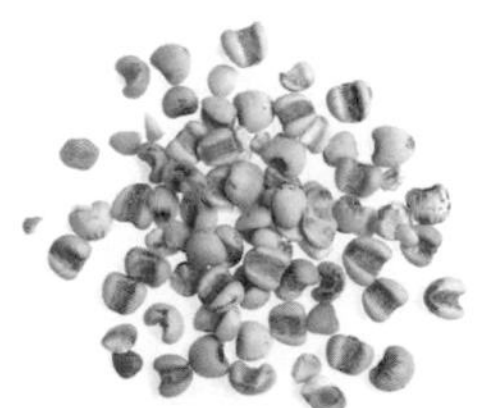

4 四肢浮腫的痰濕體質者，可長期服用薏仁。

忌

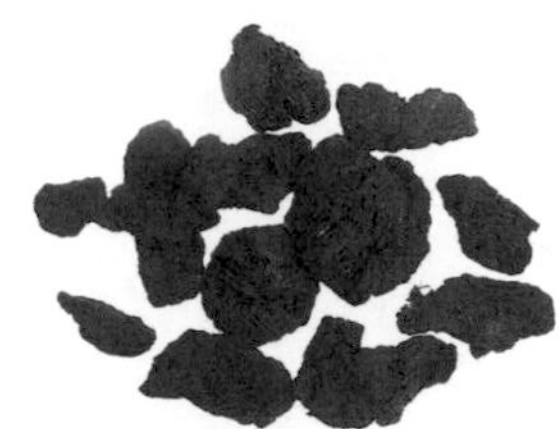

1 熟地黃性滋膩，有助濕氣，痰濕體質者不宜。

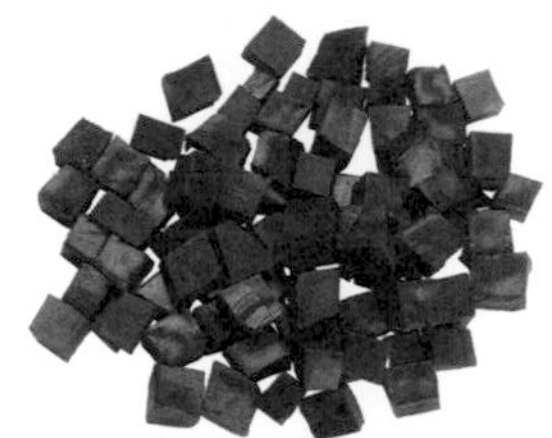

2 阿膠滋膩，有礙消化，痰濕體質者不宜。

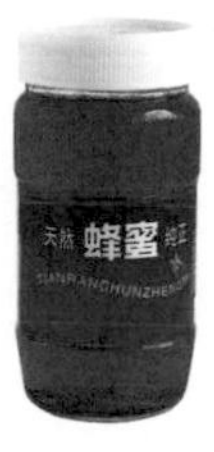

3 咳嗽多痰的痰濕體質者，食用蜂蜜，會加重病情。

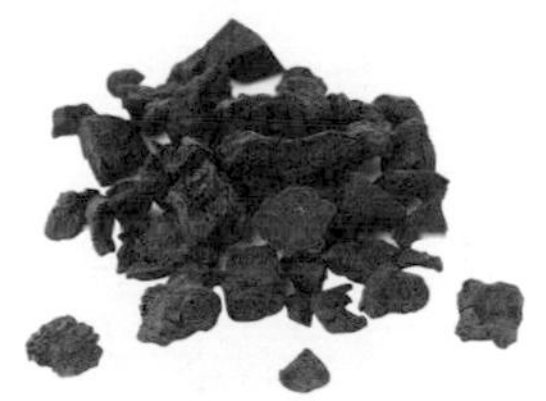

4 何首烏經炮製後收斂作用較強，會留濕助痰。

濕熱體質——面垢油光，性情急躁

宜

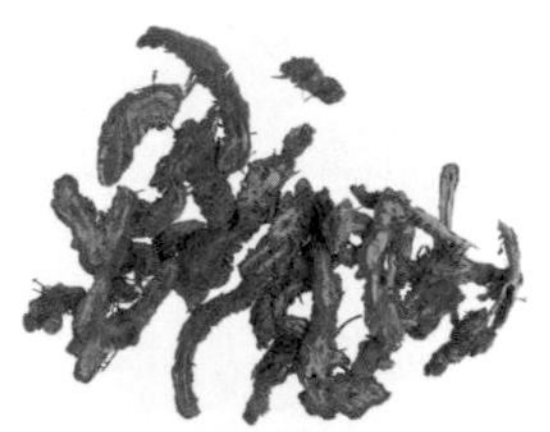

1 濕熱體質者在調養體質時，首選黃連。

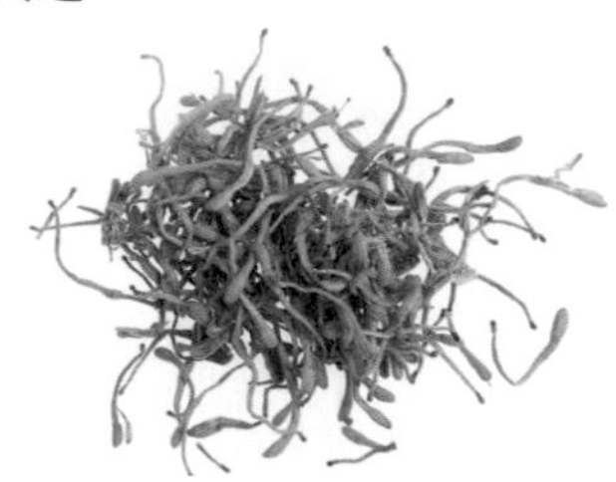

2 金銀花泡茶喝，清熱利濕的效果最好。

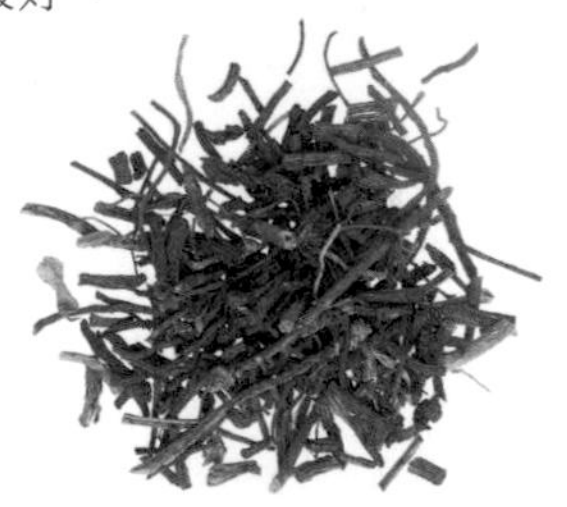

3 龍膽草（上圖）與山梔配伍，清熱祛濕的效果倍增。

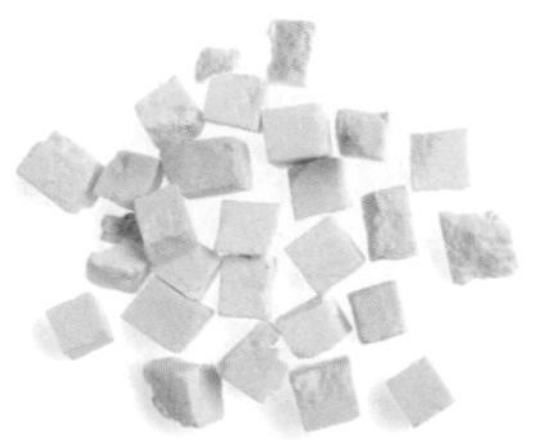

4 小便短赤的濕熱體質者，可長期服用茯苓。

忌

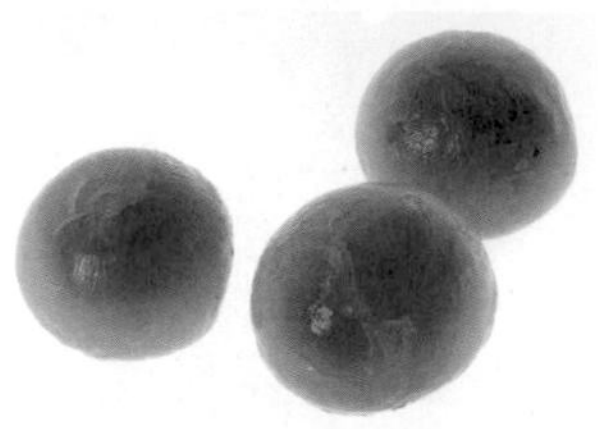

1 桂圓滋膩助熱，濕熱體質者不宜。

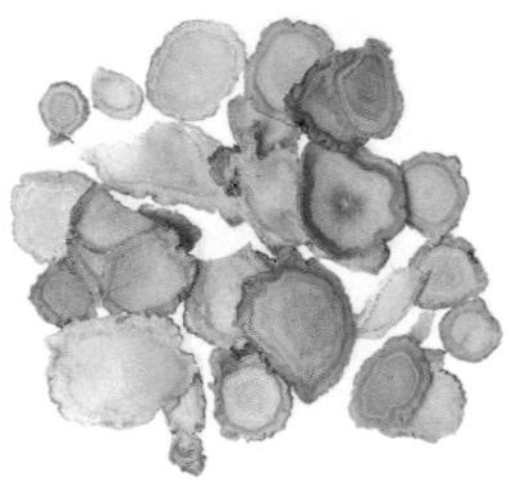

2 人參甘溫助火，濕熱體質者不宜。

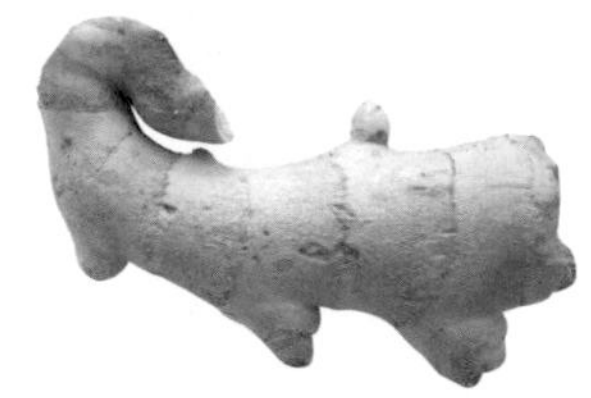

3 有痤瘡粉刺的濕熱體質者，食用生薑，會加重病情。

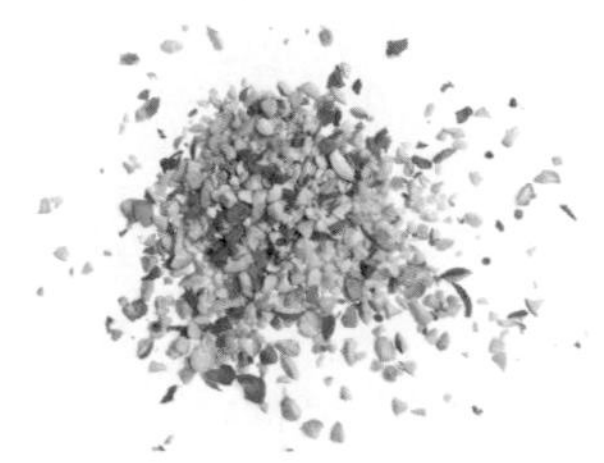

4 芡實的收斂作用較強，不利濕熱之邪的排洩。

血瘀體質——嘴唇色紫，皮膚灰暗

宜

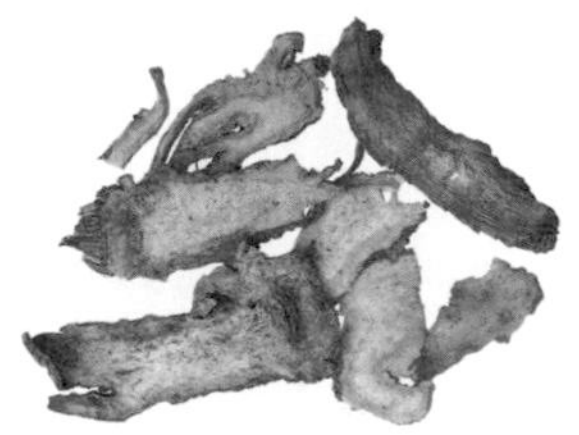

1 血瘀體質者在調養體質時，首選當歸。

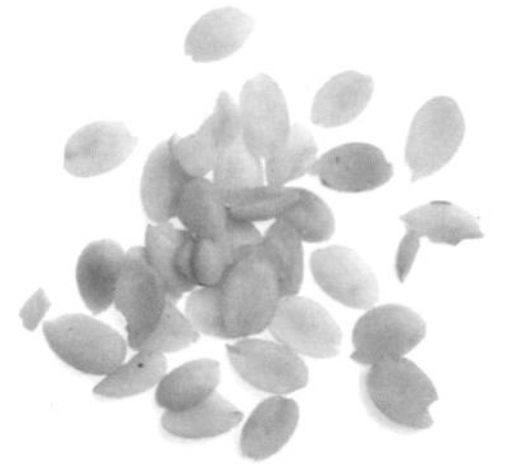

2 桃仁煮粥吃，活血化瘀的功效最好。

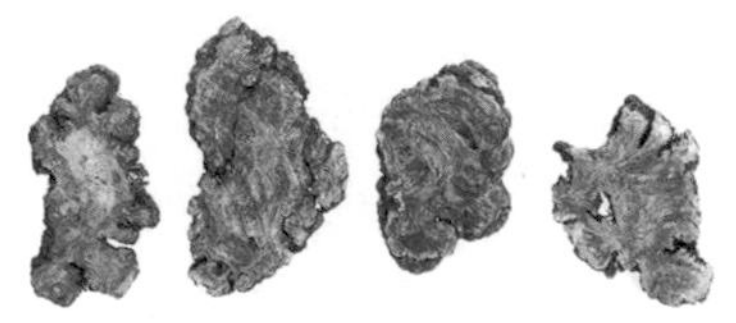

3 川芎與紅花配伍，活血化瘀的效果倍增。

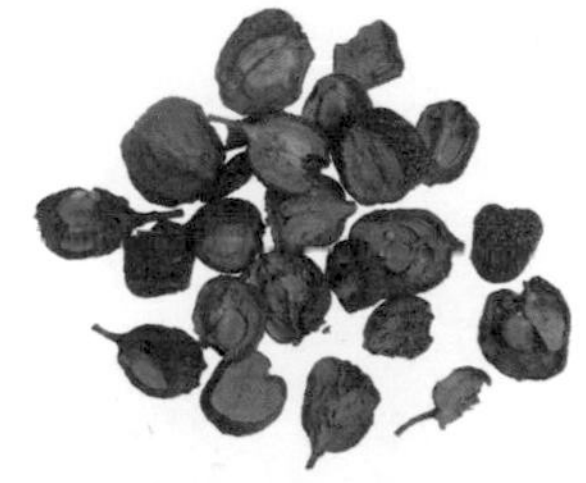

4 眼眶暗黑的血瘀體質者，可長期服用山楂。

忌

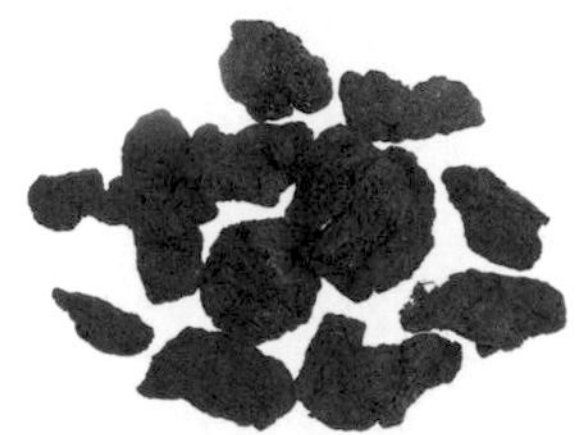

1 熟地黃滋膩，雖能滋陰血，但易致血瘀，不宜單用於血瘀體質者。

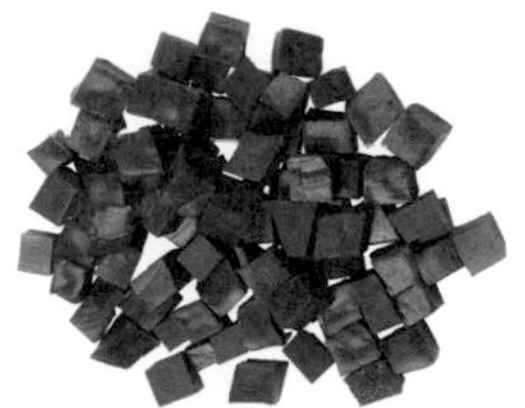

2 阿膠和熟地黃一樣，不宜單用於血瘀體質者。

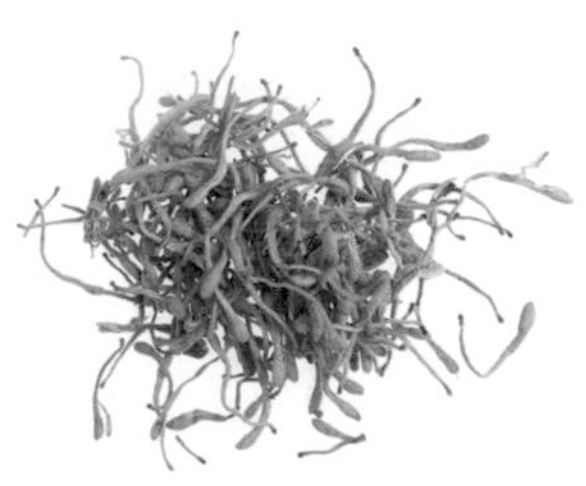

3 患有痛經的女性屬血瘀體質者，服用金銀花，會加重病情。

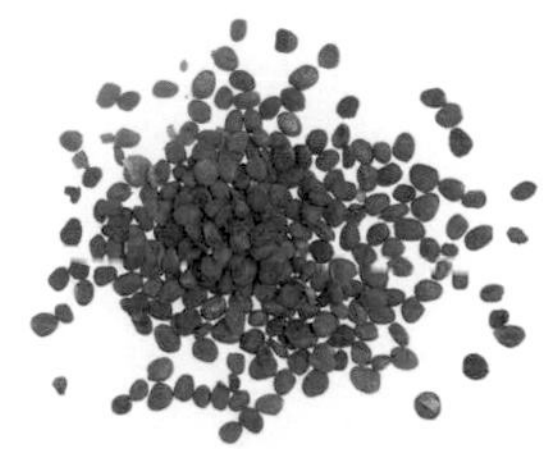

4 萊菔子耗氣，氣不足則不能行血，服之易致血瘀加重。

氣鬱體質——頭痛目眩，胸脅脹痛

宜

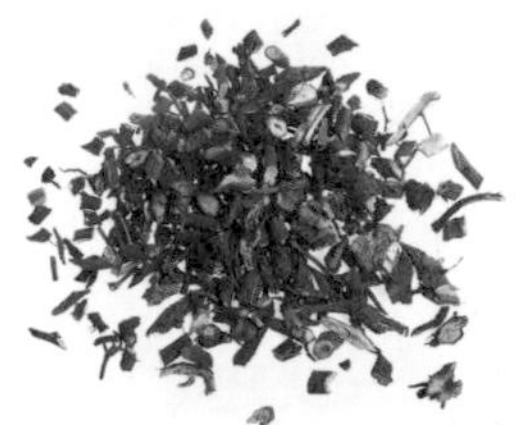

1 氣鬱體質者在調養體質時，首選柴胡。

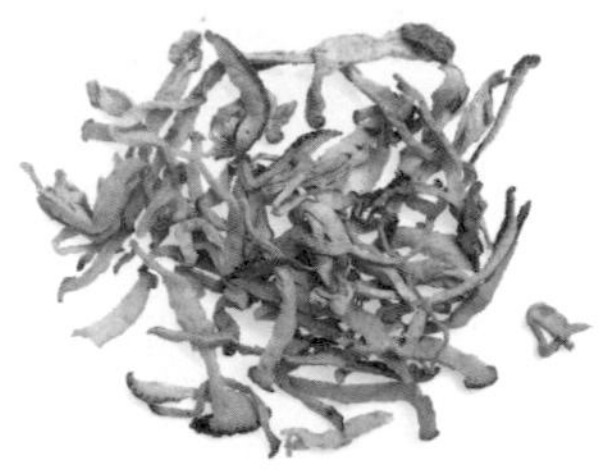

2 佛手有疏肝理氣解鬱的功效，適宜氣鬱體質者。

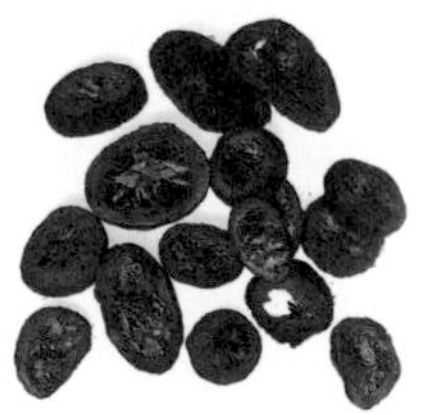

3 青皮（上圖）與柴胡配伍，理氣解鬱的效果倍增。

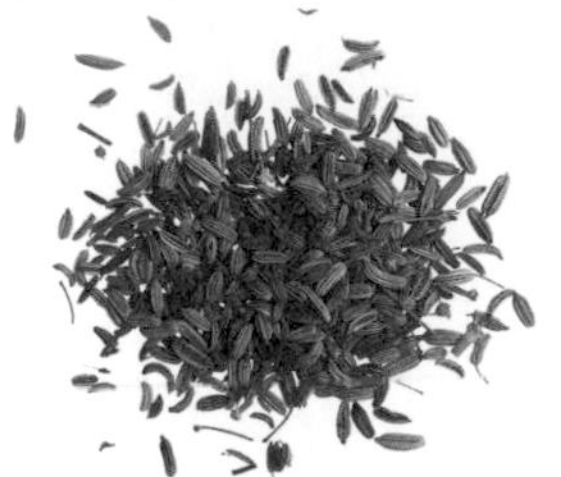

4 青皮（上圖）與柴胡配伍，理氣解鬱的效果倍增。

忌

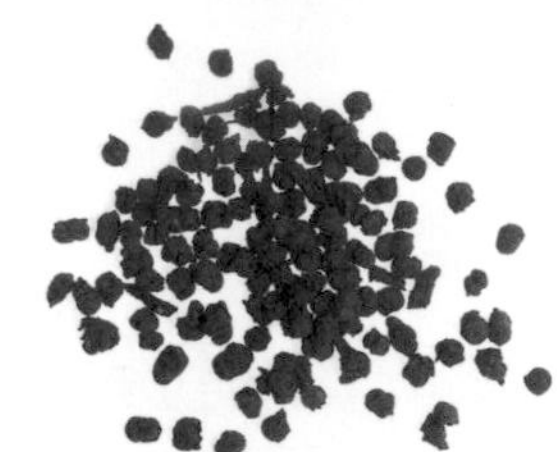

1 五味子收斂固澀，不利氣行，氣鬱體質者不宜。

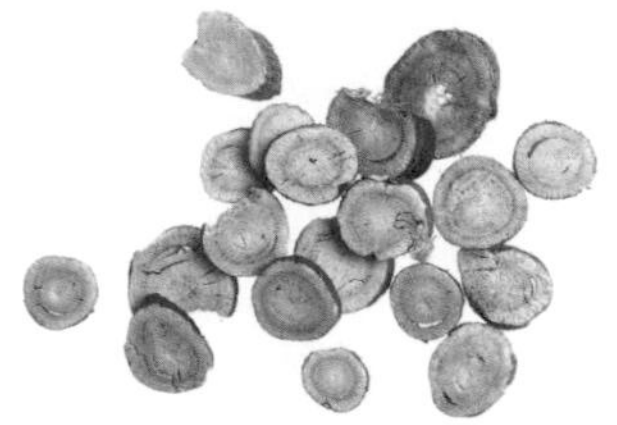

2 甘草滿中，易致氣滯，不宜單用於氣鬱體質者。

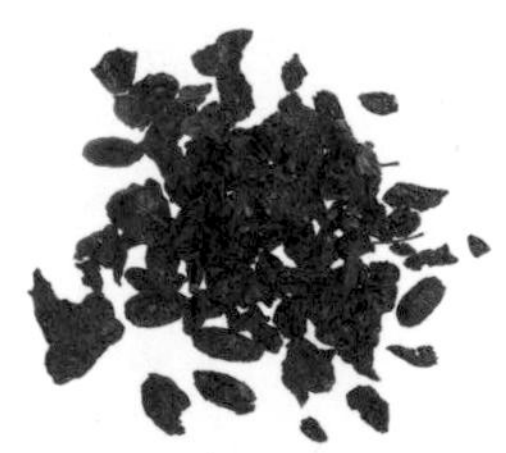

3 患有胃脘脹痛的氣鬱體質者，食用山萸肉，會加重病情。

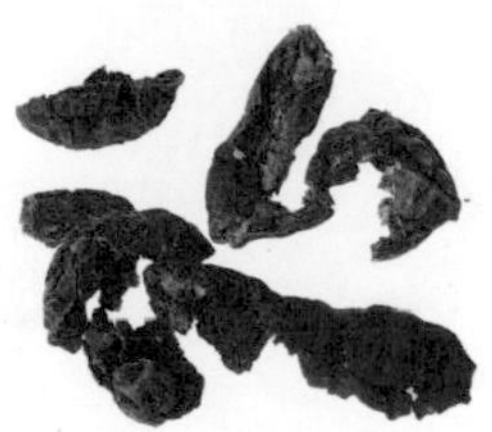

4 訶子的收斂功能較強，易致氣行不暢。

特稟體質——易打噴嚏，易得風疹

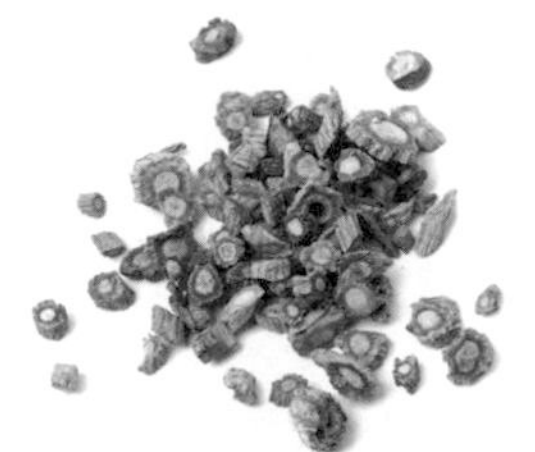

1 特稟體質者在調養體質時，首選防風。

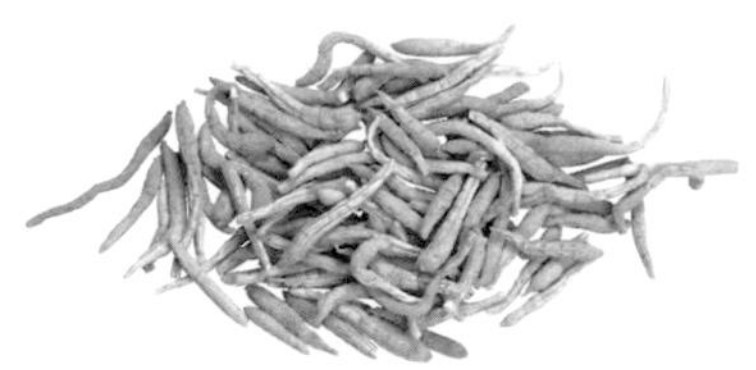

2 太子參煮粥吃，補衛表之氣的效果最好。

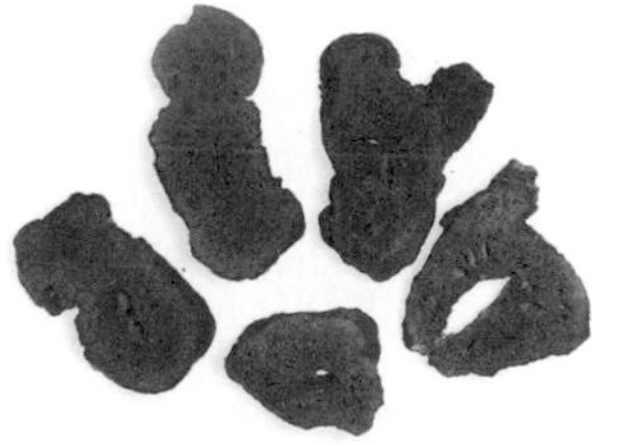

3 白朮（上圖）與黃耆配伍，補氣固表的效果倍增。

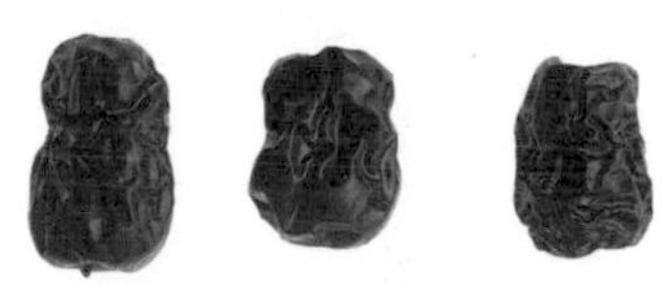

4 易過敏的特稟體質者，可長期服用紅棗。

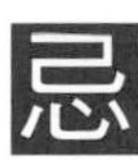

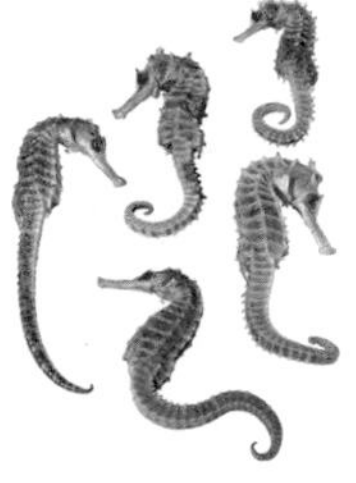

1 海馬（上圖）有大分子蛋白，特稟體質者不宜。

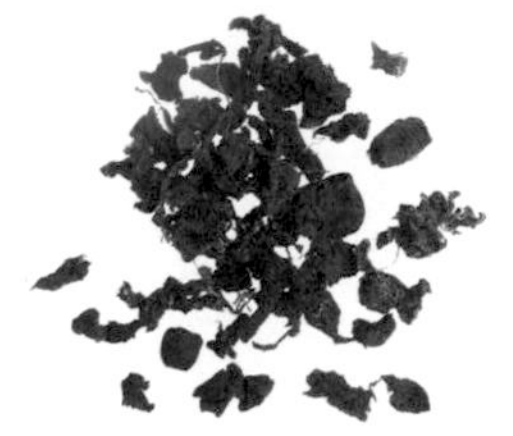

2 水蛭有小毒，主要成分是蛋白質，特稟體質者不宜。

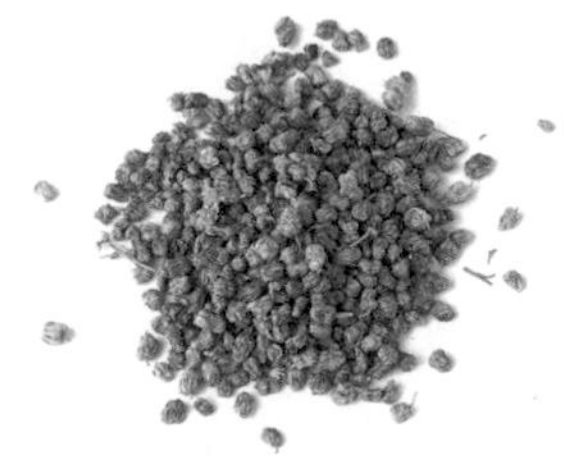

3 對花粉過敏的特稟體質者，服用野菊花會加重病情。

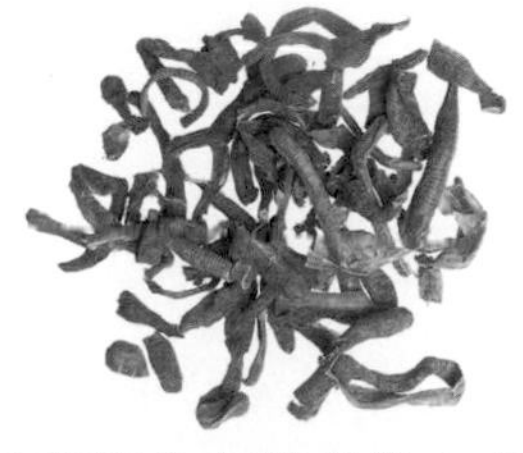

4 地龍乾含有較多的大分子蛋白，易誘發過敏。

春季用藥宜忌

到了春天，人體氣血從內臟向四肢調動，而肝是調動氣血的重要臟器。所以，春氣和肝氣相通。這時候，肝氣旺盛而生發，但是如果肝氣生發太過或是肝氣鬱結，都容易損傷肝臟，因此春季用藥首先要考慮養肝，如果用藥不當傷了肝氣，就會降低適應夏天的能力。但如果用藥得當，也能起到事半功倍的養肝效果。可見，春季用藥宜忌，就是以養護肝臟為重點。

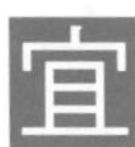

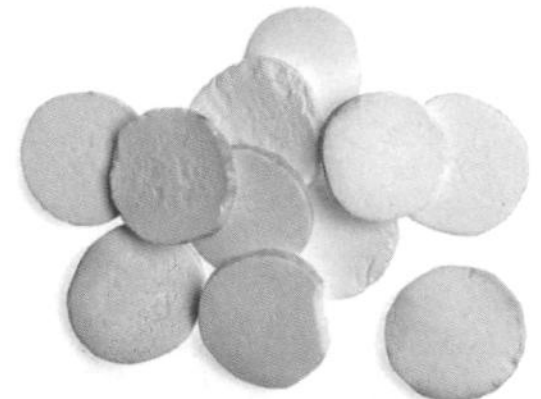

1 **山藥、紅棗：**春季肝火旺，易致脾虛，山藥、紅棗能補脾胃，脾胃好則肝亦有所養。

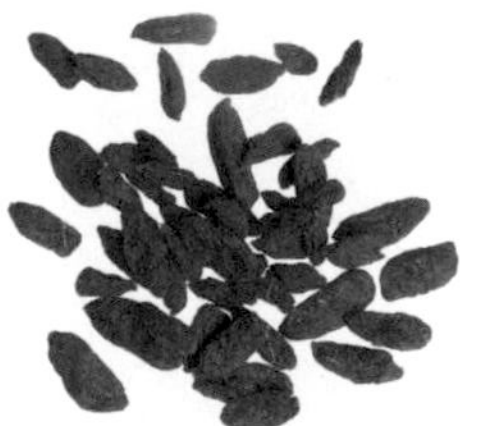

2 **枸杞：**枸杞有滋肝陰、平肝氣的作用，是養肝要藥。

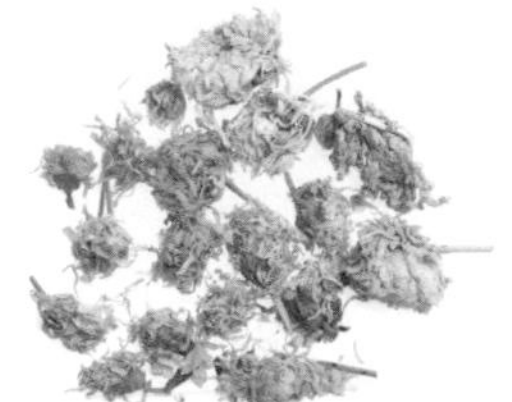

3 **菊花：**菊花有一定的清肝作用，春天肝氣旺盛，菊花可抑過旺之肝氣。

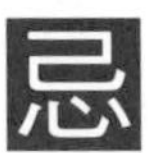

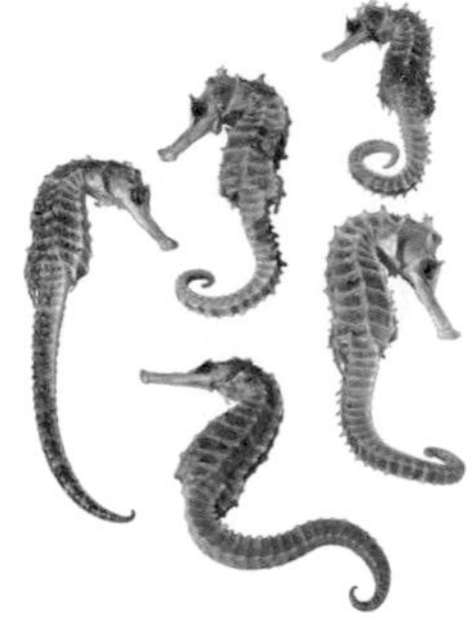

1 **海馬、海龍、鹿茸：**此三藥都是補腎壯陽之品，春天陽氣升發、肝氣旺盛，不宜服補腎壯陽之品，有動火之弊。

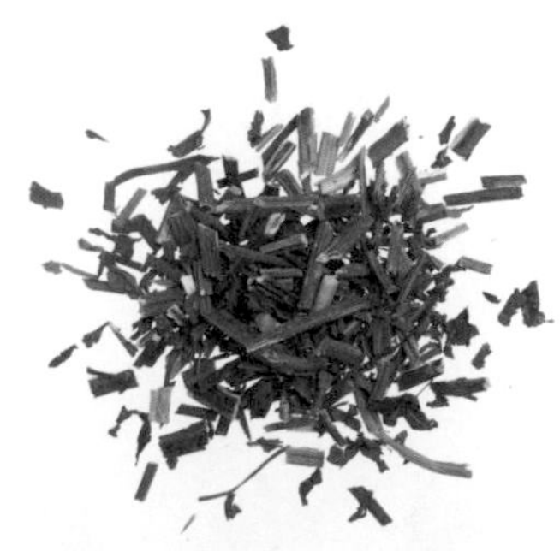

2 **薄荷：**主要成分為胡薄荷酮，可迅速耗竭肝臟的還原型穀胱甘肽。薄荷呋喃是胡薄荷酮的代謝產物，也有肝細胞毒性。所以，春季不宜服用較多薄荷。

夏季用藥宜忌

夏天萬物繁茂，也是人體新陳代謝最旺盛的時期。夏天心氣旺，人體通過調動心的氣血運行來加強生長功能。所以，夏天是養心的最佳時期，此時調養心、治療心病就比其他時候的效果要好得多。然而，夏季心神最易受擾，出現心煩、失眠、汗多、煩躁等症狀，因此，夏天最需要注意養心安神。否則，傷了心，秋天就會患呼吸系統方面的疾病，從而降低適應秋天的能力。所以，夏季用藥，就是要以養護心為重點。

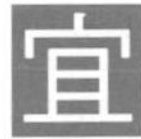

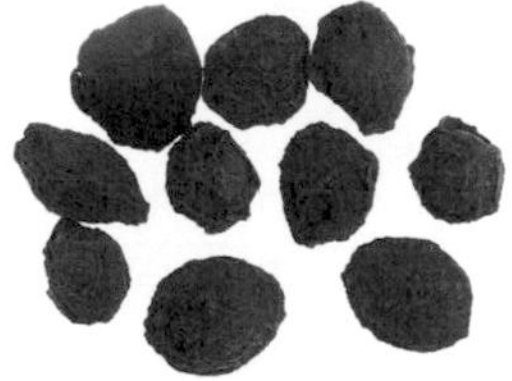

1 **烏梅：**夏季天氣炎熱，人容易出汗過多而傷陰，烏梅酸甘化陰，且有收斂作用。

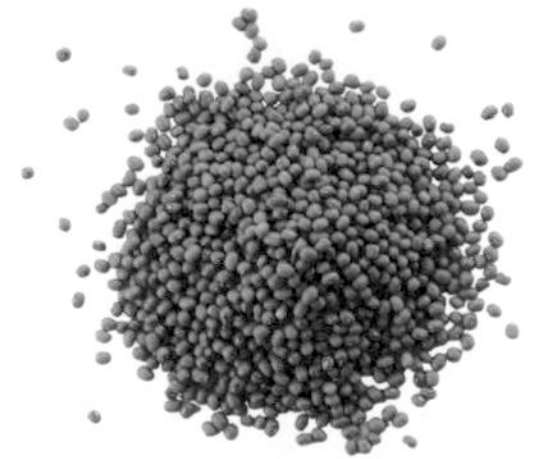

2 **綠豆：**綠豆性味甘、寒，具有清熱解毒、消暑利尿的功效。

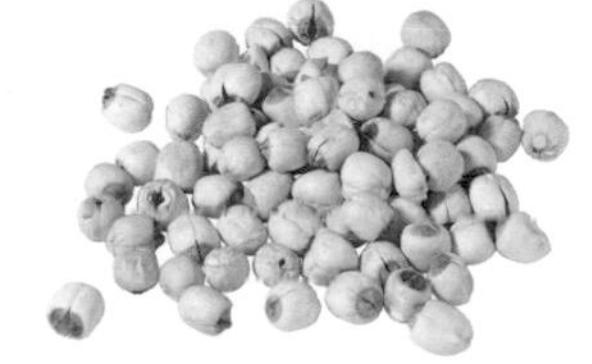

3 **蓮子：**蓮子性味甘、澀、平，具有健脾固腸，治心悸、虛煩、失眠的功效，還能養心。

忌

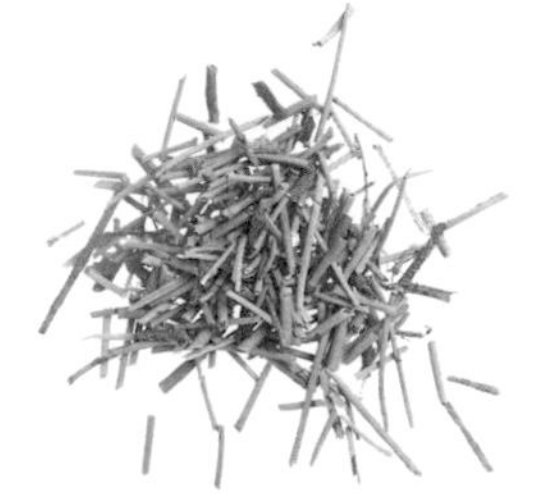

1 **麻黃：**麻黃解表作用較強，夏季用之易傷津耗心氣。

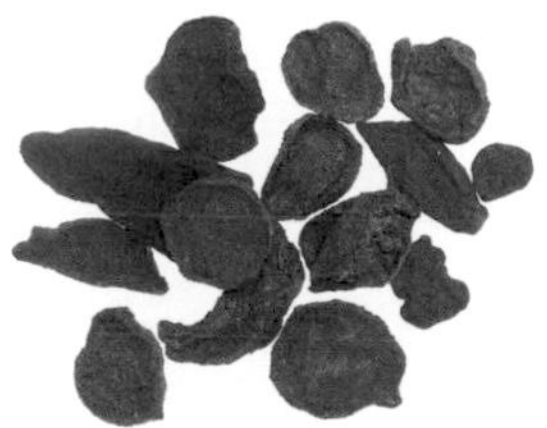

2 **附子：**附子是溫熱藥物，夏季慎用，易出現發熱、出血等病變。

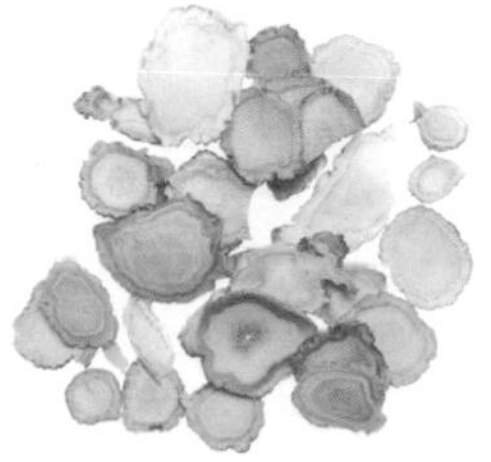

3 **人參：**夏季不宜過分滋補，易礙胃動血。

秋季用藥宜忌

中醫認為，肺屬金，與秋季相應，秋天肺當旺，所以應利用「肺當旺」的趨勢養肺、調肺、治肺病。秋季，人們常感到口乾舌燥，容易「上火」，這些燥象最先影響的就是肺，而肺又是一個很嬌氣的臟器，它最怕燥，一旦被燥邪所傷就易出現氣逆、喘咳、口乾鼻乾、咳痰黏稠等病症。所以，秋天的用藥原則是養肺生津，順之則宜，逆之則忌。

宜

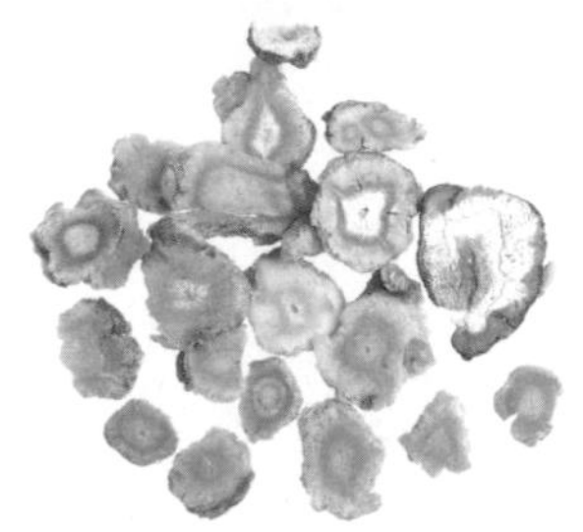

1 **沙參：**性味甘寒，能潤肺生津、止咳。

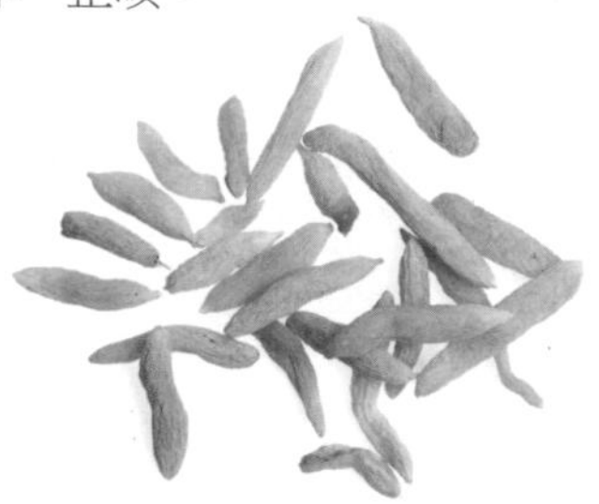

2 **麥門冬：**有養陰清熱、潤肺止咳之功效。

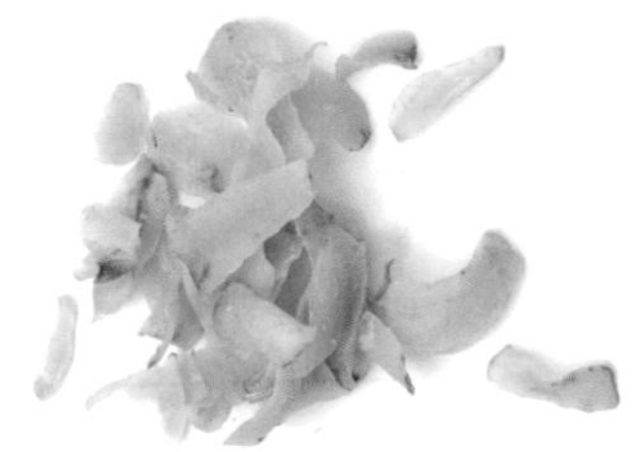

3 **百合：**性味甘寒，能清心安神、潤肺止咳。

忌

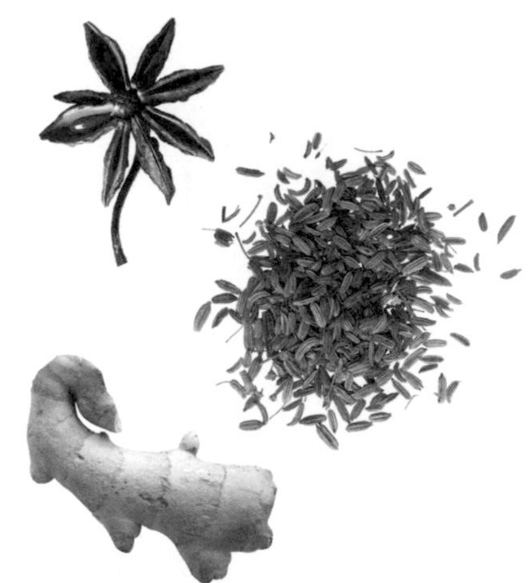

1 **八角、小茴香、生薑：**此三藥屬辛辣之品，易助燥傷陰，加重內熱。

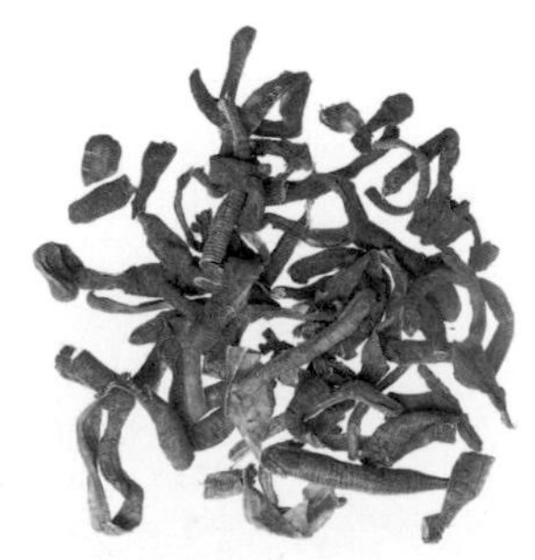

2 **地龍乾：**秋季是哮喘高發季節，地龍乾含有大分子蛋白質，易導致過敏，忌用。

冬季用藥宜忌

冬天，草木凋零，百蟲蟄伏，是萬物閉藏的季節，人的氣血也都深藏於裡。人體各臟器經過一年的辛苦後，逐漸進入休整狀態，也就是相對的「冬眠」狀態。中醫認為，冬季與腎氣相通，養生應以養腎為主。冬季用藥必須考慮養腎防寒助「火力」。人體能量和熱量的總來源在於腎，就是人們常說的「火力」。「火力」旺，反映腎臟功能強，生命力也強；反之則生命力弱。所以，冬天的用藥宜忌，主要就是強腎為宜，傷腎為忌。

宜

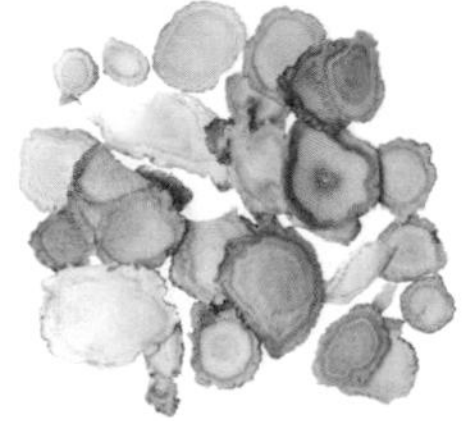

1 **人參：**性溫，大補元氣，冬季宜用。

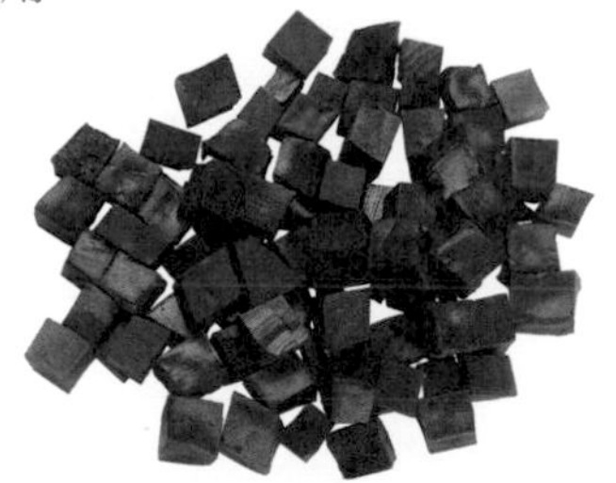

2 **阿膠：**性溫，補血要藥，冬主收藏，正是補血生血的季節。

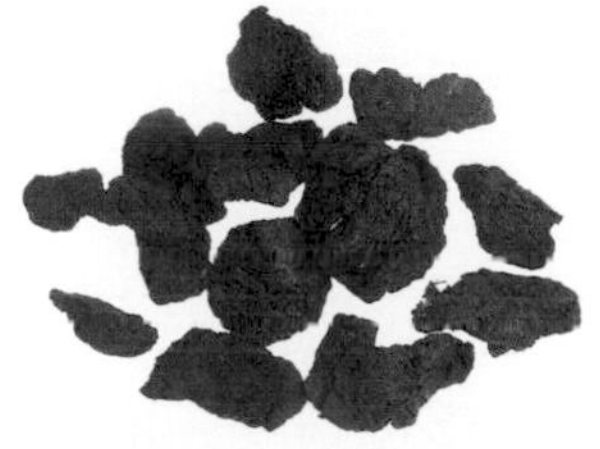

3 **熟地黃：**性味甘，微溫。能滋陰補血，益精填髓，冬季宜用。

忌

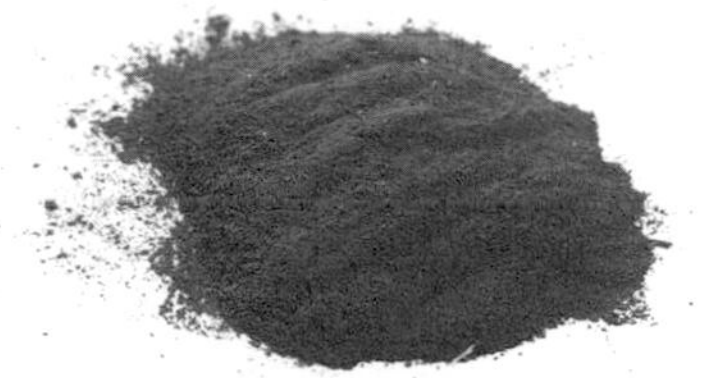

1 **硃砂：**不宜過量、久服，肝腎病患者慎用。

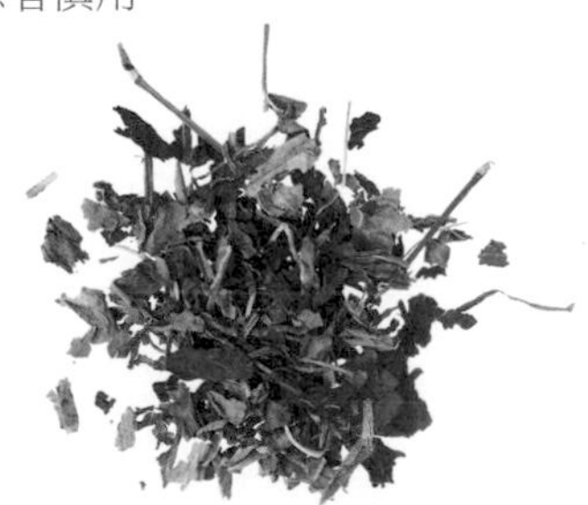

2 **大青葉：**大寒，冬季用易損傷陽氣。

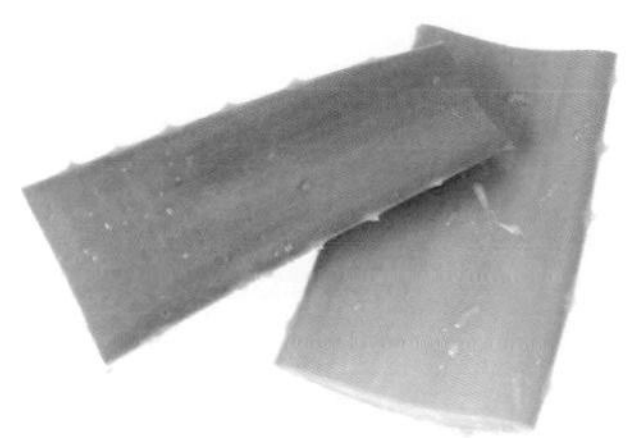

3 **蘆薈：**蘆薈味苦性寒，可能損傷腎功能。

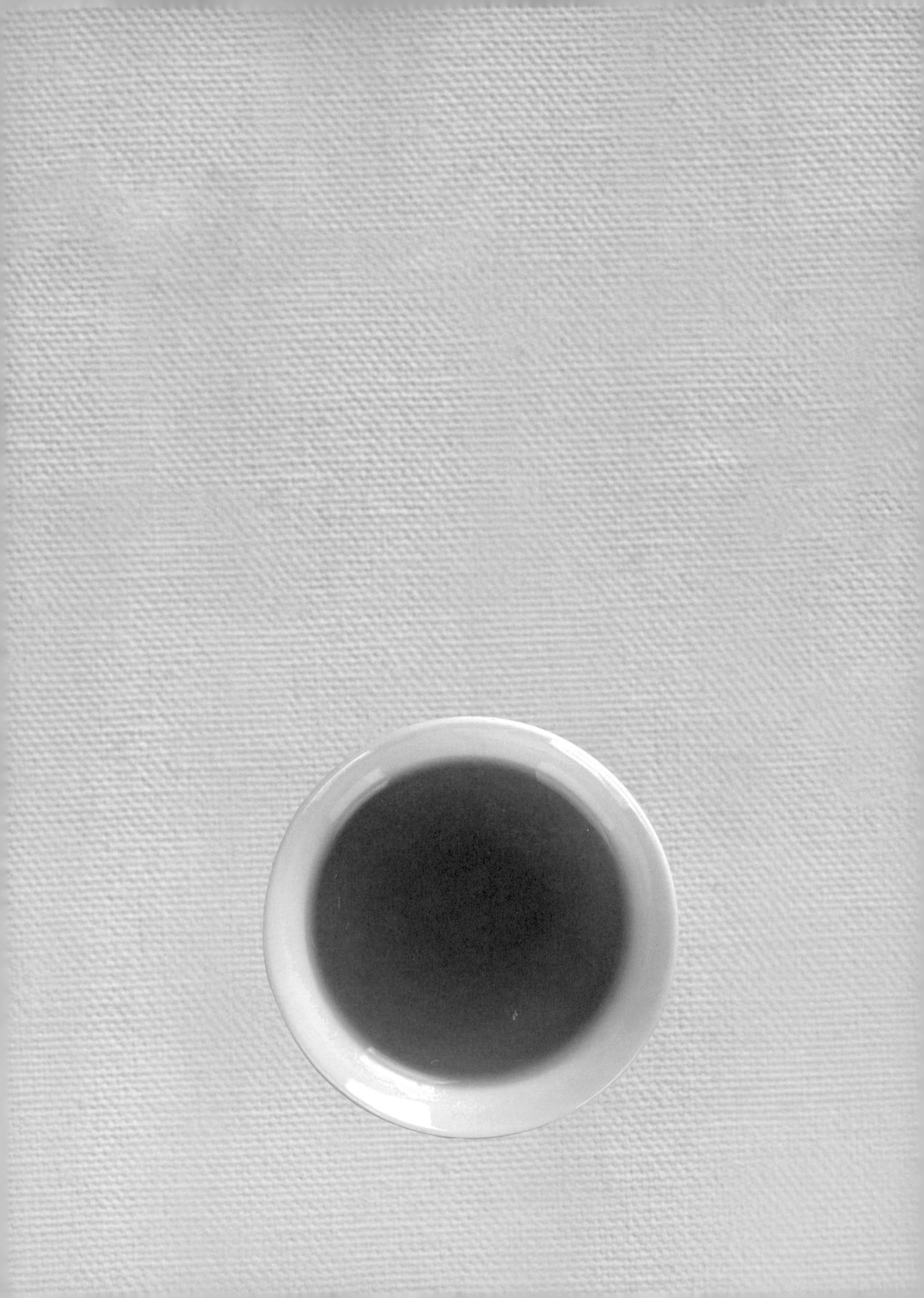

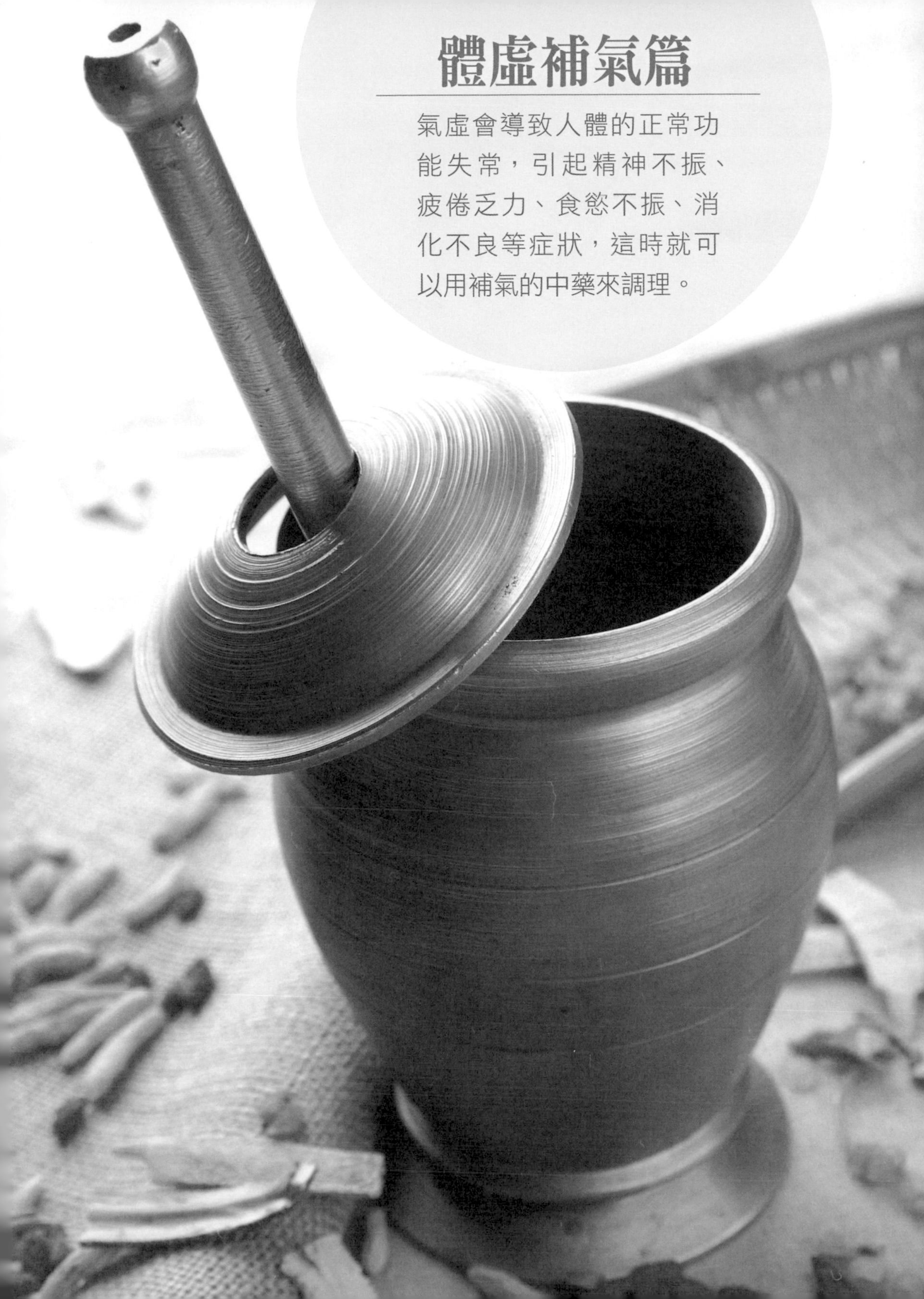

體虛補氣篇

氣虛會導致人體的正常功能失常，引起精神不振、疲倦乏力、食慾不振、消化不良等症狀，這時就可以用補氣的中藥來調理。

性味歸經

性微溫，味甘、微苦，入脾、肺兩經。

用法用量

一般用量 3 ～ 10 克，另煎兌入湯劑，或切片、研粉服用。

適宜範圍

① 元氣虛脫導致的四肢逆冷、大汗淋漓、脈微欲絕；② 脾胃氣虛所致的食少、腹脹、大便溏洩、少氣懶言、神疲體倦等；③ 氣血不足引起的心悸、失眠、健忘等。

現代藥理

人參含有人參皂苷，對中樞神經、血糖、血壓及血管的收縮和擴張都有調節作用，並可改善記憶力，消除疲勞，提高心肌收縮能力，增強免疫力。

鑑別保存

以身長、支粗大、漿足、紋細、蘆頭（人參的根莖）長，有圓蘆（根莖較光滑無莖痕）及珍珠點（鬚根上偶爾有不明顯的細小疣狀突起）者為佳。

禁　　忌

急性病或發熱時不可服用。過敏者不可服用。高血壓患者要慎用人參，因為會使血壓升高。忌與蘿蔔、濃茶同服，蘿蔔的下氣功效會降低人參的補氣作用，而茶葉與人參同用，很容易導致失眠。

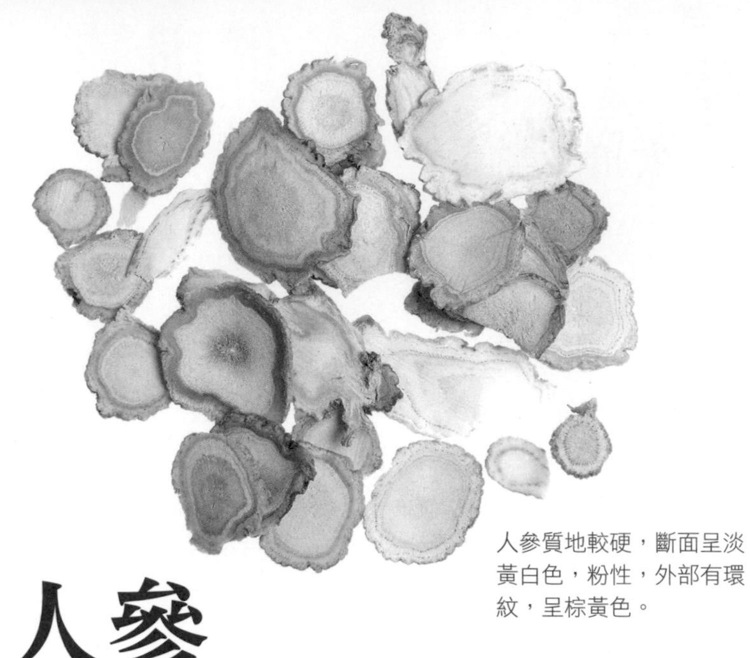

人參質地較硬，斷面呈淡黃白色，粉性，外部有環紋，呈棕黃色。

人參

人參被列為「東北三寶」之首，是馳名中外的名貴藥材。據長年在長白山一帶採集中藥材的老藥工講，過去採挖人參有許多規矩。一旦發現人參，首先要用紅繩將其紮緊，採挖之前，要先行敬謝山神禮，隨後在人參的四周慢慢挖掘，避免損傷人參的鬚根，待將全部人參請出之後，再行敬謝之禮，才可將人參帶走。中醫常用的植物藥材有數百種之多，只有人參的採集享受如此隆重的儀式。

［治病配方］

1 糖尿病（氣陰兩虛型）：人參、甘草各 1.5 克，天門冬、麥門冬各 6 克，花粉、黃芩、知母、荷葉各 3 克。水煎服，每日 1 劑。

2 冠心病（氣虛血瘀型）：人參 10 克，丹參、山楂各 30 克，白酒 750 毫升。將人參、丹參和山楂洗淨切片，放入白酒中，密封浸泡 30 天即成。每日早晚各服 15 毫升。

3 咳嗽（風寒型）：人參 25 克，陳皮（去白）、甘草各 12 克，炒杏仁（去皮尖）25 克，木香 6 克。用水濃煎至湯稠，飯後服用，每次服 15 克。

[家用滋補]

1 滋補 生吃

人參切片，每日 3 克，含於口中至淡而無味時嚼食之。適合現代人的亞健康狀態或工作所致疲勞。

2 滋補 燉煮

人參 1 支，紅棗 2 顆，蒜 3 瓣，生薑 1 小塊及糯米、芝麻各 15 克洗淨裝入 1 隻幼雞的肚內，裝滿，用繩捆紮。幼雞放鍋內，倒水至浸沒全部材料。大火煮沸，撇去浮沫，繼續煮至雞肉和裡面材料軟爛。最後撒鹽、胡椒粉調味即可。

3 滋補 研粉

人參 150 克，醋製元胡、三七各 50 克，共磨為極細粉，早中晚各服用一兩克，用溫開水或溫黃酒沖服。本品具有益氣強心、活血止痛的功效，適用於氣虛血瘀型的冠心病患者。

4 滋補 做湯圓

雞油 30 克入鍋熬熟，濾渣放涼；麵粉 15 克放入鍋中炒黃；黑芝麻 30 克炒香搗碎；玫瑰蜜餞 15 克、櫻桃蜜餞 30 克壓泥；將上述材料加白糖 150 克、人參粉 5 克和勻做餡；糯米粉 500 克加水和勻做成皮，包上餡做成湯圓即可。

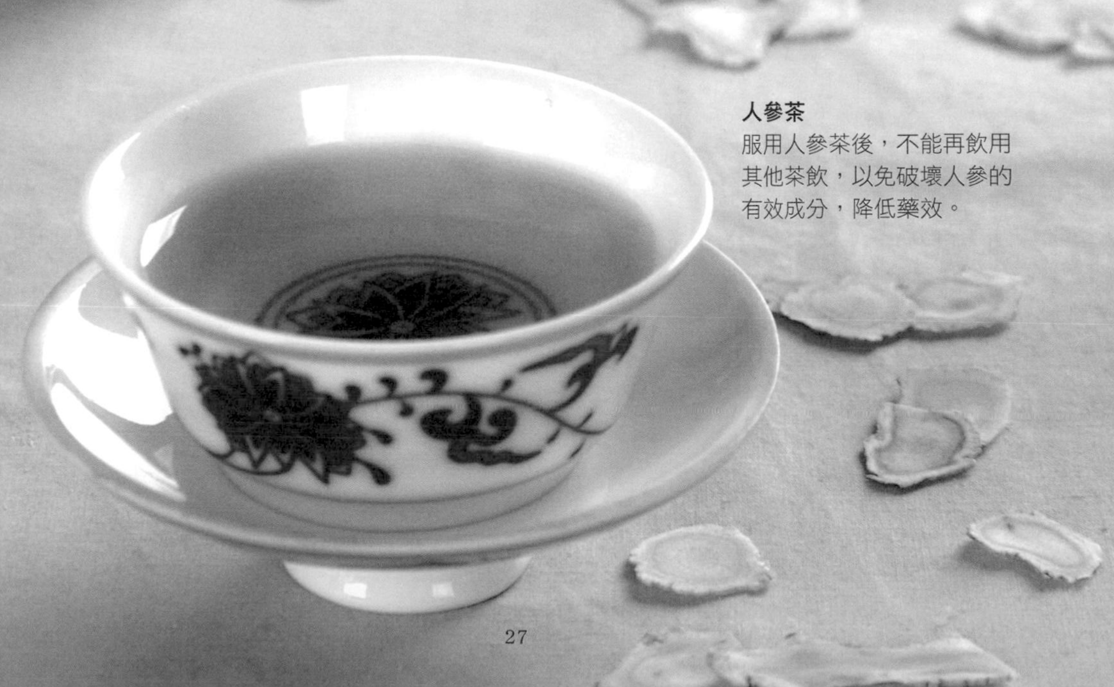

人參茶

服用人參茶後，不能再飲用其他茶飲，以免破壞人參的有效成分，降低藥效。

性味歸經

性寒，味甘、微苦，入肺、脾經。

用法用量

一般用量 3 ～ 10 克，另煎兑入湯劑，或切片、研粉服。

適宜範圍

① 熱病或大汗、大失血所致的神疲乏力、氣短息促、自汗、汗熱而黏等；② 肺氣不足所致的短氣喘促、咳嗽痰少無力、痰中帶血或咳聲嘶啞等；③ 熱病氣虛津傷口渴，以及糖尿病多飲、多食、多尿、身體消瘦等。

現代藥理

西洋參含有人參皂苷與精氨酸、麩氨酸、天門冬氨酸等十八種胺基酸。對大腦有鎮靜作用，對中樞神經則有中度的興奮作用。

鑑別保存

以表面淡棕黃色、有密集細橫紋、主根呈圓柱形或長紡錘形者為佳。

禁　　忌

陽氣不足、胃有寒濕者忌服。慢性 B 型肝炎患者忌服。忌鐵器，忌火炒。不宜與藜蘆同用。服完西洋參忌食蘿蔔，也不宜喝茶、喝咖啡，以免破壞有效成分，減輕療效。

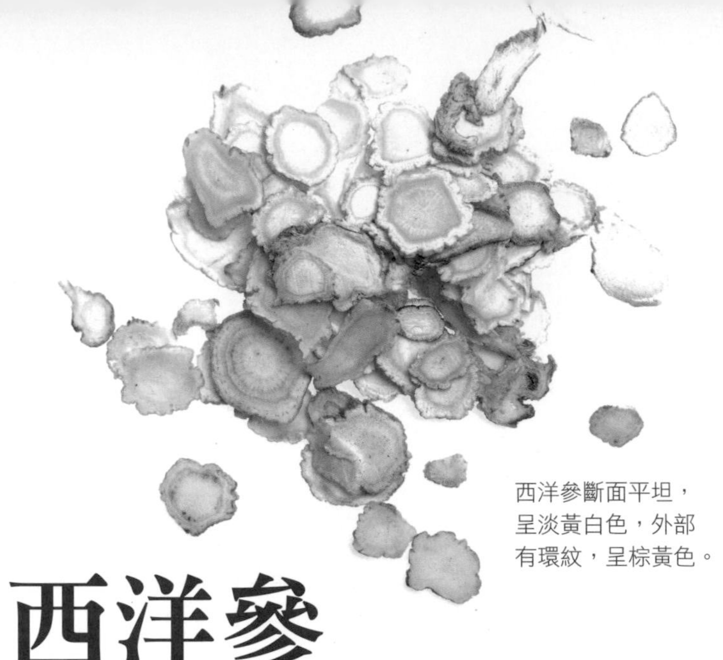

西洋參斷面平坦，呈淡黃白色，外部有環紋，呈棕黃色。

西洋參

西洋參，顧名思義，就是西方的人參。清康熙年間，法國傳教士雅圖斯在中國發現很多人都吃人參，自己試服後感覺也很好。就寫信給他的教會，報告這一發現，並請求在相同氣候條件的地方，幫助尋找這種植物。於是傳教士拉菲圖在魁北克省蒙特利爾地區找到了人參，自此，西洋參正式登上歷史舞台。

[治病配方]

1 糖尿病（陰虛熱盛型）：西洋參、生地黃、葛根各 5 克，枸杞 10 克。用清水浸泡半小時後，煎煮 3 次，合併藥汁後，當茶飲。

2 失眠（陰虛火旺型）：西洋參、合歡皮各 5 克，遠志 3 克，紅棗 10 顆。水煎後早晚服用。

3 胃炎（脾胃陰虛型）：西洋參 6 克，銀耳、冰糖各 15 克。小火濃煎，取汁當茶飲。

4 咳嗽（體虛型）：西洋參 5 克，銀耳 3 克，麥門冬 10 克，紅棗 20 顆。將銀耳用清水泡發後，去雜質，麥門冬洗淨切碎，紅棗洗淨切開，4 味藥放入大碗，加清水適量，放入蒸屜蒸 1 小時以上，加紅糖適量調味，分早中晚 3 次服用。

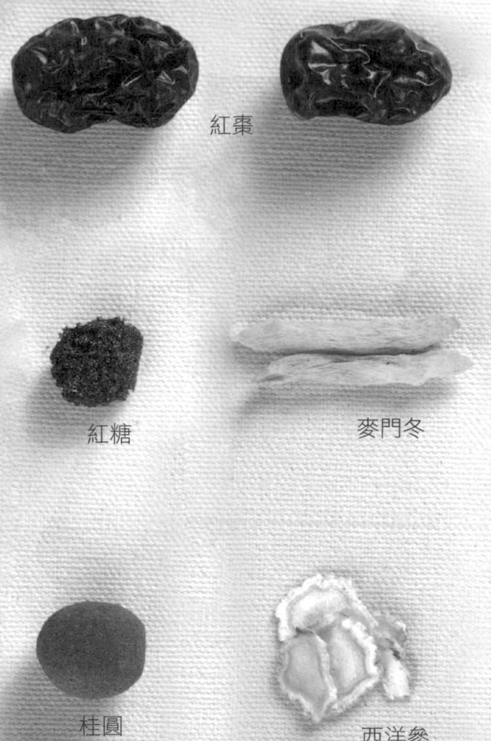

[家用滋補]

1 滋補 含服

西洋參蒸過變軟後，切成薄片備用。每次含兩三克，每日兩三次。適用於體虛或易疲勞者。

2 滋補 煮粥

西洋參 10 克，麥門冬 12 克，白米 100 克，加適量水，共煮粥。適用於心悸易驚、心煩失眠、口乾微熱、五心煩熱、盜汗之人，還可用於治療心血管疾病。

3 滋補 泡茶

西洋參 6 克，桂圓肉、麥門冬各 5 克，紅棗 10 顆，紅糖適量。將 4 味中藥水煎兩次，每次 40 分鐘，合併藥汁後加入紅糖，分早晚服用。經常服用本茶，有補氣養血的功效。

4 滋補 燉煮

西洋參 20 克，烏骨雞 1 隻（去毛和內臟），香菇 6 朵，陳皮 5 克，蜜棗 3 顆。洗淨後共同煲湯，1～1.5 小時後加入適量鹽調味即可，喝湯吃肉。經常服用本方，對改善睡眠很有好處。

5 滋補 做羹

西洋參 5 克，銀耳 3 克，麥門冬 10 克，紅棗 20 顆。將銀耳用清水泡發後，去掉雜質，麥門冬洗淨切碎，紅棗洗淨切開，4 味藥放入大碗，加清水適量，放入蒸屜蒸 1 小時以上，加紅糖適量調味，分早中晚 3 次服用，並將西洋參、銀耳、紅棗吃掉。經常服用此湯有潤肺止咳功效。

西洋參茶

服用西洋參茶後，不能立即喝濃茶，最好也不要飲用咖啡，以免影響藥效。

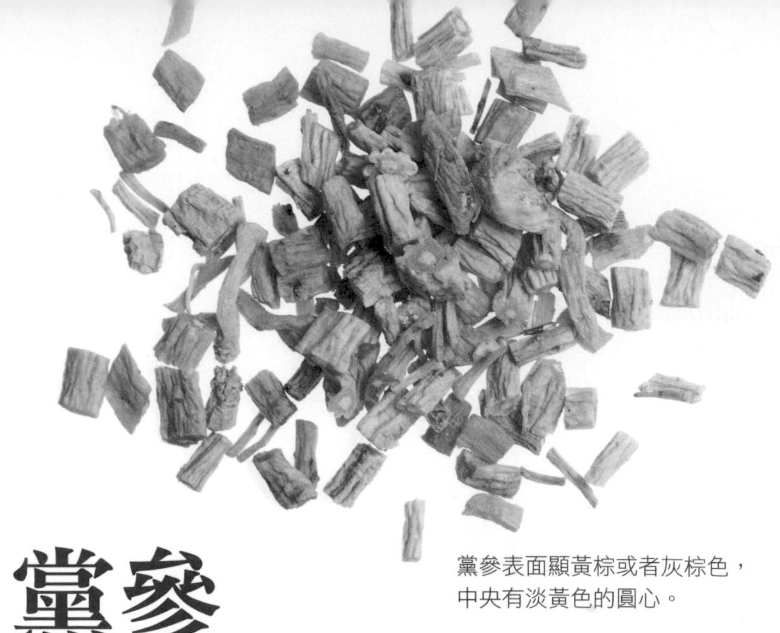

黨參

黨參表面顯黃棕或者灰棕色，中央有淡黃色的圓心。

傳說八仙裡的鐵枴李和呂洞賓打賭看誰跑得快，鐵枴李把一種植物放在嘴中，邊嚼邊和呂洞賓賽腳力。賽了一程，呂洞賓氣喘吁吁，身邊的鐵枴李卻神情如常，緊緊跟隨。他就問鐵枴李嚼的是什麼，鐵枴李就是不說。呂洞賓沒辦法只好去問樵夫，樵夫說：「這是一種神草。可以讓人長神力，因生長在上黨郡，所以叫『黨參』。」

性味歸經

性平，味甘，入脾、肺經。

用法用量

一般用量 10～30 克，煎服、泡茶均可。

適宜範圍

① 氣血兩虛所致的面色萎黃、短氣懶言、頭昏等；② 肺脾氣虛引起的倦怠乏力、食少、大便溏稀、久瀉脱肛、語聲低微等。

現代藥理

黨參含有固醇、皂苷等成分，可增強記憶、安眠，提高身體耐受力和免疫力，改善心功能，抗潰瘍和促進身體造血功能等。

鑑別保存

黨參以根條肥大粗壯、有獅子盤頭及橫環紋、肉質柔潤、香氣濃、甜味重、嚼之無渣者為佳。本品含大量糖質，貯藏過程中要密封、防潮和保持乾燥。

禁　　忌

服用黨參時忌吃蘿蔔，忌飲茶。不宜與藜蘆同用。實證（指病邪過盛所產生的證候）、熱證（身體陽氣偏盛或感受熱邪所致的證候）禁服；正虛邪實證（正虛，指正氣虛弱；邪實，指邪氣結聚或邪氣過盛）不宜單獨應用。

［治病配方］

1 胃下垂：黨參 20 克，黃耆 30 克，升麻、柴胡各 5 克，生薑 5 片，紅棗 10 顆。用清水煎煮兩次，每次半小時。將兩次藥汁合併，分為 3 份，每日早中晚各服 1 次。

2 貧血：黨參、當歸、白芍各 10 克，熟地黃 15 克，黃耆 20 克，生薑 1 克，紅棗 7 顆。用清水煎煮兩次，合併藥汁，分為兩份，早晚服用。

3 厭食症：黨參 10 克，山藥、薏仁各 30 克，紅棗 10 顆，白米 100 克。煮粥食用。

4 前列腺增生：黨參、黃耆、當歸各 10 克，山藥 15 克，老母雞 1 隻。紗布包裹藥材塞入洗乾淨的母雞肚中，將母雞放入砂鍋，加清水，大火煮開 10 分鐘，小火慢燉兩小時，起鍋時加鹽調味。

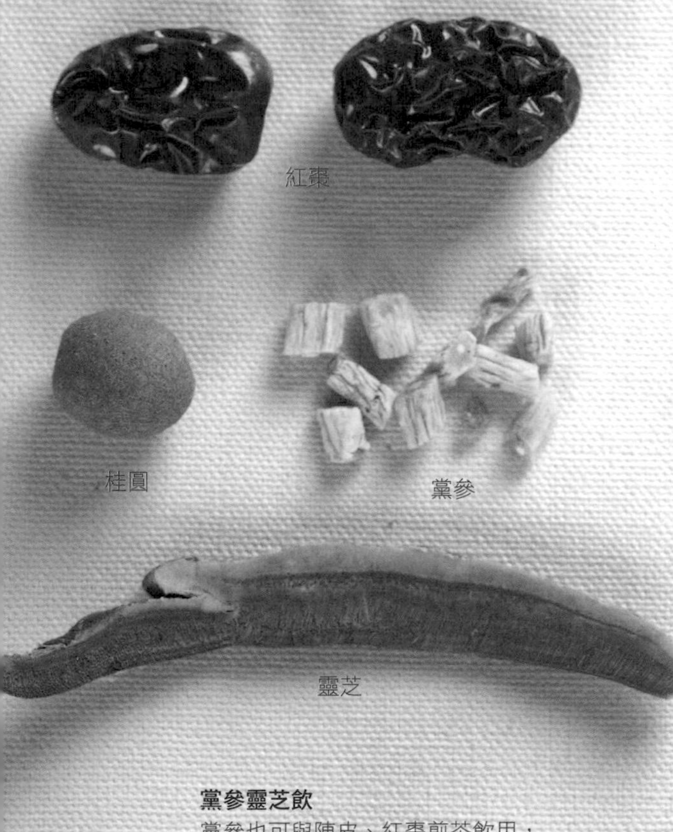

黨參靈芝飲

黨參也可與陳皮、紅棗煎茶飲用，有舒肝理氣、解胸悶的功效。

[家用滋補]

1 滋補 代茶飲

① 黨參 10 克，靈芝、桂圓肉各 5 克，紅棗 10 顆。水煎當茶飲，能增強記憶力。② 黨參、炙黃耆各 10 克，白朮 5 克，紅棗 5 顆。水煎當茶頻飲，能提高免疫力。

2 滋補 煮粥

黨參 10 克，山藥、薏仁各 30 克，紅棗 10 顆，白米 100 克。煮粥食用，能健脾益氣。

3 滋補 燉煮

黨參 10 克，當歸 5 克，紅棗 10 顆，童子雞 1 隻。童子雞去毛、洗淨、切塊，沸水煮3～5分鐘，將雞塊取出，棄水不用。在雞塊中放入黨參、當歸、紅棗，加清水適量，燉煮一兩個小時後，放入適量調料，吃肉喝湯。常服此湯，有益氣養血的功效。

4 滋補 蒸服

鴨半隻，洗淨瀝乾斬件，用鹽、薑片、香油、醬油和澱粉拌勻略醃；黨參 10 克溫水浸軟撈起，紅棗 6 顆洗淨去核，紅蘿蔔切片。將所有材料拌勻，下鋪蔥段入鍋蒸約 40 分鐘至熟即可。適合體虛之人，經常食用能增強體質。

性味歸經

性微溫，味甘，歸脾、肺經。

用法用量

一般用量 5～15 克，煎湯、含服均可。

適宜範圍

① 脾胃氣虛引起的倦怠無力、食慾不振、大便溏薄，肺虛咳喘、氣短以及反覆感冒；② 氣虛導致的水腫、小便不利等症。

現代藥理

黃耆所含的黃耆多醣與多種黃酮類化合物具有增強身體造血功能、促進蛋白質的合成、增強性腺功能、延緩衰老、雙向調節血壓以及保肝的作用。

鑑別保存

黃耆表面有不整齊的縱皺紋，硬而韌有粉性，皮部黃白較疏鬆；木部菊花紋理狀，氣似豆腥味微甜。儲藏時，必須保持乾燥，嚴防潮濕。

禁　忌

本品易於助火，又能止汗。凡有感冒發熱、胸腹滿悶等症狀的人，不宜服用；患有肺結核者，有發熱、口乾唇燥、咯血等症狀的人，不宜單獨服用；體質虛弱的人，長時間服用，會動火傷陰，用時宜慎重。

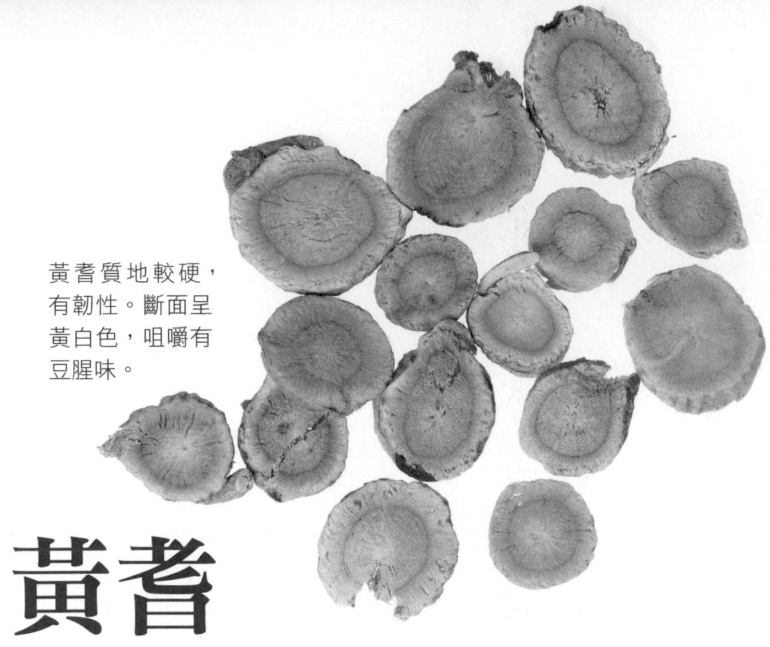

黃耆質地較硬，有韌性。斷面呈黃白色，咀嚼有豆腥味。

黃耆

《新唐書．許胤宗傳》記載，太后中風，口襟不能講話，脈象沉得幾乎都摸不到了。許胤宗精於醫道，認為太后所病為陽氣虛，氣血不能流通，就用黃耆、防風兩味藥煎出熱湯，置於太后床下，用藥的蒸汽蒸口鼻、皮膚。一天之後，太后逐漸甦醒，能夠言語，後來漸漸痊癒。因此，黃耆被醫家稱為「補氣之要藥」。

[治病配方]

1 胃潰瘍：黃耆 50 克，沸水沖泡 30 分鐘當茶飲，每日 1 劑，每次適量，30 日為 1 療程，適用於幽門螺旋桿菌陽性胃潰瘍。

2 慢性萎縮性胃炎：炙黃耆 30 克，茯苓、白朮、白芍各 10 克，桂枝 5 克，甘草 3 克，紅棗 10 顆。煎取藥液，分早中晚服用，每次適量。

3 急性腎小球腎炎：黃耆 30 克，沸水沖泡代茶飲，每日 1 劑，每次適量，20 天為 1 療程。

4 慢性結腸炎：炙黃耆 30 克，黨參、白朮各 10 克，木香 5 克，甘草 3 克。水煎分早中晚服用，每次適量。

5 慢性肝炎：炙黃耆 30 克，茵陳 10 克，柴胡 5 克，紅棗 10 顆。水煎服，每次適量飲用。

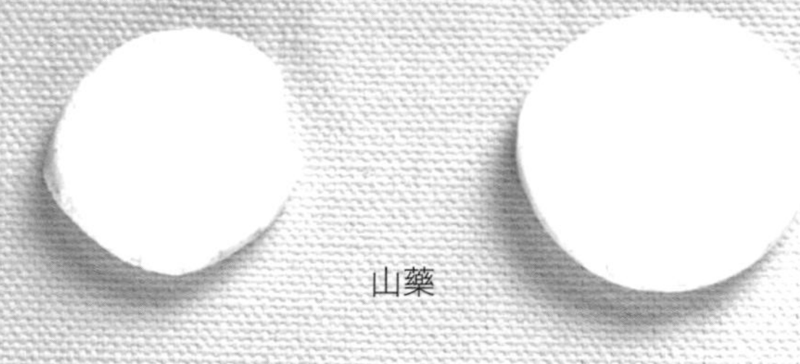
山藥

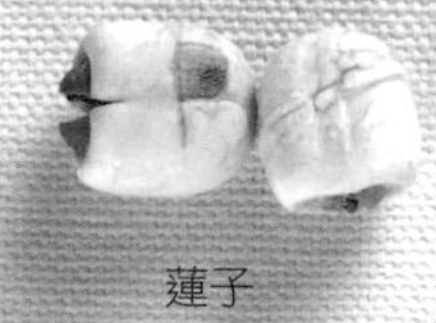
蓮子

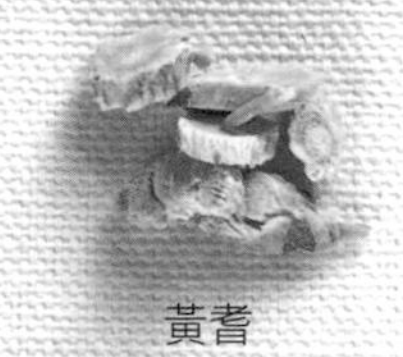
黃耆

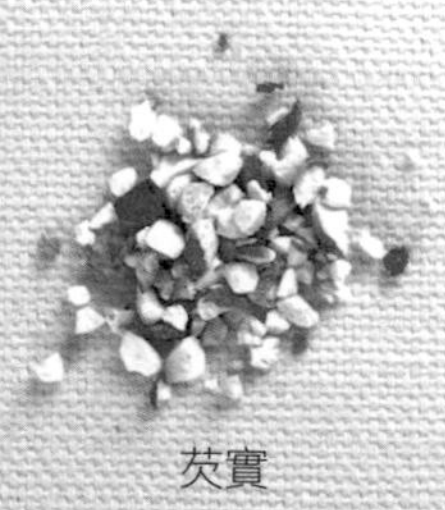
芡實

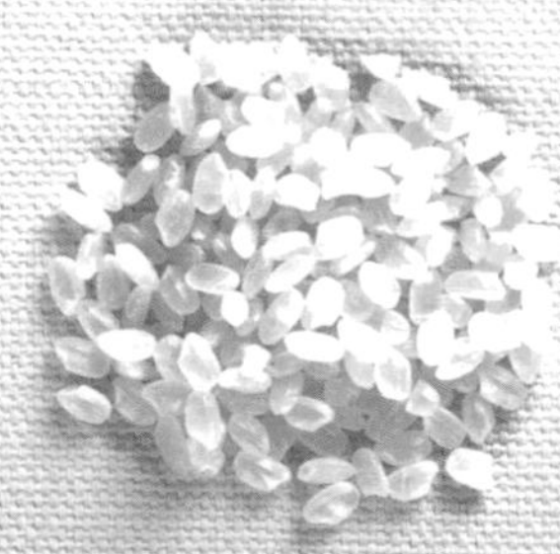
白米

黃耆芡實蓮子粥
用煎好的黃耆水煮粥，不要食用黃耆本身。

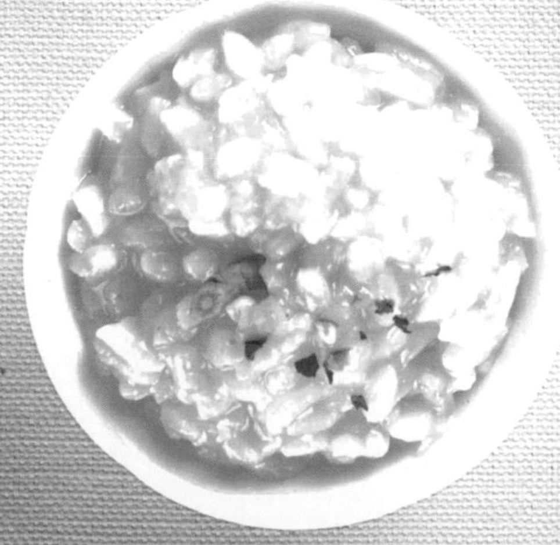

[家用滋補]

1 滋補 生吃

直接取黃耆生嚼，偏於走表，多用於自汗、水腫等症。

2 滋補 燉煮

① 黃耆煨紅棗、黃耆燉母雞、黃耆煮黑豆等方法，適合產婦、老弱者、病後體虛者滋補身體。常服可令人精神煥發，體質增強，延年益壽。② 黃耆 30 克，防風、焦白朮各 15 克，烏骨雞 1 隻，鹽適量。將雞去內臟，洗淨後放入沸水中焯一下。將 3 味中藥用紗布包好，裝入雞肚內，放入鍋中，加清水和鹽，燉至雞爛熟即可。經常食用，能增強免疫力。

3 滋補 煮粥

炙黃耆 30 克，山藥 20 克，蓮子、芡實各 10 克，白米100克。將黃耆水煎40分鐘後取出，用藥汁煮其餘藥材和白米，煮成粥，分早中晚食用。經常食用，能滋補腸胃。

4 滋補 煮湯

黃耆 30 克，紅棗 5 顆（去核），分別洗淨。生薑洗淨切片，鱔魚 300 克宰殺後去腸雜、洗淨、斬件。起油鍋放入鱔魚塊、生薑、鹽，炒至鱔魚塊半熟。將黃耆、紅棗放入鍋內，加清水適量，大火煮沸後，改小火煲約 1 小時，加適量料酒、醬油調味即可。經常食用本湯，能補氣養血。

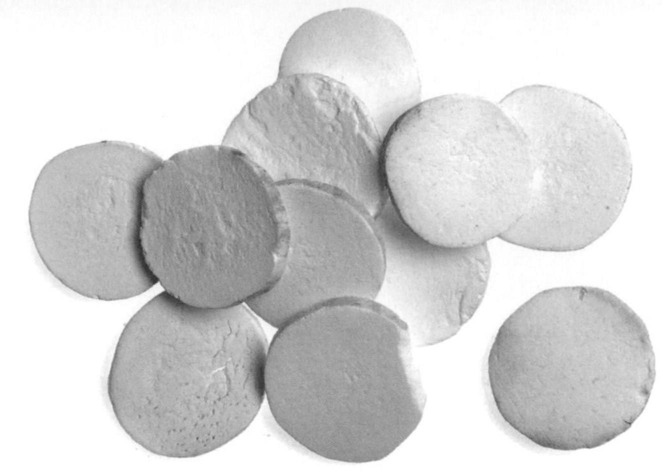

山藥片為雪白或淡黃色，質地堅實，顯粉性。

山藥

性味歸經

性平，味甘，歸脾、肺、腎經。

用法用量

一般用量 10～30 克，煎服。

適宜範圍

① 脾胃氣陰兩虛導致的消瘦乏力、飲食減少、大便溏稀；② 肺氣陰兩虛引起的全身乏力、聲音低微、動則氣喘、口乾不適等；③ 糖尿病患者口渴、尿多、善飢欲食。

現代藥理

山藥含有黏蛋白、澱粉酶等成分，有健脾益胃助消化、潤肺止咳、降血糖、降血脂、促進肝腎功能、增強免疫力的作用。

鑑別保存

山藥一般要選擇莖幹筆直、粗壯，拿到手中有一定份量的。如果是切好的山藥，則要選擇切開處呈白色的。新鮮的山藥一般表皮比較光滑，顏色呈自然的皮膚顏色。如果需長時間保存，應該把山藥放入木鋸屑中包埋，短時間保存則只需用紙包好放入冷暗處即可。

禁　　忌

胃潰瘍患者宜食鮮品山藥。常服山藥忌生葱。山藥為收澀之品，老年人大便乾結者忌用。

山藥，為薯蕷科植物薯蕷的塊根，具有益氣養陰，補益脾、肺、腎等作用，是中醫平補脾肺腎的中藥材。最早記載於《山海經》和《神農本草》，被列為藥之上品。山藥還是歷史悠久的傳統保健食品。據載，慈禧為健脾胃而吃的「八珍糕」中就含有山藥。

[治病配方]

1 高血壓（肝陽上亢型）：新鮮山藥 60 克切丁，決明子 15 克，鮮荷葉 30 克。將荷葉放入紗布袋中，與決明子水煎 15 分鐘，再放入山藥丁，小火煮 10 分鐘，取汁，分早晚服用，每次適量。

2 腹瀉（脾胃虛弱型）：乾山藥 20 克或新鮮山藥 50 克，蓮子、芡實、薏仁各 10 克，白米 100 克。將上述藥材和白米洗淨，加清水適量，煮成粥食用。

3 糖尿病（陰陽兩虛型）：乾山藥、黃耆各 30 克，生地黃 15 克，天花粉、葛根各 10 克，豬胰 200 克。將上述藥材和豬胰洗淨，加清水適量，燉煮 1 小時，以鹽調味，吃肉喝湯。

4 前列腺炎：新鮮山藥 50 克，生地黃 20 克，南瓜子 10 克，金櫻子 5 克，白米 100 克。山藥洗淨去皮切小塊，南瓜子去皮搗碎，將幾味中藥和白米同煮成粥食用。

[家用滋補]

山藥

1 滋補 代茶飲

① 乾山藥50克，紅茶5克。水煎當茶飲，有健脾益胃的作用。② 乾山藥、白朮、桂圓肉各 25 克。將所有材料洗乾淨放入鍋中，以沸水煎煮半小時，當茶頻飲，可以健胃補脾止瀉。③乾山藥、白扁豆各20克。山藥切片，白扁豆炒黃、搗碎，水煎取汁，加白糖，當茶頻飲，有益氣化濕的作用。

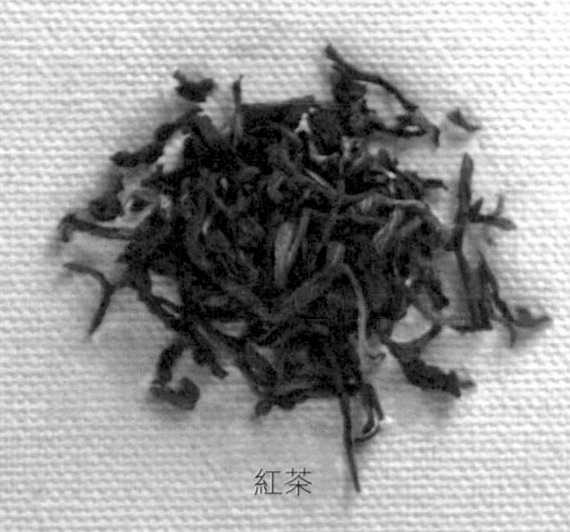

2 滋補 煮湯

新鮮山藥、豬肝各 100 克，當歸 10 克，紅棗 10 顆。將山藥洗淨去皮，切塊，豬肝洗淨切片，加入當歸、紅棗和適量清水，燉煮 1 小時，加調料適量，吃豬肝和山藥，喝湯。常食本湯有益氣養血的作用。

3 滋補 做丸子

新鮮山藥 200 克洗淨去皮，蒸熟搗爛，加入 300 克豬肉泥以及適量的澱粉、鹽、味精拌勻，捏成每個 15 克的丸子，外邊滾層糯米，裝盤蒸熟即可。糯米要先用冷水泡 1 天。經常食用此菜，有補氣養血、健脾固精的作用。

山藥紅茶飲
山藥也可與紅棗煮粥，不僅補脾胃，也可補血養血。

紅棗

性味歸經

性溫，味甘，歸脾、胃經。

用法用量

一般用量10～30克，煎服、生吃、泡茶均可。

適宜範圍

① 脾胃虛弱所致的氣短懶言、神疲體倦、飲食減少、脘腹脹滿等；② 心脾氣血不足引起的失眠、健忘、驚悸、怔忡等。

現代藥理

紅棗含有多醣、皂苷類、黃酮類等成分，可抗腫瘤、降血壓、降膽固醇、防治骨質疏鬆和貧血、抗過敏、保肝和提高免疫力等。

鑑別保存

紅棗皮色紫紅，果大而均勻，果形短狀圓整，皺紋少，痕跡淺，皮薄核小，肉質厚而細實。乾棗宜貯藏於陰涼乾燥處。

禁　　忌

紅棗食用過多會助生痰濕，有濕熱痰熱者不宜食用。紅棗糖酸含量高，牙齒不好的人要少吃。紅棗不能與紅蘿蔔或黃瓜一起生吃。不可與鐵離子含量高的豬血、菠菜等同食，也不可與橘子、奇異果等有機酸含量高的水果同食。

紅棗具有補中益氣、養血安神、緩和藥性等功效。古籍《山海經》、《爾雅》及《神農本草經》等對紅棗均有記載，《神農本草經》將其列為上品，稱紅棗有「主心腹邪氣，安中養脾，助十二經。平胃氣，通九竅，補少氣、少津、身中不足，大驚，四肢重，和百藥」等功效。

挑選紅棗時，要選擇乾燥、沒有腐爛的。

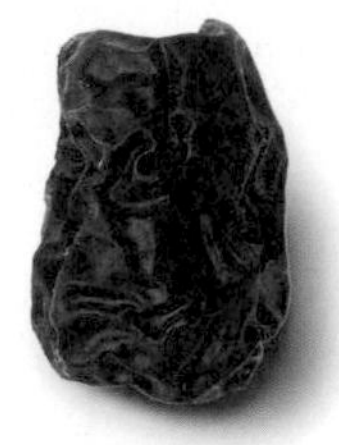

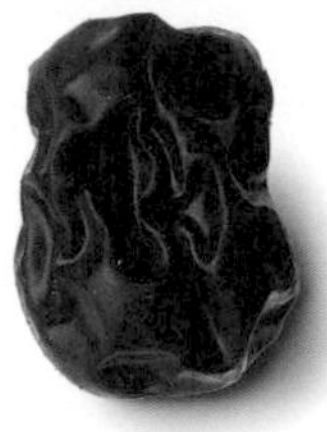

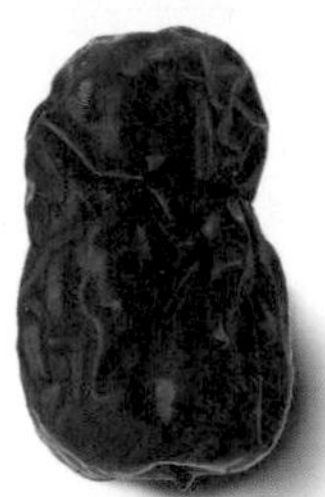

[治病配方]

1 神經衰弱：去核紅棗50克，桑葚30克，白糖適量。紅棗、桑葚加清水小火煮爛，加白糖，當茶飲用，吃棗和桑葚，每次適量。

2 慢性肝炎（肝鬱脾虛型）：紅棗、花生、冰糖各50克。先煮花生，後下紅棗、冰糖，每晚睡前服用，連服30天，每次適量。

3 咳嗽（風寒型）：紅棗、紅糖各30克，生薑15克。用500毫升清水煎煮後當茶飲，每日1次。

4 氣管炎：紅棗7顆，去核，白蘿蔔1個，切成塊或條。加清水煎煮約半小時，當茶飲用。

5 失眠（心脾兩虛型）：紅棗30克，蔥白5根。將紅棗和蔥白洗淨，放入鍋中，加入適量清水，煎煮取汁即可。每日1劑，每晚1次，睡前飲服。

[家用滋補]

1 滋補 泡茶

①紅棗 25～30 克，生薑 10 克，紅茶 1 克。將紅棗加清水煮熟晾乾，生薑切片炒乾，加入蜂蜜炒至微黃。再將紅棗、生薑和紅茶用沸水沖泡 5 分鐘即可。每日 1 劑，分 3 次，趁溫熱時飲用，吃棗。常飲有健脾、補血、助消化的功效。②紅棗 10 顆，白糖 10 克，加清水共同煎煮至紅棗熟。綠茶 5 克，用沸水沖泡 5 分鐘後取汁。將茶葉倒入紅棗湯內煮沸即可。每日 1 劑，多次趁溫飲用，有補精養血的作用。

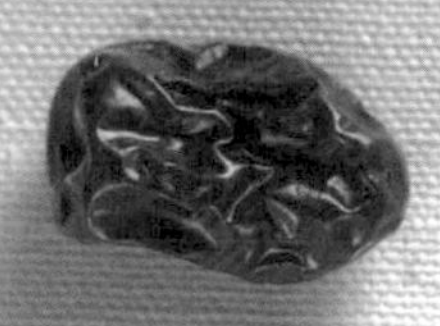
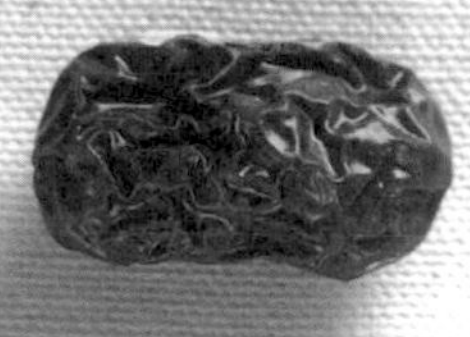
紅棗

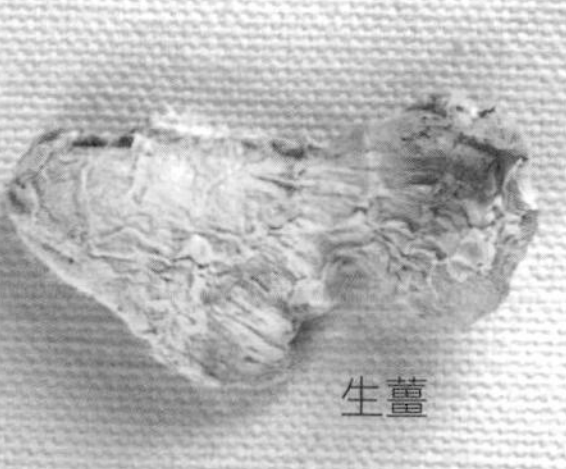
生薑

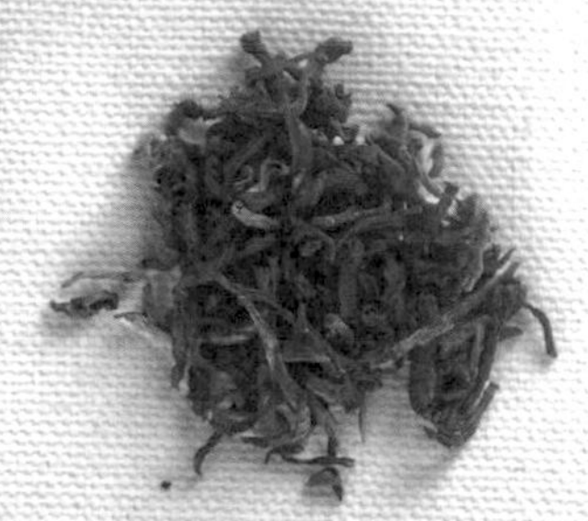
紅茶

2 滋補 煮食

紅棗洗淨，加水適量煮熟。每日吃棗 10～20 顆，喝湯，對虛寒胃痛、食慾不振有較好效果。

3 滋補 碾泥

適量紅棗蒸熟，去皮、去核，搗爛成泥，拌白糖做饅頭餡，也可直接吃。常食本方，有養血、健脾、助消化的作用。

4 滋補 煮粥

紅棗 10 顆，山藥、蓮子各 10 克，白米 100 克。將紅棗、山藥及蓮子洗淨與白米同煮為粥，早晚食用。經常食用此粥，能治療食慾不振。

紅棗薑茶
煮紅棗時，可將紅棗破開去核，有助於成分的析出。

蓮藕

蓮藕，為睡蓮科植物蓮的地下莖。中國很早就開始種植，在南北朝時代相當普遍。蓮藕微甜而脆，可生食也可做菜，而且藥用價值相當高。用蓮藕製成粉，能消食止瀉，開胃清熱，滋補養性，是老人、婦女、兒童、體弱多病者上好的流質食品和滋補佳品。

生藕偏涼，熟藕性溫，
食用時要選對。

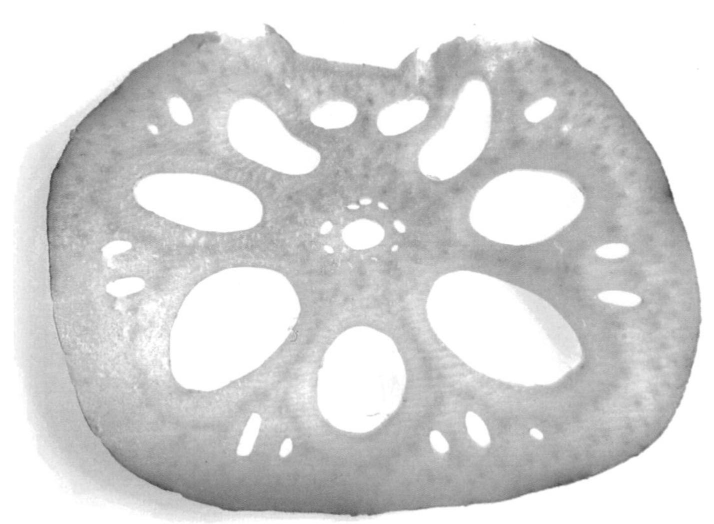

性味歸經

熟藕性微溫，味甘，歸脾、肺經。

用法用量

一般用量 10～15 克，生吃、煎服均可。

適宜範圍

主要用於體內有瘀血時引起的出血症狀，如嘔血、咯血等。

現代藥理

蓮藕含澱粉、蛋白質、天門冬胺酸、維他命 C 等，有收縮血管、止血、解熱鎮靜、利尿的作用。

鑑別保存

根莖肥厚，外皮黃白色佳。氣微，味甘甜。將鮮藕洗淨，根朝下豎直放入水桶內，清水淹沒，五六天換一次水。冬天此法可保存鮮藕 2 個月。

禁　忌

脾胃虛寒者慎服。

[治病配方]

1 急性咽喉炎：生藕洗淨，切片，放入鹽中貯存兩週以上備用。取藕節，以開水洗後含服，每日 2 次，每次一兩片。

2 鼻息肉：生藕 60 克（焙焦），烏梅肉 30 克，白礬 15 克，冰片 3 克，研細末。每次適量，吹入患側鼻孔中。

[家用滋補]

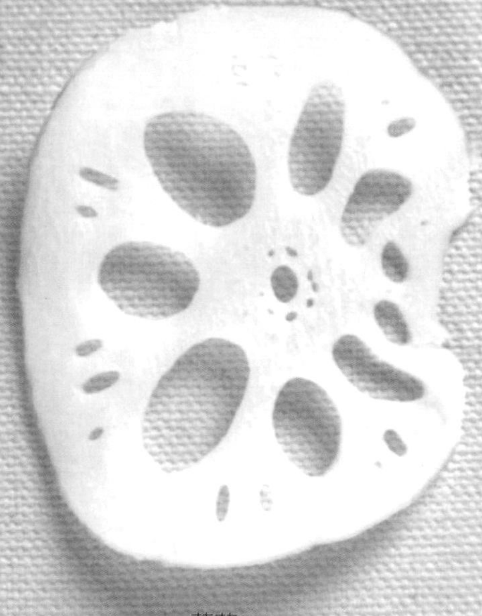

蓮藕

1 滋補 生吃

蓮藕洗淨直接生吃，有清熱生津、涼血散瘀的作用。

2 滋補 煎服

蓮藕 10 ～ 15 克，加水適量，煎成汁飲服。有涼血、止血、清熱、化瘀的作用，適用於火熱血旺引起的咳血、痰中帶血等。

3 滋補 泡茶

乾藕節 125 克（小兒酌減），煎湯代茶飲，能治療鼻出血。

4 滋補 燉煮

藕節 60 克，豬瘦肉 100 克。將藕節洗淨，切碎後用布包。豬肉洗淨後切成片狀，與藕節一同放入鍋中，加水同煮。煮熟後，去除藕節，調入鹽即可。每日 1 劑，連服 5 ～ 7 天。對慢性胃腸道出血的療效較好。

鮮藕汁
鮮藕汁可用於治療產後出血，不過服用時一定要控制好量。

5 滋補 搗汁

① 鮮藕汁頻飲，可涼血、止血，治發熱、煩渴、吐血、血尿、衄血（流鼻血）、便血或紫癜。② 鮮藕汁開水沖服，治急性胃腸炎。③ 鮮藕汁與甘蔗製汁，對慢性尿路感染療效好，如頻尿、尿急、尿痛等。④ 藕薑製汁，可治療夏季時令疾病，如腸炎、嘔吐、腹瀉等。

蜂蜜

蜂蜜有潤肺止咳、潤燥通便、補中緩急、解毒的功效。在遠古時代，蜂蜜被認為是最有價值的食品，甚至有些地方可以用蜜蜂來繳稅。《神農本草經》記載：「味甘，平。主心腹邪氣，諸驚癇痓，安五臟，諸不足，益氣補中，止痛解毒，除眾病，和百藥，久服，強志、輕身、不飢、不老。」

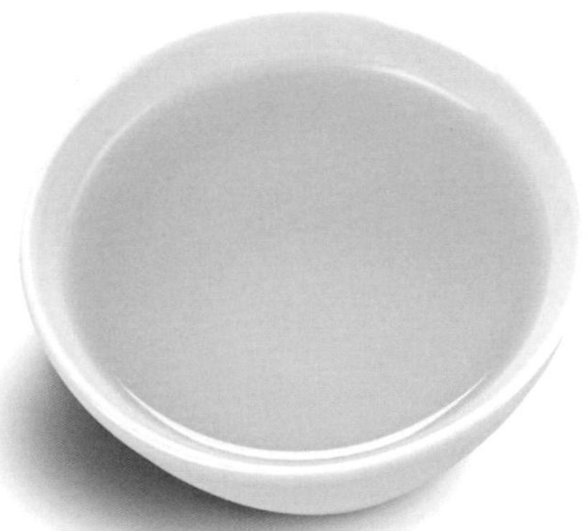

品質一般的蜂蜜夏季不易結晶，冬季易結晶。

性味歸經

性平，味甘，歸肺、脾、大腸經。

用法用量

一般用量 10 ～ 30 克，可含服、煎湯、沖服。

適宜範圍

① 脾胃虛弱引起的脘腹疼痛；② 燥邪傷肺引起的乾咳、痰少而黏；③ 腸燥便秘。

現代藥理

蜂蜜含有各種糖類、酶類、有機酸類等成分，有抗菌通腸、增強免疫力、保護肝臟、促進發育的作用。

鑑別保存

優質蜂蜜呈透明的白色、淡黃或深黃色的黏稠液體，底層可有少量結晶。放蜂蜜的容器要用玻璃或陶瓷器皿，因蜂蜜與金屬接觸會起氧化作用。

禁　　忌

體內痰濕、大便溏瀉者不宜服用。對蜂蜜過敏者也不可服用。糖尿病患者服用蜂蜜用量不可過大，以免引起血糖波動。蜂蜜不可與富含蛋白質的豆漿、鯽魚等同食。不可與寒涼滑利的食物，如毛蟹、李子等同食，以免引起腹瀉。

[治病配方]

1 胃潰瘍：每日早午飯前 1 小時，晚飯後 3 小時服用蜂蜜一兩湯匙，溫水沖服，有健脾止痛、促進潰瘍癒合的作用。

2 支氣管炎：蜂蜜 20 克，梨 1 個，貝母 3 克。將梨洗淨去核切塊，和貝母同放入碗中蒸半小時，喝湯吃梨，加蜂蜜調和，可潤肺止咳、滋陰潤燥。

3 慢性咽喉炎：蜂蜜 30 克，白蘿蔔汁 100 毫升。攪拌均勻後慢慢服用。

4 咳嗽（體虛型）：蜂蜜 30 克，銀耳 20 克。將銀耳洗淨，用清水發開，蒸半小時，加入蜂蜜服用。

5 慢性肝炎（肝腎陰虛型）：蜂蜜、去核紅棗各 500 克，枸杞 50 克。將紅棗和枸杞洗淨切碎，加清水適量，煎煮至爛熟，搗爛成糊，加入蜂蜜攪拌，再煮沸 3 ～ 5 分鐘，冷卻後放入瓶中，每日不定時服用。

[家用滋補]

1 滋補 泡茶

① 蜂蜜 25 克，綠茶 2 克。混合後加開水沖泡 5 分鐘即可。每日 1 劑，趁溫飲用，能生津解乏。② 將柚子皮切絲，柚子肉用榨汁機攪碎，加清水、冰糖各適量，小火煮至黏稠，一般兩小時即可。放涼，加入蜂蜜適量，密閉冷藏 3 天後即可，食用時用溫水沖泡。有美容、通便的作用。③ 玫瑰花 15 克，普洱茶 3 克，蜂蜜適量。普洱茶放入杯中，注入開水泡 3 分鐘後再倒掉水，加入玫瑰花，再次注入開水沖泡，待涼些加蜂蜜即可。經常飲用此茶，可以解除煩悶。

2 滋補 單服

蜂蜜 15 ～ 30 克，單獨服用，有潤腸通便的作用。

3 滋補 蒸服

蜂蜜 30 克，雞蛋 1 個，三七粉 3 克。雞蛋打成蛋液，加三七粉拌勻，蒸熟後加蜂蜜調勻服食。對上腹疼痛、嘔吐、噁心、噯氣等有較好療效。

4 滋補 燉服

蜂蜜一兩湯匙，新鮮百合 50 克。拌勻，燉熟，睡前服用。經常服用本方，有改善睡眠的作用。

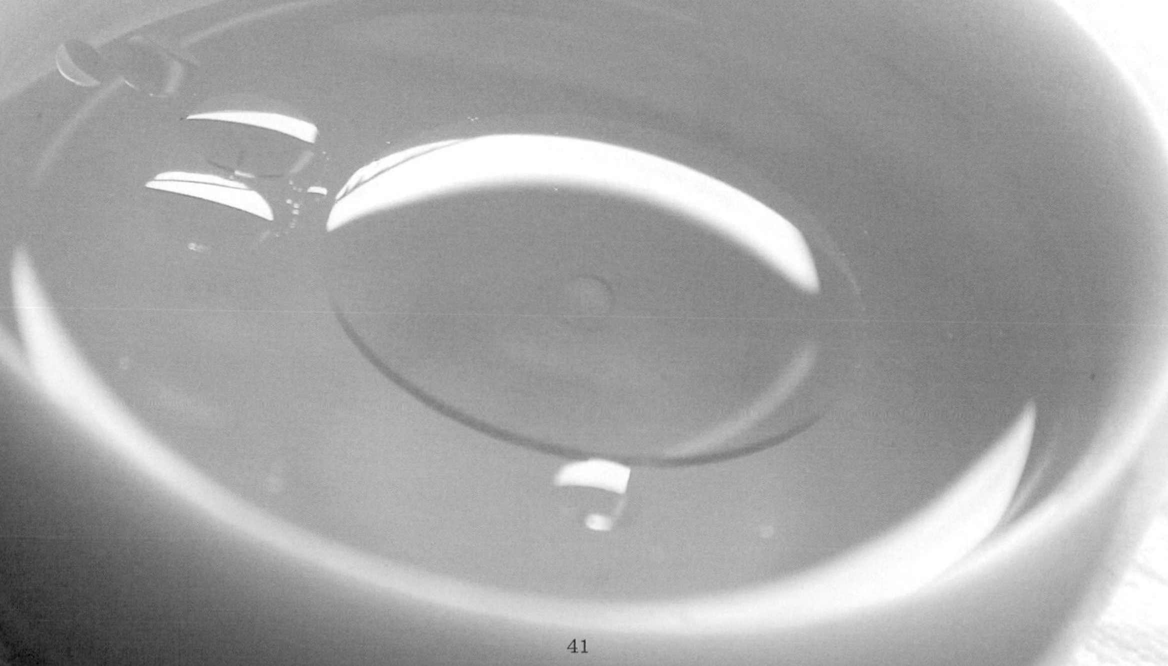

蜂蜜飲

蜂蜜飲不僅能潤腸通便，也有消除疲勞、解酒的功效。

白朮

白朮，別名「雲朮」、「台白朮」，是菊科植物白朮的乾燥根莖。《神仙傳》記載，陳子皇得到服食白朮能長壽的秘方，去霍山修煉。其妻姜氏得病，想起丈夫的秘方，便服白朮，其後病癒，活到 370 歲。

白朮質地堅實，表面不平坦，呈淡黃棕色，中間顏色較深。

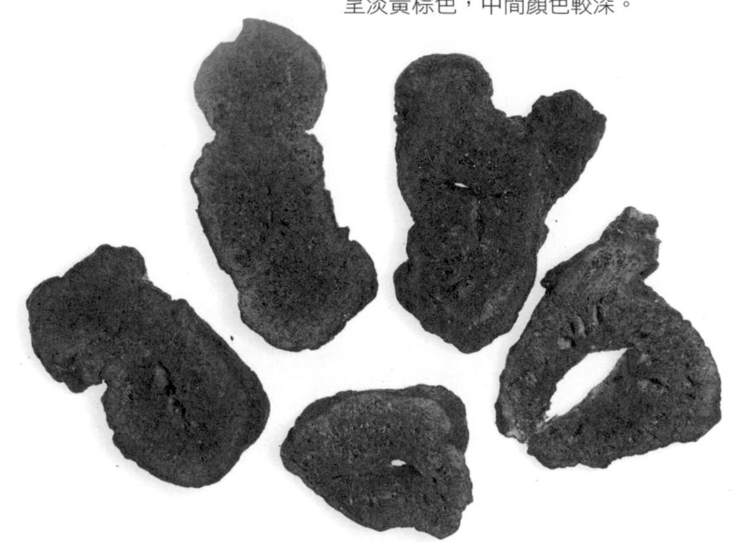

性味歸經

味苦、甘，性溫，歸脾、胃經。

用法用量

一般用量 3 ～ 15 克，通便時可用至 60 克，煎服。

適宜範圍

① 體虛所致的自汗、惡風、易於感冒；② 脾氣虛弱所致的面色少華、體倦乏力、溏洩或洩瀉。

現代藥理

白朮含有黃酮類化合物、白朮內酯等功能性成分，有調整腸胃、抗潰瘍、抗凝血、保肝、降血糖、增強身體免疫力和造血等功能，並有利尿和延緩衰老的功效。

鑑別保存

白朮以個大、肥壯而分支少、質堅實不空泡、斷面黃白色、香氣濃者為佳。因白朮含揮發油，具芳香氣，需防蟲蛀，另外貯存過久也會泛油、變黑，故不宜多年久存，同時必須保持乾燥。

禁　　忌

白朮易傷陰，陰虛內熱或津液不足者不宜用。白朮不得與寒涼性質的白菜、梨等共同食用，性相反，藥效降低。也不可與過於燥熱的食物，如大蒜共同食用。

[治病配方]

1 脂肪肝：炒白朮 30 克，生地黃 30 ～ 40 克，炒枳實 15 克，按原方比例加大劑量，研成粗粉，每次取藥 50 ～ 60 克，用紗布包好，放在保溫瓶中，用沸水適量沖泡，蓋子蓋好悶 15 分鐘即可，當茶飲用。

2 術後便秘：白朮 60 克，生地 30 克，升麻 3 克，每日 1 劑，水煎服。

3 老人自汗、氣短、頭暈：白朮 20 克，參鬚 10 克，浮小麥 15 克。煎水服用，每日 1 劑。

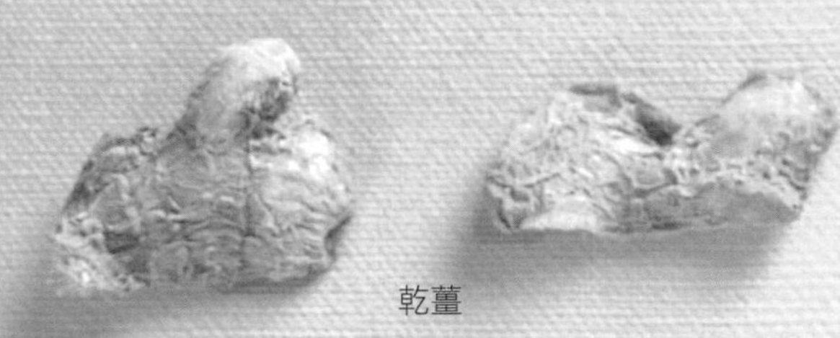
乾薑

[家用滋補]

1 滋補 研末

白朮適量研成細末，每次服用 10 克，每日 3 次，一般用 3 ～ 5 日。適用於腸燥便秘。

2 滋補 煮湯

白朮、黃耆各 15 克，丁香 1 克，豬骨 500 克，米醋半茶匙，調料適量，煲湯食用。此湯適用於腎陽虛衰之骨質疏鬆。

3 滋補 做餅

白朮、益智仁、鮮生薑適量粉碎，加白糖、麵粉適量，做成小餅，常法烙熟，每次 1 塊，每日 2 次，連用 7 ～ 10 日。此餅適用於小兒脾虛口角流涎。

4 滋補 煮粥

如果拉肚子很嚴重，肚子比較疼，就把白朮 15 克，乾薑 6 克，八角 2 粒，花椒 1 小勺裝在紗布包裡，與白米 60 克一起煮粥，可祛寒除濕，還不會傷胃。

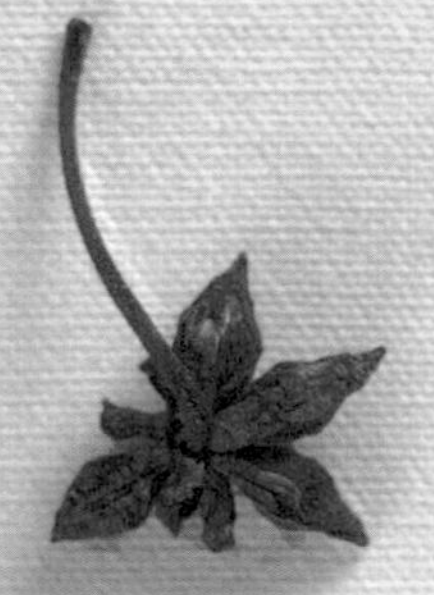
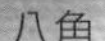
八角

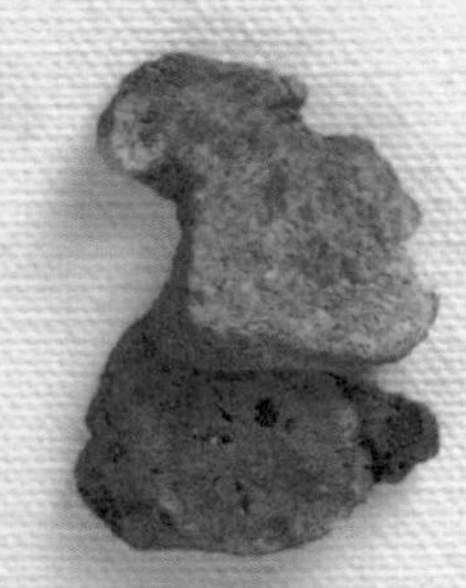
白朮

白朮乾薑粥

乾薑溫中散寒，與燥濕利水的白朮同服，可去除體內濕寒，止洩瀉。

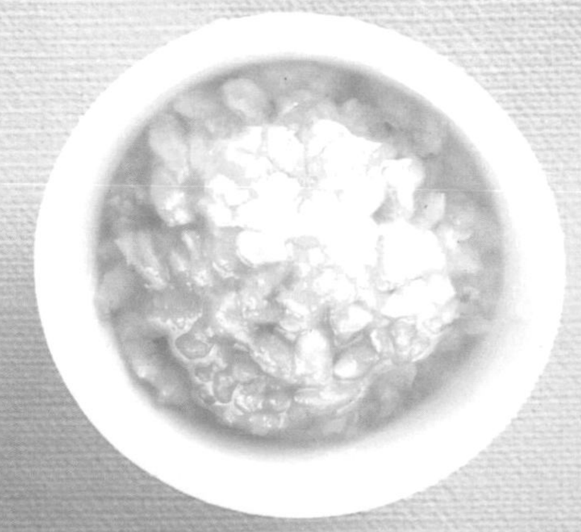

性味歸經

性平，味甘，歸脾、肺、腎經。

用法用量

一般用量 5～20 克，煎服。

適宜範圍

① 肺氣陰兩虛所致乾咳少痰或久咳乏力；② 脾氣陰兩虛所致面色萎黃、睏倦乏力、口乾、大便乾燥；③ 糖尿病氣陰兩傷引起的口渴、多飲、善飢欲食、全身乏力等。

現代藥理

黃精又稱「仙人餘糧」，長期食用對人體無害，其含有黏液質、多種胺基酸等成分，有抗疲勞、抗病毒、延緩衰老、止血降糖等作用。

鑑別保存

黃精以個頭肥重、體重質堅而柔軟者為佳。貯藏過程中要防潮防黴。

禁　忌

脾虛有濕，咳嗽痰多，中寒便溏者不宜服。痰濕內盛者不可服用，感冒發熱等急症時暫停服用。

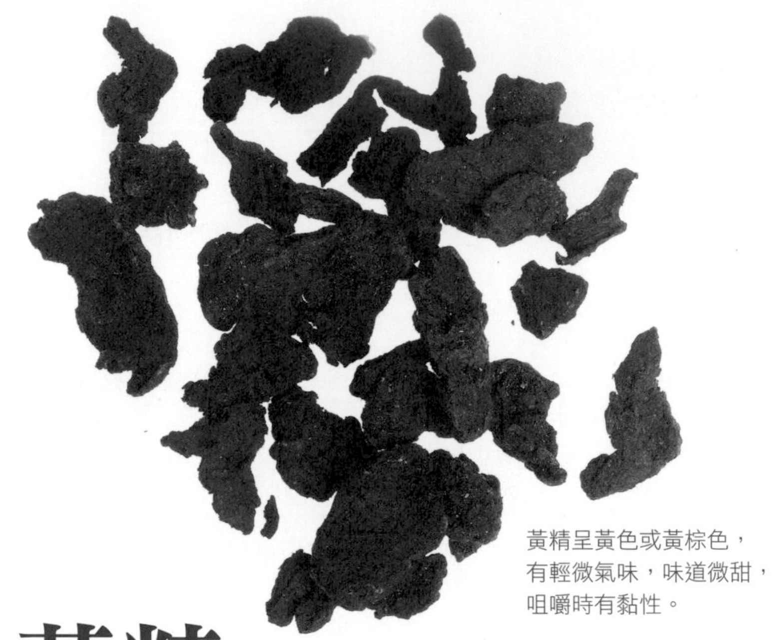

黃精呈黃色或黃棕色，有輕微氣味，味道微甜，咀嚼時有黏性。

黃精

黃精，又名雞頭黃精、白及黃精、黃雞菜、毛管菜、雞毛參，別名老虎薑，又稱「仙人餘糧」。長食無害，可以救荒辟谷，故《別錄》稱「救窮草」。具有補氣、養陰、健脾、潤肺、益腎的功效。《日華本草》曰：「蒸曝久服，能補中益氣、除風濕、安臟腑、補勞傷、助筋骨、益脾胃、潤心肺。」

[治病配方]

1 貧血：黃精、黨參各 30 克，炙甘草 10 克，水煎燉服，每日 1 劑，每次適量。

2 冠心病心絞痛：黃精、昆布、柏子仁各 25 克，菖蒲、鬱金各 15 克，延胡索 10 克，山楂 40 克。水煎服，每次適量。

3 糖尿病：黃精 200 克，熟地黃 30 克，綠豆 60 克，豬肋條肉 300 克，共燉熟，加鹽調味，食肉喝湯，每日 2 次，服量酌定。

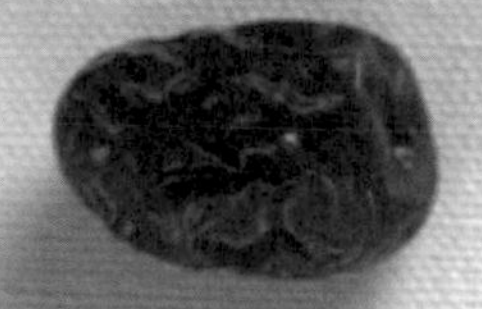
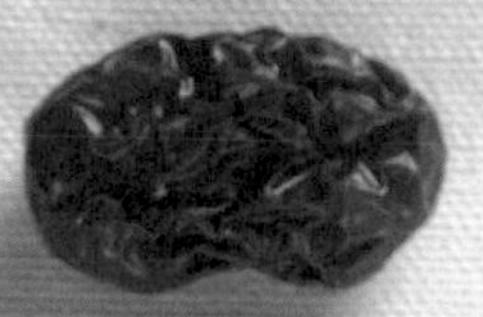

紅棗

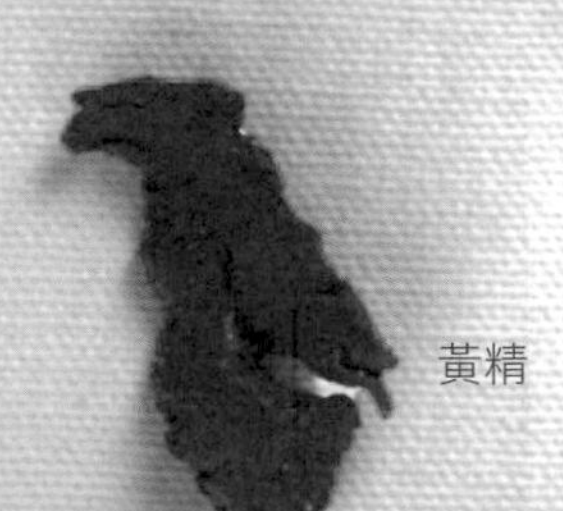

黃精

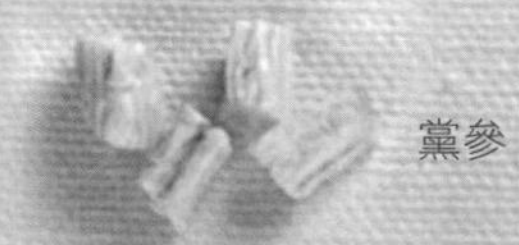

黨參

黃精豬肘湯
黃精與豬肘可燉煮，
也可煲湯，食之可驅寒。

[家用滋補]

1 滋補 釀酒

黃精搗爛，煮汁釀酒飲。可用於補益虛羸。

2 滋補 燉煮

① 黃精 30 克，燉豬肉食。用於病後體虛。
② 黃精 20 克，黨參 15 克，紅棗 12 顆，豬肘子 1 個，做成的黃精燉豬肘，有使肌膚更靚麗的功效。

3 滋補 煮湯

① 黃精、枸杞各等份，煮湯喝。用於補精氣。
② 黃精、冰糖各 20 克，共煎約 1 小時，飲湯食黃精，用於陰虛低熱、乾咳、咳血、婦女白帶增多。

4 滋補 煮粥

黃精可作久服滋補之品，老年人服用黃精大有益處。對於脾虛乏力、食慾減退、肺燥乾咳、腎虛腰膝酸軟及頭暈患者，可用黃精 30 克，白米 100 克，煮成黃精粥食用。

5 滋補 泡酒

黃精、天門冬各 20 克，枸杞、蒼朮各 30 克，松葉 40 克，共搗碎，用紗布包好，置白酒（1,500 毫升）中浸泡，每日攪拌幾次，7 日後，取藥酒，空腹溫飲，每次 30 ～ 60 克，每日早晚各服 1 次。長期堅持，有潤養五臟的作用。

芡實

碎粒芡實斷面不平整，呈白色；整粒芡實為球形，表面光滑，有花紋。

芡實，別名「雞頭米」，為睡蓮科植物芡的乾燥成熟種仁，因植物的花托形似雞頭，故名。民間喜將新鮮芡實和糖桂花一起煮，做成「桂花芡實羹」，清新爽口，為秋令佳品。

[治病配方]

1 遺精、滑精：芡實、枸杞各 12 克，補骨脂、韭菜子各 9 克，牡蠣 24 克，水煎服。每日 1 劑，每劑藥煎兩次，上午、下午各服 1 次。

2 白帶增多：芡實 15 克，菟絲子 12 克，水煎服。每日 1 劑，每劑藥煎兩次，上午、下午各服 1 次，每次適量。

[家用滋補]

1 滋補 煮粥

① 芡實 50 克，白米 100 克，加水同煮，直至芡實爛熟，加油、鹽調味，宜長期服用，尤其適用於哮喘患者。② 芡實 30 克，蓮子 20 克，薏仁 10 克，紅棗 10 顆，白米 100 克，將諸藥洗淨與白米同煮成粥，適量食用。長期食用此粥，對中老年脾虛便溏療效較好。

2 滋補 燉湯

將芡實放在鴨腹中，放入砂鍋裡，加清水適量，用小火煮兩小時左右，加鹽調味，特別適合糖尿病患者。

性味歸經

性平，味甘澀，歸脾、腎、心經。

用法用量

一般用量 6 ～ 12 克，煎服。

適宜範圍

① 治療腎虛引起的夢遺、遺精、遺尿、頻尿，並伴有腰膝酸軟、耳鳴耳聾、頭暈目眩等症；② 治療脾虛引起的食慾不振、面色萎黃。

現代藥理

芡實含有豐富的膳食纖維和多種維他命及微量元素，這些成分有抗衰老、降血糖、抑制胃腸道蠕動、抗痛風的作用。

鑑別保存

以顆粒完整、飽滿均勻、斷面白色、粉性足、無碎末者為佳。貯藏過程中易被蟲蛀，因此要經常檢查翻曬、密閉保存。

禁　　忌

芡實有較強的收澀作用，便秘、尿赤者不宜食用。

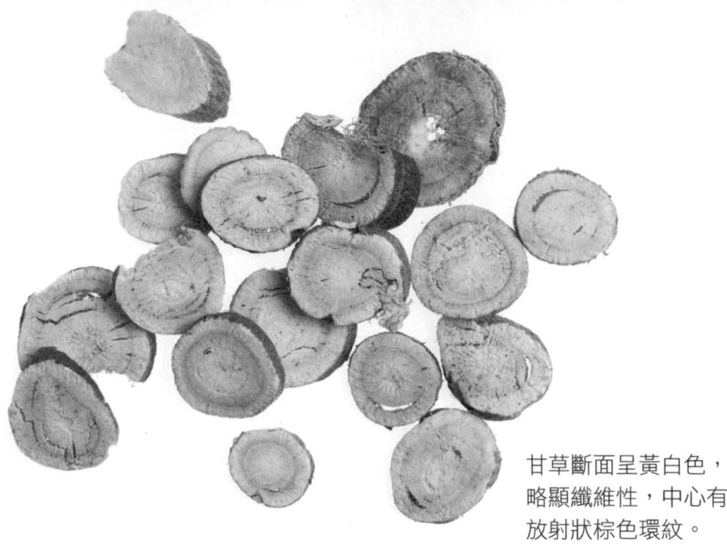

甘草斷面呈黃白色，略顯纖維性，中心有放射狀棕色環紋。

甘草

南朝藥學家陶弘景將甘草尊為「國老」。李時珍在《本草綱目》中所釋：「諸藥中甘草為君，治七十二種乳石毒，解一千二百草木毒，調和眾藥有功，故有『國老』之號。」

[治病配方]

1 慢性咽炎：甘草 10 克，開水泡代茶飲。

2 手足皸裂：生甘草 30 克，放入 100 毫升、75% 濃度的酒精內，24 小時後濾出浸液，加入等量甘油和水，混合後取適量塗患處。

[家用滋補]

1 滋補 外用

將甘草和蜂蜜煎煮後塗抹於燙傷部位，可以減輕疼痛。

2 滋補 煮粥

將甘草、紅花、玫瑰花、金銀花加水適量，水煎取汁，與白米一起煮粥，能消食化痰、清心明目。

性味歸經

性平，味甘、微苦，歸心、肺、脾、胃經。

用法用量

一般用量 1.5 ～ 9 克，煎服。

適宜範圍

① 用於治療心氣虛引起的心胸隱痛、面色淡白、胸悶氣短等症；② 輔助治療脾胃虛弱引起的腹脹、便溏，伴有氣短、少氣懶言、疲倦等症。

現代藥理

甘草所含的甘草甜素、甘草酸、甘草素等成分，有保肝、降血脂、抗炎、抗病毒、抗腫瘤的作用。

鑑別保存

以皮細緊、色紅棕、質堅實、斷面色黃白、粉性足、味甜者為佳。裝入密閉容器內儲藏，時間不宜太久，以防變質。

禁　忌

不宜與京大戟、芫花、甘遂同用。甘草雖好，但不宜長期大量服用，否則會引起水腫、血壓升高、血鉀降低、脘腹脹滿等。

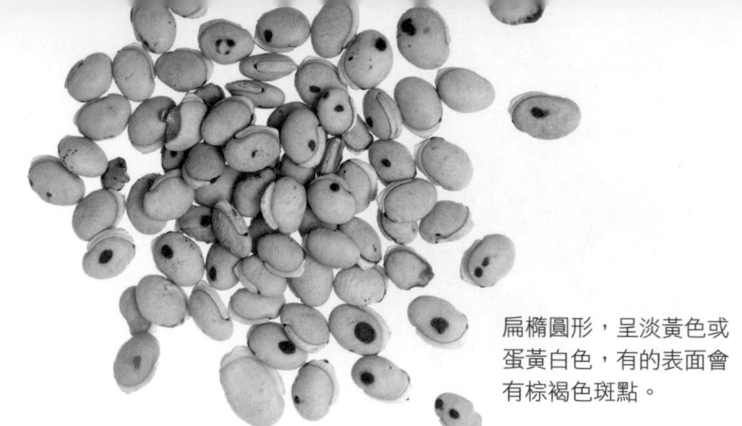

扁橢圓形，呈淡黃色或蛋黃白色，有的表面會有棕褐色斑點。

白扁豆

白扁豆是豆科植物扁豆的成熟種子，藥食兩用的佳品，古時白扁豆還是解毒的良藥。《本草經圖注》記載：「兼殺酒毒，亦解河豚毒。」本品煮食時應充分加熱，否則會出現中毒症狀。

[治病配方]

1 急性胃腸炎：表現為上吐下瀉。白扁豆研粉，用溫水送服，每次服用12克，每日三四次。

2 風濕性關節炎：表現為麻木不仁。扁豆根30克，水煎服。

3 老人脾虛洩瀉：白扁豆30克，生曬參、石榴皮各10克，水煎服。每日1劑，每劑藥煎兩次，上午、下午各服1次。

[家用滋補]

1  研末

白扁豆適量，炒黃研末，每日3次，每次30克，用濃米湯調服。

2 滋補 代茶飲

白扁豆炒黃搗碎，香薷、厚朴剪碎，放入杯中，沸水沖泡，蓋緊杯蓋後泡1小時，代茶頻飲。

3 滋補 煮湯

白扁豆20克，韭菜、山楂各30克，紅糖40克。前3味水煮，紅糖調味服食。

性味歸經

性微溫，味甘，歸脾、胃經。

用法用量

一般用量20～60克，煎服。

適宜範圍

① 脾虛所致少氣懶言、疲乏、四肢無力、白帶過多等；② 暑濕證或暑熱夾濕證，表現為發熱、汗出熱不解、流濁涕、小便不暢等。

現代藥理

含有脂肪油、蛋白質、菸酸、維他命A、維他命B群、維他命C、生物鹼及糖類。具有抗血栓、增強免疫功能的作用，還有抗菌、解毒之效。

鑑別保存

粒大、飽滿、色白而有光澤者為佳。每千克白扁豆加入10瓣大蒜，密閉同貯，有較好的防蟲作用。

禁　忌

白扁豆內含毒性蛋白，不宜生食。

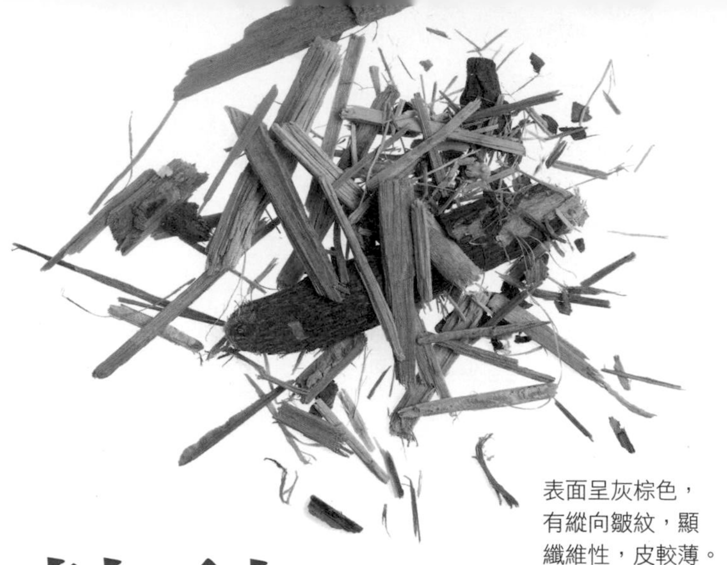

表面呈灰棕色，有縱向皺紋，顯纖維性，皮較薄。

刺五加

刺五加又名刺拐棒，為五加科植物刺五加的根和根莖，五加皮為五加的根皮。載於《神農本草經》。歷代本草均有記載，具有祛風濕、補肝腎、強筋骨、活血脈等功效。

[治病配方]

1 類風濕性關節炎：五加皮、甘草各 10 克，白芍 30 克。水煎當茶飲，有祛風除濕、養血止痛的功效。

2 失眠（陰虛火旺型）：五加皮 15 克，五味子 6 克。將五加皮、五味子同放茶杯內，沖入沸水，加蓋悶 15 分鐘即可。當茶飲用，隨沖隨飲，隨時添加開水，每日 1 劑，可加糖調味。

[家用滋補]

1 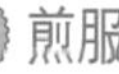 煎服

刺五加、香薷各 10 ～ 15 克，煎服，每日 2 次，每次適量，連用 10 天，能降血脂。

2 滋補 研粉

刺五加打成粉，每次服 3 克，連用 10 日，有較好的補腎壯腰作用。

性味歸經

性溫，味辛、苦、微甘，入肝、腎經。

用法用量

一般用量 3 ～ 10 克，煎服。

適宜範圍

① 脾虛引起的倦怠乏力、少氣懶言、大便溏稀；② 腎虛引起的腰痛、陽痿、失眠多夢等。

現代藥理

刺五加中主要含有刺五加苷、棕櫚酸、亞麻酸、鞣質等功能性成分，具有抗疲勞、耐缺氧、增強身體抗病能力等作用。

鑑別保存

刺五加以條粗、質硬、斷面黃白色、氣清香者為佳。貯存於涼爽乾燥處，避免重壓。

禁　忌

五加皮性溫，又善利水，陰虛火旺者忌用。

性味歸經

生品味甘，性寒，歸脾、肺經。

用法用量

一般用量 1 ～ 3 克，煎服或泡茶。

適宜範圍

① 脾氣虛引起的倦怠乏力、氣短懶言、神疲體倦等；② 血虛所致的面色蒼白或萎黃、頭暈眼花、婦女經少色淡等；③ 肺熱咳嗽，伴痰稠色黃、氣喘息粗、煩躁不安等。

現代藥理

紅景天含有苷類、黃酮、香豆素、胺基酸類、鞣質、揮發油等，能抗疲勞、抗脂質過氧化、提高體力和腦力工作效率、增強身體對外界環境的適應性。

鑑別保存

紅景天根莖呈圓柱形，粗短，略彎曲，以斷面色橙紅、氣香者為佳。貯存於陰涼乾燥處。

禁　　忌

有精神疾病者和孕婦禁服。

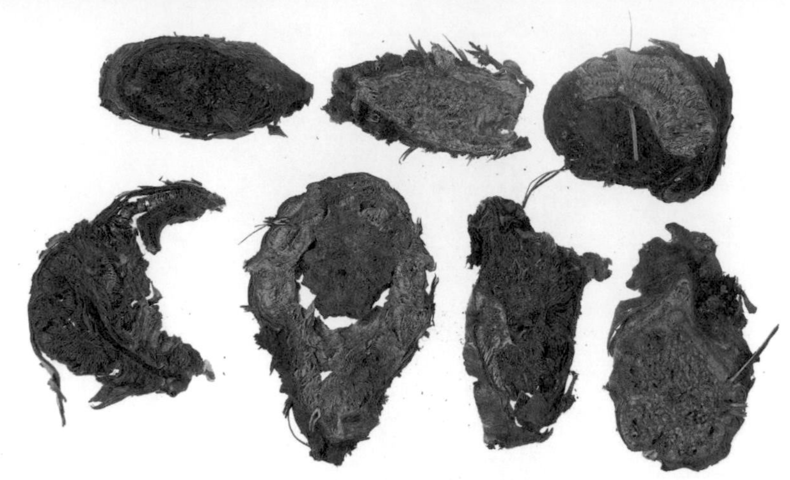

斷面呈橙紅色或紫紅色，以有香氣者為佳。

紅景天

紅景天，別名「還魂草」，是景天科植物紅景天或大花紅景天的根及根莖。傳說，明熹宗年間，忠臣楊漣因遭奸臣陷害，全家被抄斬。楊漣之子楊冉被官兵追殺，跌落崖下，昏死過去。一位隱匿深山的道長路過，將其救走，並用草藥救治。數日後，楊冉傷勢痊癒。道長手持一株草藥對楊冉說：「就是這藥，還了你的魂，救了你的命。」楊冉嘆曰：「真乃還魂草也。」

[治病配方]

1 肺結核：取乾燥根莖，碾細，分次內服，每次 1 ～ 3 克。

2 低血壓：本品單味 3 克，水煎，分次服。

[家用滋補]

1 滋補 泡茶

一茶匙乾燥的紅景天，用一杯開水沖泡，悶約 10 分鐘，可酌加紅糖或蜂蜜，能健脾益氣。

2 滋補 煎服

紅景天適量，加水煎服，能增強身體對外界的適應能力。

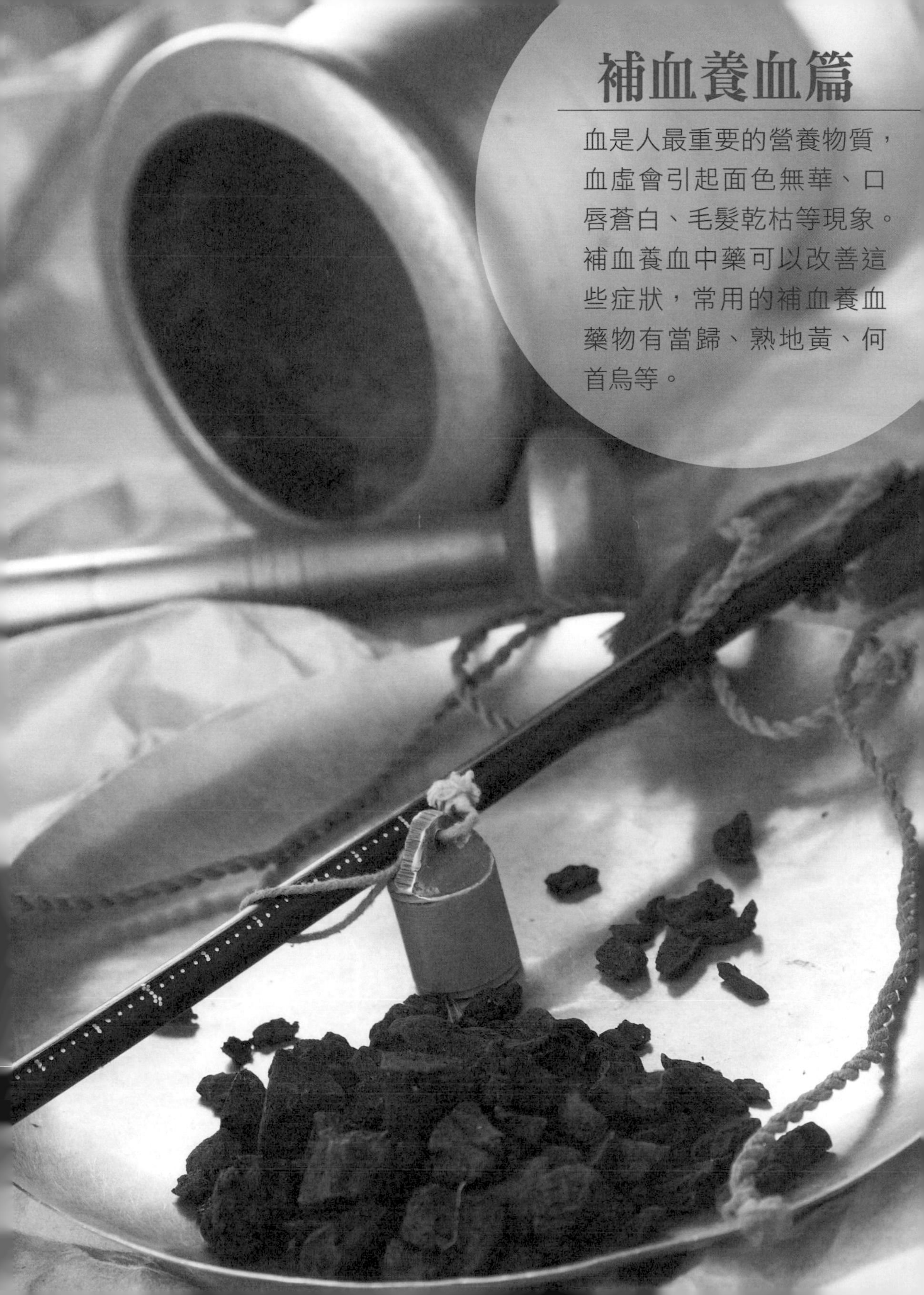

補血養血篇

血是人最重要的營養物質，血虛會引起面色無華、口唇蒼白、毛髮乾枯等現象。補血養血中藥可以改善這些症狀，常用的補血養血藥物有當歸、熟地黃、何首烏等。

性味歸經

性溫，味甘、辛，歸心、肝、脾經。

用法用量

一般用量 3 ～ 15 克，煎服。

適宜範圍

① 血虛或氣血虧虛引起的面色萎黃、頭昏頭暈、目眩、失眠等；② 血虛或血瘀導致的月經不調、痛經、閉經、產後腹痛或崩漏下血；③ 血虛腸燥便秘。

現代藥理

當歸含有內酯類、有機酸等成分，有促進造血、增強心臟功能、調節血脂、增強免疫力、保護肝臟和抗輻射的作用。

鑑別保存

當歸以主根粗長、油潤、外皮顏色黃棕、斷面顏色黃白、氣味濃郁者為佳。貯存時必須保持乾燥、涼爽，一般不宜貯存過久。

禁　　忌

腹脹、腹瀉者忌用當歸，當歸的潤腸通便作用會加重腹脹、腹痛的症狀。體內火熱所致出血者忌用當歸，當歸的活血作用會加重出血症狀。

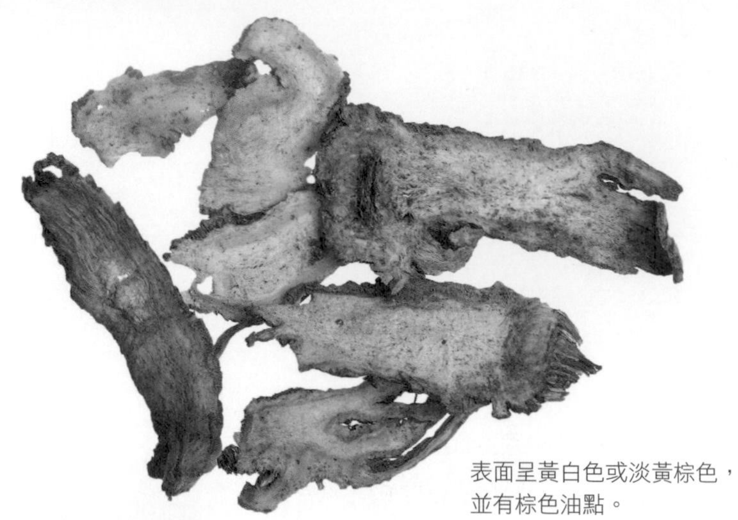

表面呈黃白色或淡黃棕色，並有棕色油點。

當歸

當歸入藥的歷史悠久，《神農本草經》將其列入草部上品。許多傳統的中藥方劑都離不開當歸，有「十方九歸」之說。被尊為「藥王」、「血中聖藥」。可養血、暖宮、治腹痛、豐胸、去斑。《本草備要》說它「血虛能補，血枯能潤。」

[治病配方]

1 貧血：當歸 15 克，阿膠 3 克，紅棗 10 顆，紅糖適量。將當歸、紅棗水煎兩次，合併藥汁，阿膠打碎，與紅糖放入碗中，用熱藥汁將阿膠、紅糖溶化，分早中晚，飯前半小時服用。

2 支氣管炎：當歸 20 克，白芍 12 克，炙麻黃、乾薑各 6 克，五味子 10 克，甘草 5 克。水煎當茶飲，每次適量，有溫肺散寒、化痰止咳的功效。

3 便秘（血虛型）：當歸、生首烏、肉蓯蓉各 10 克，生地黃 15 克，蜂蜜適量。將上述藥煎煮兩次，每次半小時，當茶飲，有滋陰養血、潤腸通便的功效。

4 冠心病（氣虛血瘀型）：當歸 10 克，川芎、丹參各 5 克。加清水適量，煎煮兩次，每次半小時，加糖適量，當茶飲。

[家用滋補]

1 滋補 煮粥

① 當歸6克，水煎汁去渣。白米50克，紅棗5顆，加當歸藥汁及適量水煮至米爛粥稠。每日早晚空腹溫熱食，10天1療程，能活血調經。② 當歸10克，桂圓肉20克，紅棗10顆，白米100克，紅糖適量。共煮成粥，早晚食用。經常食用此粥，能養血安神。

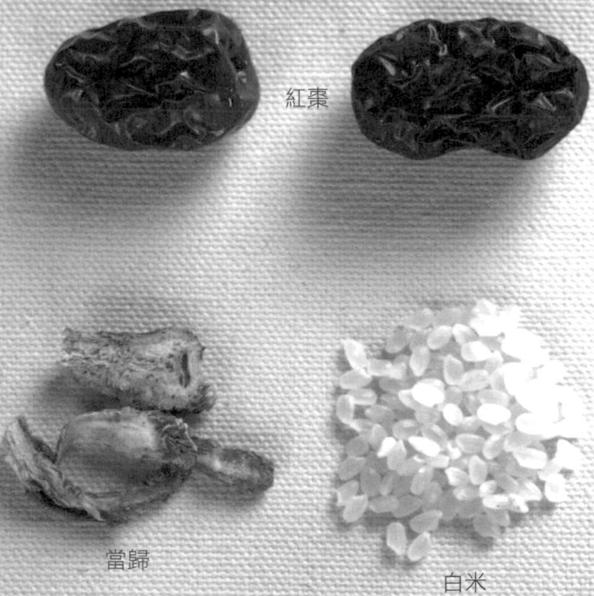

2 滋補 燉煮

① 當歸6克，黃耆20克，豬肝200克。將豬肝洗淨切片，放入當歸、黃耆加水適量，燉煮約1小時至熟，加鹽、料酒各少許調味，食肝喝湯。有益氣補血的功效。

② 當歸10克，黃耆20克，紅棗10顆，老母雞1隻。將雞洗淨、切小塊，放入當歸、黃耆和紅棗，加清水適量，燉煮1小時，加調料適量，吃肉喝湯。經常食用此湯，有益氣養血的功效。

3 滋補 做羹

當歸、黃耆、黨參各25克，用紗布包好，放鍋內。另取羊肉500克洗淨，放鍋中（勿用鐵鍋）。加清水、蔥段、生薑各適量，小火煮至熟爛，加鹽調味即可。經常食用此羹，有溫中補血的作用。

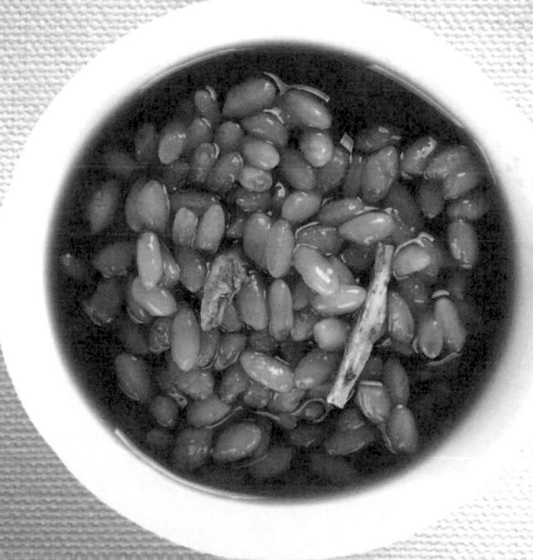

當歸紅棗粥
除煮粥外，也可將當歸、紅棗水煎代茶飲，有調理氣血的功效。

性味歸經

味甘、性溫，歸肝、腎經。

用法用量

一般用量 5 ～ 30 克，煎服。

適宜範圍

① 血虛所致面色萎黃、頭昏眩暈、心慌、月經不調、崩漏等；② 肝腎陰虛所致的眩暈、耳鳴，糖尿病口渴、尿多、善飢欲食，腰膝酸軟，鬚髮早白。

現代藥理

熟地黃含谷固醇、甘露醇等成分，可促進造血、降血壓、調節血脂、抗腫瘤。

鑑別保存

熟地黃以塊根肥大、色黑如漆、質柔軟、味甜、無黴蛀者為佳。熟地黃含水量較高，可貯存在缸中、壇中，蓋嚴既能防失水乾燥，又能防濕氣侵入。

禁　　忌

氣滯多痰、腹部脹痛、食慾不佳、大便溏瀉的人不宜服用。如服用熟地黃出現消化系統症狀者，可加用陳皮、砂仁等理氣中藥，以健脾行氣。長期大量服用熟地黃易引起水腫，應及時調整用量，遵從中醫師的囑咐。

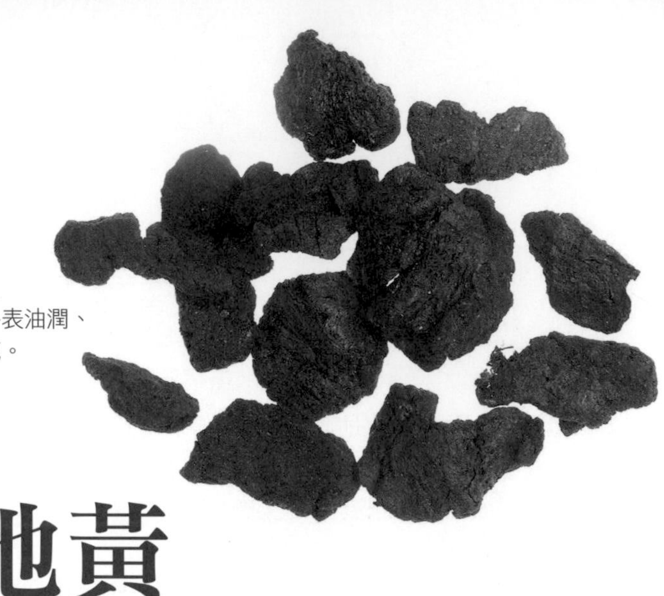

質地柔軟，外表油潤、斷面烏黑發亮。

熟地黃

熟地黃，別名熟地。為玄參科植物地黃經蒸熟曬乾的塊根。有養血滋陰、補精益髓的功效。生地黃是直接曬乾的塊根，有清熱涼血、養陰生津的功效，常用於溫熱病，如營血證及熱病傷陰、消渴證、腸燥便秘等。

[治病配方]

1 頭暈：熟地黃 20 克，山萸肉 10 克，紅糖適量。將熟地黃和山萸肉水煎 1 小時，加紅糖調味，當茶飲，有滋補肝腎、養陰補血的功效。

2 糖尿病（氣陰兩虛型）：生地黃、熟地黃各 15 克，五味子 5 克，西洋參 10 克。用清水煎煮，當茶飲，有滋陰補腎、生津止渴的功效。

3 糖尿病（併發腎病）：生地黃、熟地黃各 10 克，生黃耆 30 克。用清水煎煮，當茶飲，有益氣滋陰的功效。

4 月經不調：熟地黃 20 克，當歸、白芍各 10 克，川芎 5 克。水煎當茶飲。

5 咳嗽（體虛型）：熟地黃、生地黃、當歸、麥門冬各 9 克，百合 12 克，白芍、桔梗、貝母各 6 克，玄參、甘草各 3 克。水煎當茶飲，適用於肺腎陰虛引起的咳嗽氣喘、痰中帶血、咽喉燥痛、頭暈目眩等。

[家用滋補]

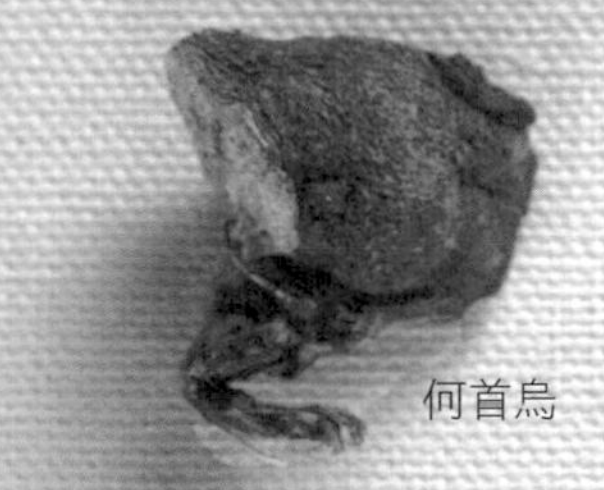
何首烏

1 滋補 煮粥

①熟地黃、何首烏各適量，放入砂鍋加適量水煎取濃汁。取汁放入適量白米、冰糖，加適量水，同煮為粥。早晚餐服用，適用於肝腎不足、陰血虧損所致的頭暈目鳴、頭髮早白、貧血等症。②黑米 100 克煮粥。另取砂鍋，用熟地黃煎後取汁，等黑米粥煮成時，加入地黃汁和生薑 2 片，粥沸即可食用。長期食用此粥，能補血益氣。

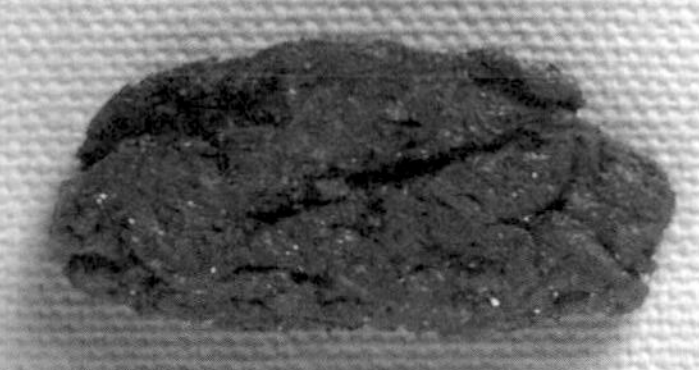
熟地黃

2 滋補 泡酒

①熟地黃 100 克，人參 20 克，枸杞 350 克，白酒 2,000 毫升。浸 7 天後飲用，適用於病後體虛、貧血、營養不良、神經衰弱。②將熟地黃 60 克洗淨，泡入 500 毫升白酒罐內，用不透氣的塑料皮封嚴口，浸泡 7 天後飲用。經常飲用此酒，能養血滋陰。

3 滋補 煮湯

熟地黃 15 克，枸杞 30 克，北黃耆 10 克，扎入布包。甲魚宰殺後去甲殼、頭、爪，洗淨切塊，放砂鍋內，加清水和藥包，大火煮沸，小火煮至甲魚熟透，去藥包，加鹽調味即可。長期食用此湯，有益氣養陰的作用。

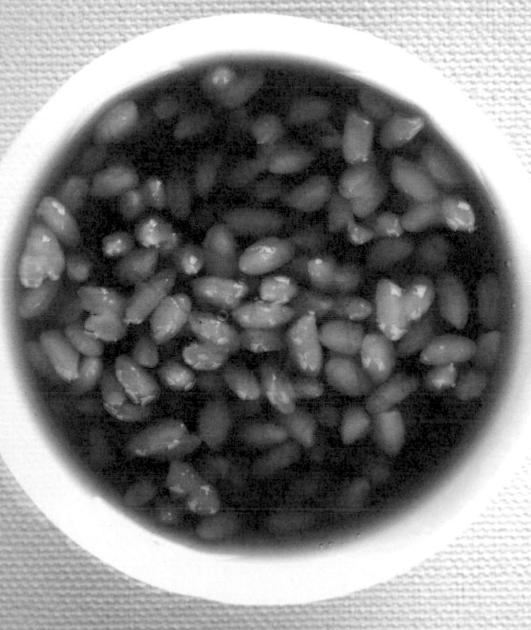
地黃首烏粥
服用地黃首烏粥時，不要吃蔥、蒜、蘿蔔以及豬羊肉等食品。

性味歸經

性溫，味苦、甘、澀，歸肝、腎經。

用法用量

一般用量 5～30 克，煎服。

適宜範圍

① 肝腎精虧所致的眩暈耳鳴、腰膝酸軟、遺精、鬚髮早白；② 久病、年老體弱者之血虛腸燥便秘；③ 血燥生風所致的皮膚搔癢。

現代藥理

何首烏含有蒽醌類化合物、卵磷脂等功能性成分，有保肝、延緩衰老、調節血脂，提高免疫力的作用。

鑑別保存

何首烏以質堅體重、粉性足者為佳。何首烏充分乾燥後貯存於陰涼、通風處，較易保管。

禁　　忌

何首烏忌與蘿蔔、豬肉、豬血、羊血、無鱗魚同食。何首烏中含有鞣質類物質，遇鐵易產生變化，煎藥忌用鐵器。近年來還有服用何首烏出現過敏反應、上消化道出血、肝臟損傷等報導，服用時應提高警惕，如有上述情況發生應及時停服，並請醫生進行診斷和治療。

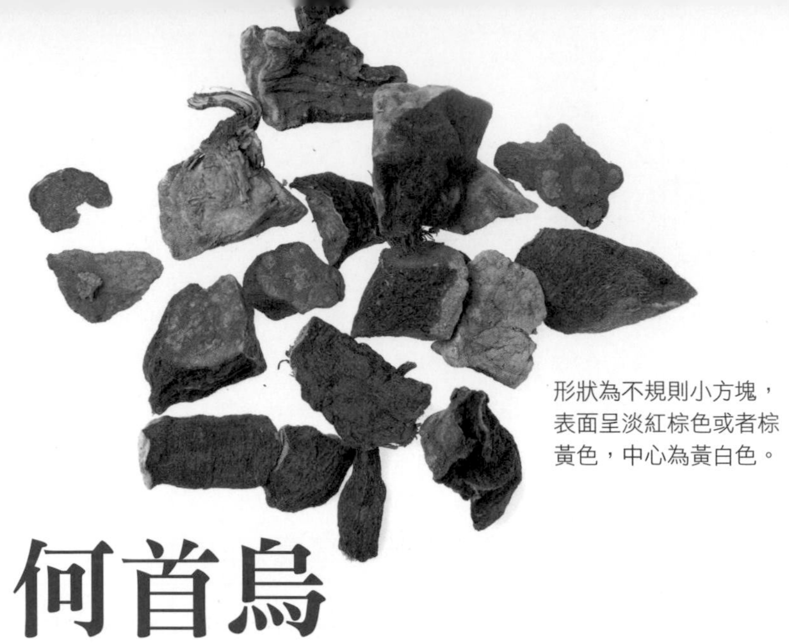

形狀為不規則小方塊，表面呈淡紅棕色或者棕黃色，中心為黃白色。

何首烏

何首烏，又名首烏、山首烏、赤首烏。傳說昔日何氏曾服用此草藥後白髮變黑，故稱何首烏。有養血、益肝、補腎、治血虛發白之功效。李時珍在《本草綱目》中說它：「養血益肝，固精益腎，健筋骨，烏髮，為滋補良藥。不寒不燥，功在地黃、麥門冬諸藥之上。」原藥材經不同炮製方法，可製成生首烏和製首烏。

[治病配方]

1 高脂血症（腎虛濕盛型）：生首烏、決明子各 10 克，山楂 5 克。用清水煎煮兩次，將藥汁合併後，當茶飲用，有補腎清肝、消食降脂的功效。

2 高血壓（肝腎陰虛型）：生首烏 20 克，芹菜 50 克，瘦肉 30 克，白米 100 克。將生首烏煎煮取藥汁，芹菜、瘦肉洗淨切碎，與白米共同放入藥汁，同煮成粥，加調料適量，每晚食用。

3 氣管炎：生首烏 15 克，靈芝、黨參各 10 克，紅棗 7 顆。用清水煎煮兩次，分早晚服用，有益氣固本、補腎止咳的功效。

4 肥胖（腎陰虛型）：生首烏、決明子各 10 克，澤瀉 5 克。水煎當茶飲，有降脂減肥的功效。

5 神經衰弱：製首烏 15 克，夜交藤、酸棗仁各 10 克，紅棗 10 顆。用清水煎煮後，分早晚服用，有補腎安神的功效。

[家用滋補]

1 滋補 蒸服

何首烏每日 15 克，隔水蒸熟，每日分 2 次服，能治療高血壓、血管硬化。

2 滋補 泡茶

何首烏適量研粗末，沸水沖泡代茶飲。常服有烏髮作用。

3 滋補 煮粥

① 何首烏 30 ～ 60 克，白米 100 克，紅棗 3 ～ 5 顆，紅糖適量。何首烏煎取濃汁，去渣後與白米、紅棗加水共煮成粥，加紅糖調味。早晚溫熱後分服，可治療心腎陰虛。② 何首烏 10 克，紅棗 30 顆，羊脛骨的骨髓 10 克，白米 100 克。將何首烏煎煮約 40 分鐘，於藥液中放入洗淨的紅棗、骨髓及白米，同煮成粥，早晚食用。長期食用此粥，能滋補脾腎。

4 滋補 代茶飲

① 製首烏、桑葚各 20 克，女貞子 10 克。水煎當茶飲，有益精血、烏鬚髮的功效。② 生首烏 20 克，桂圓肉 15 克，紅棗 10 顆，紅糖適量。將生首烏、桂圓肉和紅棗煎煮兩次，每次 40 分鐘，合併藥汁後加紅糖適量，分早中晚服用，能補血養顏。

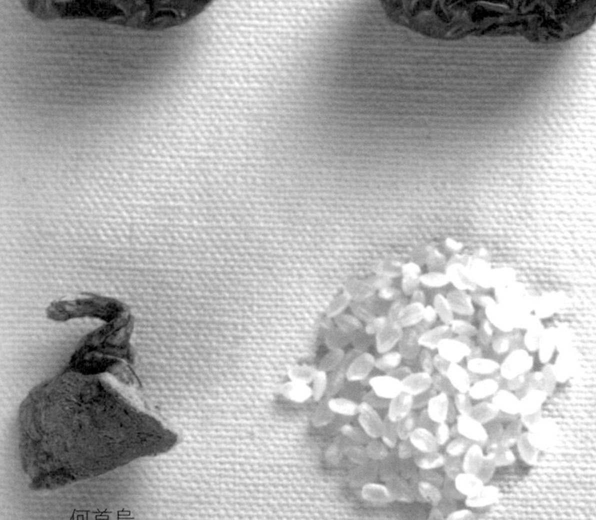

何首烏粥

何首烏粥可用砂鍋煮食，適合高脂血症和產後婦女食用。

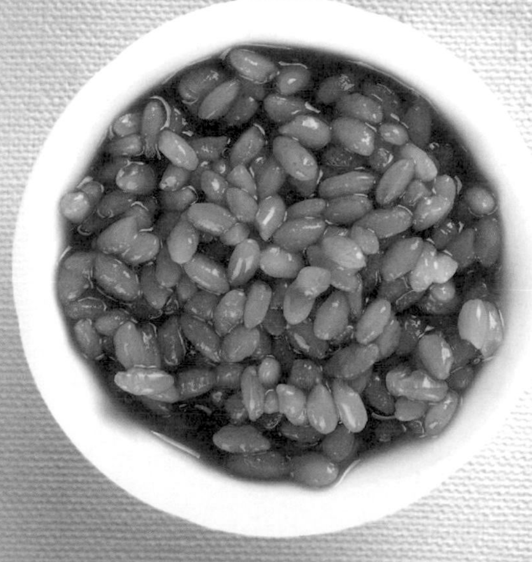

紅藤

古人傳說「紅藤」紅色鮮豔，心是五花心，能採五方天之靈氣，古人稱它為藤中之王，是吉祥上品。

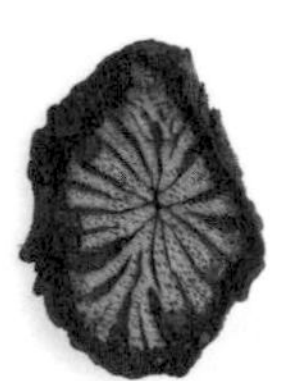
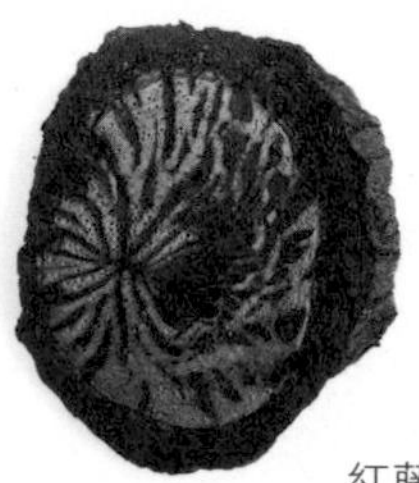
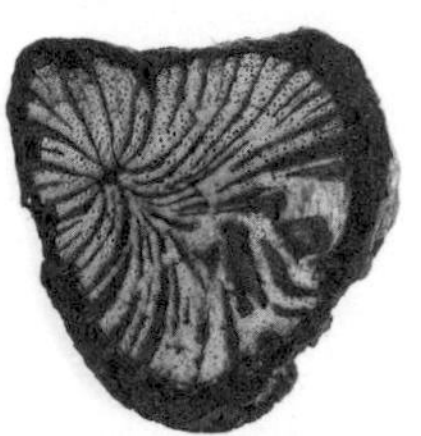

紅藤斷面有射線狀花紋，呈棕紅色。

性味歸經

性平，味苦，歸胃、大腸經。

用法用量

一般用量9～15克，煎服。

適宜範圍

①治急、慢性闌尾炎；②治關節疼痛、風濕性關節炎、跌打損傷等；③治血淋、月經不調。

現代藥理

紅藤水溶性提取物能改善心肌乳酸代謝的紊亂，並縮小心肌梗塞範圍。

鑑別保存

平整的橫切面，本質部黃白色，導管呈細孔狀，髓射線棕紅色，放射狀排列。氣異香，味淡微澀。以條勻、徑粗者佳。本品應放箱內或其他容器內，置通風乾燥處，防黴、防蛀、防灰塵。

禁　　忌

孕婦不宜多服。

[治病配方]

1 脂漏性脫髮：紅藤60克，當歸、黑芝麻各30克，熟地黃、側柏葉各25克，旱蓮、生地黃各20克，水煎，每次適量服用。服上藥30劑，可調補肝痛、活血通氣。

2 痛風：紅藤70克，海桐皮、尋骨風各30克，黑骨藤20克，美門陽雀25克，水煎，日服3次，每次適量，可緩解踝關節與手指關節痛風變形、紅腫，肢節屈伸不到。

[家用滋補]

1 滋補 煮粥

取紅藤30克，生山楂20克，薏仁100克，三七粉3克。將紅藤、生山楂放到砂鍋裡水煎、去渣取汁，再加入薏仁煮成粥。食用時，沖服三七粉1.5克，早晚2次，能散瘀止血、消腫止痛。

2 滋補 煮湯

紅藤100克，黃耆50克，紅棗10顆，豬瘦肉適量。將黃耆與紅藤加入1,000毫升的清水中，大火煮沸，小火煎30分鐘，取汁與紅棗、豬瘦肉同燉至爛，食肉喝湯，能清熱解毒、和胃健脾。

血餘炭

血餘炭，又稱亂髮炭、人髮炭，為常用中藥，最早載於《名醫別錄》。《本草綱目》中提到其名字的來源：「髮乃血餘，故方家呼髮為血餘。」

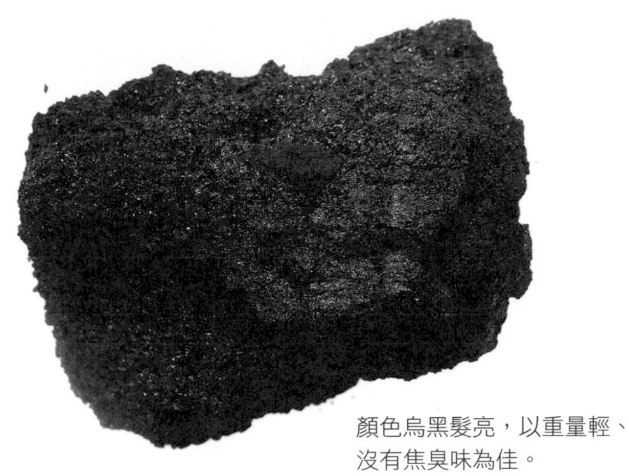

顏色烏黑髮亮，以重量輕、沒有焦臭味為佳。

性味歸經

性微溫，味苦，歸胃、大腸經。

用法用量

一般用量 9 ～ 15 克，煎服。

適宜範圍

① 治吐血、鼻出血、齒齦出血；② 治血淋、崩漏。

現代藥理

水溶性提取物能改善心肌乳酸代謝的紊亂，並縮小心肌梗塞範圍。

[治病配方]

1 聲帶下黏膜出血：血餘炭 15 克，煎服或研末服，每次 1.5 克，分早中晚 3 次服用。

2 月經過多：血餘炭、當歸炭、首烏各 9 克，益母草 15 克，生地黃 18 克，紅棗 5 顆。水煎服。

鑑別保存

本品為大小不規則的塊狀物。顏色烏黑、光亮，表面有很多小孔，似海綿。以身輕、有光澤、不焦枯、無焦臭味者為佳。

[家用滋補]

研末

血餘炭研末，用麻油調成糊狀，外塗於患處，每日 1 次，可治療帶狀皰疹，兩三次即可治癒。

禁　　忌

內有瘀熱者不宜食用。

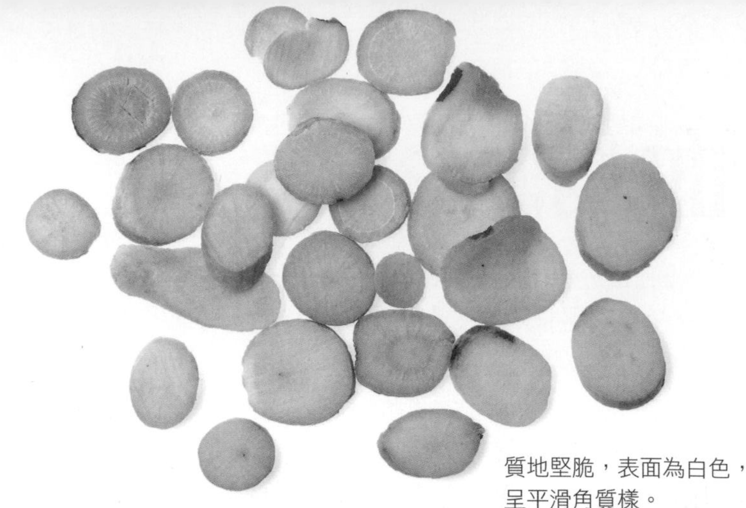

質地堅脆，表面為白色，呈平滑角質樣。

白芍

古代男女交往，以芍藥相贈，表達結情之約或惜別之情，故又稱「將離草」。根可入藥，有赤芍和白芍之分。白芍又稱白藥，具有養血斂陰、平抑肝陽、柔肝止痛之功效。《藥品化義》稱：「白芍藥能補複能瀉，專行血海，女人調經胎產，男子一切肝病，悉宜用之調和血氣。」

［治病配方］

1 胃潰瘍：白芍 20 克，白朮、甘草各 10 克，紅棗 5 顆。水煎兩次，合併藥汁，分早中晚，飯前半小時服用，有健脾養血、緩急止痛的功效。

2 慢性肝炎（肝腎陰虛型）：白芍、金銀花各 10 克，柴胡、甘草各 5 克。水煎煮後飲用，有養血保肝的功效。

3 便秘（血虛型）：白芍 20 ～ 50 克，甘草 10 克。水煎當茶飲。

4 類風濕性關節炎：白芍 30 克，五加皮、甘草各 10 克。水煎當茶飲，有祛風除濕、養血止痛的功效。

5 哮喘：白芍 20 克，甘草 10 克，麻黃 5 克，水煎，當茶飲。

性味歸經

性微寒，味苦、酸，歸肝、心、腎經。

用法用量

一般用量 5 ～ 30 克，煎服。

適宜範圍

① 血虛所致面色蒼白或萎黃，口唇、指甲淡白等；② 肝陰不足引起的脅肋隱隱作痛，以及筋脈失養導致的手足攣急作痛；③ 肝陽上亢導致的頭痛頭脹、眩暈耳鳴、情緒急躁。

現代藥理

白芍含有白芍苷、牡丹酚、黃酮類化合物等成分，有抗腫瘤、抗病毒、抗疲勞、抗潰瘍、保肝消炎、改善記憶等作用。

鑑別保存

白芍以根粗長勻直、皮色光潔、質堅實、斷面粉白色、粉性大、無白心或裂隙者為佳。貯存時要防止受潮和蟲蛀。

禁　　忌

白芍性寒，抑制陽氣，陽衰虛寒的人不可單獨服用。白芍與藜蘆藥性相反，不可搭配應用。

[家用滋補]

1 滋補 生吃

白芍洗淨可生吃，有養陰、斂汗的作用。

2 滋補 研末

①白芍、炙甘草、炙枳實、柴胡各 3 克，粉碎為末，白開水調服。每日 1 劑，分 3 次服用。能治療失眠、抑鬱。②白芍 30 克，水牛角末 7 克，共研細末。每次用水沖服一茶匙，對鼻出血、咯血有一定的治療效果。

3 滋補 代茶飲

①白芍、枸杞各 10 克，熟地黃 20 克，甘草 6 克。水煎當茶飲，有補益肝腎、養血滋陰的作用。此茶適用於肝腎陰血不足所致的體弱無力、面色無華、兩目乾澀、目暗不明等。②白芍、茯苓各 10 克，靈芝 6 克，酸棗仁 15 克，遠志 9 克。加清水煎煮之後取汁，加入適量蜂蜜拌勻之後飲用。每日 1 劑，可連服 7 天，有補心血、安心神的功效。

4 滋補 煮湯

白芍 10 克，加清水煎汁至 100 毫升，加入已溶解的阿膠 30 毫升，鮮雞蛋 2 顆，去蛋清取蛋黃，加入藥汁中，煮沸喝湯。長期食用此湯，能養陰瀉火。

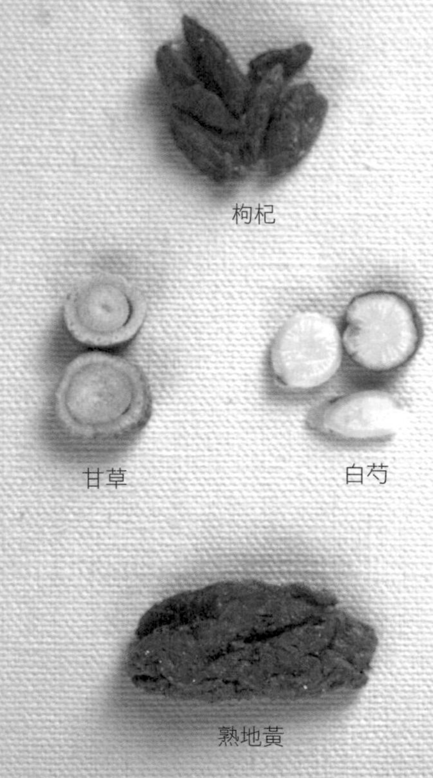

白芍地黃枸杞飲
白芍和甘草一起服用，也可緩解胸腹部和四肢疼痛。

阿膠

性味歸經

性平，味甘，歸肺、肝、腎經。

用法用量

一般劑量 3 ～ 10 克，烊化（注①）服。

適宜範圍

① 血虛所致面色蒼白或萎黃、頭暈眼花、心悸、失眠；② 止血，特別是出血兼午後低熱、咽乾口燥或面色蒼白；③ 肺燥陰虛所致咽乾、咳嗽痰少或痰中帶血絲。

現代藥理

阿膠含有胺基多醣等成分，有促進造血，止血活血、提高免疫力、防治骨質疏鬆的作用。

鑑別保存

阿膠平整光滑、表面閃光、透如琥珀，硬脆、不軟化，微甜、無異味臭氣，大小厚薄均勻，溶於水中，不產生顯著混濁者為佳。

禁　　忌

脾胃虛弱者慎用阿膠。感冒、咳嗽、腹瀉及經期忌服。忌與蘿蔔、濃茶同服。阿膠必須用藥液、開水或黃酒溶化後服用，不能與其他中藥入湯劑煎。

阿膠，為驢皮熬成的膠塊。因出自東阿，故名阿膠。為補血佳品，有補血、活血、補虛、治咳嗽之功效。《本草綱目》中稱其為「聖藥」。與人參、鹿茸並稱「中藥三寶」。阿膠含有多種蛋白質、胺基酸、鈣等，可改善血鈣平衡，促進紅血球生成。阿膠還能升高血壓，防止失血性休克。

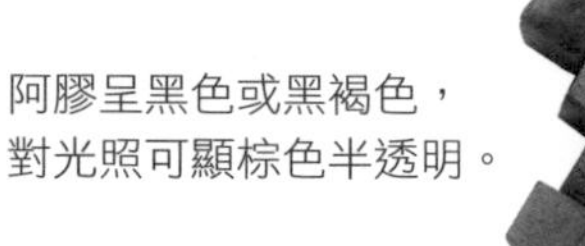
阿膠呈黑色或黑褐色，
對光照可顯棕色半透明。

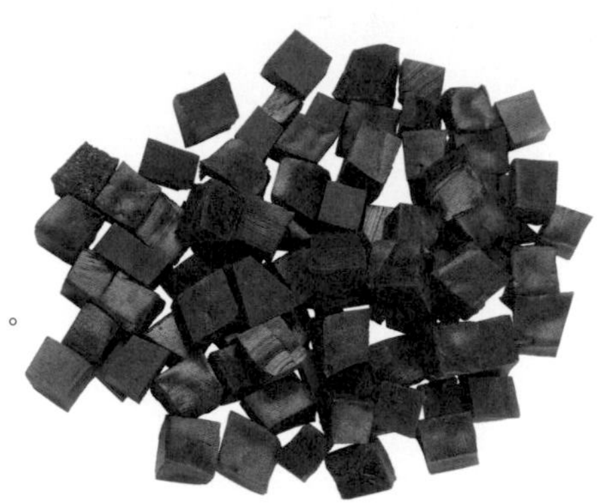

[治病配方]

1 咳嗽（體虛型）：阿膠、貝母、杏仁各 10 克，百部、生曬參、五味子、炙甘草各 5 克。除阿膠外，其餘藥用清水煎兩次，合併藥汁，阿膠打碎，分為 2 份，用熱藥汁溶化，早晚服用。

2 咳嗽（燥火型）：阿膠、桑葉、麥門冬、杏仁各 10 克。除阿膠外，其餘藥用清水煎兩次，合併藥汁，阿膠打碎，分為 2 份，用熱藥汁溶化，早晚服用。

3 便秘（血虛型）：阿膠 10 克，打碎，放入碗中，用開水溶化，加入蜂蜜 20 克，當茶飲，有滋陰養血、潤燥通便的功效。

4 慢性崩漏：阿膠、鹿角膠各 5 克，紅棗 10 顆，紅糖適量。將阿膠和鹿角膠打碎，放入碗中，加紅糖、紅棗，隔水蒸，每日早晚服用，有補肝腎、益精血、止血的功效。

注①：烊化是將阿膠、龜板膠等膠類藥物放入水中或者已經煎好時藥液中溶化。

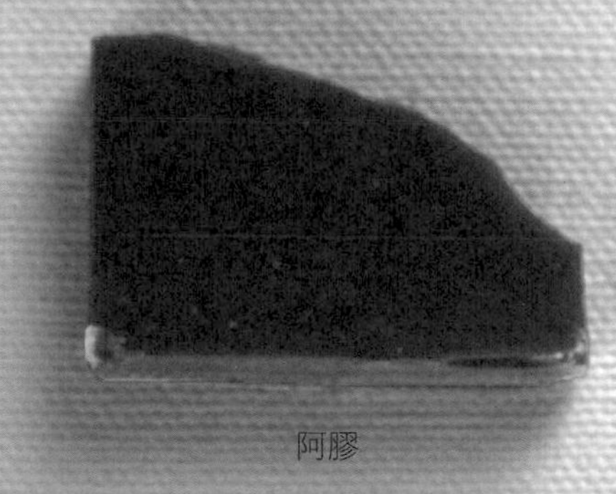

阿膠

阿膠茶

用於日常補血補氣，可服用驢膠補血沖劑，但孕婦和糖尿病患者服用前應先諮詢醫生。

[家用滋補]

1 滋補 煮粥

阿膠、凌霄花各 10 克，將阿膠打碎，凌霄花煎汁，去渣取汁，加糯米適量煮粥，將阿膠放入碗中。每日食用此粥，能活血養顏。

2 滋補 蒸服

① 阿膠 15 克，紅參 10 克，紅棗 10 顆。阿膠、紅參、紅棗同放大瓷碗中，注入 300 毫升清水，蓋好蓋，隔水蒸約 1 小時即可，分 2 次，吃參喝湯。長期飲用，能益氣養血。

② 阿膠、銀耳各 5 克，將銀耳水發洗淨後與打碎的阿膠同放碗中，隔水蒸約 3 小時，可加冰糖少許調味。經常飲用本方，能潤肺止咳。

3 滋補 單服

將阿膠砸成小塊，放入茶杯中，加適量冰糖調味，沖水喝。經常服用此茶，能補血補虛。

性味歸經

性溫，味甘，歸心、脾經。

用法用量

一般用量 5～30 克，煎服、生用均可。

適宜範圍

① 心脾兩虛所致面色萎黃、頭暈目眩、氣短乏力等；② 勞傷心脾導致的心悸、失眠、健忘等。

現代藥理

桂圓含有多種糖類、膽鹼等成分，有抗衰老、降血脂、增強免疫力的作用。

鑑別保存

以肉厚、質細軟、個大、色黃、半透明、味濃甜者為佳。

禁　　忌

桂圓肉甘溫，吃多了會上火，體內有火、氣滯有痰者忌用，風寒感冒、風熱感冒或發燒等急症不可食用。孕婦不可食用，食用桂圓肉會增加內熱，易發生胎動不安、小腹墜脹，甚至大傷胎氣，導致流產。

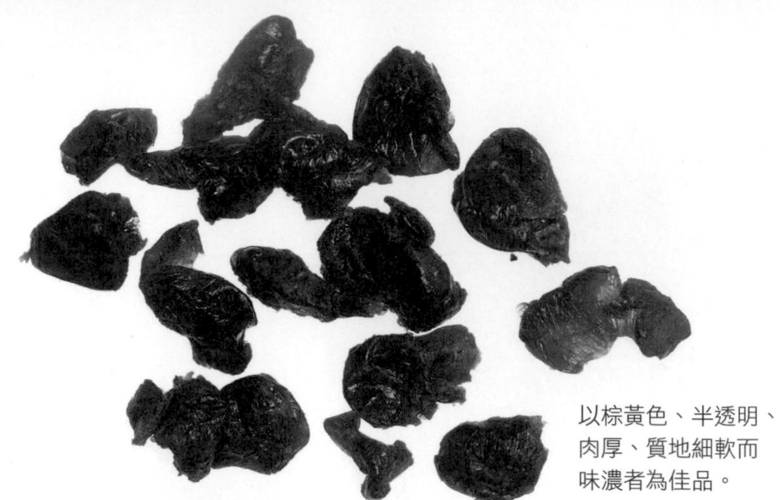

以棕黃色、半透明、肉厚、質地細軟而味濃者為佳品。

桂圓肉

桂圓肉，又名龍眼肉、龍眼，它是中醫傳統補藥，桂圓干有「南國人參」之稱，可治貧血、腸胃病、失眠，益智。

[治病配方]

1 貧血：桂圓肉 20 克，紅棗 10 顆，紅糖適量。加清水適量，隔水燉服。

2 神經衰弱：桂圓肉、酸棗仁各 10 克，五味子 5 克，紅棗 10 顆，水煎當茶飲。

3 失眠（心膽氣虛型）：桂圓肉、炒酸棗仁各 10 克，芡實 12 克。用清水煎煮，睡前飲用。

[家用滋補]

1 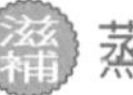 蒸服

鮮桂圓去殼去核，放碗中，加白糖適量，上鍋，蒸 3 次後桂圓變黑，拌少許白糖裝瓶隨食，能安神鎮靜。

2  煮湯

桂圓肉 15 克，蓮子、芡實各 20 克，同煮湯食用。每日一兩次，可以補血安神。

3 滋補 泡酒

桂圓肉、當歸各適量，用 40° 米酒浸泡半月後，每日少量飲之，可養血益顏。

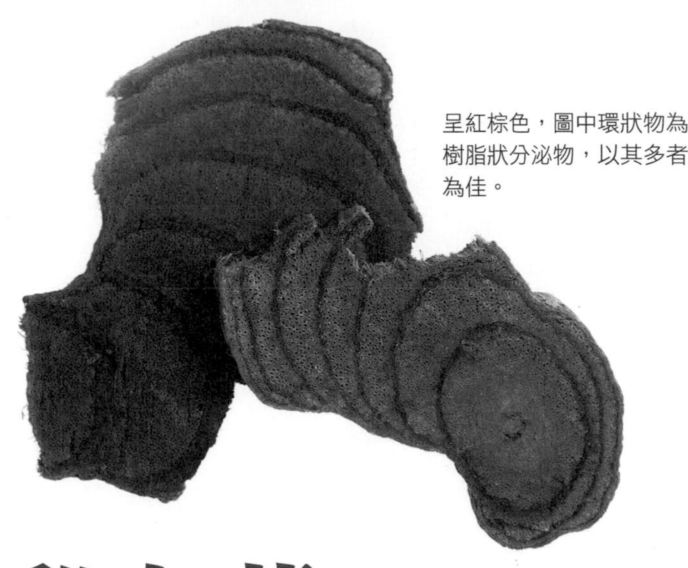

呈紅棕色，圖中環狀物為樹脂狀分泌物，以其多者為佳。

雞血藤

雞血藤，別名血風藤、馬鹿藤、紫梗藤。《現代實用中藥》認為：「雞血藤為強壯性之補血藥，適用於貧血性之神經麻痺症，如肢體及腰膝酸痛，麻木不仁等。又用於婦女月經不調，月經閉止等，有活血鎮痛之效。」

[治病配方]

全身性紅斑狼瘡：雞血藤、秦艽、黃耆、丹參、女貞子、熟地黃各 30 克，黃精、白芍、當歸各 15 克，蓮子心 12 克，玉竹 9 克，烏梢蛇、白人參、川連各 6 克，水煎服，每日 1 劑，日服 3 次。

[家用滋補]

1  煮湯

雞血藤 20 克，木瓜 10 克，黃豆芽 250 克，豬油、鹽少許。雞血藤、木瓜煎水去渣，放入黃豆芽、豬油同煮湯，熟後再加鹽，可治濕熱痺阻、關節紅腫、灼痛、麻木等症。

2 滋補 泡酒

雞血藤適量泡酒，7 日後飲用，每日飲 1 小杯，連飲 1 個月，對風濕、類風濕病有顯著療效。

性味歸經

性溫，味苦、甘，歸肝、腎經。

用法用量

一般用量 10～30 克，煎服、泡酒均可。

適宜範圍

① 血不養筋所致的筋骨疼痛、手足麻木等；② 婦女月經量少、閉經等。

現代藥理

雞血藤主要含黃酮類、酚類、三萜等類化合物，有補血活血、通經活絡的功效。

鑑別保存

廣西、雲南產雞血藤為上品，以條勻、樹脂狀分泌物多者為佳。貯存時注意陰涼乾燥、避光、避高溫。

禁　　忌

濕熱證及無瘀滯者忌用。

性味歸經

性溫，味甘、鹹，歸肺、肝、腎經。

用法用量

一般用量 5 ～ 10 克，單服或研粉。

適宜範圍

① 腎陽虛衰導致的腰膝冷痛、畏寒肢冷、遺精、遺尿等；② 精血不足所致的虛損乏力、盜汗、頭暈目眩等；③ 肺腎氣虛所致的咳嗽無力、虛勞喘咳。

現代藥理

本品成分複雜，含有多種蛋白質、酶類、激素、磷脂等，能增強身體免疫力，具有抗凝、抗菌、抗病毒、鎮痛及激素樣作用。

鑑別保存

本品以完整、色黃、血管內無殘血者為佳。紫河車如不乾燥，容易返潮、蟲蛀、黴變，烘乾後放入密閉容器內，撒上花椒或大蒜，置乾燥處保存。

禁　　忌

少數人服用後會出現噁心、嘔吐、頭痛、眩暈、腹瀉、胃口差。陰虛火旺者不宜食用。

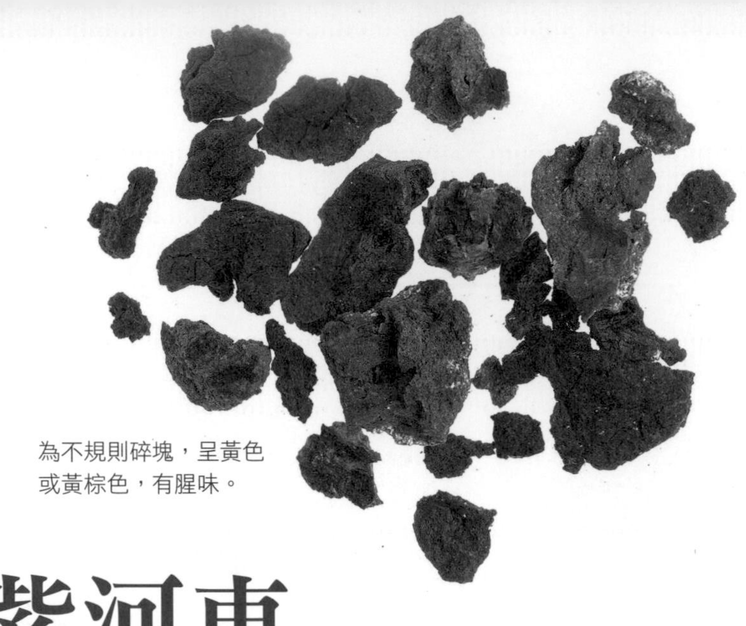

為不規則碎塊，呈黃色或黃棕色，有腥味。

紫河車

紫河車，別名「人胞」，為健康產婦的胎盤經加工乾燥而成。車，為載物工具，行於陸上。胎盤營運胎兒，浮於羊水中，如水中行載之車，故曰河車。因其色紫，故名紫河車。

[治病配方]

1 婦女不能生育或乳少：將胎盤洗淨，煮爛，食用。

2 小兒嚴重營養不良：新鮮胎盤切碎煮熟，摻入膳食中，餵養患兒，可以增進食慾、改善精神狀態。

3 母乳缺乏症：胎盤粉每次服用 0.5 ～ 1.0 克，每日 3 次。一般從產後第 3 日開始服。

[家用滋補]

1 滋補 蒸食

取適量紫河車洗淨，隔水蒸熟，每次 3 ～ 5 克，每日 3 次。適用於肺結核、盜汗、陽痿、遺精、支氣管哮喘、病後體虛。

2 滋補 研末

紫河車洗淨，焙乾研細粉。每次服 5 克，每日 3 次，黃酒送下。適用於肺結核、產婦乳少。

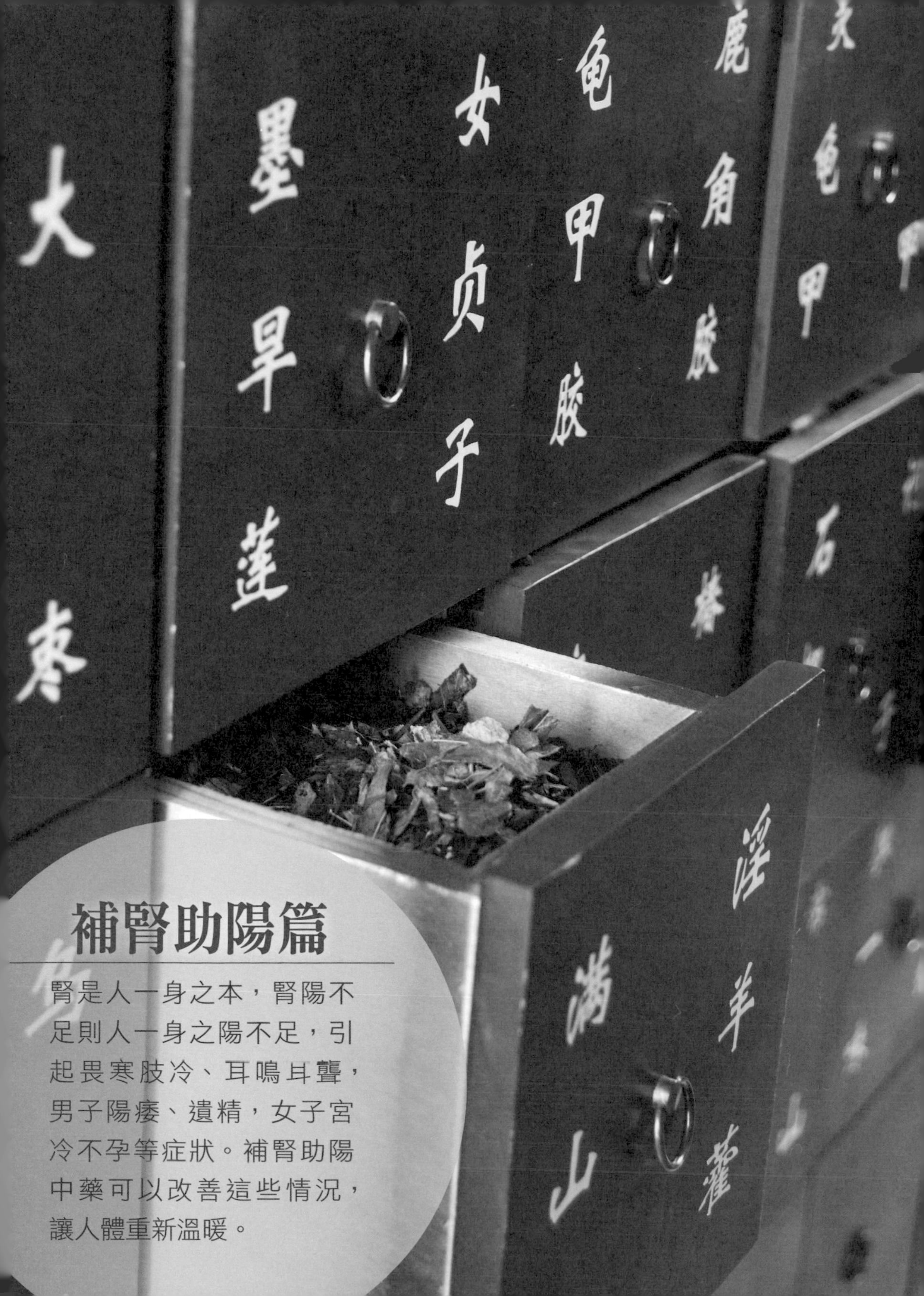

補腎助陽篇

腎是人一身之本，腎陽不足則人一身之陽不足，引起畏寒肢冷、耳鳴耳聾，男子陽痿、遺精，女子宮冷不孕等症狀。補腎助陽中藥可以改善這些情況，讓人體重新溫暖。

性味歸經

性溫，味甘，歸肺、腎經。

用法用量

一般用量 1～10 克，煎服、泡水、研末或燉煮均可。

適宜範圍

① 腎陽不足所致的腰膝酸痛、畏寒肢冷、陽痿、遺精滑精等；② 止血化痰，治療肺結核咯血

現代藥理

冬蟲夏草含有機酸、蛋白質、游離胺基酸及豐富的微量元素，有增強身體免疫力、抗壓、抗衰老的作用，還能鎮咳去痰平喘、抗腫瘤、減少血管阻力。

鑑別保存

菌座與蟲體連接完整，菌座短，斷面為纖維狀，黃白色；口感味淡微酸，聞微有腥香者為佳。貯存時可利用石灰、氯化鈣、硅膠等吸濕劑吸潮，能防止藥材發霉或被蟲蛀。與花椒同放也能防蛀。

禁　　忌

如患有前列腺炎或一般感冒時，最好停止食用冬蟲夏草。

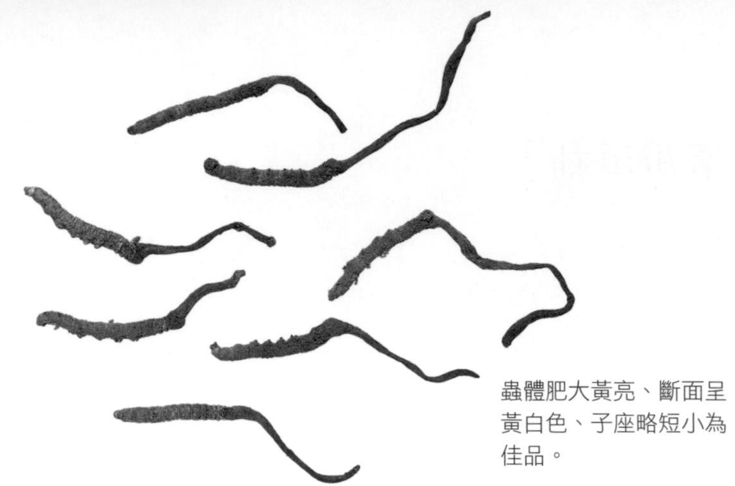

蟲體肥大黃亮、斷面呈黃白色、子座略短小為佳品。

冬蟲夏草

冬蟲夏草是一種名貴中藥材。它的生長十分奇特：蟲草真菌感染蝙蝠蛾幼蟲，使其得病、僵化、死亡，於次年春夏自幼蟲頭部生出草莖，是蟲菌複合體。古代醫家說：「蟲草補三焦。」人的心肺為上焦，脾胃肝膽為中焦，腎生殖系統為下焦。具補虛，益腎，治乏力、虛弱、陽痿等多種功效。

[治病配方]

1 筋骨疼痛：冬蟲夏草 1 克，杜仲 12 克，五加皮 10 克，雞血藤 9 克。水煎當茶飲，每日 1 劑，10 天為 1 療程。

2 風濕性骨病：冬蟲夏草 1 克，五加皮 50 克。用清水煎煮，取汁，再加入糯米適量，同煮成糯米乾飯，放涼後加酒麴適量，發酵釀酒，每日適量佐餐食用，適用於產後因外感寒邪導致的身體疼痛。

3 類風濕性關節炎：冬蟲夏草 1 克，白芍 30 克，五加皮、甘草各 10 克，水煎當茶飲，有祛風除濕、養血止痛的功效。

4 失眠（陰虛火旺型）：冬蟲夏草 1 克，五加皮 15 克，五味子 6 克。將以上 3 味同放茶杯內，衝入沸水，加蓋悶 15 分鐘即可。當茶飲用，隨沖隨飲，隨時添加開水，每日 1 劑，可加糖調味。

[家用滋補]

1 滋補 燉煮

①冬蟲夏草2克，烏骨雞1隻，桂圓肉15克，紅棗6顆（去核）。煲約3小時至熟，加鹽調味，飲湯食肉。能補血滋陰。②取冬蟲夏草2克，老公鴨1隻，去除肚雜，加少許黃酒，煮爛食用，可增強體質。

2 滋補 泡酒

①冬蟲夏草25克，浸入白酒500毫升中。每日3次，空腹飲，每次10～20毫升。適用於腎陽不足陽痿、遺精。②取冬蟲夏草、人參各等量。以酒浸泡。每次飲1小杯。蟲草能補腎壯陽，人參能補元氣壯腎陽。此方適用於元氣不足、腎虛陽痿的患者。

3 滋補 泡茶

冬蟲夏草1克，用開水泡，代茶飲。適用於習慣性感冒、平素體虛。

4 滋補 研末

單用冬蟲夏草每次一兩克，研末，空腹送服，每日早晚各1次，能夠輔助治療腰痛虛弱、夢遺滑精、陽痿早洩、耳鳴健忘及神思恍惚等症。

5 滋補 水煎

每日取冬蟲夏草1枚，煎湯後空腹服用。適合病後體虛，或平素體虛容易感冒、畏寒自汗的患者。

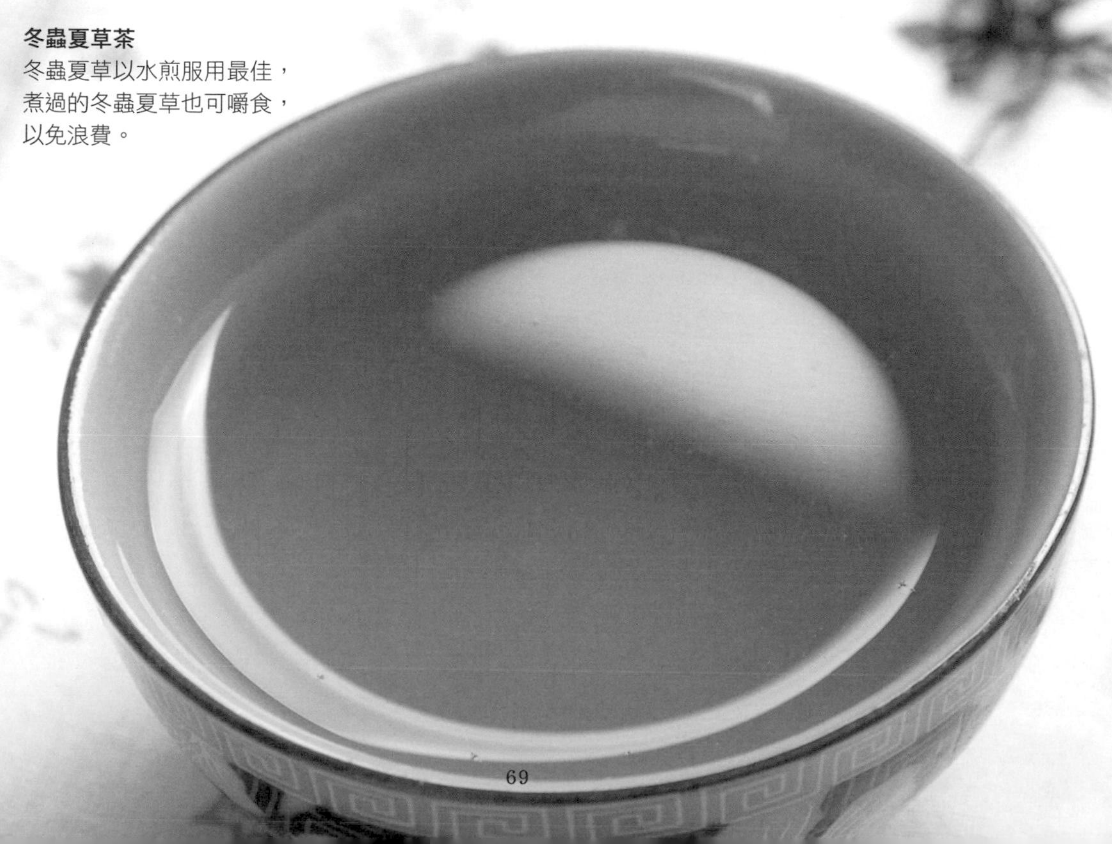

冬蟲夏草茶
冬蟲夏草以水煎服用最佳，煮過的冬蟲夏草也可嚼食，以免浪費。

性味歸經

性溫，味甘、鹹，入肝、腎經。

用法用量

一般用量 0.3 ～ 2 克，煎服或研粉。

適宜範圍

① 腎陽虛衰和精血不足導致的陽痿、遺精滑泄，以及女子宮冷不孕等；② 沖任不固、沖任虛寒導致的崩漏、血色淡紅或帶下過多；③ 瘡瘍久潰不斂，陰疽瘡腫內陷不起等。

現代藥理

鹿茸含有多胺、核酸等成分，能增強記憶、增強心臟功能、增強性功能。

鑑別保存

梅花鹿茸以粗大、挺圓、頂端豐滿、質嫩、毛細、皮紅棕色、油潤者為佳；馬鹿茸以茸體飽滿、體輕、下部不起筋、斷面蜂窩緻密、少骨質者為佳。

禁　忌

高血壓及肝腎虧損者忌用。腦血管硬化者忌用。熱性體質的男性忌用。有感冒、頭暈、咳嗽者忌用。服用鹿茸時宜從小劑量開始，從 0.3 ～ 0.5 克逐漸增加，不能驟然加量使用，以免出現不適應症。

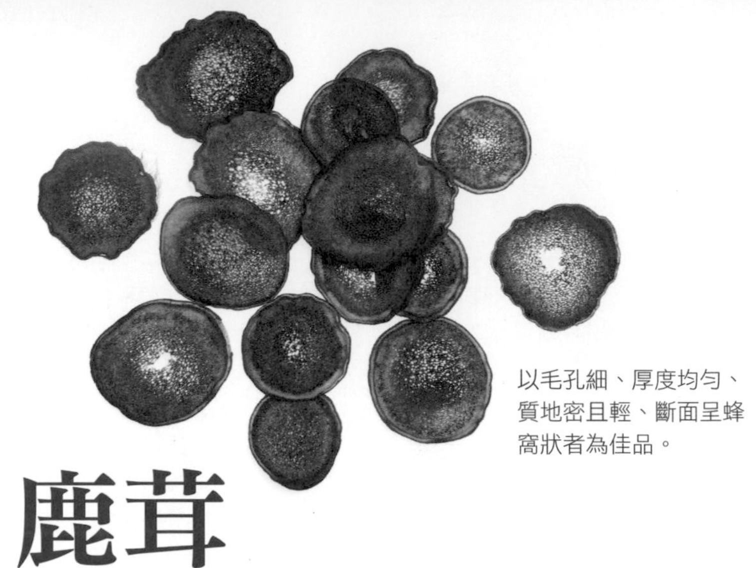

以毛孔細、厚度均勻、質地密且輕、斷面呈蜂窩狀者為佳品。

鹿茸

鹿，形態美麗，性情溫順，自古以來都被視為瑞祥之物。鹿產品中最著名的是鹿茸，有「補陽第一藥」之稱。鹿茸，又名斑龍珠，為鹿科動物梅花鹿或牡鹿尚未骨化的幼角，是東北三寶之一，有補腎，壯陽，治陽痿、慢性中耳炎等功效。

[治病配方]

1 貧血：鹿茸 1 克，當歸 5 克，紅棗 10 顆。加清水適量煎煮，另加紅糖適量調味，當茶飲。

2 陽痿早洩：鹿茸片 20 克，冬蟲夏草、山藥各 30 克，白酒 1,500 毫升。將藥浸於酒中，密封浸泡 10 天，取上清酒液飲用。每日 2 次，早晚各服 10 ～ 15 毫升。本酒對中老年人肺腎兩虛，動則氣喘、怕冷、腰膝無力者有較好療效。

3 冠心病（陽虛型）：鹿茸粉 0.5 ～ 1 克。開水沖服，30 天為 1 療程，可改善胸悶、心悸、心律不齊等症，並能改善睡眠。

4 失眠（心膽氣虛型）：鹿茸粉 0.5 克，靈芝 10 克。將靈芝煎煮兩次，每次半小時，鹿茸粉分為 3 份，早中晚用靈芝藥汁沖服鹿茸粉。

5 低血壓：鹿茸粉 0.6 克，枳殼 10 克。枳殼用清水煎 1 小時，取藥汁，分早中晚沖服鹿茸粉 0.2 克。

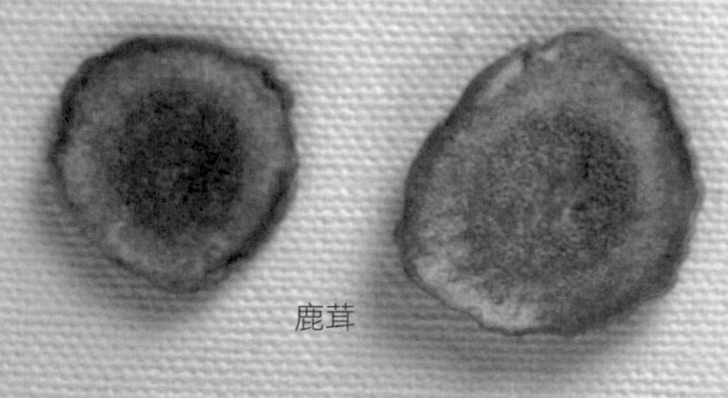
鹿茸

鹿茸粥
此粥適宜冬季服用，但陰虛火旺、感冒發熱等患者不宜食用。

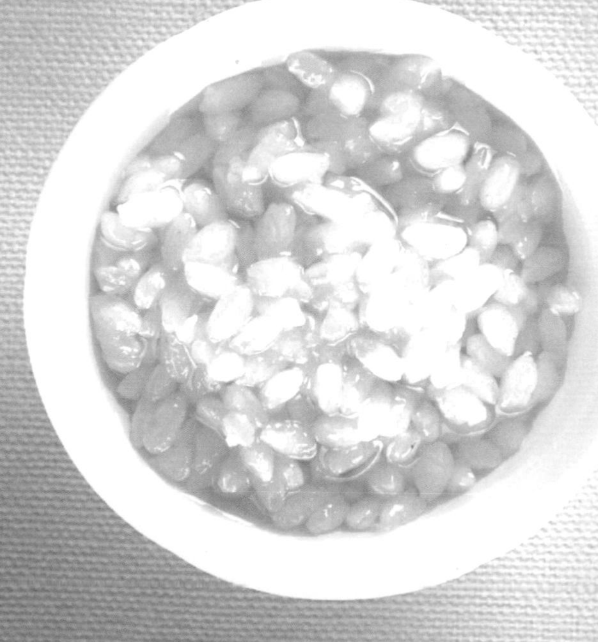

[家用滋補]

1 滋補 燉煮

鹿茸 1 小片，魚肚 15 克，料酒、紅糖各適量。小火燉稠，喝湯吃魚肚，鹿茸片可再燉一次後嚼食，適用於腎陽虛衰引起的腰膝酸軟、夜尿頻多。

2 滋補 泡酒

① 鹿茸片 40 克，泡入白酒 1,000 毫升中，兩週後飲用。每日飲用 25 ～ 50 毫升，有溫腎壯陽的作用。② 取鹿茸 50 克，枸杞 100 克，白酒 1,000 毫升。將鹿茸、枸杞放入白酒中浸泡 15 天後飲用，每次 20 ～ 30 克，每日一兩次。能夠強筋健骨。

3 滋補 研末

鹿茸片研末沖服，每次一兩克，每日 1 次。本品適用於畏寒怕冷、手足不溫。

4 滋補 煮粥

① 鹿茸片或粉與小米或白米熬粥食用，每次加鹿茸 0.5 克。對小兒發育遲緩有幫助。② 取鹿茸 3 克，研末。將 100 克白米洗淨，加水，大火煮沸後，加鹿茸末和 3 片生薑，再小火煎熬 20 ～ 30 分鐘至熟。冬季作為早晚餐食用。連服 3 ～ 5 天為 1 療程，能夠溫腎助陽。

性味歸經

味甘、性溫，歸肝、腎經。

用法用量

一般用量 1～10 克，煎服。

適宜範圍

① 肝腎不足引起的腰酸腰痛、喜揉喜按、腿膝無力等；② 肝腎不足、沖任不固引起的胎動不安，伴腰膝酸軟、耳聾耳鳴、頭暈目眩。

現代藥理

杜仲含有黃酮類、多醣等功能性成分，可促進皮膚、骨骼和肌肉中蛋白質膠原的合成和分解，增強免疫功能，有良好的降血壓、降血糖、降血脂、抗炎、利尿等作用。

鑑別保存

杜仲以皮厚而大、粗皮刮淨、內表面色暗紫、斷面銀白色橡膠絲多者為佳。貯存時避免受潮，多貯於乾燥陰涼處。

禁　忌

杜仲屬溫補藥材，陰虛火旺者忌用。杜仲有使大腦皮層興奮和升高血壓的作用，高血壓患者忌用。對杜仲過敏者忌用。

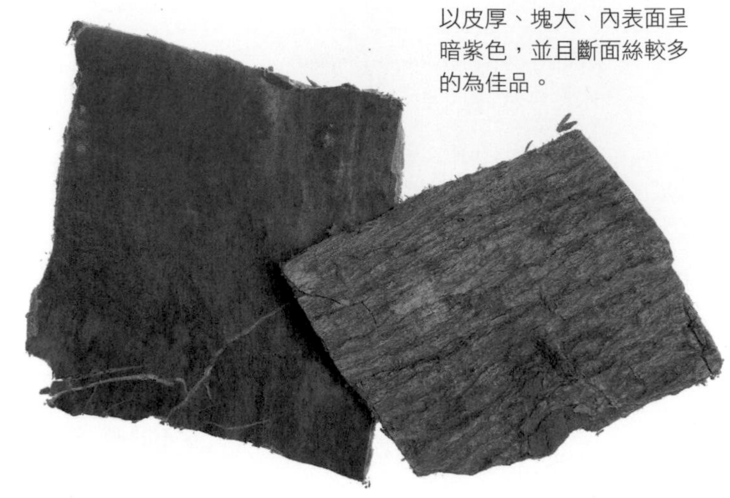

以皮厚、塊大、內表面呈暗紫色，並且斷面絲較多的為佳品。

杜仲

杜仲為杜仲科落葉喬木，杜仲的乾燥樹皮，可補肝腎，強筋骨，安胎。我國最早的中藥學典籍《神農本草經》中就記載杜仲有「主腰脊痛，補中益精氣，堅筋骨，強志」之功效。

[治病配方]

1 高血壓（肝陽上亢型）：杜仲葉 15 克，白菊花 10 克。用開水浸泡，取適量當茶飲。

2 高血壓（腎陽虛衰型）：杜仲 15 克，夏枯草 10 克。用清水煎煮 1 小時，取適量藥汁當茶飲，有較好的降血壓作用。

3 高脂血症（脾腎陽虛型）：杜仲葉 15 克，決明子、何首烏各 10 克。水煎取適量當茶飲。

4 原發性坐骨神經痛：杜仲 20 克，雞血藤 30 克，豬腎 1 隻，鹽等調料適量。將杜仲、雞血藤加清水煎煮約 1 小時，濾取藥汁。將豬腎從中間切開，去白筋切薄片，放入藥汁中煮 10 分鐘左右，等豬腎熟後加調料調味，吃肉喝湯。

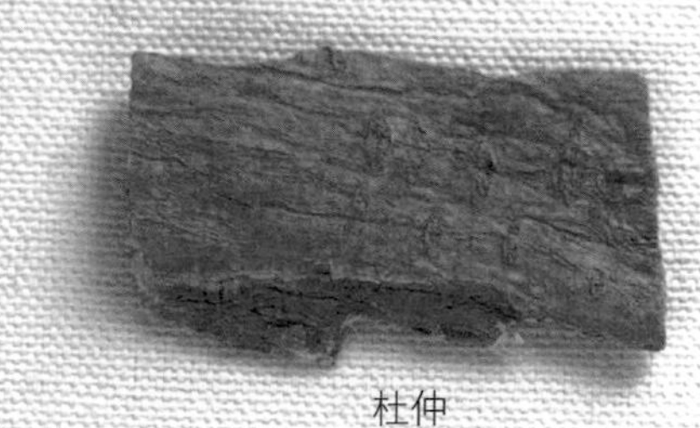
杜仲

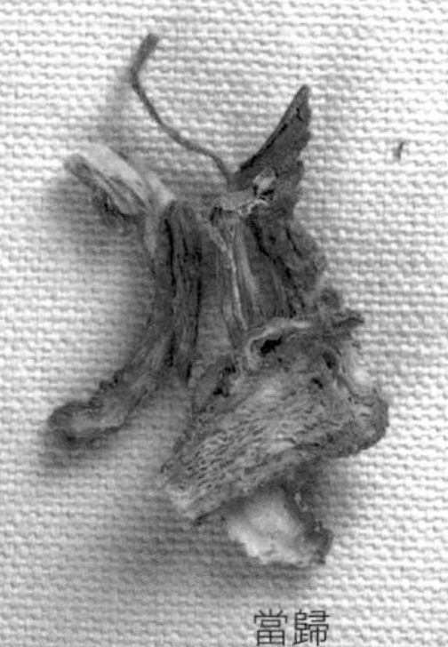
當歸

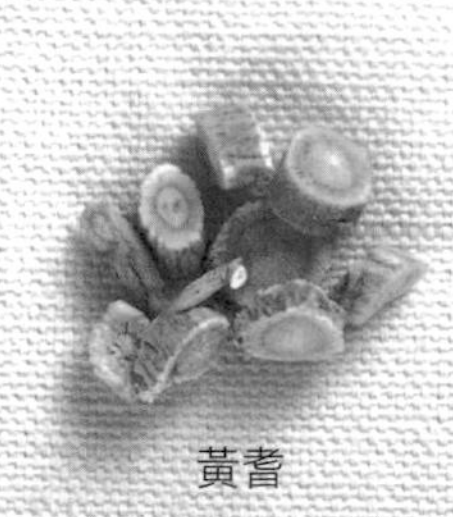
黃耆

雞蛋
每天吃 1 顆，長期食用可緩解腎虛引起的腰痛。

[家用滋補]

1 滋補 煮湯

杜仲、黃耆各 10 克，當歸 5 克，雞蛋 1 個。將 3 味中藥煎煮 40 ～ 50 分鐘後，放入雞蛋同煮至熟，吃蛋喝湯。本方能益氣養血。

2 滋補 沖服

炒杜仲、炒補骨脂各 30 克，核桃仁 100 克。將上述藥研成細末，每日早中晚各沖服 10 克。本方能補腎烏髮。

海參

海參，是腔腸動物門刺參科動物刺參的全體。古人認為，海參性溫補，功似人參，故名海參。海參有很強的再生能力，受到敵害追逐時，會將內臟拋出以迷惑對方，自己再乘機逃跑，不久之後，內臟又可再生。

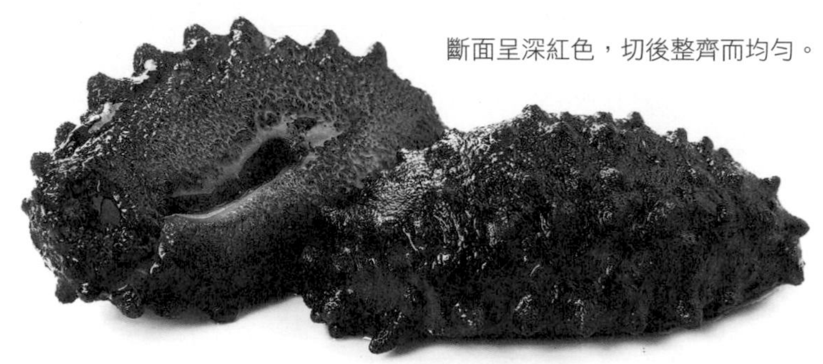

斷面呈深紅色，切後整齊而均勻。

性味歸經

味甘、鹹，性溫，歸心、腎、脾、肺經。

用法用量

一般用量20～50克，煎服。

適宜範圍

① 體虛引起的疲乏無力、頭暈等；② 糖尿病水腫。

現代藥理

海參含有海參素、海參皂苷、海膽紫酮、牛磺酸等成分，有促進人體生長發育，提高記憶力，延緩性腺衰老，防止動脈硬化，預防和治療肝臟疾病、糖尿病以及癌症等作用。

鑑別保存

海參以體肥實滿、個大體重、刺挺拔不缺、刀口向外翻為好。如海參未剖肚，則以肚子裡沙子少、外表完整為好。海參易吸潮變軟且蟲蛀，貯存時可在容器裡加少量包裹好的生石灰等乾燥劑，密閉保存。

禁　　忌

凡脾虛便溏、體內有濕者不宜多食。急性腸炎腹瀉、痛風患者忌食。海參富含蛋白質，不可與醋、五倍子、石榴皮同食，蛋白質會出現凝集、緊縮，不利於消化吸收。

[治病配方]

1 糖尿病（併發高血壓）：海參50克，香菇、藕粉各30克，香油、鹽、生薑、胡椒粉、蔥各適量。海參浸泡發軟，切成丁。香菇洗淨後切碎，藕粉用清水調汁。油燒至五成熱，放入生薑、蔥，爆香後加清水，再加入海參、香菇、鹽煮沸，用藕粉勾芡成羹，撒上胡椒粉即可。此方能滋陰壯陽、通腸潤燥。

2 冠心病（氣陰兩虛型）：泡發海參50克，紅棗5顆，冰糖適量。海參燉爛後，加入紅棗和冰糖，再燉20分鐘即可。

3 冠心病（氣陰兩虛型）：海參30克，桂圓肉20克，紅棗6顆。同燉食，具有補腎益精、養陰駐顏的功效。

4 圓形禿：海參30克，桑葚、枸杞各20克。同燴食，能補益精血、烏髮生髮。

海參白米粥
除補腎益精外，此粥也適合老年人以及記憶力減退者食用。

[家用滋補]

1 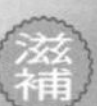 煮粥

① 海參 50 克，白米 100 克，料酒、蔥、生薑、鹽、香油各適量。先將海參用溫水泡發，洗淨切段。再將白米淘洗乾淨，放入砂鍋，加清水適量，大火煮沸，加入海參段，加料酒，改用小火煨煮至黏稠。待海參熟爛，放入蔥、生薑、鹽，再煮至沸，淋入香油即可。能補腎益精。
② 取海參 50 克，白米 100 克，紅棗 6 顆，淡菜 50 克。將紅棗洗淨，去核並切成片；海參用清水洗淨，切成顆粒；淡菜洗淨切成小塊；白米淘洗乾淨。將白米置於鍋中，加入紅棗、海參、淡菜及清水。將鍋置大火上燒沸，再改用小火煮 45 分鐘即成。

2  煮湯

取海參 1 只，桂圓肉 20 克，瘦肉 250 克，何首烏 50 克，紅棗 5 顆，鹽適量。桂圓肉用水浸洗，海參用水浸軟，用牙刷刷去海參表面上的黏液。將海參切片，紅棗去核，所有材料清理乾淨後一併放入鍋內煮沸，再改用小火煮兩小時，加鹽調味即可。本湯能補腎養血。

性味歸經

性溫，味辛、微苦，歸肺、膀胱經。

用法用量

一般用量 2～9 克，煎服或如丸、散。

適宜範圍

① 外感風寒引起的發熱、頭痛、無汗；② 胸悶氣喘、水腫。

現代藥理

含多種有機胺類生物鹼，其中麻黃鹼有平喘作用，偽麻黃鹼具消炎作用。

鑑別保存

麻黃切段，放在通風、陰涼的乾燥處，防黴防潮防蟲蛀。

禁　忌

肺虛引起的氣喘，以及外感風熱者忌服。

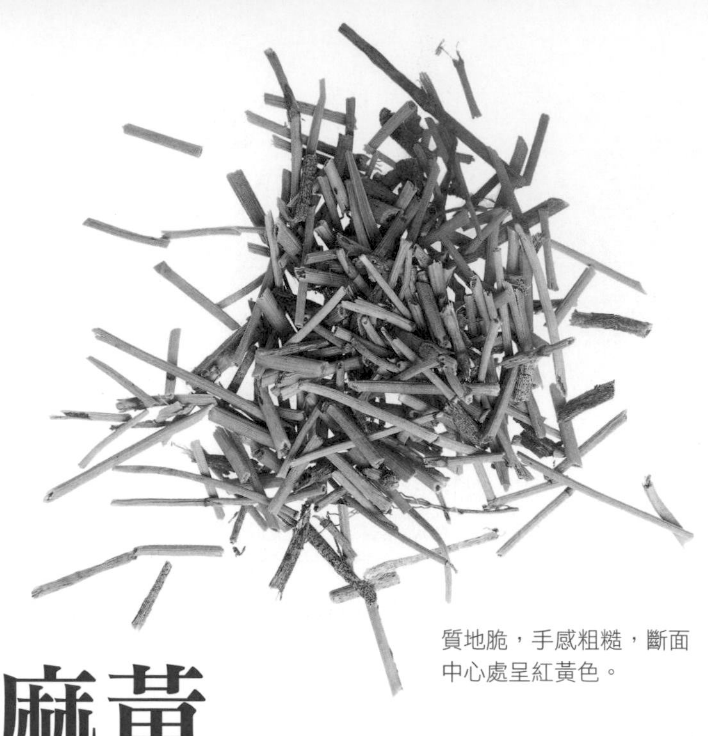

質地脆，手感粗糙，斷面中心處呈紅黃色。

麻黃

麻黃，又叫龍沙、狗骨、卑相、卑鹽，麻黃科植物，出自《神農本草經》。有發汗解表、利水消腫、散寒、平喘功效。《本草綱目》記載麻黃科「散赤口腫痛，水腫，風腫，產後血滯」。

[治病配方]

1 老年皮膚搔癢：麻黃 6 克，杏仁 10 克，桂枝 12 克，甘草 3 克。水煎服。

2 凍瘡：麻黃、附子、細辛各 25 克，大黃、生薑各 15 克，桂枝 10 克，將以上中藥製成酊劑，取適量塗抹於患處。

3 睡眠呼吸中止症候群：用麻黃、桔梗、益母草與生甘草的提取濃縮液，製成口服溶液，對治療這種疾病有作用。

4 咳嗽胸悶（外感風寒）：甘草、麻黃、杏仁各 30 克，研為精末，每次取 15 克，入生薑 5 片，去滓，水煎服。蓋被，以微出汗為佳。

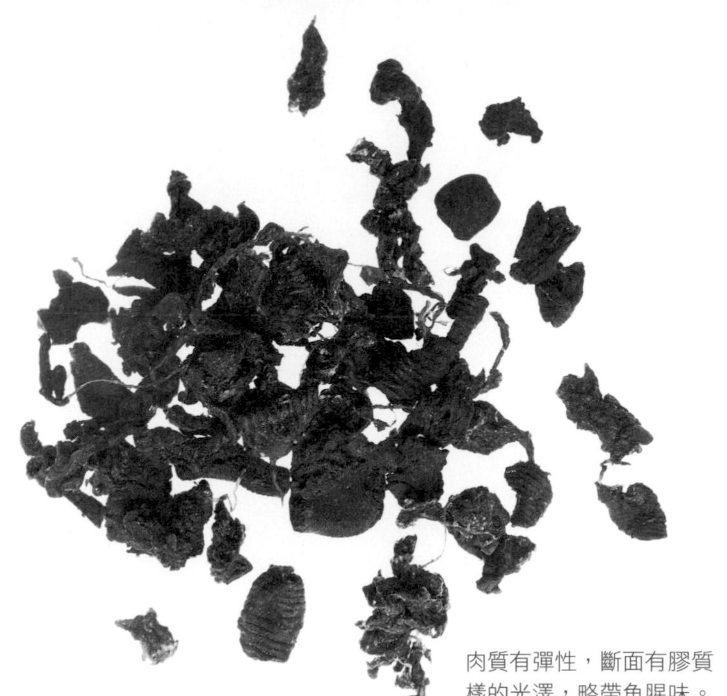

肉質有彈性，斷面有膠質樣的光澤，略帶魚腥味。

水蛭

水蛭，又名螞蝗，為我國傳統的藥用水生動物，有治療閉經、損傷瘀血、高血壓、中風等功效。目前已經可以人工繁殖，可分為寬水蛭、長條水蛭和水蛭三種。

[治病配方]

1 女性閉經：水蛭 30 個（熬），虻蟲 30 個（去翅、足，熬），桃仁 20 個（去皮、尖），大黃 150 克（酒浸）。以上 4 味藥研末，用水煎煮，去渣取汁，適量溫服。

2 漏下去血不止：將水蛭焙乾、碾細，每次用酒服 5 克，每日 2 次。

3 月經不調、產後惡露：熟地黃 200 克，虻蟲（去頭、翅，炒）、水蛭（與糯米炒至黃，去糯米）、桃仁（去皮、尖）各 50 顆，研末，製成銅子大的蜜丸，空腹，用溫酒服下。

性味歸經

性平，味苦、鹹，有小毒。歸肝經。

用法用量

一般用量 2.5 ～ 5 克，煎服。

適宜範圍

① 損傷導致的瘀血；② 女性閉經。

現代藥理

水蛭中的水蛭素有阻凝血液凝固作用，也可抑制心肌缺血；水蛭對高脂血症以及腫瘤細胞也有抑制作用。

鑑別保存

儲存在密閉乾燥容器內，置於通風乾燥處，防蟲蛀。

禁　　忌

體弱血虛者、有出血傾向者、女性經期，以及孕婦忌服。

性味歸經

性大熱，味辛、甘，歸心、腎、脾經。

用法用量

一般用量 3 ～ 10 克，陽氣極度衰竭可用至 18～30 克。

適宜範圍

① 風寒濕痺、周身骨節疼痛等症；② 人體陽氣不足，如腎陽不足引起的畏寒肢冷、陽痿，脾陽不足引起的腹痛、溏洩。

現代藥理

附子含有烏頭鹼、中烏頭鹼，有強心、改善血液循環、防止休克、抗心律失常、保護心肌、提高抗寒能力、消炎、鎮痛、鎮靜、抑制胃潰瘍形成等作用。

鑑別保存

因附子有毒，現在藥店賣的都是經過炮製的成品。以呈類圓形或橢圓形厚片、周邊淡棕色、切面黃色、角質、味淡微有麻舌感者為佳。

禁　　忌

附子性大熱，口乾舌燥、舌體發紅等體內有熱者忌用。

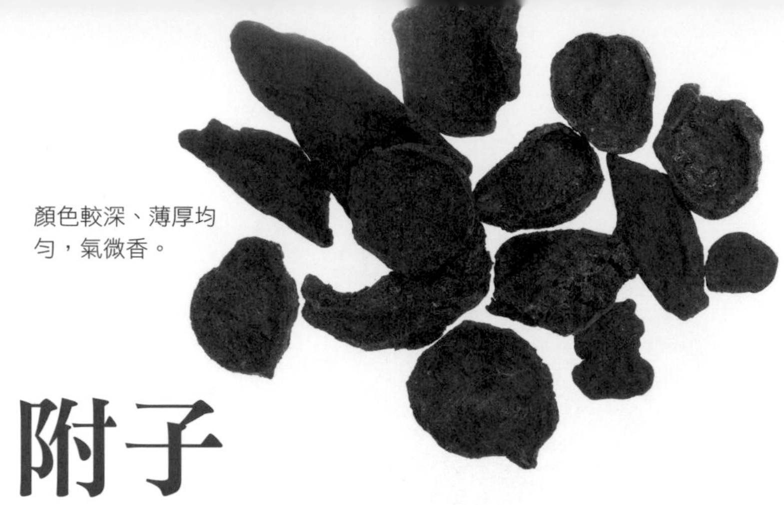
顏色較深、薄厚均勻，氣微香。

附子

附子為毛茛科植物，母根叫烏頭，為鎮痙劑，治風痺，風濕神經痛。附子始載於《神農本草經》，列為下品，有毒，但也有回陽、逐冷、祛風濕的作用，可治四肢厥逆、霍亂轉筋、腎陽衰弱的腰膝冷痛、精神不振以及腳氣等症。

[治病配方]

1 腹瀉（寒濕型）：製附子 9 克，乾薑 6 克，蔥白 4 根，加適量清水煎煮，煎煮到藥液濃縮至加水量的 1 ／ 3 時熄火，趁溫飲用。

2 頭痛（厥陰寒痛型）：補骨脂 10 克，肉桂、製附子、甘草各 5 克。水煎當茶飲。

[家用滋補]

1 

煮粥

製附子 3 ～ 5 克，乾薑 1 ～ 3 克，白米 50 克，蔥白 2 根，紅糖適量。將製附子、乾薑研為極細粉末，白米淘洗乾淨，蔥白洗淨切段。白米放入鍋中熬粥，待粥沸後，加入藥末、蔥白段、紅糖同煮為稀粥即可。此粥能溫中散寒。

2 滋補 煮湯

製附子 10 克，肉桂 5 克，雞蛋 1 個。將肉桂、製附子用清水煎煮，取汁，打入雞蛋，煮熟即可。能溫中補腎。

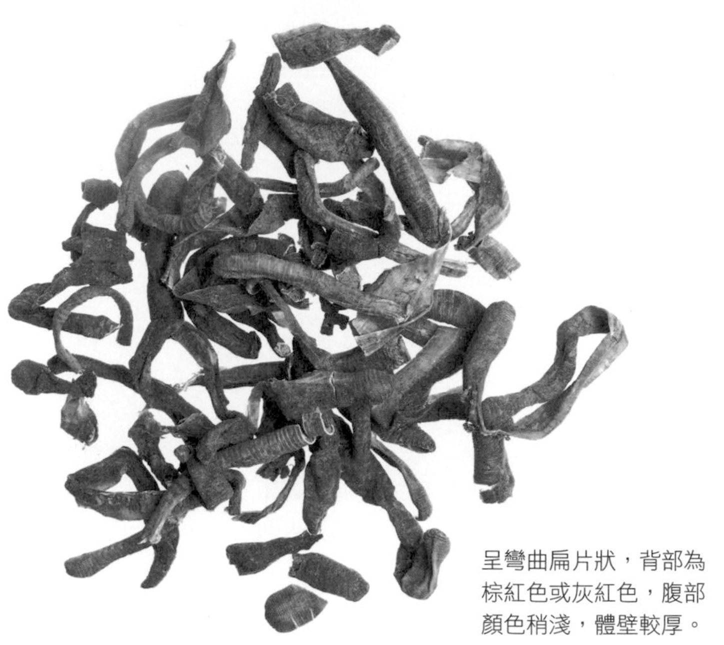

呈彎曲扁片狀，背部為棕紅色或灰紅色，腹部顏色稍淺，體壁較厚。

地龍

地龍，即蚯蚓，屬次常用中藥，始見於《圖經本草》，分廣地龍和土地龍兩種。《神農本草經》中收集了67種動物藥，其中就有地龍，而《本草綱目》中用地龍入藥的處方也有不少。

[治病配方]

抽筋：地龍1條，胡黃連5克。水煎服，日服3次。

[家用滋補]

 炒菜

活地龍10克，雞蛋2顆。將活地龍剖開，洗淨切碎；雞蛋打散與地龍加鹽攪勻；在炒勺裡加適量油，七成熟後倒入翻炒至熟即可。

性味歸經

性寒，味鹹，歸肝、脾、膀胱經。

用法用量

一般用量5～10克，煎服；或研末，1～2克。

適宜範圍

① 高熱神昏，驚癇抽搐；② 關節疼痛，肢體麻木；③ 肺熱喘咳。

現代藥理

現代研究表明，地龍製劑有溶栓和抗凝結、抗癌，及抗心律失常作用，除此之外也可用於平喘。

鑑別保存

廣地龍呈扁片狀，土地龍呈圓柱狀，二者都以身體乾燥、條大完整、不易碎為佳。儲存時可置於通風乾燥處，防黴防蟲蛀。

禁　忌

孕婦忌服，脾胃虛寒者不宜服用。用量不可過大，部分人可能有過敏反應。

性味歸經

味辛、甘，性大熱，歸脾、腎、心、肝經。

用法用量

一般用量 2～10 克，煎服。

適宜範圍

① 腎虛所致腰膝酸軟、遺尿、小便頻數等；② 腎陽虛型不孕症。

現代藥理

肉桂含有桂皮醛、乙酸桂皮酯、乙酸苯丙酯、鞣質、黏液質等成分，有鎮靜、降溫、降壓、健胃、通經、殺菌、去痰、鎮咳、利尿、抗輻射、控制血糖平衡的作用。

鑑別保存

肉桂以外表面細緻、皮厚體重、不破碎、油性大、香氣濃、甜味濃而微辛，嚼之渣少者為佳。

禁　　忌

肉桂性大熱，陰虛火旺、有出血症狀者忌用，孕婦忌用。肉桂不宜與赤石脂同用，兩者藥性相畏。

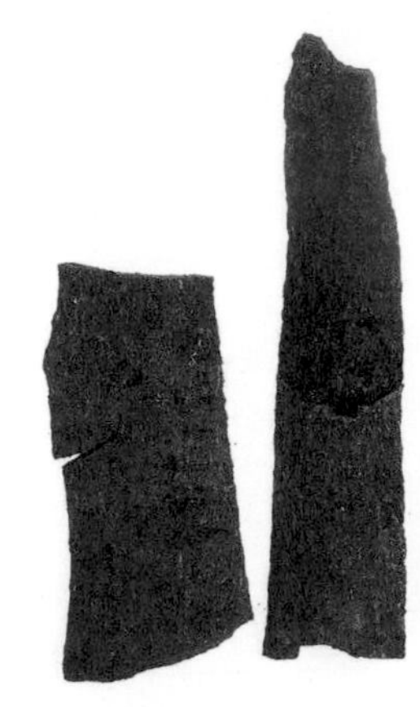
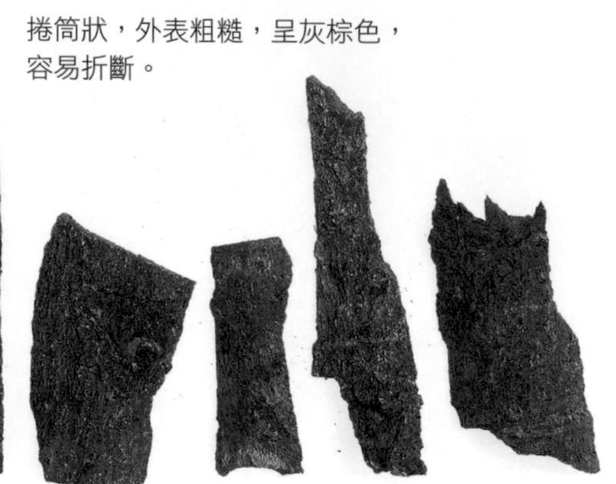

捲筒狀，外表粗糙，呈灰棕色，容易折斷。

肉桂

肉桂為樟科植物肉桂和大葉清化桂的幹皮和枝皮。古代中醫大家朱震亨說：「桂心入二三分於補陰藥中，則能行血藥凝滯而補腎，由味辛屬肺而能生水行血，外腎偏腫痛者亦驗。」

[治病配方]

1 低血壓：肉桂 10 克，黨參 15 克，黃精 12 克，紅棗 10 顆，甘草 6 克。水煎當茶飲，每日 1 劑，連續服 15 日見效。

2 遺尿：肉桂 9 克，淫羊藿、益智仁各 15 克。用清水煎煮，分為兩次服用，每日 2 次。

3 胃痛：肉桂 20 克，丁香 10 克。研為細末，密閉貯存，於飯前用溫開水送服 3～5 克。

4 腹瀉（腎虛型）：肉桂、五味子、吳茱萸各 5 克，補骨脂、肉荳蔻各 10 克。水煎當茶飲。

5 便秘（氣虛型）：肉桂 5 克，當歸、牛膝、肉蓯蓉各 10 克。水煎當茶飲。

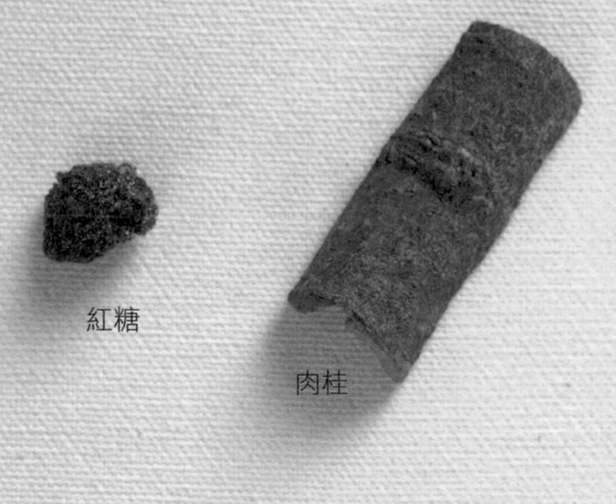
紅糖
肉桂

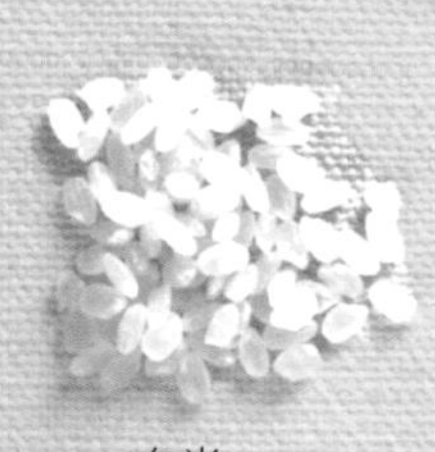
白米

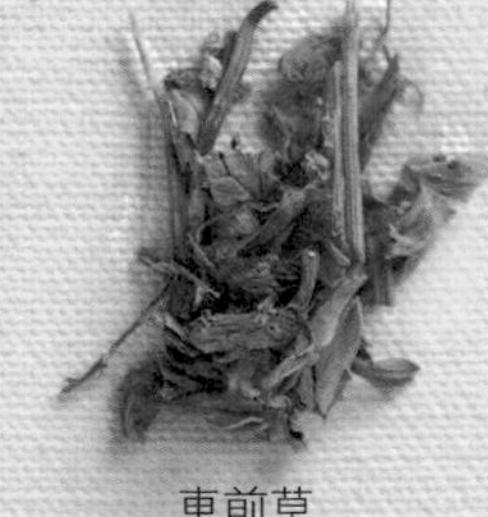
車前草

肉桂車前草粥
此粥雖能散寒，但不適宜腎虛寒者食用。

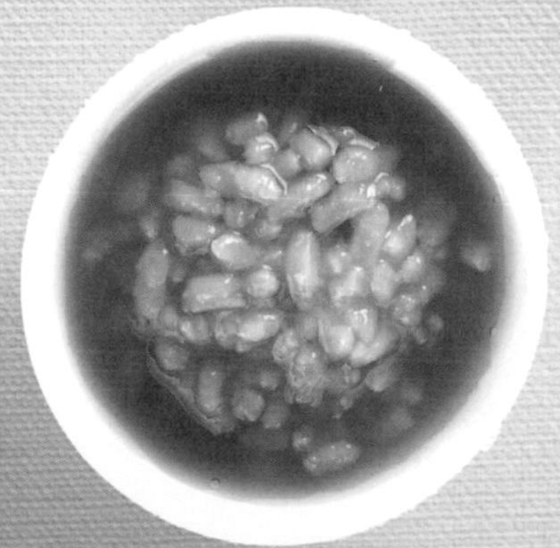

[家用滋補]

1 滋補 煮湯

①甲魚1只，肉桂5克，鹽適量。甲魚去殼，洗淨、切塊。切好的甲魚與肉桂一起放入大碗中，隔水蒸熟，加鹽調味即可。有陰陽雙補的作用。②取肉桂300克、薑片5片，加適量的清水，用砂鍋煮開。加入適量黃砂糖，煮3分鐘，關火。過濾出湯汁，放入冰箱中冷藏。日服2次，能夠輔助治療風寒感冒。

2 滋補 煮粥

肉桂5克，車前草30克，白米50克，紅糖適量。先將肉桂和車前草用水煮半小時，撈去藥渣，把白米放入藥汁，大火煮沸，再用小火將粥煮爛，加紅糖即可。此粥能溫中散寒。

3 滋補 泡茶

取適量的肉桂、生薑，少許紅糖。將所有的材料放入保溫杯中，用開水沖泡，並悶10～20分鐘。冬天的時候，經常喝這款茶，能夠改善手足冰冷的現象。

4 滋補 研末

將肉桂研末，製成肉桂粉。在製作麵包、蛋糕及其他烘焙食物時，加入肉桂粉，具有散寒止痛、活血通經的功效。

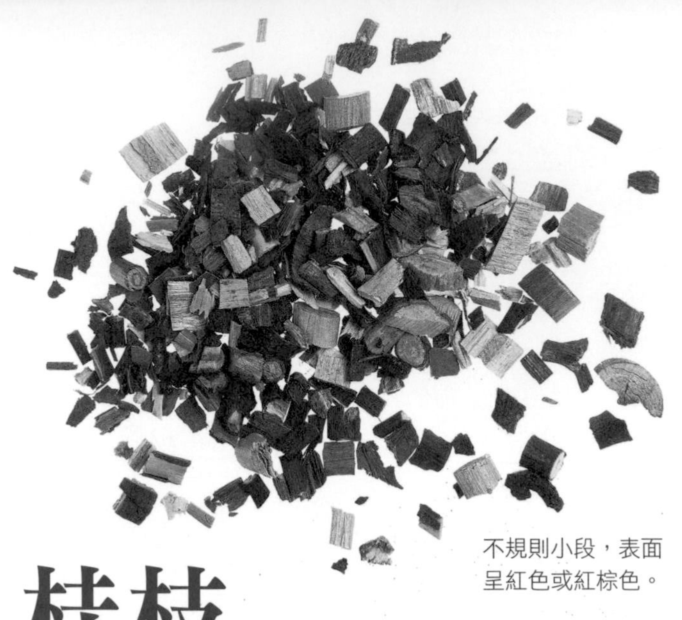
不規則小段，表面呈紅色或紅棕色。

桂枝

桂枝，為樟科常綠喬木植物肉桂的乾燥嫩枝。《本草再新》:「桂枝治手足發冷作麻、筋抽疼痛，外感寒涼等症。」

性味歸經

性溫，味辛、甘，歸心、肺、膀胱經。

用法用量

桂枝用量一般 3 ～ 10 克，大劑量可用到 15 ～ 30 克。煎服。

適宜範圍

① 感受風寒引起的感冒，伴有腰酸背痛等；② 寒濕痺痛；③ 陽氣不足引起的胸痛、心悸等，以及女子經閉痛經。

現代藥理

桂枝含有桂皮醛、苯甲酸苄酯、乙酸肉桂酯、β-華澄茄烯、菖蒲烯、香豆精等成分，有擴張血管、促進發汗、解熱、鎮痛、鎮靜、抗驚厥、抗炎、抗過敏、抗菌、抗病毒的作用。

鑑別保存

桂枝以枝條嫩細均勻、色紅棕、香氣濃者為佳。

禁　　忌

桂枝性溫，有發汗作用，熱病高熱、陰虛火旺、血熱妄行者忌用桂枝。

[治病配方]

1 便秘（氣滯型）：桂枝 15 克，桃仁 70 克，大黃 30 克，清水 2,000 毫升。將桃仁搗碎，放到紗布袋中加清水，煮 10 分鐘左右。將紗布袋撈出，在水中再加入大黃和桂枝，繼續煮 5 ～ 7 分鐘，最後將藥渣濾除即可。

2 糖尿病（併發冠心病）：桂枝 9 克，薤白 15 克，三七粉 3 克，沙參 30 克，黃酒適量。前 4 味水煎去渣，用黃酒沖服。每日 2 次，連服數日。此酒有通陽益陰、宣痺散寒之功效。

3 糖尿病（併發腦血栓）：桂枝、炒白芍各 10 克，黃耆、生薑各 15 克，白米 60 克，紅棗 4 顆。將黃耆、白芍、桂枝、生薑煎濃汁去渣，白米、紅棗煮粥，粥成時加藥汁拌勻。此粥有調和營衛、養血通絡之功效。

4 腸炎：桂枝、川芎、人參、白茯苓、當歸、白朮、白芍各 6 克，小米 60 克。水煎當茶飲。

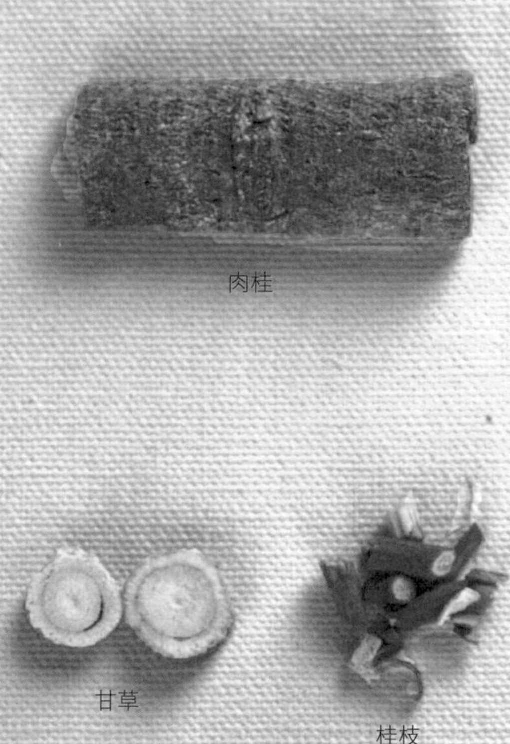

[家用滋補]

1 滋補 煮粥

桂枝、紅參各6克，當歸、甘草各3克，紅棗6顆，白米100克，紅糖20克。把桂枝、當歸、甘草放入燉杯內，加清水100毫升，用中火煎煮20分鐘，除去殘渣，留汁待用。紅參切片，紅棗去核，白米淘淨，與藥汁一同放入砂鍋內，再加清水1,200毫升，把粥煮熟，加入紅糖，拌勻即可。此湯能祛寒補血。

2 滋補 泡茶

桂枝、甘草、肉桂各15克，用沸水浸泡，代茶飲。每日1劑，對治療原發性低血壓有幫助。

3 滋補 煮湯

① 桂枝5克，山楂肉15克，紅糖30～50克。山楂肉、桂枝放入砂鍋內，加水適量，用小火煎剩1碗時，加入紅糖，調勻，煮沸即可。此湯適用於婦女寒性痛經症及面色無華者。② 取去皮的桂枝、芍藥、生薑各9克，切碎的紅棗3顆，甘草6克，水煎取汁服，可以治療外感風寒、發熱頭痛等症。

桂枝甘草肉桂茶
孕婦以及月經過多者不能飲用此茶。

性味歸經

性溫，味辛、甘，歸腎、肝經。

用法用量

一般用量 3～10 克，煎服。

適宜範圍

① 腎陽不足引起的男子陽痿、遺精，女子帶下過多等；② 肝腎虧虛所致的腰膝痿軟、四肢無力等。

現代藥理

韭菜子含有揮發油、胺基酸、鐵、錳、鋅等，有增強性功能、抗菌殺蟲、去痰之效。

鑑別保存

種子扁卵形，一面微凹，另一面隆起，頂端鈍，基部稍尖。以顆粒飽滿、色黑、無雜質者為佳。置乾燥陰涼處保存。

禁　　忌

陰虛火旺者忌服。

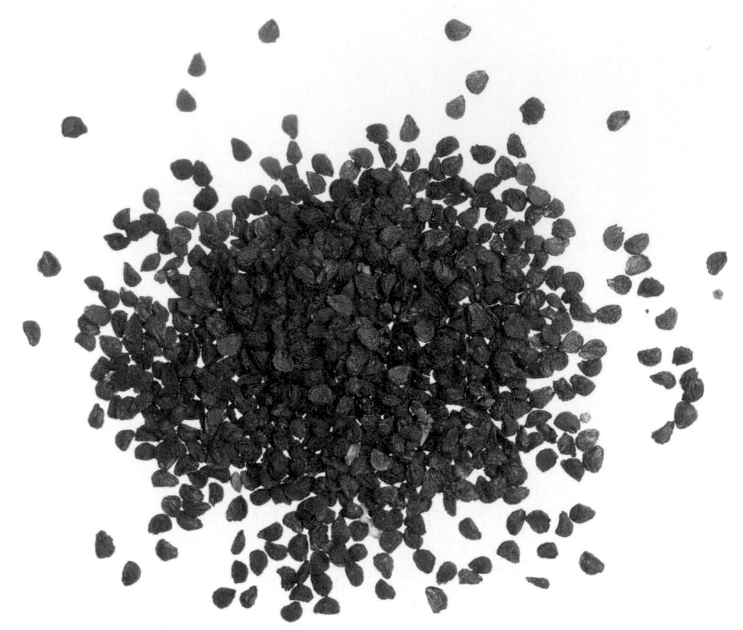

以顏色黑、顆粒飽滿無乾癟、無雜質者為佳。

韭菜子

韭菜子，為百合科植物韭菜的乾燥成熟種子。韭，為多年生草本，下種一次即可久生，因以名韭，種子入藥，故稱韭子。《說文解字》記載：「韭，菜名，一種而久者，故謂之韭。象形，在一之上，一，地也。」

[治病配方]

1 呃逆（打嗝）：韭菜子 100 克炒熟，研成細末，每日 3 克，每日分 3 次服用。

2 腎虧夢遺、滑精、腰酸、小便頻數：韭菜子炒熟，與桑螵蛸、龍骨等份，研末，製成丸。飯後服，每次服用 3～6 克，每日 2 次。

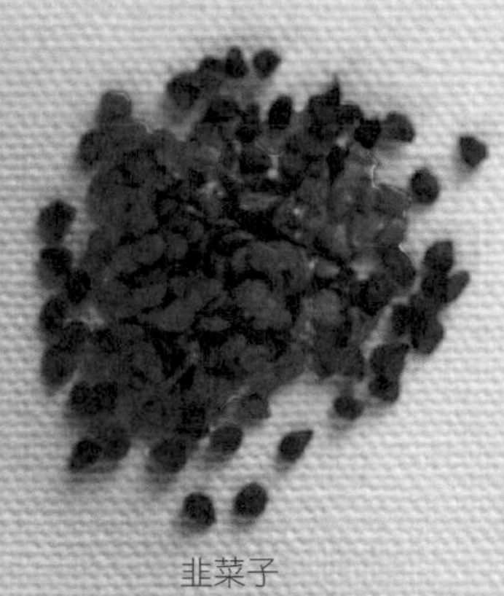
韭菜子

[家用滋補]

1 滋補 研末

韭菜子 100 克，白酒 75 毫升。韭菜子焙乾研末，白酒沖服，每次適量。適用於腎虛不固的遺精。

2 滋補 煮粥

韭菜子研末後，與白米同入鍋，加適量清水，共煮成粥。對乳腺癌的治療很有好處。

3 滋補 水煎

取韭菜子 60 克，水煎服，每日 1 劑，每次適量，能治療陽痿。

4 滋補 生吃

每日生吞 10 ～ 20 粒，淡鹽湯送下，可以治療夢遺、尿白。

韭菜子粥
此粥也適合腎虛引起的腰肌勞損患者食用。

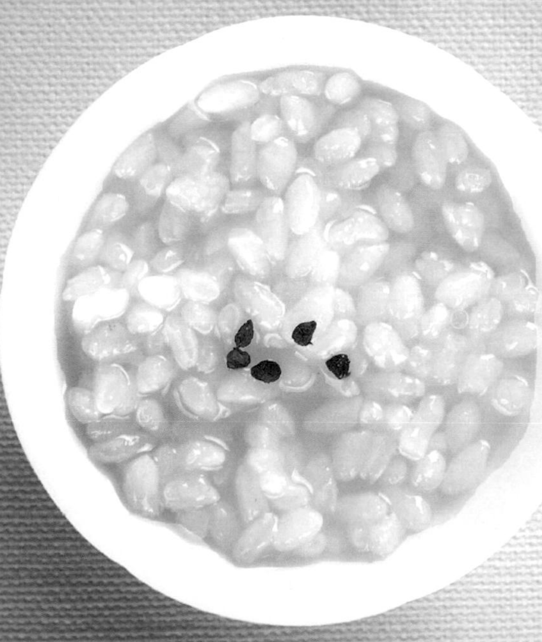

5 滋補 泡酒

取新韭菜子 500 克，好酒浸一夜，搗細，每天清晨及傍晚用溫酒沖服 1.5 克，以治虛勞溺精。

6 滋補 製餅

將韭菜子研末，和適量的麵粉，做成麵餅，蒸熟，日服 2 次，能夠治療小兒遺尿。

7 滋補 蒸服

取韭菜子 12 克，用紗布袋裝好，放入豬肚內，隔水蒸至爛熟，取出紗布袋，取食豬肚，能夠治療慢性胃炎及消化性潰瘍。

核桃肉

核桃肉是胡桃科植物胡桃的果肉。傳說唐朝貞觀年間，有一大臣請藥王孫思邈診病。訴其身虛羸弱，動則氣喘，且大便乾結，終日苦不堪言。藥王察色按脈，知其房勞過度，耗傷腎陽，囑其禁房事，並以橘餅配核桃肉每餐食之。大臣不解，藥王說：「核桃肉雖補但有膩胃生痰之弊，橘餅寬中下氣、化痰，可除核桃肉之弊」。大臣遵囑而食，月餘後果然自覺身體輕健，百恙皆除，再過半年，滿頭白髮竟然變黑了。

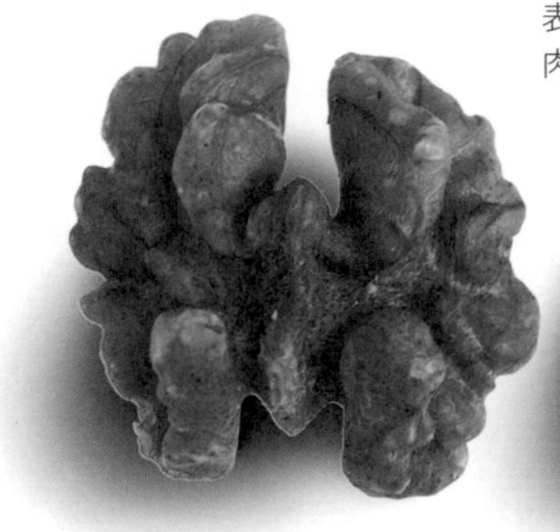

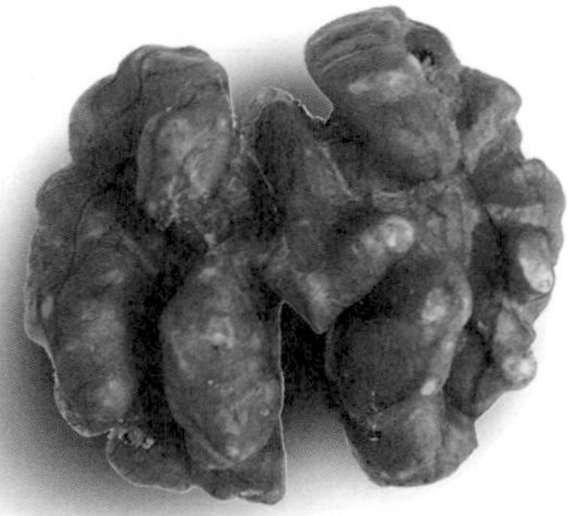

表面多溝壑，以個頭大、肉質飽滿者為佳。

性味歸經

性溫，味甘，歸腎、肺、大腸經。

用法用量

一般用量10～30克，煎服、生吃均可。

適宜範圍

① 肺腎兩虛所致的咳喘，或腎陽不足引起的腰膝酸軟、遺精遺尿等；② 津虧腸燥導致的虛秘，表現為有便後疲乏，大便並不乾燥。

現代藥理

核桃肉含有蛋白質、脂肪酸、有機酸、鈣、磷、鐵、胡蘿蔔素、核黃素等，可影響身體膽固醇的代謝。

鑑別保存

本品以個大、飽滿、斷面色白、富油性者為佳。核桃肉易黴變和蟲蛀，貯存時注意不要重壓。夏季應冷藏保管，防止受潮。

禁　忌

大便溏洩者忌服。不能與野雞肉或酒同食。

[治病配方]

1 老年慢性支氣管炎：核桃肉10克，生薑1片，一起放口中嚼食，每日早晚各1次。

2 失眠、多夢、食少：核桃肉、黑芝麻、桑葉各30克，搗成泥。每日服用9克，每日2次。

3 產後氣虛作喘：核桃肉、人參等份切細，加水煎，小口頻飲。

[家用滋補]

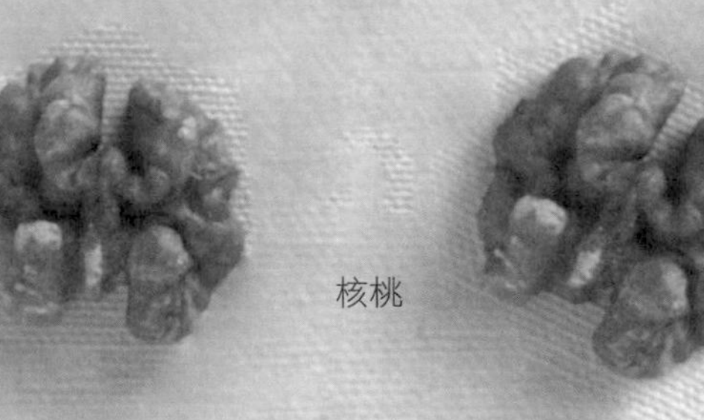

1 滋補 生吃

核桃肉 10 克，每晚睡前吃，連服一兩週，對小兒便秘療效很好。

2 滋補 煮粥

核桃肉 20 克，白米 100 克。核桃肉搗爛，與白米加適量水，同煮成粥。每日早晚服用，能治療體虛腸燥便秘。

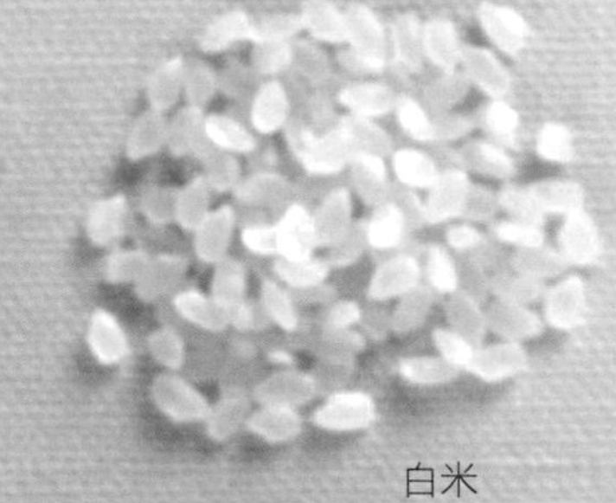

3 滋補 蒸服

核桃肉 10 克，加黃酒 50 毫升，蒸熟後服用，連服 5 天。可治療腰痛。

4 滋補 做點心

取核桃仁 250 克，將其放在適量沸水中浸泡 10 分鐘，用牙籤剔去皮膜。在小鍋中加入白糖和清水半杯，放入核桃仁，用小火煮至水分將收乾、糖汁包在核桃仁上即可。燒熱香油，油熱後倒入裹有糖汁的核桃仁，用小火炒至金黃色，濾去油，盛入盤中，撒上鹽拌勻，放涼即可食用。疲勞的時候，嚼一嚼，能夠緩解疲勞。

核桃粥
常作早餐服用，有健腦益智功效。

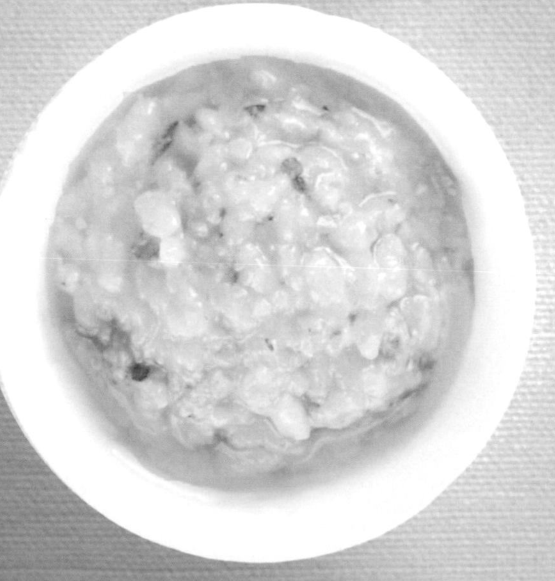

5 滋補 涼拌

將核桃仁放在 50℃左右的水中浸泡兩個小時左右，再取 250 克香椿苗，浸泡一會兒，撈出將根部清洗乾淨，與核桃仁拌勻，撒上調料即可。此道菜能延緩衰老。

性味歸經

性微溫，味甘酸，歸肝、腎經。

用法用量

一般用量 5 ～ 12 克，煎服或浸酒。

適宜範圍

適用於肝腎不足引起的陽痿、遺精、不孕不育、小便頻繁、視物不清等。

現代藥理

覆盆子含有機酸、糖類、逆沒食子酸、β-谷固醇等成分，有抑菌和類似雌激素的作用。

鑑別保存

覆盆子以果大、飽滿、完整、色黃綠、潔淨、無梗葉等雜質者為佳。

禁　　忌

腎虛火旺、小便短赤者慎服。陽強患者忌用。腎熱陰虛患者忌用。

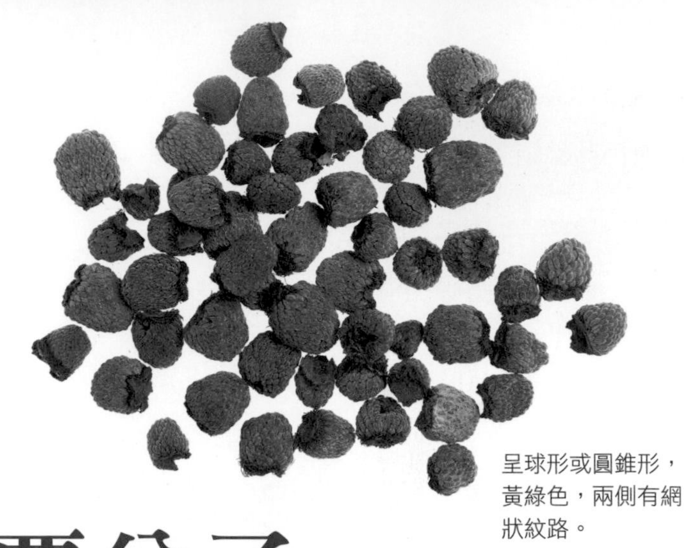

呈球形或圓錐形，黃綠色，兩側有網狀紋路。

覆盆子

覆盆子，為薔薇科植物華東覆盆子的乾燥果實，古稱覆盆子為「金玉之品」，能治陽痿、遺精，提升免疫力，回乳。覆盆子還能強化血管，預防心血管疾病和癌症，被譽為「癌症殺手」。

[治病配方]

1 遺精：覆盆子、熟地黃、芡實、仙茅、菟絲子各 15 克，山茱萸、生龍骨、生牡蠣、鎖陽各 30 克，水煎服，每日 1 劑。

2 目暗不明：覆盆子、熟地黃、枸杞、女貞子各 10 克，共研為末，加煉蜜和丸，如梧桐子大，每次服 3 ～ 10 克。

[家用滋補]

1 滋補 煮粥

白米 100 克，黨參、覆盆子各 10 克，紅棗 20 顆，白糖適量共煮粥食。有回乳作用。

2 滋補 煮湯

覆盆子 30 克，加水 500 毫升（約 2 碗），小火煎至 250 毫升（約 1 碗），去渣取湯；再用藥液煮豬瘦肉片 100 克，不加調料，小火煮熟，肉和湯同時吃下。

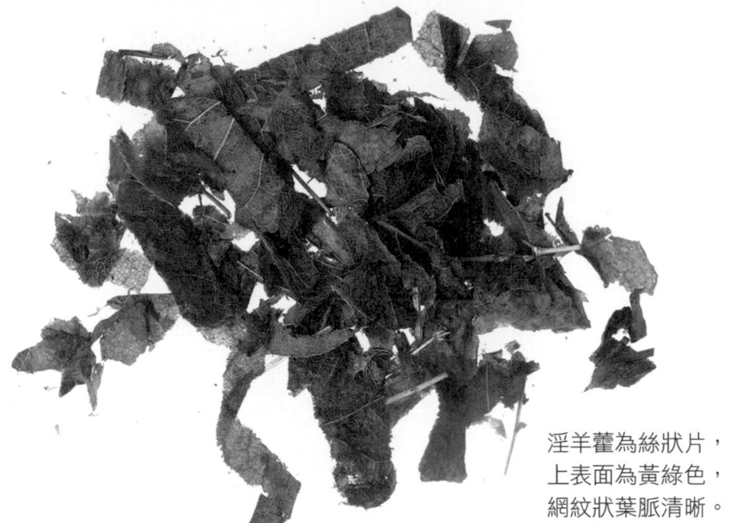
淫羊藿為絲狀片，上表面為黃綠色，網紋狀葉脈清晰。

淫羊藿

淫羊藿，別名「仙靈脾」。這種植物的葉子邊緣呈鋸齒狀，葉背面長有柔毛，形狀很像豆葉，羊吃了會不斷交配。古代稱豆葉為「藿」，因此人們把這種草命名為「淫羊藿」。

[治病配方]

1 高脂血症（併發冠心病）：淫羊藿、山楂各 10 克，川芎 5 克。水煎服，每日 1 劑。

2 高血壓（腎陽虛衰型）：淫羊藿 10 克，三七 5 克。水煎服，每日 1 劑。

3 高血壓（氣滯血瘀型）：淫羊藿 15 克，夏枯草 10 克，川芎 5 克。水煎服，每日 1 劑。

[家用滋補]

1 滋補 泡茶

淫羊藿 10 克，丹參、生曬參各 5 克。水煎當茶飲。此茶能益氣活血。

2 滋補 泡酒

淫羊藿 250 克，白酒 1,000 毫升。浸 1 週後飲服，量隨人定，對陽痿、腰膝酸軟有好處。

性味歸經

味辛、性溫，歸肝、腎經。

用法用量

一般用量 10～15 克，煎服。

適宜範圍

① 腎陽虛衰導致的陽痿、遺精早洩、腰膝痿軟、肢冷畏寒、耳鳴耳聾等；② 風濕痺痛偏於寒濕者，表現為心腹冷痛、四肢拘急等。

現代藥理

淫羊藿含有黃酮類、木質素類等成分，有降血壓、降血糖、降血脂、增強性功能、鎮咳平喘、抗骨質疏鬆、抗炎、改善腎功能等作用。

鑑別保存

淫羊藿質脆易碎，不可重壓，以免破損太多。本品乾燥後不易變質，但受潮易發霉，貯存時宜保持乾燥。

禁　忌

淫羊藿辛溫助火，陰虛火旺者忌用，會加重口鼻咽乾症狀。

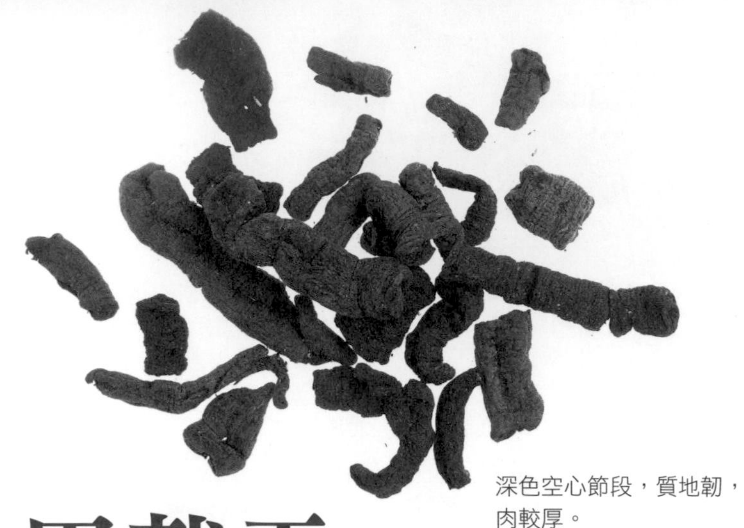
深色空心節段，質地韌，肉較厚。

巴戟天

巴戟天，為茜草科植物馬戟天的根。此物以四川產為佳，且能戟刺天官陽痿之人，使之陽興有嗣，故名巴戟天。凡草木冬至，莫不隨天地肅殺之氣而凋零，而巴戟天卻與天相戟、臨寒不凋，故又有人稱之為「不凋草」。

[治病配方]

1 老年筋骨疼痛：巴戟天 250 克，杜仲 100 克，當歸 90 克，徐長卿 150 克。上藥按比例配製、焙乾，共研細末。每次 10 克，每日服 2 次。

2 寒濕痺痛：巴戟天 20 克，五加皮、製附子各 9 克，細辛 3 克。製附子先煎 30 分鐘，後加巴戟天、五加皮、細辛，煎服，每日 1 劑，每次適量。

[家用滋補]

1 滋補 燉煮

巴戟天、淫羊藿各 15 克，鹿鞭 1 對。上藥共煮，至鹿鞭爛熟，切碎。食鹿鞭並飲湯，每日 1 劑，連服數日。本方有補腎氣、健脾胃的作用。

2 滋補 煮湯

巴戟天（鹽水炒製）10 克，杜仲（鹽水炒製）、淮山藥各 15 克，煲湯服食，能補腎陽。

性味歸經

性微溫，味甘、平，歸肝、腎經。

用法用量

一般用量 5 ～ 15 克，煎服。

適宜範圍

① 腎虛，男子表現為陽痿不舉、滑精早洩等，女子表現為宮冷不孕、性功能低下；② 風濕腰膝疼痛。

現代藥理

巴戟天含有苷類、單醣、多醣、胺基酸，及大量的鉀、鈣、鎂等元素，有提高免疫力、增強抗壓力能力，並能抗炎、升高白細胞。

鑑別保存

巴戟天以條粗壯、連珠狀、肉厚、色紫、質軟、內心細者為佳。貯藏時要避免受潮發霉，如有發霉，不可用水洗，宜放陽光下曬後，用毛刷刷黴。夏天應經常檢查和翻曬。

禁　忌

陰虛火旺及有熱者不宜服。

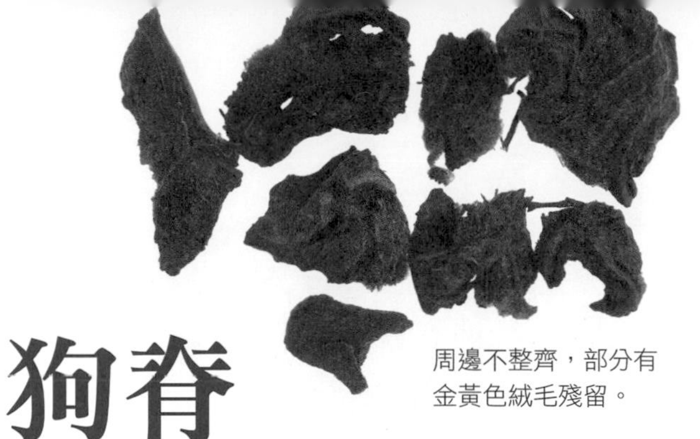

狗脊

周邊不整齊，部分有金黃色絨毛殘留。

狗脊是蚌殼科植物金毛狗的乾燥根莖，生於山腳溝邊及林下陰處酸性土上，主產於福建、四川、雲南、廣西等地。全年均可採收，以在秋季至冬季採收最佳。《神農本草經》稱其「主腰背強，機關緩急，周痺寒濕，膝痛。頗利老人。」

[治病配方]

1 骨質增生：狗脊、丹參、絡石藤各15克，羌活6克，獨活、當歸各10克，血竭3克（磨兌），乳香、沒藥各5克。水煎服，每日1劑。

2 僵直性脊椎炎：狗脊、赤白芍、王不留行各15克，生地30～60克，葛根20～30克，雙花、土茯苓各30克，蒲公英20克，紅花10克。中藥水煎分2次服，每日1劑，連服6天，休息1天，1個月為1療程。

[家用滋補]

1 滋補 泡酒

狗脊150克，黃酒1,500毫升。將藥浸於酒中，封固容器，置鍋中，隔水加熱煮1.5小時，7日後即可服用。每次飲1小盅，每日3次。可以治療關節筋骨疼痛，腰膝無力，活動不便等症。

2 滋補 煮湯

狗脊40克，豬瘦肉250克，巴戟天、紅棗（乾）20克。巴戟天、狗脊用水洗淨。豬瘦肉洗淨，切片。紅棗去核。砂鍋中加適量水，大火煲至沸，放入以上材料，用中火煲3小時，以鹽調味即可飲用。既強筋骨補腰腎，對於神經衰弱、記憶減退、失眠都有作用。

性味歸經

性溫，味苦、甘，歸肝、腎經。

用法用量

一般用量6～12克，煎服或浸酒。

適宜範圍

腎虛引起的腰痛脊強、足膝軟弱無力、風濕痺痛、遺尿、頻尿、遺精、白帶等。

現代藥理

狗脊含澱粉、鞣質類物質及鎂、鈣、鉀、鋁等微量元素，有袪風濕、補肝腎、強腰膝的作用。

鑑別保存

狗脊以表面深棕色，密被光亮的金黃色茸毛，下部叢生多數棕黑色細根，質堅硬，難折斷，味微澀者為佳。

禁　忌

腎虛有熱，小便不利或短澀黃赤，口苦舌乾者慎服。

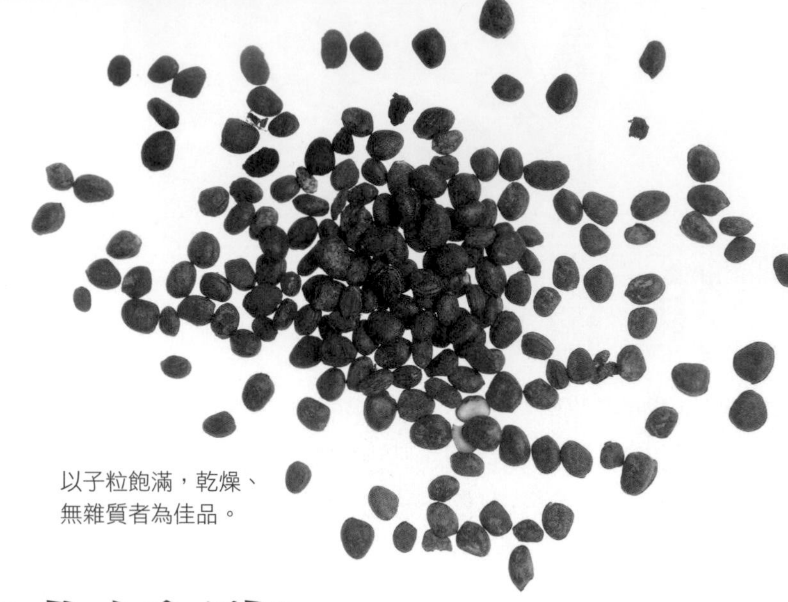

以子粒飽滿，乾燥、無雜質者為佳品。

補骨脂

補骨脂，為豆科植物補骨脂的成熟果實。秋季果實成熟時採收，然後曬乾，搓出果實，除去雜質，稱為「補骨脂」。《本草圖經》有言，補骨脂，今人多以胡桃合服，有延年益氣、悅心明目、補添筋骨的作用。

[治病配方]

1 白斑症：補骨脂 30 克，搗碎，加 75% 酒精 100 毫升，浸泡 5 ～ 7 日備用。用時取藥液塗患部。

2 老人腎虛氣喘：補骨脂 12 克，冬蟲夏草 3 克。水煎服，每日 1 劑。

[家用滋補]

1 滋補 研末

將補骨脂研末炒熟，每晚用溫開水吞服 3 克，可用於治療小兒遺尿。

2 滋補 煮粥

將山藥、補骨脂、吳茱萸一起煮粥，對形寒肢冷、四肢不溫有好處。

性味歸經

性大溫，味苦、辛，歸腎、脾經。

用法用量

一般用量為每日 6 ～ 15 克，煎服。

適宜範圍

① 腎陽不足導致的腰膝冷痛、少腹虛冷、性功能衰退等；② 脾腎虛寒所致的久瀉不止、腸鳴腹痛、腹部冷痛；③ 腎不納氣所致的虛喘證，表現為咳嗽、氣喘等。

現代藥理

補骨脂含有揮發油、黃酮類等成分，可治療放化療引起的白細胞減少，並可收縮子宮及縮短出血時間，治療月經過少，流產出血。

鑑別保存

補骨脂以身乾、顆粒飽滿均勻、色黑褐、純淨無雜質者為佳。貯存宜密閉置乾燥處。

禁　忌

陰虛火旺引起的眼紅、遺精、血尿、大便乾燥、小便短澀等症者不宜服用。單獨食用補骨脂會刺激胃腸黏膜，引起腹痛、噁心、嘔吐等症狀。不可與寒涼性質的藥材和食物共用。

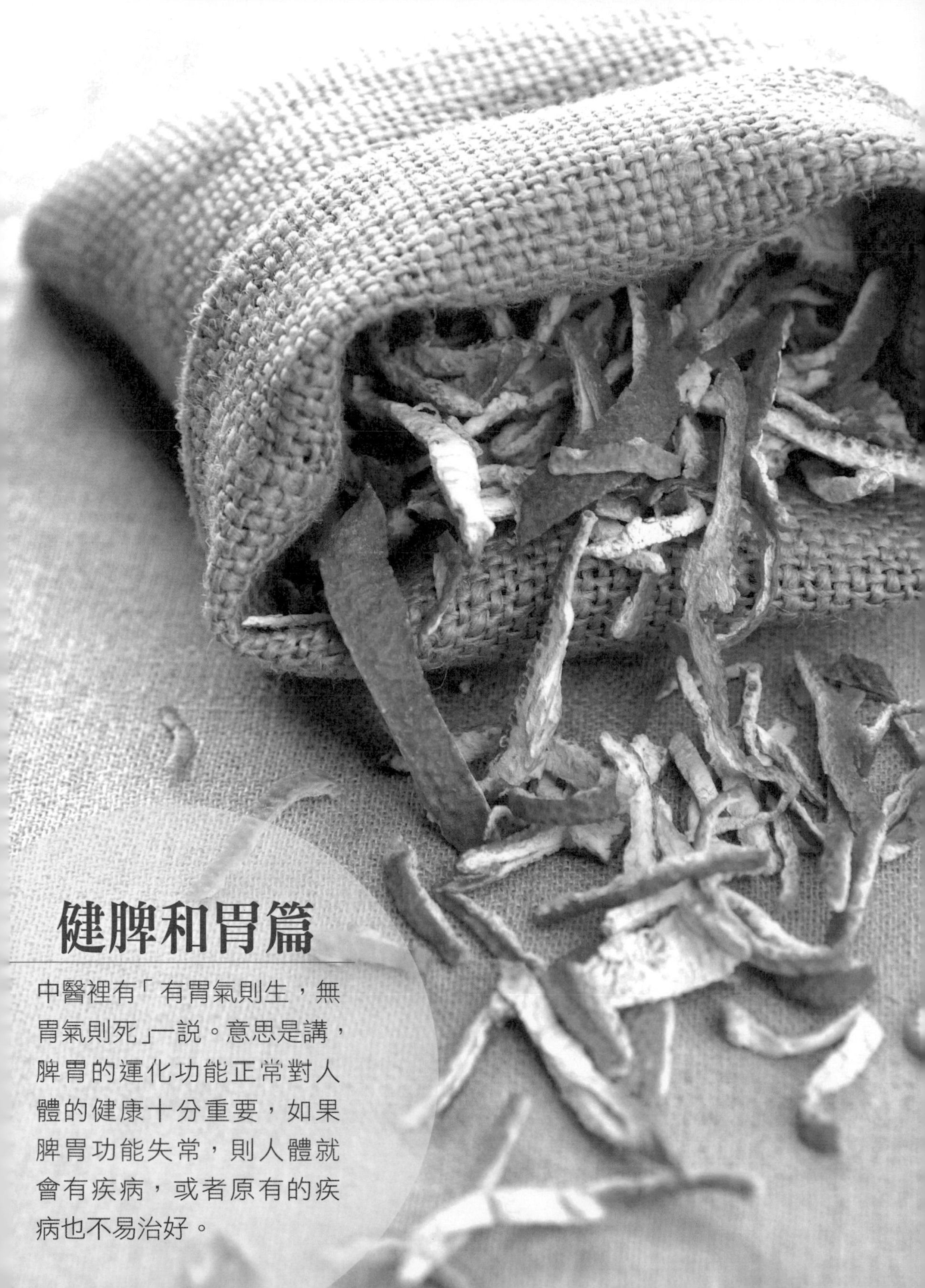

健脾和胃篇

中醫裡有「有胃氣則生，無胃氣則死」一說。意思是講，脾胃的運化功能正常對人體的健康十分重要，如果脾胃功能失常，則人體就會有疾病，或者原有的疾病也不易治好。

性味歸經

味酸、甘，性微溫，歸脾、胃、肝經。

用法用量

一般用量 10 ～ 30 克，煎服或生用。

適宜範圍

① 肉食積滯不消化，脘腹脹滿，腹痛便秘等；② 氣滯所致的脘腹脹痛；③ 產後瘀滯疼痛，及瘀血所致的疼痛。

現代藥理

山楂含多種有機酸以及黃酮類、解脂酶等成分，具有提升腸胃消化功能、擴張血管、降血壓、增強心肌、抗心律不齊、調節血脂和膽固醇含量等作用。

鑑別保存

宜置乾燥陰涼處貯存。

禁　　忌

山楂味酸，消化性潰瘍、齲齒、氣虛便溏、脾虛者忌用。孕婦慎用，易導致流產。山楂多食耗氣，體虛者少吃。山楂忌用鐵鍋熬煮，吃後容易中毒。吃人參時不宜吃山楂，山楂破氣，影響人參的補氣藥效。山楂不宜與大蒜同食，會刺激胃腸道，導致腹脹、腹瀉。

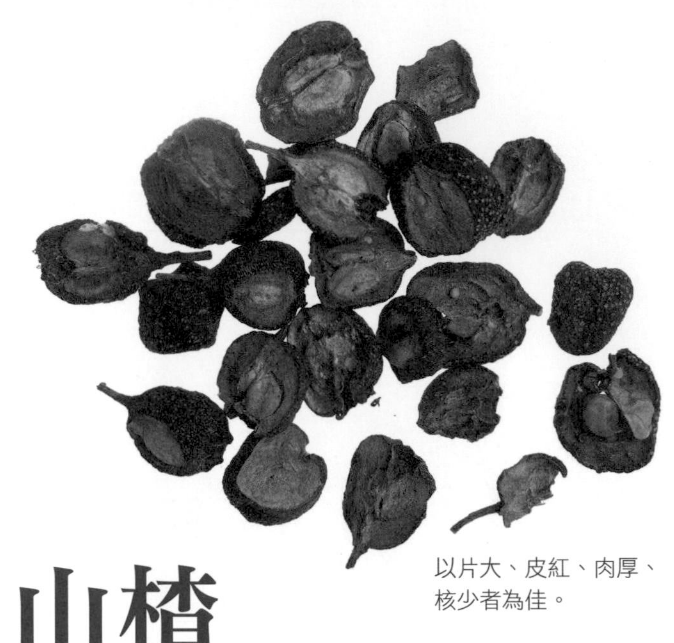

以片大、皮紅、肉厚、核少者為佳。

山楂

山楂又名山裡紅、紅果，古人稱它為「酸楂」，是薔薇科植物山楂的果實，為人們喜食的水果，也是一種常用中藥。具有助消化、降血脂、降血壓、治月經不調、去斑作用。柳宗元詩中就有「傖父饋酸楂」的詩句。《本草綱目》中有將山楂「去皮核，搗和糖、蜜，作為楂糕」的記載。

[治病配方]

1 消化不良：山楂、炒麥芽各 9 克。水煎服，每日 1 劑。

2 高脂血症（氣滯血瘀型）：山楂、決明子各 15 克，荷葉 8 克。洗淨後用小紗布袋包好放到鍋裡，加適量清水，先大火煮開，再改小火繼續熬煮半小時即可。

3 脂肪肝：山楂 100 克，桃仁 10 克，蜂蜜 250 克。將山楂洗淨後用刀拍碎，桃仁洗淨後研細。將山楂、桃仁一同放入鍋中，加入適量清水浸泡半小時，煎取藥汁，再加等量的清水煎取 1 次，兩次藥汁合併後裝入瓶中，兌入蜂蜜拌勻，蓋上蓋子，隔水蒸 1 小時，冷卻即可。

[家用滋補]

1 滋補 煮粥

山楂 30 克，紅棗 10 顆，白米適量。將紅棗掰開，與山楂、白米放入鍋中，加適量清水同煮，至米熟即可。能補血養顏。

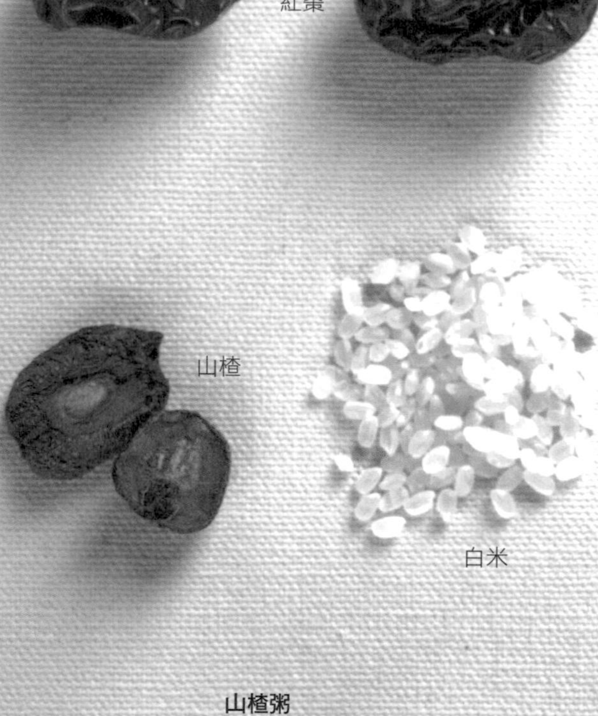

2 滋補 炒菜

鮮山楂 10 個，豬後腿肉 250 克，生薑、醬油、白糖、鹽、料酒、澱粉各適量。豬肉切小丁，用刀背輕拍，拌入料酒、鹽、水澱粉，拍上乾澱粉。油燒熱，將肉丁劃散、盛出。山楂去核，加少許清水煮爛、壓泥。鍋內放油燒熱，生薑爆鍋，倒入山楂泥翻炒，再加醬油、白糖熬稠，倒入肉丁，翻炒均勻即可。此菜能養胃降脂。

3 滋補 代茶飲

鮮山楂、鮮橘皮各 15 克，鮮白蘿蔔 100 克。鮮白蘿蔔、鮮山楂、鮮橘皮加清水煎取汁 300 毫升，當茶飲用。能化痰降濁。

山楂粥
在粥中加入葡萄乾和枸杞，味道更好。

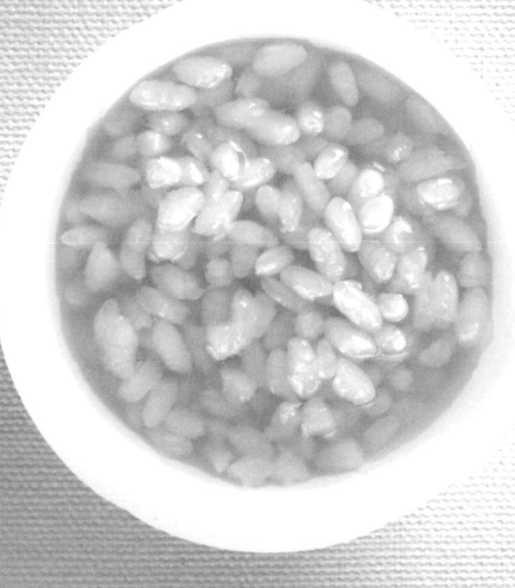

4 滋補 做羹

山楂 50 克，銀耳 20 克，西米 40 克，鹽、白糖各適量。將銀耳水發後撕成小塊，山楂切成小片；西米用水煮至發亮，煮透，過涼水。將所有材料同煮 15 分鐘，加鹽、白糖調味即可。長期服用此羹，有消食潤肺的作用。

性味歸經

性平，味甘，歸脾、胃經。

用法用量

一般用量 10～15 克，煎服。

適宜範圍

① 消化不良、飲食停滯、胸膈滿脹、噯氣、不思飲食；② 用於婦女斷乳，使其乳汁分泌減少直至停止。

現代藥理

麥芽含多種酶類以及大麥芽鹼等成分，有助於消化、降血糖、抗菌等作用。

鑑別保存

麥芽以色淡黃、有胚芽者為佳。置乾燥陰涼處保存，不宜久貯，其易老化。

禁　　忌

由於麥芽兼有下氣的作用，所以不宜過量服用或長期大劑量服用，否則會導致脾胃虛弱。胃下垂者忌用。麥芽能催生，孕婦勿用。炒麥芽有回乳作用，哺乳期婦女不可使用。焦麥芽藥效較猛，無積滯者、脾胃虛者、痰火哮喘者不可使用焦麥芽。

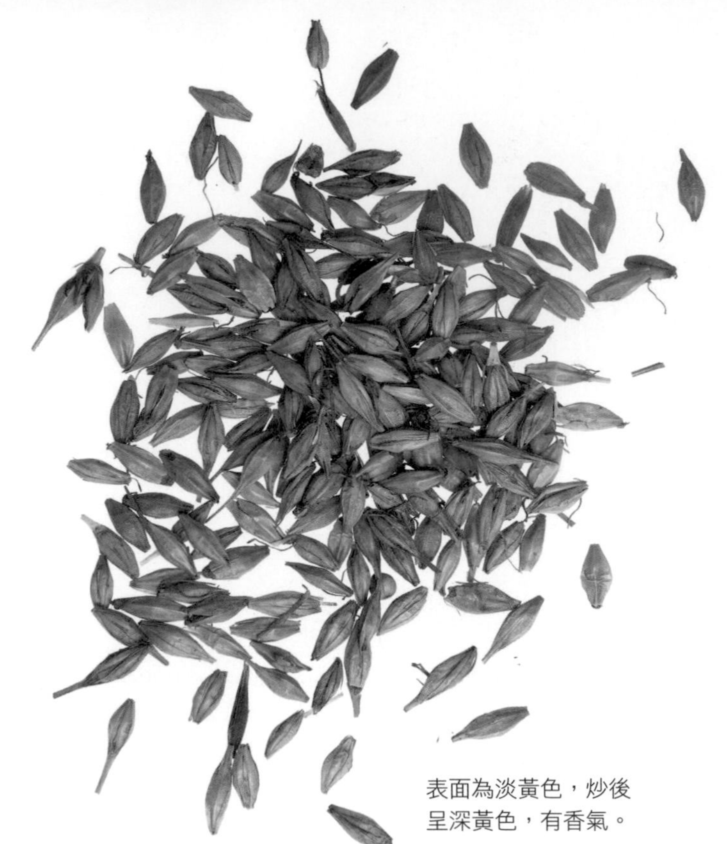

表面為淡黃色，炒後呈深黃色，有香氣。

麥芽

麥芽又名年麥、麥蘗、草大麥，系禾本科一年生大草本植物大麥的成熟果實幹燥而成。含有豐富的維他命、麥芽糖和卵磷脂。可消食、消脹、提神、回乳、壯陽。近代名醫張錫純曾評價說：「麥芽雖為脾胃之藥，同時也可舒肝氣。」

[治病配方]

1 乳腺增生：麥芽 50 克，山楂、五味子各 15 克，水煎服，每次適量。每日 1 劑，10 日為 1 療程。

2 手足癬、股癬：麥芽 40 克，加入 75% 酒精 100 毫升，浸泡 1 週左右。用時外塗患處，每日 2 次，連用 4 週。

[家用滋補]

麥芽

1 滋補 泡製

炒麥芽 120 克，加水 500 毫升，煎煮數沸。洗雙側乳房 20 分鐘，用木梳由周圍向乳頭輕輕梳理數遍。用於產後缺乳。

2 滋補 泡茶

麥芽 30 克，茶葉 2 克。用小火將麥芽炒過，再炒焦茶葉，用沸水浸泡，悶 10 分鐘。放溫後飲用，每日 1 次，對小兒腹瀉有好處。

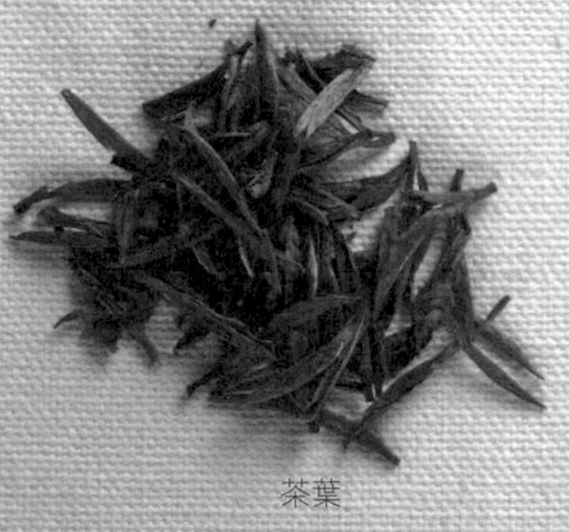

茶葉

3 滋補 做羹

麥芽、山藥各 15 克，雞蛋 2 顆，山楂 20 克，鹽、水澱粉各適量。將麥芽、山楂、山藥均洗淨，放入鍋內，加適量清水，煮 1 小時左右，去藥渣，備用。雞蛋去殼攪拌均勻，將藥汁煮沸，加入蛋液及水澱粉，邊下邊攪拌，加鹽調味即可。長期服用此羹，能健脾開胃。

麥芽茶
每劑可沖泡兩三次。

4 滋補 煮湯

麥芽 200 克，豬瘦肉 300 克，蜜棗 4 顆，料酒、鹽各適量。麥芽炒至微黃，豬瘦肉洗乾淨，切成薄片，加料酒等調料醃製。鍋內加清水，大火煮沸，放入蜜棗、麥芽，煮 45 分鐘，放入豬瘦肉煮至熟透，加鹽調味即可。本湯有消積和胃的作用。

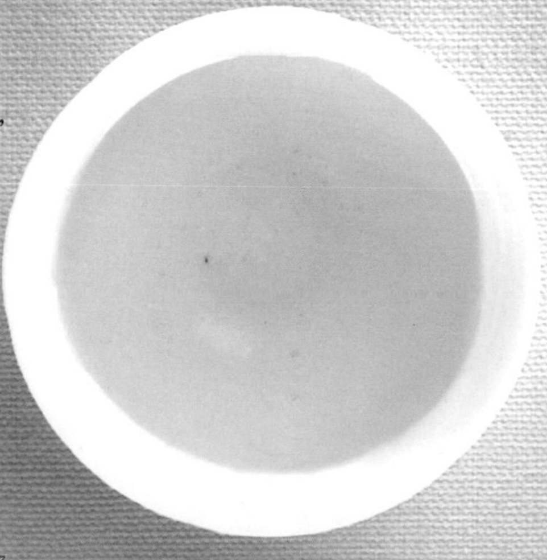

性味歸經

性溫，味辛、苦，歸脾、肺經。

用法用量

一般用量 6～15 克，最多可用至 30 克。煎服。

適宜範圍

① 脾肺氣滯引起的胸膈痞滿、消化不良、噁心嘔吐、脘腹脹滿等症；② 痰濕壅肺引起的咳嗽、咳痰等。

現代藥理

陳皮含有檸檬苷、苦味素、揮發油、維他命 B 群等功能性成分，有促進消化、排除腸管內積氣、增加食慾等作用。

鑑別保存

以廣東所產為佳。以皮薄而大、色紅、香氣濃郁者為佳。

禁　　忌

陳皮有去除體內濕氣作用，有陰虛燥咳、吐血及內有實熱者慎服。陳皮忌與生冷食物同食，冷飲、冰淇淋等生冷食物性寒，易生濕氣，與陳皮辛溫之性相反，同時服用影響藥效。

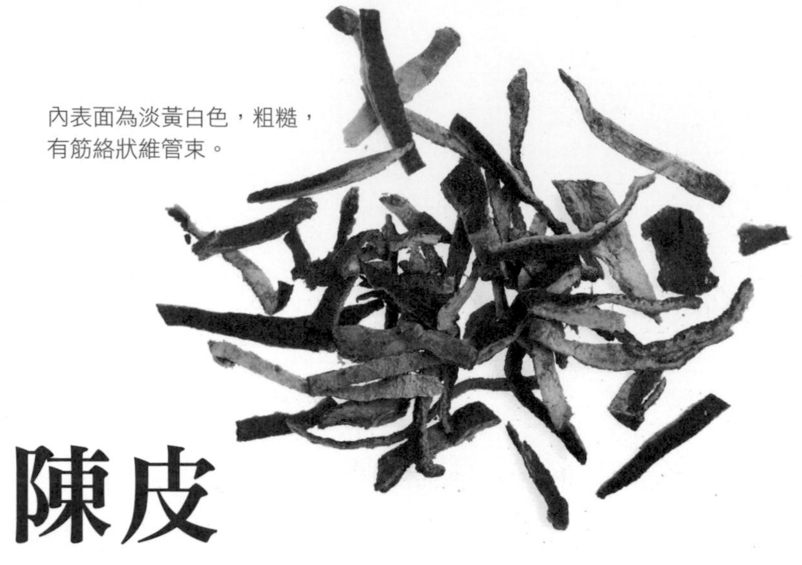

內表面為淡黃白色，粗糙，有筋絡狀維管束。

陳皮

陳皮，別名陳橘皮、陳柑皮、廣皮、新會皮。為芸香料常綠小喬木植物橘及其同屬多種植物的成熟果實之果皮。因以貯藏的時間越久越好，故稱「陳皮」。有順氣、消食、治腸胃不適等功能。

[治病配方]

1 脂肪肝：陳皮、荷葉各 5 克，薏仁 100 克，山楂 10 克。將陳皮、薏仁、山楂一同研為細末，與荷葉泡茶即可。

2 失眠（痰熱內擾型）：陳皮、竹茹各 20 克。水煎當茶飲，每次適量。

3 憂鬱症：陳皮 6 克，佛手 15 克，紅棗 10 顆。用沸水沖泡，當茶飲用。

4 肥胖（脾虛濕阻型）：陳皮 3 克，茯苓 6 克。水煎當茶飲。

5 咳嗽（燥火型）：陳皮 10 克，羅漢果 2 個。將陳皮切絲，羅漢果洗淨、壓碎，用大火煮沸後再煮 10 分鐘，當茶飲用。

6 胃炎（氣滯血瘀型）：陳皮、佛手、香附、蘇梗各 10 克，枳殼 5 克。水煎當茶飲。

7 高脂血症（氣滯血瘀型）：陳皮、苜蓿子、山楂各 10 克，茶葉 1 克，紅糖適量。將各味藥材放入杯中，衝入沸水，加蓋悶 15 分鐘即可。每日 1 劑，當茶飲用，沖淡為止。

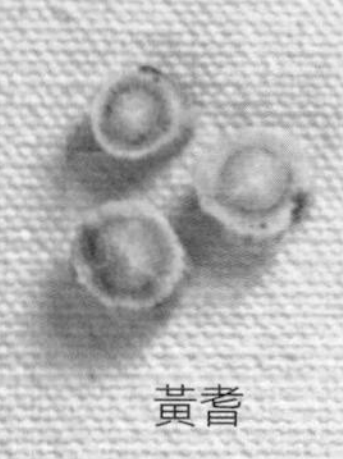
黃耆

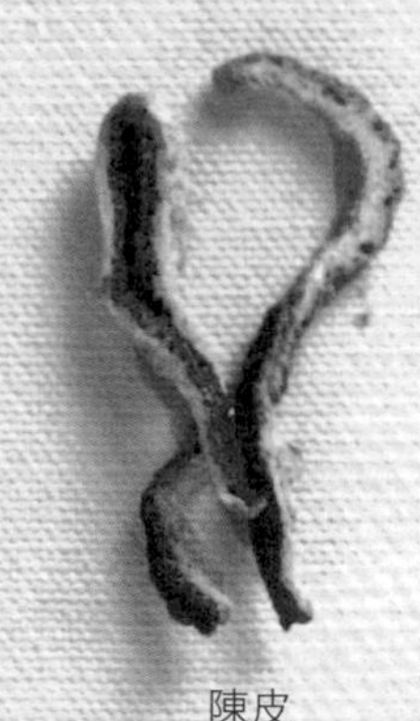
陳皮

[家用滋補]

1 滋補 煮粥

① 陳皮 6 克，生麥芽 30 克，雞內金、檳榔各 10 克。將雞內金、檳榔、陳皮煎煮半小時，去渣，加生麥芽煮成粥，加適量糖或鹽調味即可。能消導積滯。② 陳皮 6 克，黃耆、紅糖各 30 克，白米 100 克。將黃耆洗淨切片，放入鍋中，加清水適量，煎煮取汁。將白米淘洗乾淨，與陳皮、紅糖放入鍋中，再倒入黃耆汁，加清水適量，煮至米爛熟即可。長期食用此粥，能益氣養顏。

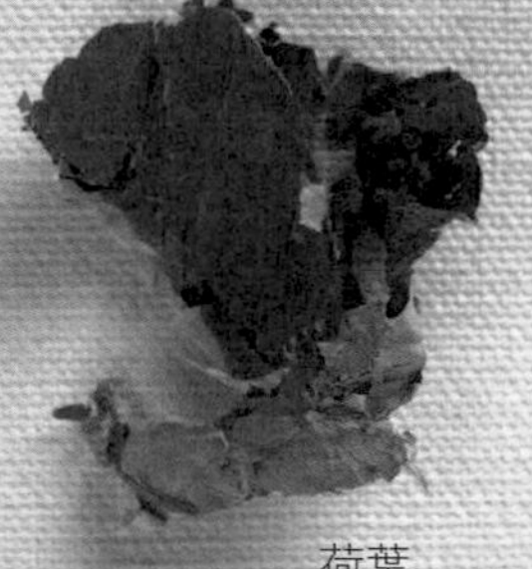
荷葉

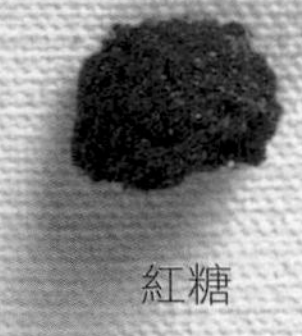
紅糖

2 滋補 煮湯

陳皮、熟杏仁各 10 克，百合 30 克，豬瘦肉 200 克，鹽、醬油、生薑、蔥各適量。將陳皮、百合洗淨，豬瘦肉切絲。將豬肉絲、陳皮、百合與杏仁放入鍋內，加適量清水、生薑、蔥，用小火煮至肉爛，加入鹽、醬油調味即可。此湯能清熱化痰。

3 滋補 代茶飲

陳皮、荷葉各 15 克，新鮮山楂 30 克（乾山楂 15 克），生槐花 5 克。所有材料裝到小紗布袋裡，放入鍋中，加 1,000 毫升清水，先大火煮開，再中火熬煮半小時即可。取汁代茶飲，能消脂化積。

陳皮黃耆粥
此粥有利水消腫、健脾益胃的功效。

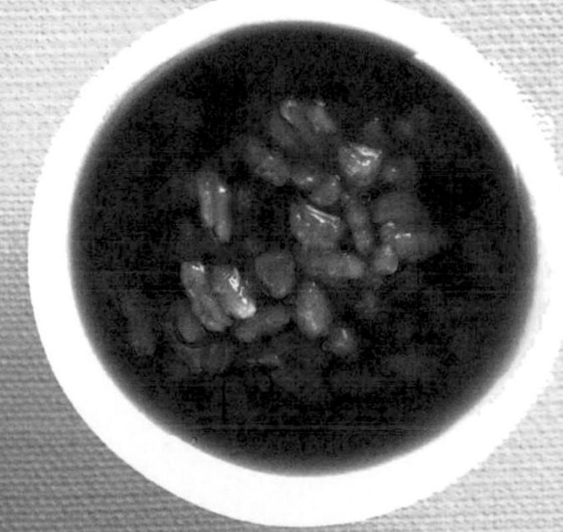

性味歸經

性平，味甘，歸脾胃、小腸、膀胱經。

用法用量

一般用量 8 ～ 20 克，煎服。

適宜範圍

① 飲食積滯、消化不良、噯氣、脘腹脹滿、大便夾雜不消化食物；② 消化系統和泌尿系統結石，如膽結石、腎結石等；③ 腎虛遺精遺尿、白帶色白清稀量多。

現代藥理

雞內金即雞嗉囊，主要含有胃激素、角蛋白、胺基酸等功能性成分，有增加胃液分泌量和提高胃腸消化能力、加快胃的排空速度等作用。

鑑別保存

雞內金以個大、色黃、乾燥、完整無破碎者為佳。本品易生蟲，應充分乾燥後密閉保存。

禁　　忌

脾虛無食積者慎用。雞內金以生用為佳。忌空腹狀態下服用。凡大氣下陷或咳嗽吐血等證，忌用雞內金。雞內金消食作用雖好，也不可長期服用。

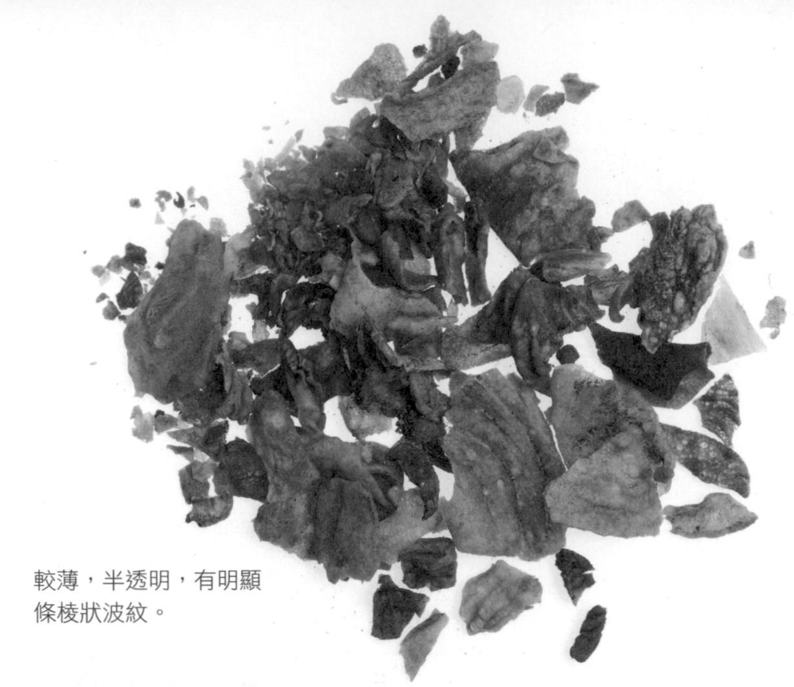

較薄，半透明，有明顯條棱狀波紋。

雞內金

雞內金又名內金、炙內金，俗稱雞肫皮，為雞的胃內膜，始載於《神農本草經》。我們生活中常把它當垃圾扔掉，卻不知它有藥用價值。雞內金含大量蛋白質，不僅能促進胃腺分泌，還能增強胃運動。中醫認為，雞內金有開胃消食，防治尿結石、腎結石、膽結石的功效，還可防止脫髮。

[治病配方]

1 腹瀉（食傷型）：陳皮、雞內金各 9 克，雞蛋殼 30 克。放鍋中炒黃後碾成粉末，每次取 6 克，用溫開水送服，每日 3 次，連服 2 日即有效果。

2 腹瀉（濕熱型）：雞內金、山楂、炒麥芽各 10 克，萊菔子 20 克，甘草 5 克。水煎服，每日 1 劑。

3 腸炎：雞內金 10 克，紅豆 30 克。水煎當茶飲，有清熱利濕、消積化瘀的作用。

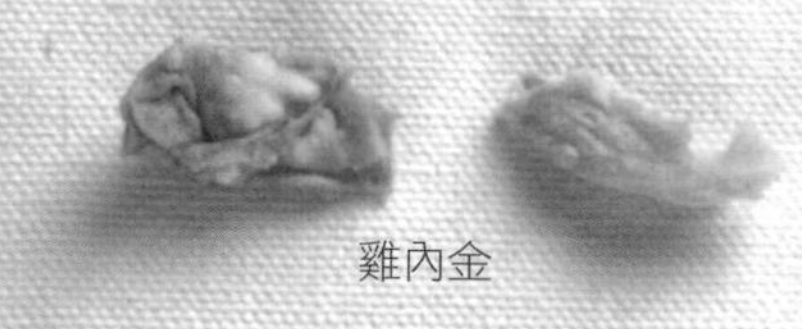
雞內金

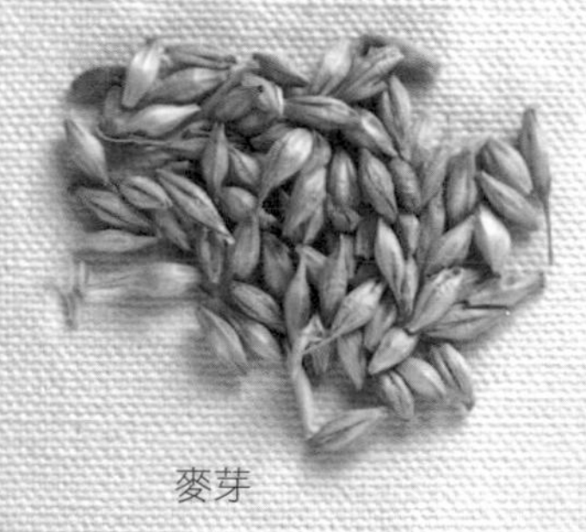
麥芽

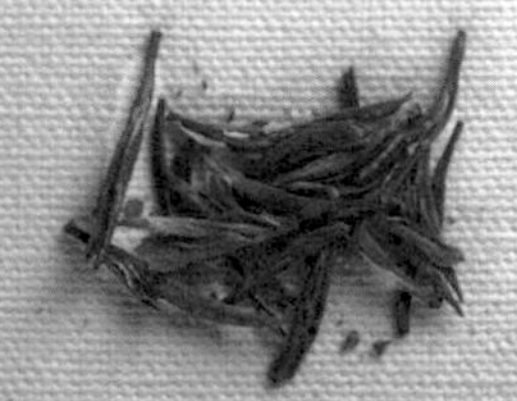
綠茶

[家用滋補]

1  煮粥

① 雞內金 6 個，乾橘皮 3 克，砂仁 2 克，白米 50 克。雞內金、乾橘皮、砂仁研末，白米煮粥，粥成後放入藥末，供早晚餐食用。能消積和胃。

② 雞內金 15 克，先用小火煮約 1 小時，然後加糯米及山藥，繼續煮約 1 小時即可。適用於氣滯血瘀所致的閉經，以及食積不化、脘腹脹滿和小兒疳積等症的輔助食療。

2 滋補 蒸煮

雞內金、紅棗、乾薑各 15 克，羊肉 250 克，蔥、鹽、料酒各適量。羊肉切塊、炒乾，放入雞內金、紅棗、乾薑、蔥，加入清水、料酒，用中火燉約兩小時，再加入鹽調味。本品適用於脾胃虛寒引起的慢性腸炎、腹中冷痛、腸鳴洩瀉、大便水樣等，但腸胃濕熱洩瀉、外感發熱者不宜用。本品能溫胃散寒。

3 滋補 泡茶

雞內金 10 克，麥芽 30 克，綠茶 5 克。放入鍋內，用小火焙黃，略搗碎後，放保溫杯中，用沸水泡 20 分鐘即可。此茶能消食導積。

雞內金麥芽茶
適合兒童服用，用量根據年齡酌情增減。

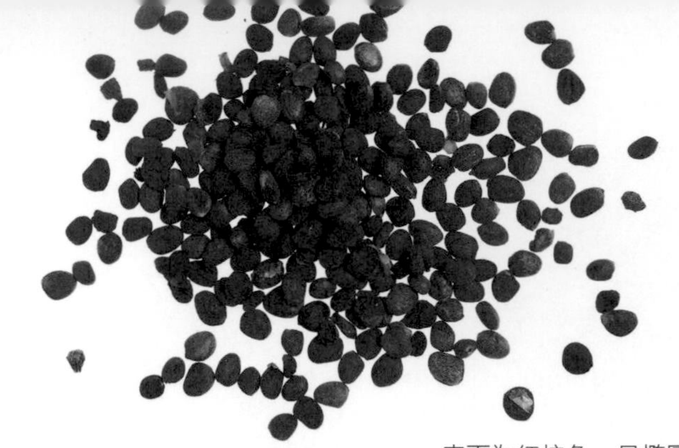

表面為紅棕色，呈橢圓形，稍扁，質地堅硬。

萊菔子

萊菔子又名蘿蔔子、蘿白子、菜頭子等，為十字花科植物蘿蔔的成熟種子，普遍栽培於中國各地。古代著名醫學家朱震亨說：「萊菔子治痰，有推牆倒壁之功。」

［治病配方］

1 精神分裂症：生萊菔子、生大黃各 30 克，芒硝 24 克（沖服），白芥子 9 克。水煎服，每日 1 劑，每次適量。

2 老年性便秘：萊菔子（小火炒煮）30 ～ 40 克，溫開水送服，每日兩三次，每次適量。

3 腸梗阻：萊菔子 24 ～ 30 克，大黃 10 ～ 15 克，芒硝（後下）10 ～ 15 克，蜂蜜 60 ～ 120 克。先取水 500 毫升煮萊菔子、大黃，煎取 250 毫升。另煮蜂蜜至沸入芒硝，煎煮 20 分鐘，與前藥汁混合，放涼一次頓服。亦可少量多次，頻頻飲服。

［家用滋補］

1 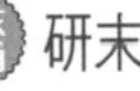 研末

萊菔子 6 克，研末，水調服。本品有消食理氣寬中的功效。

2 滋補 做飲品

萊菔子 20 克，紅蘿蔔適量。先將萊菔子裝入小紗布袋中與切成碎末的紅蘿蔔同煮，待紅蘿蔔熟後，取出萊菔子，連湯食用。每日 1 次，有降眼壓的作用。

性味歸經

性平，味辛、甘，歸肺、脾、胃經。

用法用量

一般用量 6 ～ 10 克，煎服。

適宜範圍

① 可用於食積所致的胃脘脹痛、噯氣吞酸、腹痛等症狀；② 炒用有降氣去痰的作用，適用於久咳痰喘實證。

現代藥理

萊菔子含萊菔素、芥子鹼、脂肪油、β-谷固醇、糖類及多種胺基酸、維他命等，有促進腸蠕動、抗病毒、降血壓等作用。

鑑別保存

萊菔子以粒大、飽滿、堅實、顏色紅棕、無雜質者為佳。

禁　忌

本品辛散耗氣，故氣虛無食積、痰滯者慎用。不宜與人參同用。

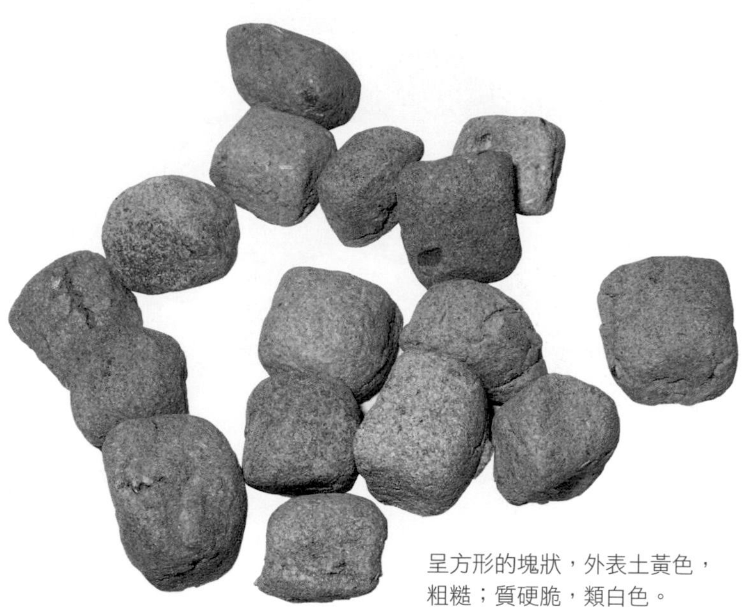

呈方形的塊狀，外表土黃色，粗糙；質硬脆，類白色。

神曲

明代李時珍著《本草綱目．谷四．神曲》:「昔人用曲，多是造酒之曲，後醫乃造神曲，專以供藥，力更勝之，蓋取諸神聚會之日造之，故得神名。」

[治病配方]

1 消化不良：神曲 15 克，水 100 毫升，將神曲放入水中煎煮至藥汁濃稠即可，不拘時口服。

2 小兒腹瀉：用炒神曲 5 克，加溫開水調成糊狀，加適量紅糖，每日 3 次。

3 白內障：用神曲 120 克，磁石 90 克（火鍛醋淬），夜明砂 60 克，不拘時服用。神曲味甘辛溫制磁石成寒之性，使磁石不礙胃氣，有利藥效的發揮。

性味歸經

味甘、辛，性溫，歸脾、胃經。

用法用量

一般用量 6～15 克，煎服。

適宜範圍

① 主脘腹脹滿，飲食停滯；② 健脾和胃；③ 消食化積。

現代藥理

含多量酵母菌和維他命 B 群，可增進食慾，維持正常消化機能等。

鑑別保存

以身乾、無蟲蛀、久陳、雜質少者為佳品。

禁　忌

胃火旺，脾陰不足者，以及孕婦慎服。

性味歸經

性溫，味辛、苦，歸脾、胃、肝經。

用法用量

一般用量3～9克，煎服。

適宜範圍

① 濕阻脾胃引起的脘腹脹滿、食慾不振、倦怠乏力、舌苔白膩厚濁等；② 風濕痺痛；③ 風寒表證；④ 夜盲、眼目昏澀。

現代藥理

蒼朮主要含蒼朮素、β-桉油醇、茅術醇、羥基蒼朮酮等成分，有抗缺氧、抗腫瘤、促進骨骼鈣化等作用。

鑑別保存

蒼朮以質地堅實、斷面硃砂點多、香氣濃者為好。

禁　　忌

陰虛內熱、出血者禁服，氣虛多汗者慎服。

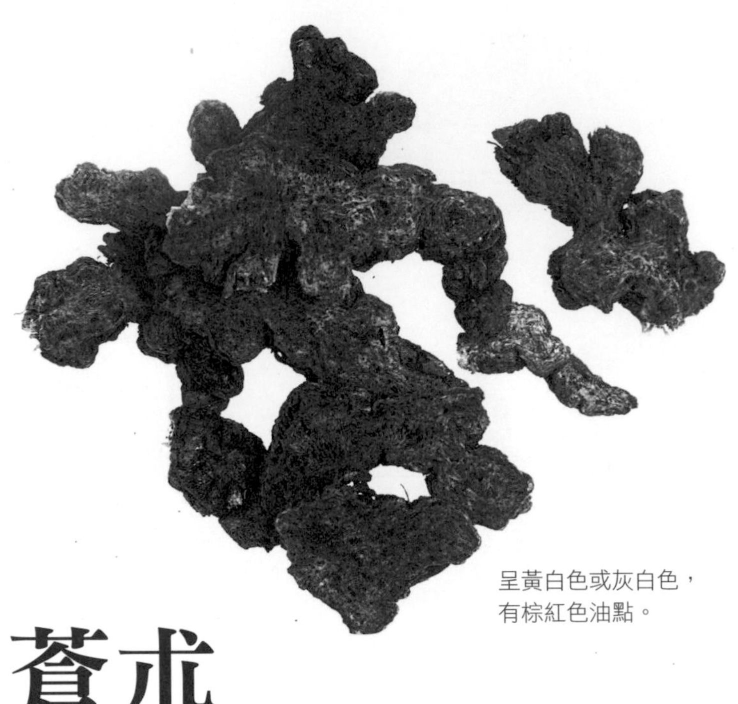

呈黃白色或灰白色，有棕紅色油點。

蒼朮

蒼朮，菊科蒼朮屬植物，多年生直立草本。《本草綱目》稱其：「治濕痰留飲……及脾濕下流，濁瀝帶下，滑瀉腸風。」《新修本草》稱其能「利小便」。

[治病配方]

1 胃下垂：茅蒼朮20克，泡茶飲服，每次適量，對胃下垂有效，且無傷陰之弊。

2 細菌性痢疾：炒蒼朮90克，製大黃、炙草烏、炒杏仁、川羌活各30克，共研細末，每次1.5克，每日2次。

3 濕疹：蒼朮、黃芩、黃柏各15克，加水1,500毫升，煎至600～700毫升，過濾。用藥液洗患處，每日1次，重者2次，每次20分鐘左右。

4 鼻息肉：蒼朮、白芷各20克，烏梅、五味子各15克，水煎服。用蒸氣吸入，每日一兩次，每劑可熏三四次，連續熏一兩個月。

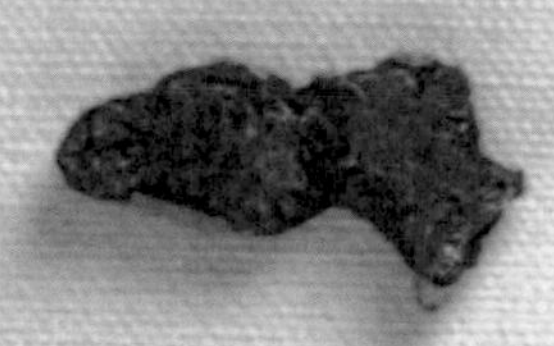

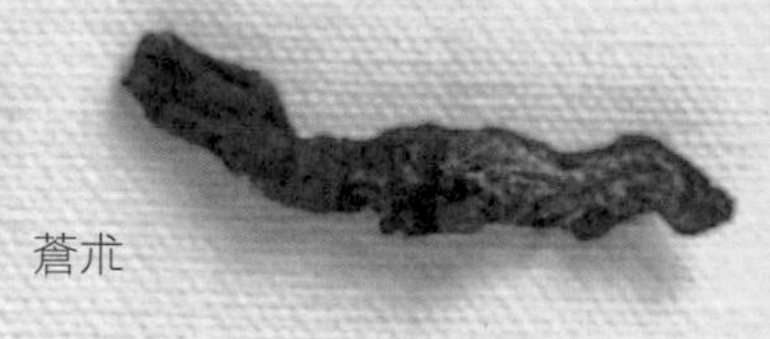

蒼朮

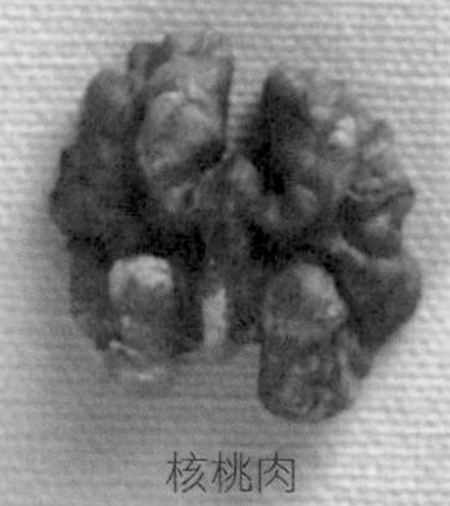

核桃肉

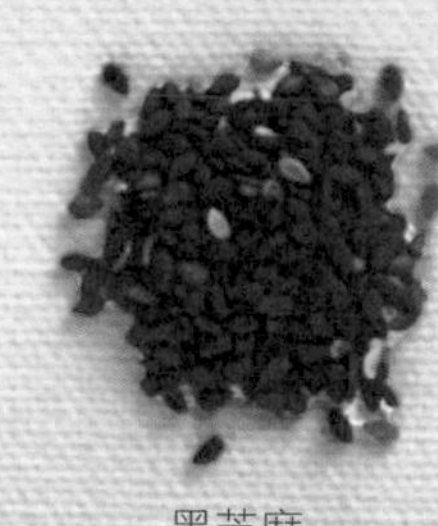

黑芝麻

[家用滋補]

1 滋補 研末

① 蒼朮、炒大麥芽各等份，研細末，每次 3 ～ 10 克，每日 2 次，用白糖開水調服，可以治療小兒疳積、慢性腸胃病、不思飲食、腹脹下痢。② 蒼朮、雞內金、陳皮各等份，研細末，每次服 1 ～ 1.5 克，每日 3 次，加適量白糖調服，對小兒厭食有較好療效。

2 滋補 煮粥

蒼朮 15 克，黑芝麻、核桃仁各 30 克，白米 60 克。用紗布包好蒼朮，黑芝麻、核桃肉搗碎。同放砂鍋內加水適量，小火煮粥，待米爛粥稠，棄去藥包，空腹食粥，每日 1 次。此粥對於夜盲症有獨特療效，對視物昏花、兩目乾澀也有效。

3 滋補 燉煮

蒼朮、陳皮各 30 克，豬肚 1 只。將豬肚裡外洗淨，用紗布包好蒼朮、陳皮，放入豬肚中，細線紮緊，加適量水後小火燉煮，熟後棄去藥包，趁熱食肚飲湯，分兩日食完。經常食用，可以健脾和胃，消食化滯。對胃及十二脂腸潰瘍病、慢性胃炎、胃下垂伴脘腹脹痛、噯氣、噁心嘔吐、食慾不振等症有較好效果。

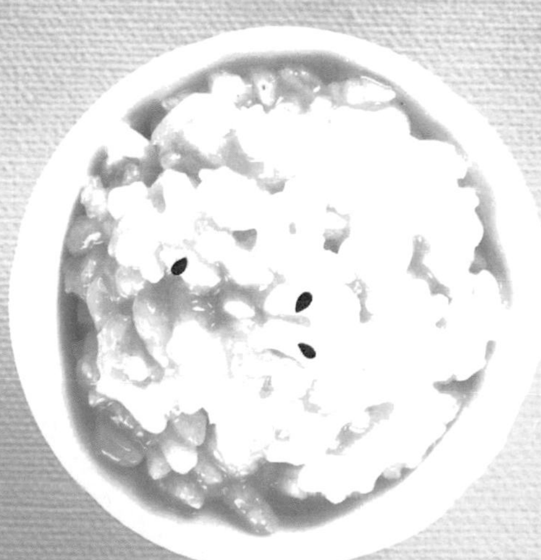

蒼朮芝麻核桃粥
蒼朮不能與大蒜同食，因此服用此粥時不能吃大蒜。

性味歸經

性溫，味辛，歸脾、胃、腎經。

用法用量

一般用量 3 ～ 6 克，煎服（後下）。

適宜範圍

① 濕阻或氣滯所致之脘腹脹痛，尤其是寒濕氣滯最為適宜；② 脾胃虛寒導致的吐瀉；③ 妊娠惡阻及胎動不安。

現代藥理

砂仁含有乙酸龍腦酯、樟腦、檸檬烯、樟烯、α- 蒎烯、β- 蒎烯、龍腦、β- 欖香烯、β- 丁香烯、β- 香柑油烯，及多種微量元素等 30 餘種成分，能增進腸道運動、明顯抑制血小板聚集。

鑑別保存

砂仁以個大、堅實、仁飽滿、氣香濃者為佳。貯存宜置陰涼乾燥處，忌日曬，防止散粒、走失香氣及走油。炮製品貯於密閉容器內。

禁　　忌

陰虛血燥，火熱內熾者要慎服。

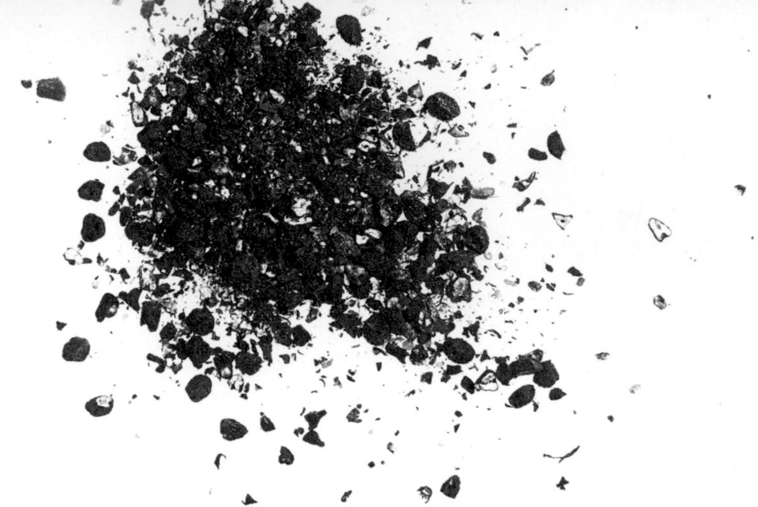

砂仁質地堅硬，呈棕紅色或暗褐色，氣味芳香濃烈。

砂仁

砂仁，是熱帶和亞熱帶薑科植物的果實或種子。砂仁始載於《藥性論》，名縮砂密。砂仁在中國的應用已經有 1,300 多年的歷史，古代就有很多書籍對砂仁的藥用功效有所記載，如《本草綱目》裡就有著砂仁可以健脾、化滯、消食的記載。

［治病配方］

1 過敏性結腸炎：砂仁 6 ～ 10 克，黨參 15 ～ 20 克，茯苓 10 ～ 15 克，炒白朮 12 ～ 18 克，炒扁豆 20 ～ 30 克，蓮子肉 8 ～ 10 克，炒山藥、薏仁各 15 ～ 30 克，桔梗 10 ～ 12 克，炙甘草 3 ～ 6 克，紅棗 3 ～ 5 顆。每劑藥用水 500 毫升，浸 30 分鐘，大火煎開，小火煎煮 30 分鐘，兩煎藥液混勻，早晚分服，每日 1 劑。

2 慢性膽囊炎：砂仁、黃連、木香各 6 克，柴胡、枳實、白芥子、大黃各 10 克，虎杖 12 克，銀花、白芍各 15 克，吳萸、甘遂、大戟各 3 克。水煎服，每日 1 劑。

3 胃下垂：砂仁、白朮各 10 克，黃耆、太子參各 10 ～ 30 克，陳皮 10 ～ 15 克，升麻 9 ～ 12 克，枳殼 10 ～ 18 克，大黃（後下）3 ～ 12 克，製馬錢子 2 ～ 4 克，甘草 3 ～ 6 克。水煎服，每日 1 劑。

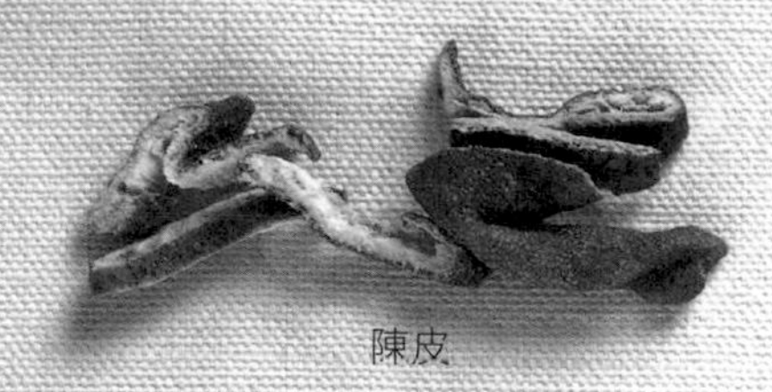
陳皮

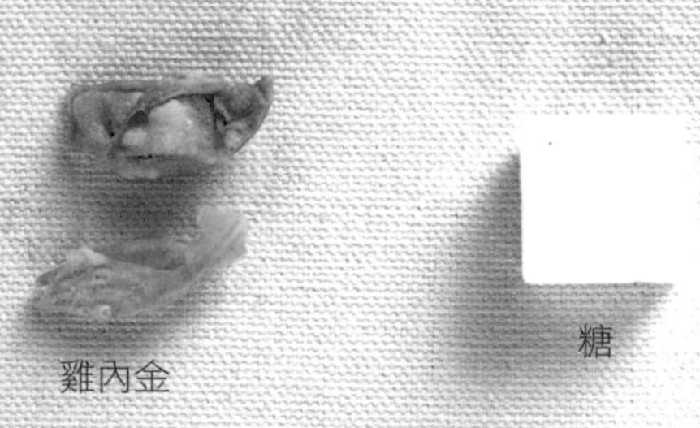
雞內金

糖

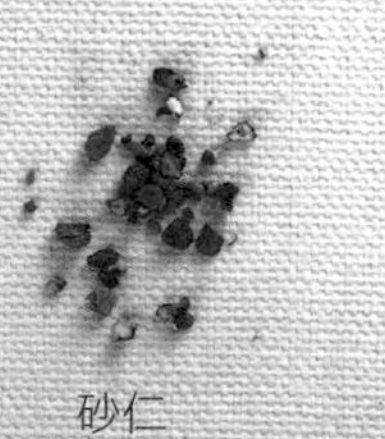
砂仁

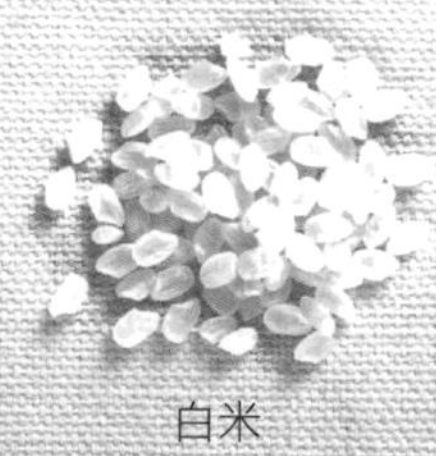
白米

砂仁陳皮粥

可將砂仁研末，直接與白米熬粥，也有健胃消食的作用。

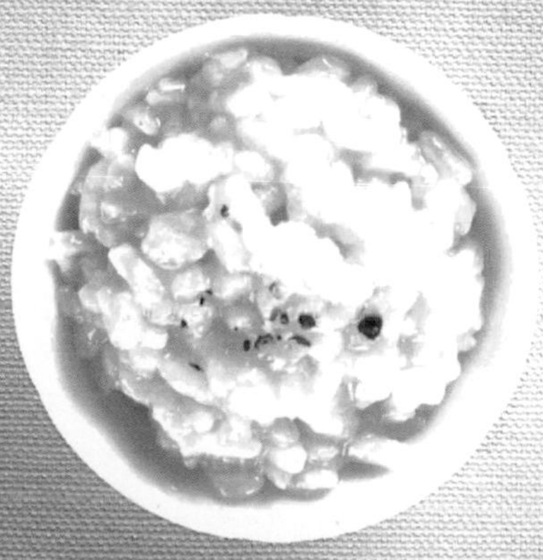

[家用滋補]

1 滋補 熬粥

砂仁3克，雞內金、陳皮各5克，白米60克，白糖適量。三藥共研成細末，待粥熬至將熟時下入，至粥熟爛，加入白糖調味。每日1劑，連用7～10日。適用於小兒疳積、胃納減少、噁心嘔吐、消化不良等。

2 滋補 煮湯

砂仁、蓽茇、陳皮各10克，鯽魚1000克，大蒜2顆，胡椒10克，辣椒、蔥、鹽、醬油各適量。將鯽魚去鱗、鰓和內臟，洗淨；鯽魚腹內裝入陳皮、砂仁、蓽茇、大蒜、胡椒、辣椒、蔥、鹽，用線縫合魚腹；油鍋燒熱，將鯽魚入油中煎3分鐘，加入醬油和水適量，燉熟即成。棄藥，吃肉喝湯。適用於寒性腹痛和虛性腹痛。

3 滋補 泡酒

砂仁、佛手、山楂各30克，米酒500毫升。砂仁、佛手、山楂共浸入米酒中，7日後可飲用。每日早晚各1次，每次15～30毫升。適用於氣鬱月經後期，伴經期延後、量少色暗有塊、小腹及胸脅、乳房脹悶不舒等。

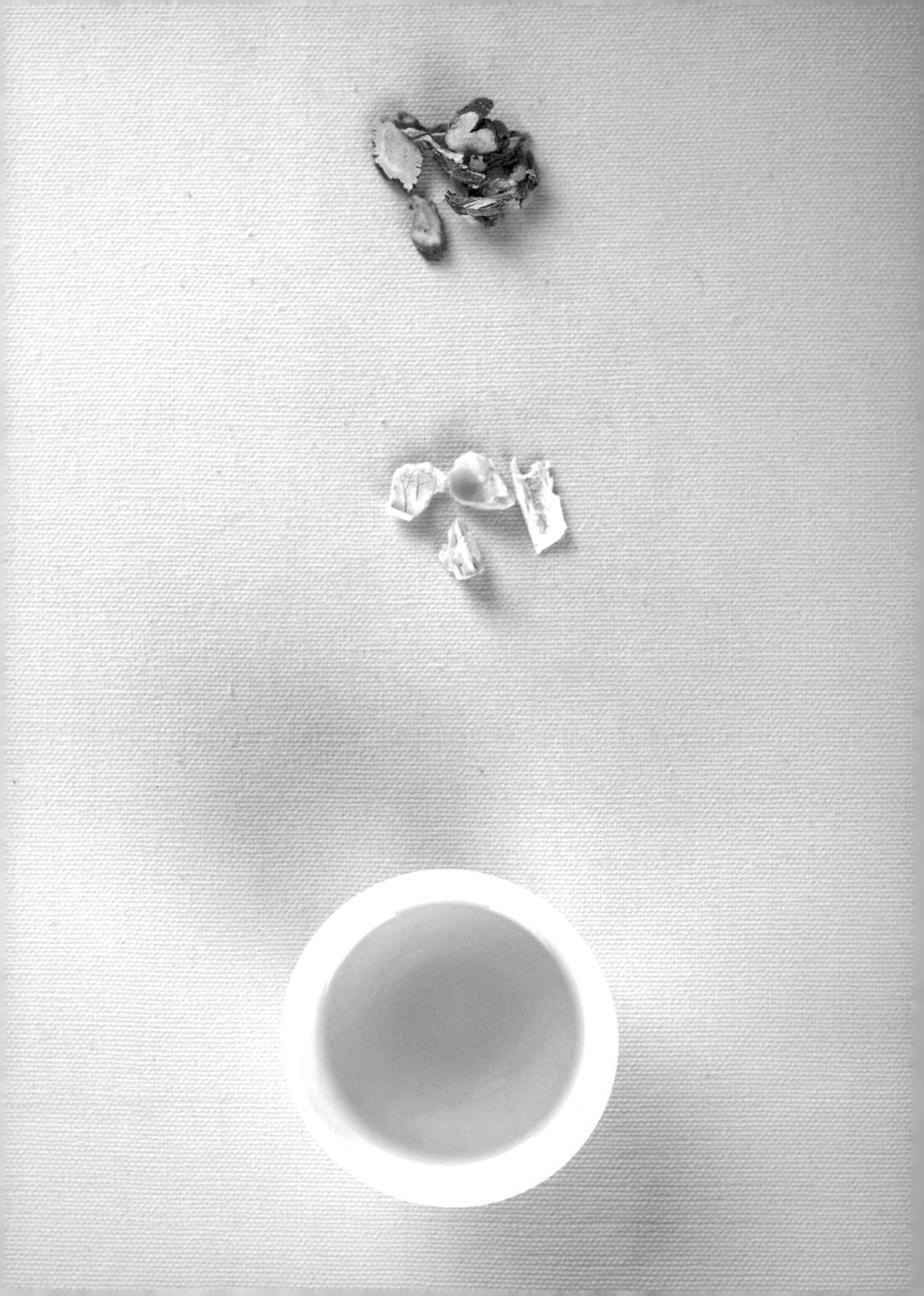

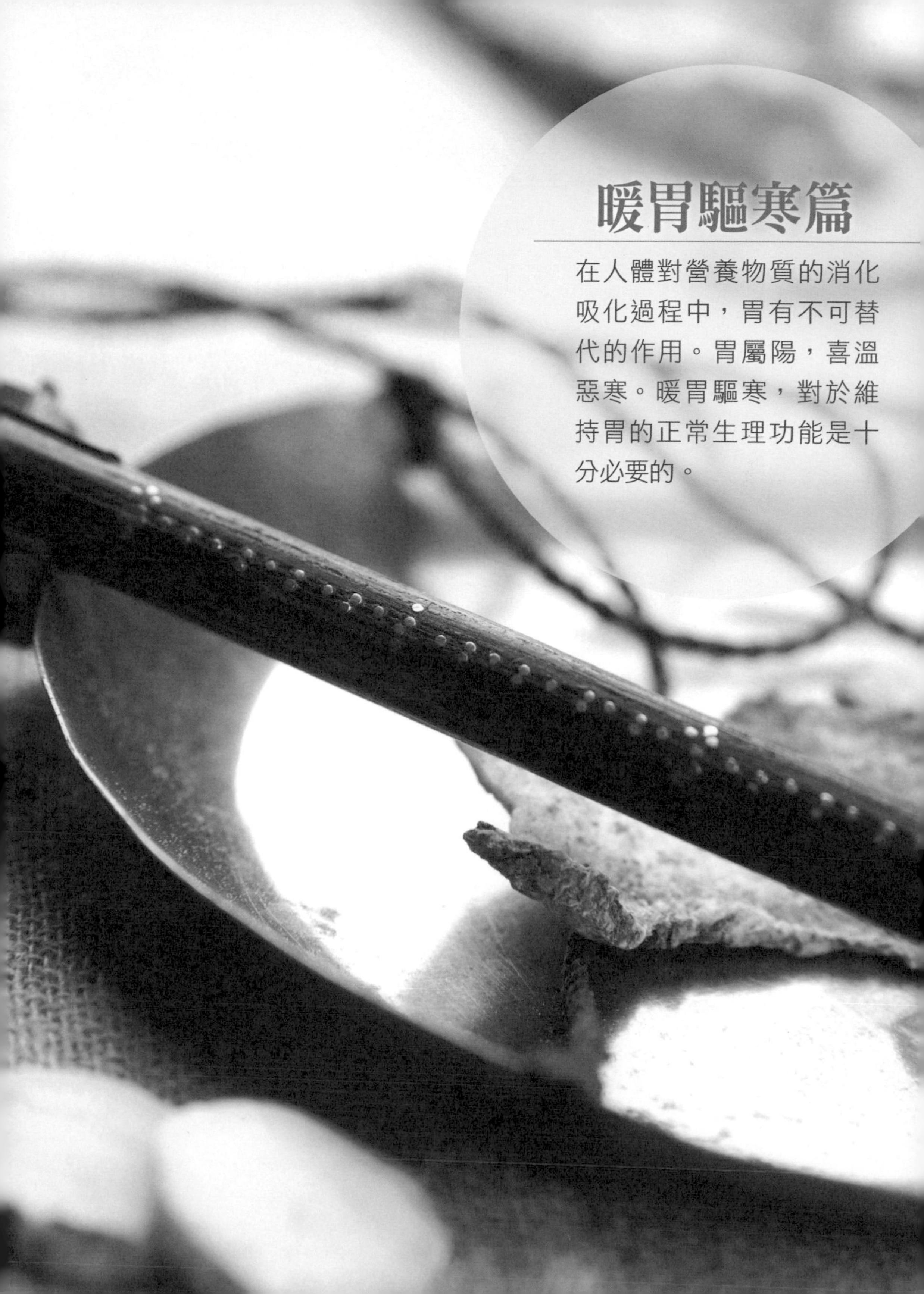

暖胃驅寒篇

在人體對營養物質的消化吸化過程中，胃有不可替代的作用。胃屬陽，喜溫惡寒。暖胃驅寒，對於維持胃的正常生理功能是十分必要的。

乾薑

本品為薑科植物薑的乾燥根莖。我國古代名醫陶弘景說：「凡作乾薑法，水淹三日，去皮置流水中六日，更刮去皮，然後曬乾，置瓮缸中，謂之釀也。」李時珍也稱乾薑「以母薑造之，以白淨結實者為良，凡入藥並宜泡用。」

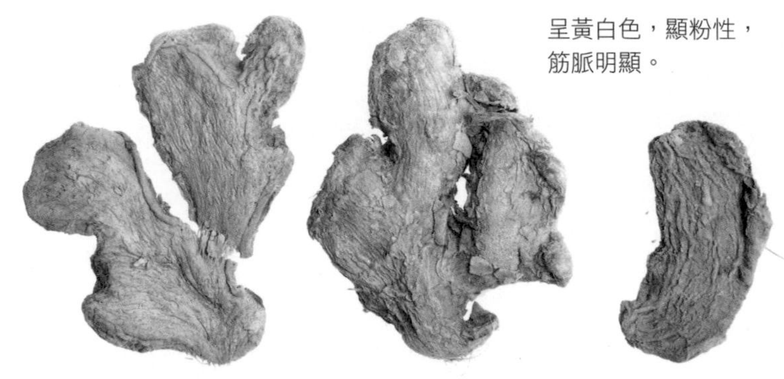

呈黃白色，顯粉性，筋脈明顯。

性味歸經

性熱，味辛，歸胃、心、肺經。

用法用量

一般用量為3～9克，煎服。

適宜範圍

① 脾陽虛所致的腹痛腹瀉；② 四肢厥逆，脈微欲絕的亡陽證；③ 形寒背冷，痰多清稀的寒飲咳喘。

現代藥理

乾薑含有薑辣素等成分，可刺激消化道，增進食慾，振奮中樞神經，促進血液循環，增強心臟活力。

鑑別保存

乾薑以質堅實、斷面色黃白、粉性足、氣味濃者為佳。宜置陰涼乾燥處，防蛀。

禁　忌

乾薑藥性大熱，陰虛內熱者忌服，肝炎患者忌食，多汗者忌食，糖尿病人及乾燥綜合徵者忌食，患有眼疾、癰瘡和痔瘡者不宜多食，孕婦慎服。

[治病配方]

1 前列腺炎：乾薑、艾葉各10克，薏仁30克。水煎服，每日1劑，每次適量。

2 胃下垂：乾薑5片，花椒3克，紅糖15克，白米100克。花椒、乾薑用紗布袋包裹，與白米一起加清水煮沸，半小時後取出藥袋，再煮成粥，調入紅糖。每日早晚各1次，長期服食可見效，有暖胃散寒、溫中止痛的功效。

3 急性咽喉炎：乾薑2片，小麥100克。加清水煮，取汁頻飲，有止咳除熱的功效。

4 感冒（風寒型）：乾薑、紅茶各3克。乾薑洗淨切碎，與紅茶同煮或沸水沖泡5分鐘即可，當茶飲用，有溫經祛寒、解表止痛的作用，適用於風寒感冒、畏寒發熱、鼻塞流涕等症狀。

[家用滋補]

1 滋補 泡茶

乾薑、綠茶各6克。放入杯中，用沸水沖泡，當茶飲用。此茶有清熱解毒、利濕和胃的作用，適用於急性腸胃炎的腹部絞痛。

2 滋補 炒菜

乾薑90克，豬腰2個，鹽適量。將豬腰洗淨，去臊筋，切細，與乾薑放入鍋中同炒，待炒至熟，加鹽調味即可。本品有溫肺補腎、止咳平喘的作用。

3 滋補 煮粥

乾薑5克，白米80克，白糖適量。將乾薑洗淨，水煎取汁，加白米煮粥，待沸時調入白糖，煮至粥熟即成。每日1劑，連食3～5天。適用於脾肺虛寒、心腹冷痛、噁心嘔吐、泛吐清水、四肢不溫、納差乏力等。

4 滋補 燉煮

乾薑、蘋果各6克，陳皮、胡椒各3克，公雞1隻，薑片、醬油、料酒、鹽、蔥段、米醋各適量。公雞宰殺、洗淨，斬為大塊，放入砂鍋內，加入上述各料及清水適量，用大火燒沸，撇去浮沫，改用小火燉至爛熟即可。本方散寒行氣止痛，可治療胃痛。

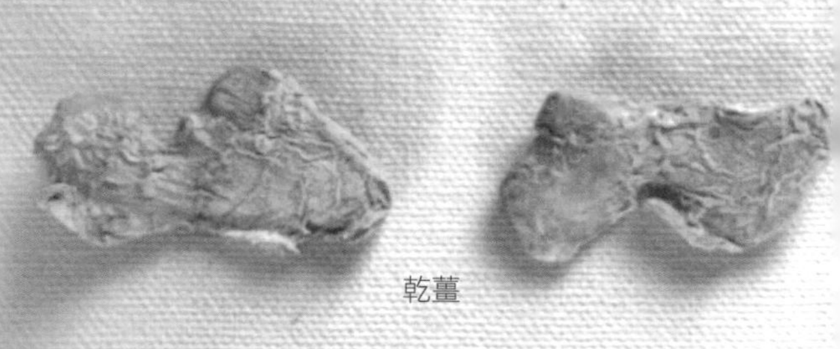
乾薑

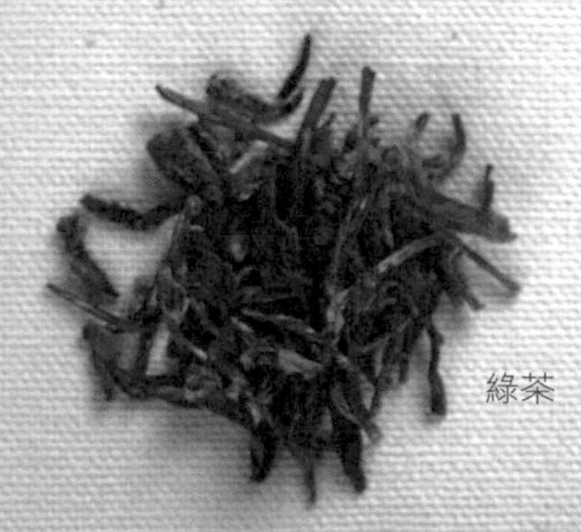
綠茶

乾薑茶
可用乾薑水煎泡紅茶，有溫中散寒的作用。

丁香

丁香，常綠喬木，高達 10 米。藥材主產於坦桑尼亞、馬來西亞、印度尼西亞等地。我國廣東有少數出產。丁香花多成簇開放，好似結，被稱為「丁香結」，所以我國古代詩人常以丁香為喻寫愁。李商隱的〈代贈〉裡有「芭蕉不展丁香結」。

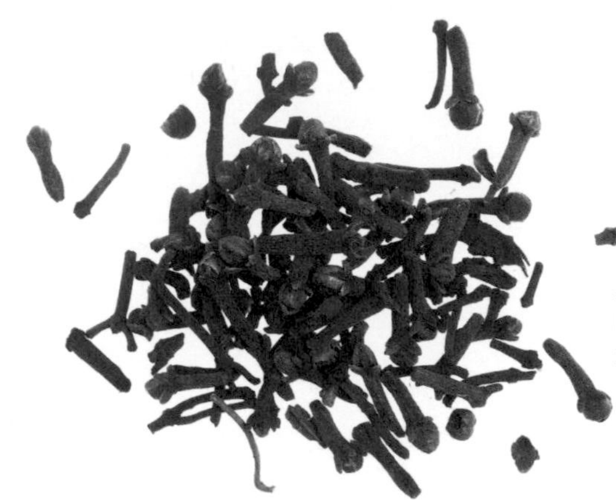

呈短棒狀，顯紅棕色或暗棕色，上部為圓球形花蕾。

性味歸經

性溫，味辛，歸脾、胃、肺、腎經。

用法用量

一般用量 2 ～ 6 克，煎服。

適宜範圍

①脾胃虛寒引起的妊娠嘔吐；②腎虛引起的陽痿；③止呃逆、嘔吐。

現代藥理

丁香含有丁香油酚、山柰酚等成分，有抗菌、驅蟲、健胃、止痛等作用。

鑑別保存

丁香以個大、粗壯、色紅棕、油性足、能沉於水、香氣濃郁、無碎末者為佳。

禁　　忌

丁香性溫，體內有火者忌用。丁香與鬱金藥性相畏，不能同食。

[治病配方]

1 咳嗽（風熱型）：丁香 6 克，檀香 20 克，石膏、紅花、甘草、北沙參各 10 克，水煎取汁，時時服之。

2 胃痛（脾胃虛寒型）：丁香 40 粒，研末，紅棗 7 顆，去核。分別將丁香末裝入棗內。小火烘焦後研成細末，分成 7 份，每次 1 份，每日 2 次，溫開水沖服，輕則 1 療程，重則 2 個療程見效。

3 胃痛（脾胃虛寒型）：丁香、炙甘草、沉香各 100 克，生薑 5 克，紅茶 8 克，鹽適量。丁香、炙甘草、沉香研磨成粉，分別包裝。生薑洗淨後剁成碎粒，放入茶杯中，再取丁香、炙甘草、沉香各 5 ～ 10 克，與紅茶放入茶杯中，加鹽。沸水沖泡，清晨空腹服用。

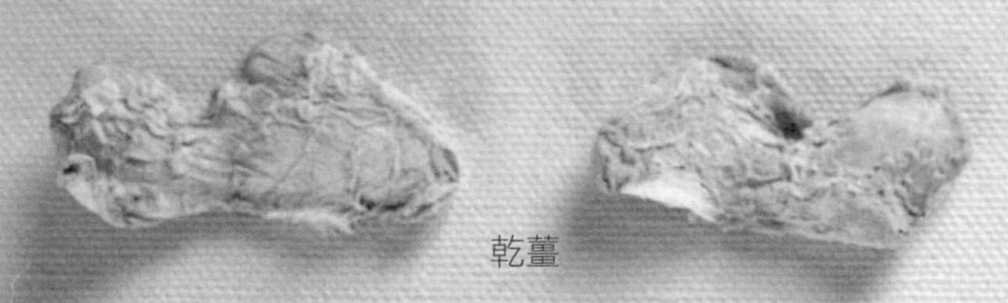

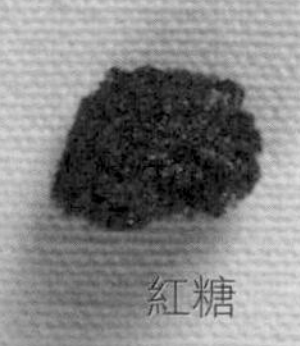

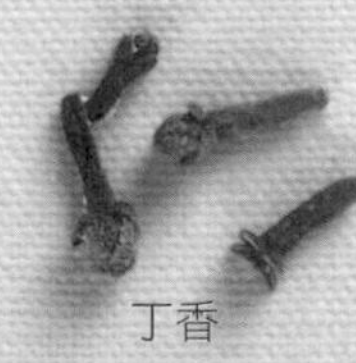

丁香薑糖茶

做成茶飲，嚴冬季節可用來治療凍瘡。

[家用滋補]

1 滋補 燉煮

丁香、肉桂各 10 克，母雞 1 隻，老薑、蔥白、白胡椒、鹽各適量。將母雞、丁香、白胡椒、肉桂、老薑拍破，蔥白切段，共放入鍋中，加清水 500 毫升，用小火煨煮，煮至雞肉將熟時，加鹽調味即可。本方能補益脾胃。

2 滋補 做薑糖

丁香粉 5 克，紅糖 200 克，生薑碎末 40 克。將紅糖放入鍋中，加清水適量，以小火煎至較稠時，加入生薑及丁香粉拌勻，再繼續煎煮，至挑起成絲狀而不黏手時停火，將紅糖倒在塗過油的大瓷盤中，待稍冷切條塊即可。本方能溫中散寒。

3 滋補 蒸服

丁香 6 克，鴨子 1 隻，醬油、料酒、蔥、生薑、香油、鹽、白糖、白胡椒各適量。鴨子洗淨，瀝乾水分。蔥切段，生薑切片。鴨子用料酒、醬油、鹽、白糖、白胡椒、丁香、蔥、生薑拌勻，醃漬約兩小時。把鴨子掛在透風處晾乾（盆內的調料留用），待鴨皮晾乾後，把醃鴨子的調料塞入鴨腹內，用大火隔水蒸爛取出，揀去蔥、生薑、丁香即可。本方能滋腎助陰。

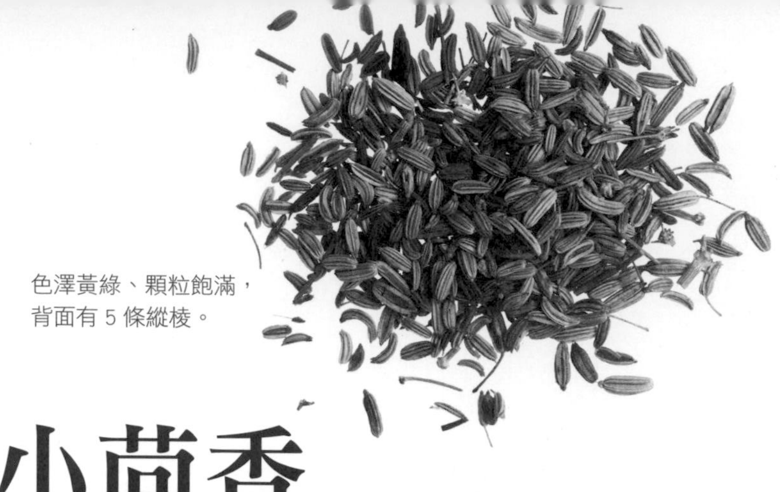

色澤黃綠、顆粒飽滿，背面有 5 條縱棱。

小茴香

小茴香是傘形科植物茴香的乾燥成熟果實。本品入藥首見於《藥性論》，原名茴香。清朝末年，俄羅斯人米哈伊洛夫遊覽杭州西湖時，突然疝氣發作，疼痛不已。隨行的俄羅斯醫生束手無策，幸好碰見了一位老中醫。老中醫用小茴香一兩，研成粗末，讓米哈伊洛夫用二兩紹興黃酒送服。20 分鐘後，疝痛就奇蹟般地減輕，並很快消失，此事一時被傳為當地佳話。

性味歸經

性溫，味辛，歸肝、脾、胃、腎經。

用法用量

一般用量 3 ～ 15 克，煎服。

適宜範圍

① 寒傷脾胃引起的胃脘寒痛、得熱則緩、受寒則重；② 腎陽不足引起的遺尿、腰膝酸軟；③ 散寒止痛。

現代藥理

小茴香含有茴香腦、茴香醛、檸檬烯、葑酮、愛草腦、γ- 松油烯、α- 蒎烯、月桂烯等成分，有抑菌、利尿、促進胃腸蠕動、促進膽汁分泌、抗潰瘍等作用。

鑑別保存

小茴香以粒大飽滿、黃綠色、氣味濃者為佳。

禁　　忌

小茴香味辛性溫，熱證及陰虛火旺者忌用。

[治病配方]

1 疝氣腹痛：小茴香 10 ～ 15 克。炒焦，研粉，用開水分 3 次沖服。

2 胃痛（肝胃不和型）：小茴香、枳殼各 12 克，烏藥 10 ～ 12 克，川厚朴 8 ～ 12 克，佛手 8 ～ 10 克，陳皮、甘草各 8 克。加清水煎成 300 毫升，每日分 2 次趁溫服用。

3 睾丸腫痛：小茴香 6 克，海帶 30 克。用清水煎煮，吃海帶，喝湯。

4 疝氣：小茴香、荔枝核、橘核、延胡索各 9 克。所有材料加適量清水煎煮即可。每日飲用，連服數日。

5 尿路結石：小茴香 12 ～ 15 克，烏藥、八月札、虎杖各 15 克，雞內金 12 ～ 18 克，金錢草 20 ～ 30 克，甘草 10 克。材料放入鍋中，加清水煎成 500 毫升，每日分 2 次趁溫服用。

小茴香

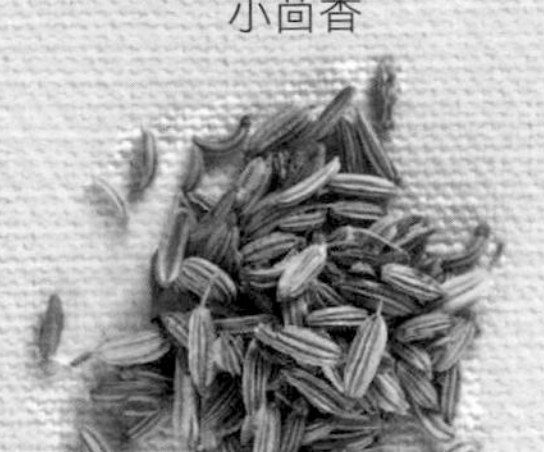

[家用滋補]

1 滋補 燉煮

① 小茴香、花椒各適量，羊肉 400 克，大蒜 150 克，黃醬、醬油、鹽各適量。羊肉洗淨，分 4 塊放入沸水中焯透。大蒜剁成蓉，鍋內放適量油，下黃醬翻炒，加醬油、花椒、小茴香、鹽製成醬湯，放入羊肉，小火醬熟，切成片。炒鍋放入油，下蒜蓉炒香，放入羊肉片，加入鹽、清水稍燜即可。能溫中散寒。② 小茴香與鹿茸、菟絲子一同燉羊腎，還可作為糖尿病、腎病的輔助食療，尤其以腰部冷痛明顯者，有補腎強腰膝之功效。

小茴香粥
將小茴香包在紗布袋中再放入砂鍋中煎煮，方便取汁。

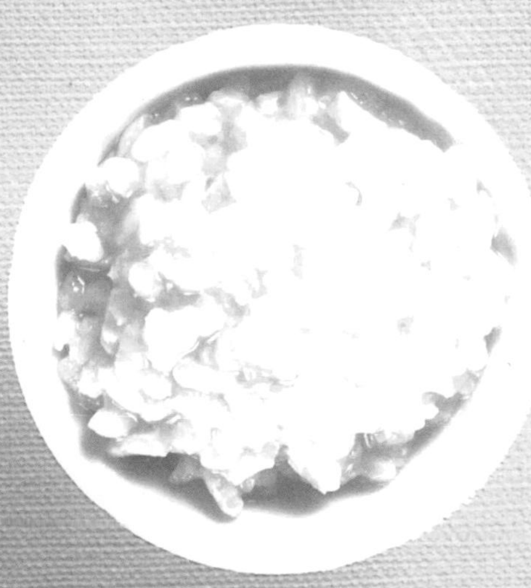

2 滋補 煮粥

小茴香、鹽各適量，白米 50 克。將小茴香放入砂鍋內，加適量清水煮，取汁。將白米淘洗乾淨，與小茴香湯汁、鹽一同放入鍋中煮粥，煮至白米熟爛即可。此粥能開胃消食。

3 滋補 做茴香豆

小茴香、桂皮、鹽各適量，黃豆 500 克。黃豆洗淨，浸泡 8 小時後撈出瀝乾水。將所有調料放入鍋內，加適量清水，放入泡發好的黃豆，用小火慢煮至黃豆熟，待水基本煮乾後，鍋離火，揭蓋冷卻即可。本方能開胃消食。

性味歸經

味辛、甜，性熱，歸肝、腎、脾、胃經。

用法用量

一般用量 3～6 克，煎湯，或入丸、散，內服；研末調敷可外用。

適宜範圍

① 主治寒疝腹痛；② 胃寒嘔吐；③ 腰膝冷痛；④ 脘腹疼痛。

現代藥理

八角含茴香油、脂肪油以及蛋白質、樹脂等，它能刺激胃腸神經血管，促進消化液分泌，增加胃腸蠕動，有健胃、行氣的功效，有助於緩解痙攣、減輕疼痛。

鑑別保存

以個大、香氣濃，色紅、油性大者為佳。置於通風乾燥處保存。

禁　忌

《會約醫鏡》：「陽旺及得熱則嘔者均戒」；《得配本草》：「多食損目發瘡」；陰虛火旺者慎服。

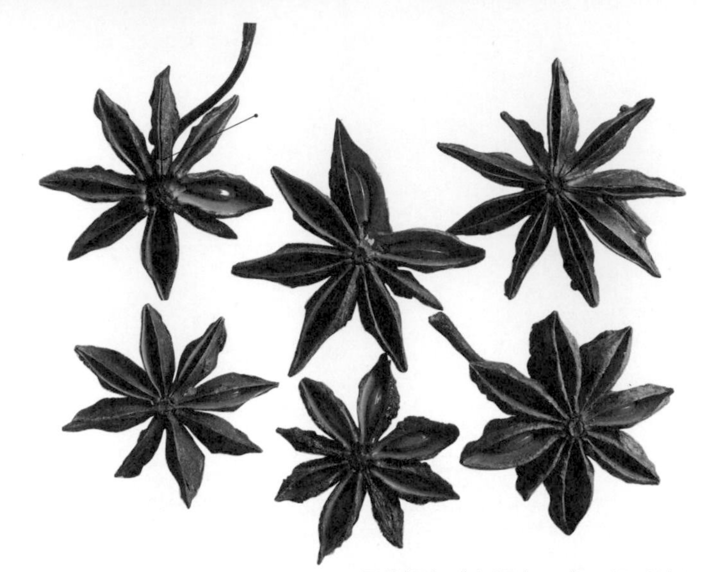

呈棕褐色或紅褐色，有不規則皺紋，果皮上側多開裂成小艇形。

八角

為八角科植物八角茴香的果實。別名舶上茴香、舶茴香、八角珠、八角香、八角大茴、原油茴、八月珠、大料、五香八角。它生於氣候溫暖、潮濕，土壤疏鬆的山地，可人工栽培，栽培品種很多，主要分佈於中國南方地區。果實在秋冬季節採摘，乾燥後呈紅棕色或黃棕色，氣味芳香而甜，全果或磨粉使用。

[治病配方]

1 小腸氣墜：八角、小茴香各 9 克，乳香少許，水煎取汁服，每次適量。

2 疝氣偏墜：八角末、小茴香末各 10 克，豬脬 1 個。同放入砂鍋中，以酒煮爛，連胞製成如梧桐子大小藥丸。每服 50 丸，溫開水送服。

3 腰重刺脹：八角茴香，炒，研末，食前酒服。

4 腰痛如刺：八角茴香（炒研）每服 5 克，食前鹽湯下。另外，以糯米 50 克，炒熱，袋盛，拴於痛處。

[家用滋補]

1 滋補 炒菜

八角3顆，五花肉500克，桂皮1根，蔥半根，薑6片，冰糖20克，醬油（老抽）、鹽各適量。洗淨的五花肉切成小塊，焯水備用；蔥切段。油鍋燒至七成熟，放入蔥、薑、桂皮和八角炒出香味後，倒入五花肉煸炒至變色，倒入醬油（老抽）和鹽，翻炒至熟即可。此菜可補虛、滋陰、潤燥、滋肝陰、潤肌膚。

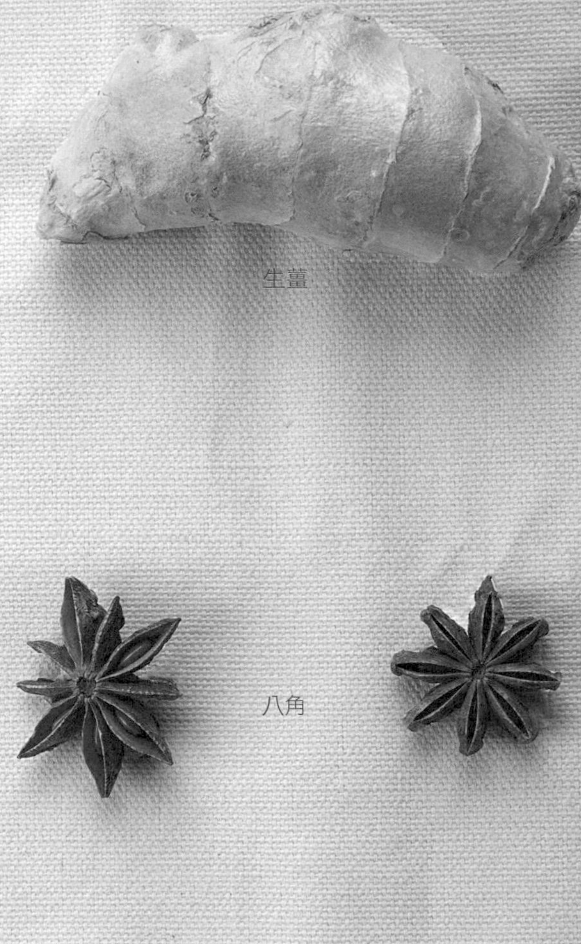

生薑

八角

2 滋補 煲湯

八角2顆，豬蹄1只，黃豆100克，薑3片，料酒、米醋、鹽各適量。黃豆提前一晚用清水浸泡；豬蹄洗淨，斬件，焯水；把黃豆、豬蹄、八角和薑片放入煲裡，加適量清水，大火煮沸，倒入料酒、米醋，轉中小火煲兩小時，下鹽調味即可食用。此湯可溫中散寒，催乳，延緩皮膚衰老。陰虛火旺者不適宜食用。

3 滋補 滷蛋

八角3顆，雞蛋6個，蔥半根，薑4片，滷肉料，醬油（老抽）、鹽各適量。將以上材料加水一起煮15分鐘，敲碎蛋殼，轉小火繼續煮30分鐘。

滷蛋

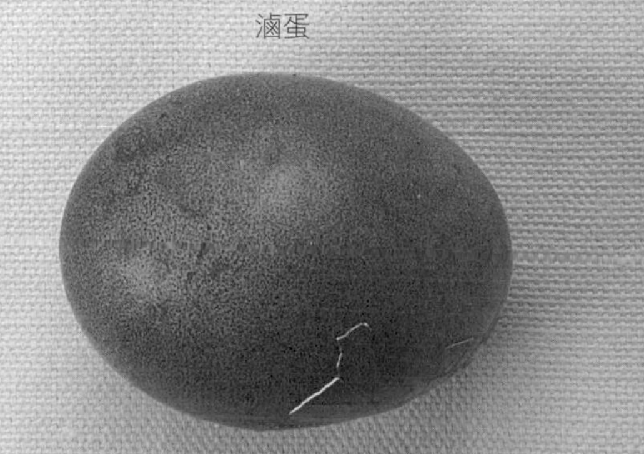

性味歸經

性溫，味辛，歸脾、胃、腎經。

用法用量

煎服，一般用量 3～6 克，大劑量可用到 30 克。

適宜範圍

① 脾胃虛寒引起的食慾減退或脘腹冷痛、嘔吐、腹瀉；② 蛔蟲引起的腹痛。

現代藥理

花椒含有揮發油、川椒素、植物固醇、不飽和有機酸等成分，有抑菌、殺蟲、麻醉、止痛等作用。

鑑別保存

花椒以粒大、色紫紅、香氣濃烈者為佳。因其易揮發，不宜久藏，宜置通風乾燥處。

禁　忌

花椒味辛性溫，陰虛火旺者忌用，孕婦慎服。花椒不可與防風同食，防風性溫、味辛甘，花椒性溫味辛，兩者同食，可使防風藥性變得燥烈。花椒不可與羊肉等性熱食物同食，若搭配過量食用，容易火氣大，並造成便秘。

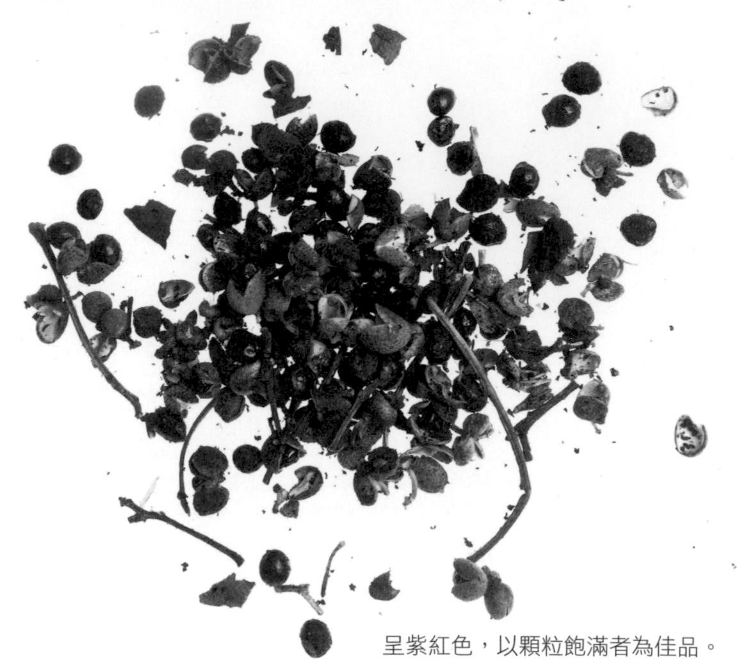

呈紫紅色，以顆粒飽滿者為佳品。

花椒

花椒於中國北部至西南，華北、華中、華南均有分佈。四川漢源的花椒，自唐代元和年間就被列為貢品，古稱「貢椒」，史籍多有記載。李時珍《本草綱目》記載：「花椒堅齒、烏髮、明目，久服，好顏色，耐老、增年、健神。」

[治病配方]

1 咳嗽（風寒型）：花椒 10 粒，梨 1 個，冰糖適量。梨洗淨，靠柄部橫斷切開，挖去中間核後，放花椒、冰糖，把梨上部拼對好，放入碗裡，上鍋蒸半小時左右即可。

2 嘔吐：花椒 6 克，綠豆 50 克。用清水煎煮，取汁，頻飲。

3 胃炎（脾虛濕阻型）：花椒 6 克，烏梅 9 克。用清水煎煮，取汁服用，每日兩三次。

4 胃痛（脾胃虛寒型）：花椒 10 粒，黃豆 50 克。水煎取汁，頻飲。

[家用滋補]

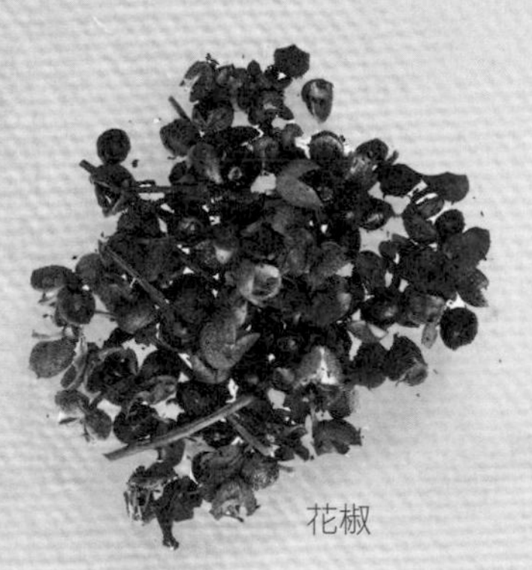
花椒

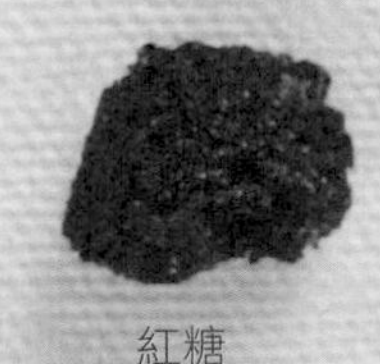
紅糖

1 滋補 涼拌

花椒 7 粒，鮮藕 250 克，醋、鹽、白糖各適量。將藕洗淨，刮去外皮、切片，入沸水鍋中焯透，撈入盤中，加鹽、醋、白糖拌勻。鍋中加油燒熱，下花椒炸至變色時撈出，將炸好的花椒油倒入盤中藕片上，拌勻即可。本品能清熱涼血。

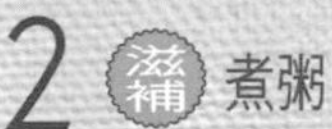

2 滋補 煮粥

① 花椒、蔥、生薑、鹽各適量，白米 100 克。白米淘洗乾淨，放入鍋中，加清水熬煮成粥。將蔥、生薑、鹽加入粥中，拌勻後稍煮一會兒，趁熱撒入花椒即可。本方能溫中散寒。② 古人還有一個「花椒粥」的經典食療，對老年人脾胃虛弱、脘腹冷痛、腸鳴腹瀉非常有效。用花椒 3 克，白麵粉 100 克，生薑 3 片，一同煮粥，有溫中補虛、暖胃止痛的功效。

3 滋補 做飲品

花椒、紅糖各 30 克。將花椒先放在清水中泡 1 小時，花椒水倒入鍋中，用大火煮 10 分鐘，出鍋時加入紅糖即可。每日飲用 1 次即可。

花椒紅糖飲
此飲品有散寒下氣的功效，也可用於回乳。

性味歸經

性熱，味辛，歸脾、胃、大腸經。

用法用量

一般用量 1～3 克，煎服。

適宜範圍

① 胃寒、食積所致的胃腹冷痛、腸鳴腹瀉；② 風寒感冒；③ 食慾不振、消化不良。

現代藥理

胡椒含有胡椒鹼、胡椒脂鹼、胡椒新鹼、向日葵素、二氫葛縷醇、氧化石竹烯、隱品酮等成分，有抗驚厥、鎮靜、殺蟲、袪風、健胃等作用。

鑑別保存

胡椒以粒大、飽滿、堅實、氣味強烈者為佳。

禁　　忌

胡椒性熱，不可多食。孕婦慎服，風熱感冒、濕熱實火及陰虛有火者忌用。

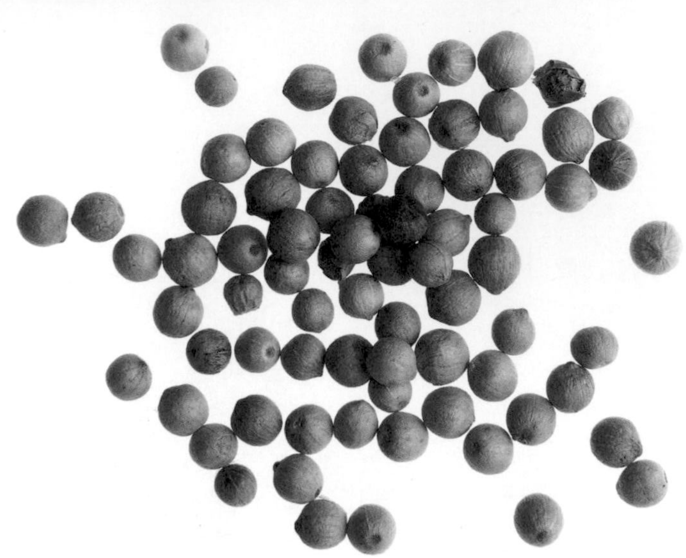

此品為白胡椒，呈灰白色，個圓，堅實飽滿。

胡椒

胡椒，為胡椒科植物胡椒的果實。生長於蔭蔽的樹林中，分佈於熱帶、亞熱帶地區，中國華南及西南地區有引種。古代中醫大家朱震亨認為：「胡椒性燥，食之快膈，喜食者眾，大傷脾胃肺氣，久則氣大傷，凡病氣疾人，益大其禍也。」

[治病配方]

1 胃寒胃痛：取胡椒 10 粒，甜杏仁5個，紅棗3顆（去核），共研細末，溫開水送服。成人每日 1 次，兒童酌情減量。

2 齲齒牙痛：白胡椒研粉，取少許與少量鹽拌勻，塞入齲齒洞中。

3 小兒腮腺炎：胡椒粉少許，拌以適量麵粉，加清水調成糊狀，每日塗患側幾次，乾後即可再塗。

4 小兒虛寒性腹瀉：取胡椒粉 1 克，撒於白米飯中拌勻，把飯捏成餅狀，貼肚臍；或以胡椒粉 3 克直接敷於臍眼，填滿，用傷濕止痛膏封嚴，每日 1 次，一般 1 ～ 3 次即痊癒。

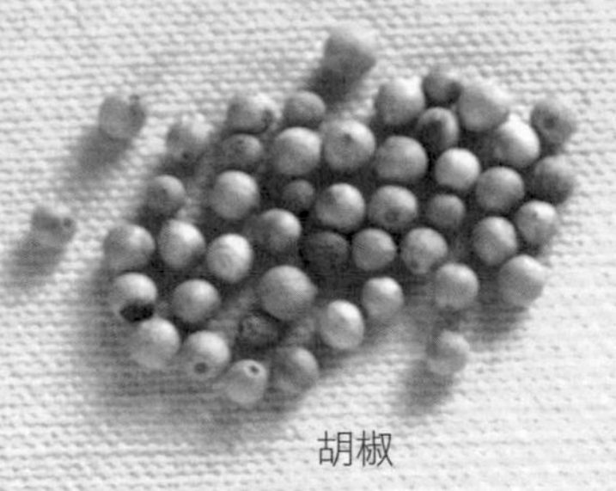
胡椒

[家用滋補]

1 滋補 煮粥

胡椒5克，白米50克，鹽適量。將胡椒洗淨，水煎取汁，加白米煮粥，待熟時調入鹽等，再煮一二沸即成；或將胡椒1克研為細末，直接調入粥中服食，每日1劑，連續3～5天。本方適用於脾胃虛寒所致的脘腹冷痛、食慾不振、納差食少等。

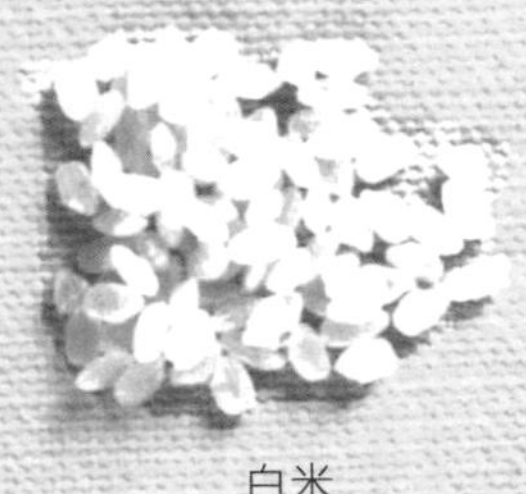
白米

2 滋補 燉煮

① 胡椒、乾薑、砂仁各6克，肉桂、陳皮各3克，豬肚1個，調料適量。豬肚洗淨，諸藥布包，加水同煮至豬肚爛熟後，去渣取汁飲服，豬肚取出切片，調味服食。可健脾益氣，溫中和胃，適用於胃脘隱痛、喜熱飲、納差食少、面色無華等。② 胡椒30克，砂仁10克，生薑15克，紅棗5顆，豬肚1個，鹽適量。豬肚洗淨，紅棗去核，胡椒、砂仁研為細末，生薑洗淨切細，諸藥共納入豬肚中，加水適量，小火燉熟服食。每三日1劑，5劑為1療程，連續兩三個療程。適用於脾胃虛寒所致的胃痛、嘔吐、腹脹、腹洩等。

胡椒粥
胡椒有黑白兩種，煮粥以白胡椒為佳。

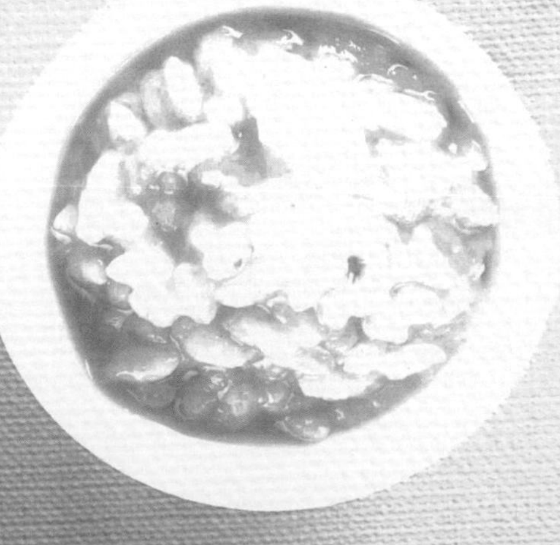

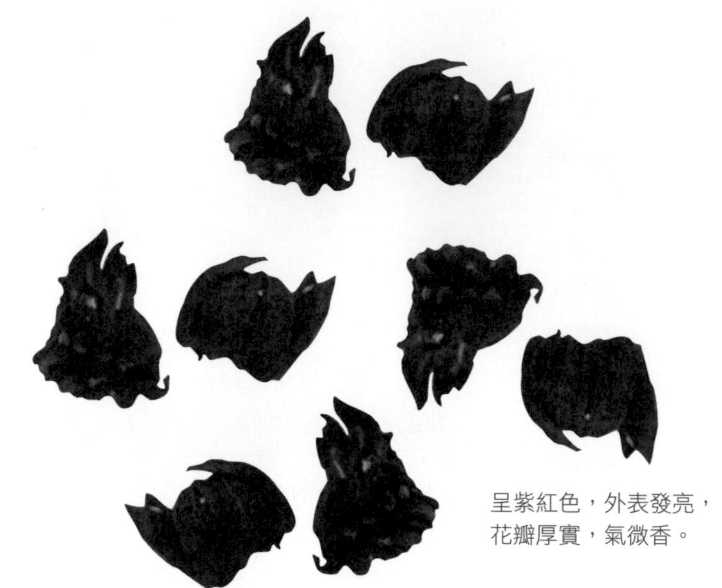

呈紫紅色，外表發亮，
花瓣厚實，氣微香。

洛神花

洛神花為錦葵科木槿屬一年生草本植物，又名玫瑰茄、山茄，開花時顏色豐富，十分美麗，故有「植物紅寶石」的美稱。

[治病配方]

咽喉腫痛、扁桃腺炎：洛神花、木蝴蝶、金蓮花各取 1 克，以熱開水沖泡，可加入冰糖調味，洛神花泡開即可。

[家用滋補]

代茶飲

洛神花 5 克，溫開水沖泡，也可加入適量蜂蜜，代茶飲。可防治心血管疾病，也可用來減肥。

性味歸經

性涼，味酸，歸腎經。

用法用量

一般用量 3 ～ 10 克，代茶飲。

適宜範圍

心血管、動脈硬化、高血壓等病以及骨折、兒童或老年人消化不良等。

現代藥理

洛神花中含有原兒茶酸能促進血癌細胞的滅亡；洛神花的提取物能保護肝功能，還能調節血壓、改善睡眠。

鑑別保存

宜貯存於陰涼乾燥處。

禁　　忌

洛神花中含有機酸，胃酸過多者不宜服用；其有利尿作用，故腎功能不好的人，儘量少量服用。

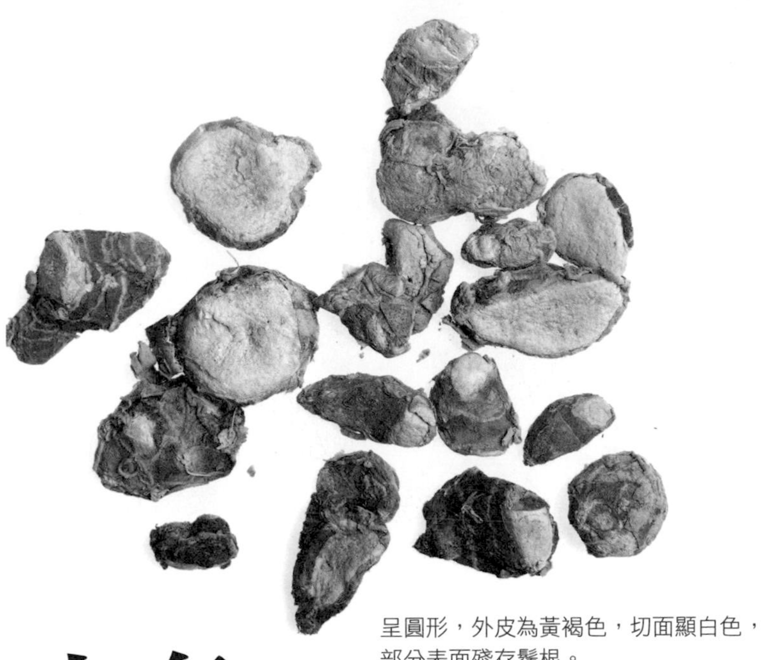

呈圓形，外皮為黃褐色，切面顯白色，部分表面殘存鬚根。

山奈

山奈，又稱沙薑，為一年生草本植物。《本草綱目》稱其：「暖中，辟瘴癘惡氣，治心腹冷痛，寒濕霍亂。」

[治病配方]

1 胸腹冷痛：山奈、當歸各10克，丁香6克，甘草3克。每日1劑，水煎服。

2 牙痛：山奈研成細粉，每取適量，擦牙或漱口，每日3次。

[家用滋補]

燉煮

① 山奈粉5克，牛肉500克，加調料適量，燉煮熟食之。本方有溫中的作用。② 山奈5克，豬肚1個，加適量調料、輔料燉食。本方有健脾胃的功效。

性味歸經

性溫，味辛，入胃經。

用法用量

一般用量6～10克，煎服。

適宜範圍

① 胃寒導致的心腹冷痛、腸鳴腹瀉者、納穀不香、不思飲食等；② 食積、停食不化。

現代藥理

山奈含山奈酚、山奈素、黃酮類、龍腦、對甲氧基桂皮酸乙酯、桂皮酸乙酯、莰烯等成分，有抑真菌作用。

鑑別保存

山奈以色白、粉性足、飽滿、氣濃厚而辣味強者為佳。本品易黴變，應放入防潮容器內，置乾燥、通風、陰涼處存放。

禁　忌

陰虛血虧以及胃有鬱火者禁服。

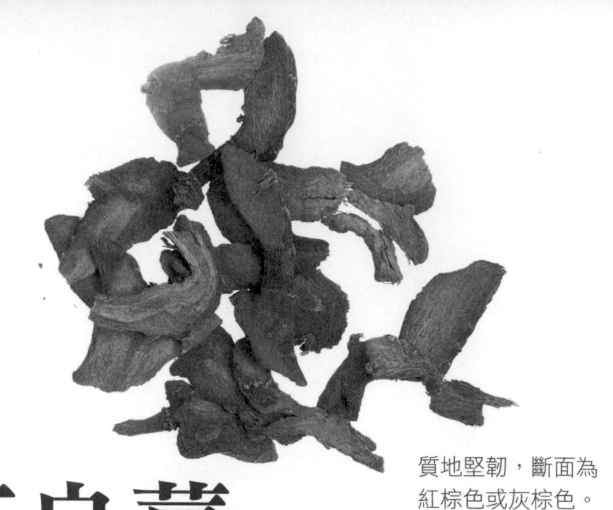
質地堅韌，斷面為紅棕色或灰棕色。

高良薑

高良薑，別名小良薑，為薑科植物高良薑的根莖。高良薑始載於《名醫別錄》。因出於古高涼郡（今廣東省湛江、茂名一帶），原名高涼薑，後因諧音而稱為高良薑。《本草綱目》記載：「其性甘辣、清涼，除煩熱、利津小便，通三焦團壅、塞氣抗寒、散氣之功效，且明目驅瘴。」

[治病配方]

1 止嘔：高良薑 5 克，乾薑 3 克。水煎服，每日 1 劑。

2 疝氣：高良薑、荔枝核各 20 克，香附子 10 克。共研細末，每次服 10 克，每日 1 次，5 天服完。

[家用滋補]

1 滋補 燉煮

高良薑、乾薑各 30 克，牛肉 400 克。牛肉、高良薑、乾薑均洗淨放入鍋內，加清水適量，大火煮沸後，小火煲兩小時，調味後食用。對胃潰瘍、十二指腸潰瘍有較好療效。

2 滋補 煮粥

高良薑 15 克，白米 60 克。加適量水先煎高良薑，去渣取汁，後再加適量水下米煮粥。空腹服食，對吐瀉交作、腹中疼痛等有較好療效。

性味歸經

性溫，味辛，歸脾、胃經。

用法用量

一般用量 3～6 克，煎服。

適宜範圍

胃寒、食積導致的脘腹冷痛、胃寒嘔吐、噯氣吞酸等等。

現代藥理

高良薑含丁香油酚、蒎烯、畢澄茄烯、山柰素、山奈酚、槲皮素、異鼠李素、高良薑酚等成分，有抗菌、抗血栓、鎮痛等作用。

鑑別保存

高良薑以分枝少、色紅棕、香氣濃、味正者為佳。宜貯存於乾燥容器內，置陰涼乾燥處，防蛀。

禁　忌

陰虛有熱者禁服。

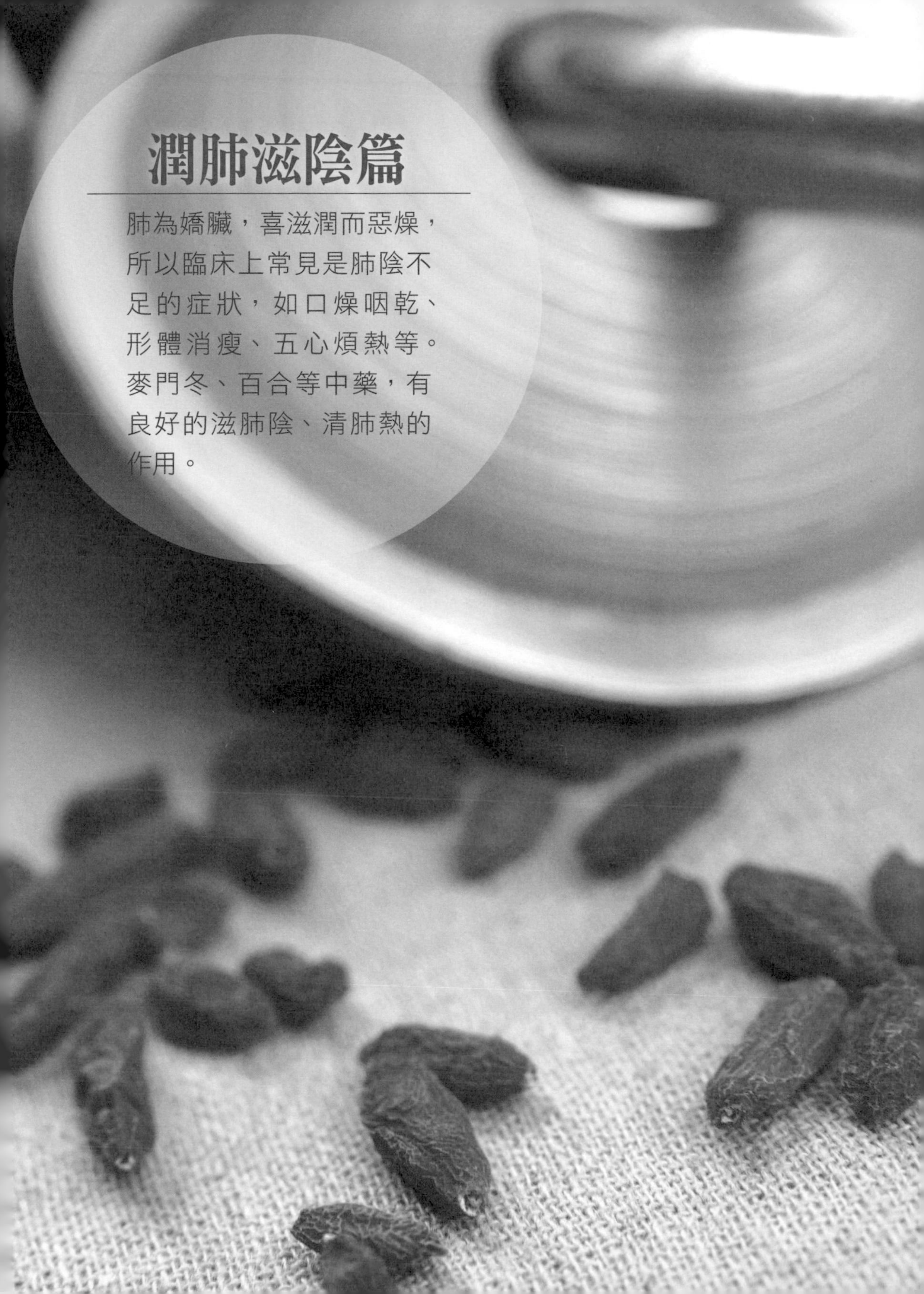

潤肺滋陰篇

肺為嬌臟，喜滋潤而惡燥，所以臨床上常見是肺陰不足的症狀，如口燥咽乾、形體消瘦、五心煩熱等。麥門冬、百合等中藥，有良好的滋肺陰、清肺熱的作用。

性味歸經

性微寒，味甘、微苦，歸脾、胃、心經。

用法用量

一般用量為 9 ～ 15 克，可用到 30 克。

適宜範圍

① 胃陰虛所致的舌乾口渴、胃痛、食慾不振等；② 陰虛肺燥所致的鼻咽乾燥、乾咳痰少；③ 心陰虛所致的心煩、失眠多夢、健忘、心慌等。

現代藥理

麥門冬含有低聚糖類、多種胺基酸等成分，有提高免疫功能，抑菌、降血糖，提高身體適應能力，抗心律失常和擴張外周血管的作用。

鑑別保存

麥門冬以肥大、淡黃白色、半透明、質柔、嚼之有黏性者為好。最好貯存於密閉容器內，並加適量乾燥劑。

禁　　忌

對麥門冬過敏者不可食用，過敏表現為噁心、嘔吐、心慌、煩躁、全身紅斑、搔癢。麥門冬性寒，風寒感冒、痰濕咳嗽或脾胃虛寒泄瀉者忌用。

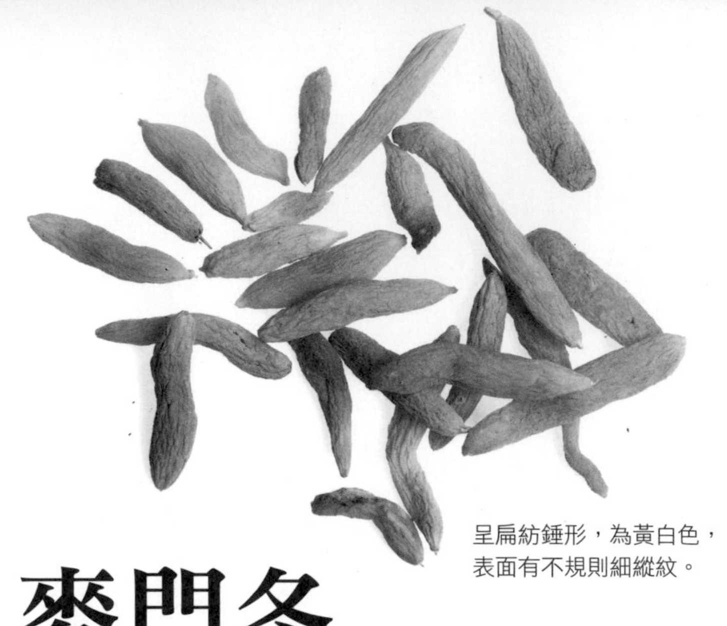

呈扁紡錘形，為黃白色，表面有不規則細縱紋。

麥門冬

麥門冬，為百合科植物麥門冬的乾燥塊根。可清心除煩，治口乾燥渴、咽喉腫痛、冠心病。《名醫別錄》稱其可「療虛勞客熱，口乾燥渴」。現代藥理實驗證明，麥門冬對部分糖尿病患者具有降血糖、提高免疫力的作用，並可促進胰島細胞恢復。

[治病配方]

1 萎縮性鼻炎：麥門冬 12 克，百合 10 克，梨 1 個，胖大海 4 顆。將前 3 味煎水取汁，沖泡胖大海，時時飲服，具有養陰潤燥的功效。

2 閉經（陰虛血燥型）：麥門冬、生地黃、白芍、地骨皮各 10 克。用沸水沖泡，蓋上蓋子悶半小時，喝完以後可以再倒入開水浸泡，每天換一次藥材。

3 糖尿病（陰虛熱盛型）：麥門冬 30 克，鹹橄欖 4 顆，蘆根 20 克。將以上各味藥加清水兩碗半，煎至 1 碗，去渣。每日飲用 2 次，每次適量，有清熱生津、解毒利咽的功效。

4 糖尿病（陰虛熱盛型）：麥門冬、知母、黨參各 10 克，生石膏 30 克（先煎），元參 12 克，生地黃 18 克。水煎當茶飲。

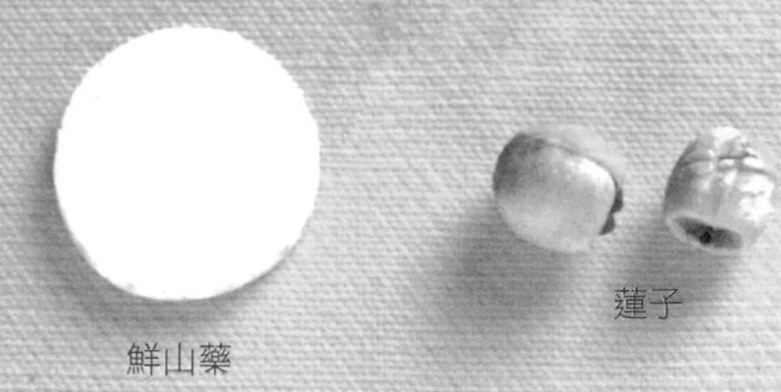

[家用滋補]

1 滋補 煮粥

①麥門冬 15 克，鮮山藥 100 克，薏仁 20 克，白米 50 克，蓮子、冰糖各 10 克。將麥門冬、鮮山藥洗淨，薏仁、白米淘洗乾淨。將所有材料一起放入砂鍋，加清水，先用大火煮開，再改小火煨成粥即可。此粥益氣補脾、潤燥嫩膚。② 麥門冬、黨參、五味子各 10 克，白米 50 克，冰糖適量。將諸藥水煎取汁，與白米加清水適量煮粥，待熟時調入冰糖，再煮沸即可。此粥能補氣養陰。③ 麥門冬 20 克，新鮮百合、白米各 100 克，冰糖適量。將麥門冬洗淨後，放入砂鍋中，加入適量清水，小火煎汁，20 分鐘後棄渣取汁。白米、百合均洗淨後放入砂鍋內，加清水適量，再將麥門冬汁和冰糖同入鍋內，小火煮至米熟即可。本方可補陰安神。

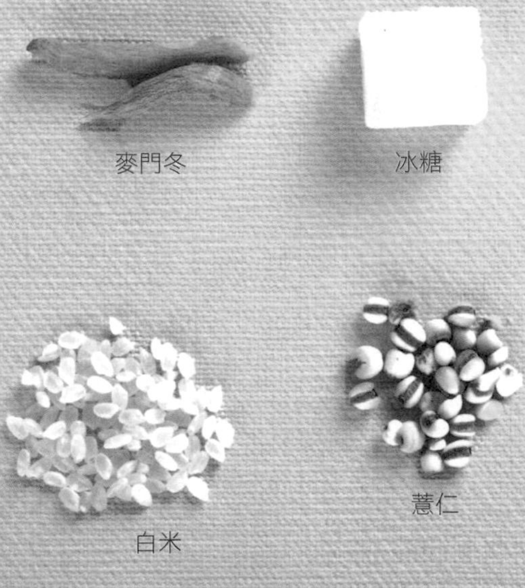

2 滋補 代茶飲

麥門冬、知母各 10 克，熟地黃、生石膏各 20 克，牛膝 30 克。水煎當茶飲，常用於胃熱陰虛證的調理。

麥門冬山藥蓮子粥

也可用山藥、麥門冬和小米煮粥，適合糖尿病患者服用。

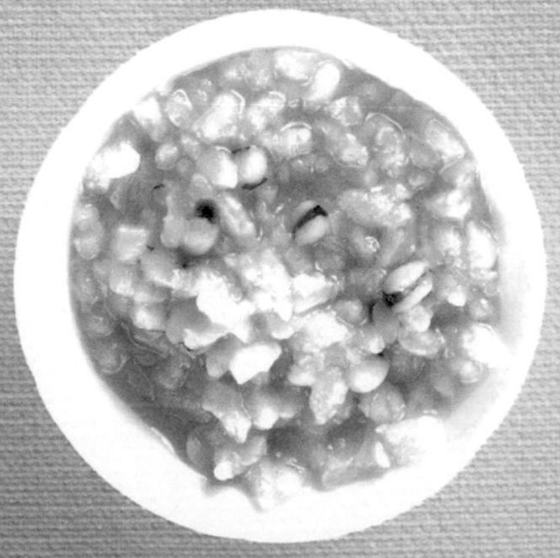

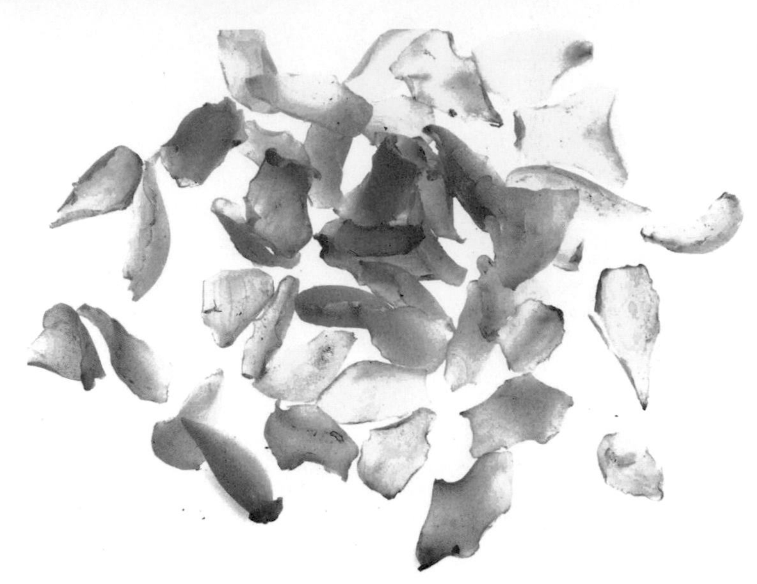

百合為淡棕黃色，邊緣較中間薄，略向內彎曲。

百合

百合，為百合科多年生草本植物卷丹、百合或細葉百合的乾燥肉質鱗葉。味道鮮美，營養豐富，藥用價值很高。百合入藥始載於漢朝《神農本草經》，中醫認為其能養陰清熱，滋補潤肺，治肺結核咯血，安神。《本草綱目》中有百合可潤肺止咳、寧心安神、補中益氣之功效的記載。

［治病配方］

1 支氣管炎：鮮百合10克，甘蔗汁、白蘿蔔汁各50毫升，蜂蜜適量。將百合用清水煎煮，加入兩汁和蜂蜜，分早中晚服用，對久咳不癒、乾咳少痰有療效。

2 更年期症候群：乾百合50克（鮮品加倍），白菊花6克。菊花略洗拍碎，乾百合先泡發，加清水同煮，待乾百合軟爛，可加糖適量服用，有養心安神的作用。

3 便秘（血虛型）：鮮百合、桑葉、桑葚、決明子、天門冬各10克，番瀉葉1克。水煎當茶飲。

性味歸經

性微寒，味甘，歸心、肺經。

用法用量

一般用量10～30克，煎服。

適宜範圍

① 肺陰虛所致的乾咳、痰少黏白或無痰；② 陰虛有熱之神經衰弱、歇斯底里，及熱病後體虛；③ 胃陰虛有熱所致的胃脘部隱隱作痛、口燥咽乾、大便乾結等。

現代藥理

百合含有多醣類、苷類等成分，有增強免疫力，抗腫瘤，鎮咳去痰，平喘安眠的作用。

鑑別保存

百合以鱗葉均勻、肉厚、質硬、筋少、色白、味微苦者為佳。新鮮百合含水量高，可用細沙貯藏，保鮮又保質。

禁　忌

百合藥性寒潤，風寒咳嗽和大便溏瀉者不宜服用。

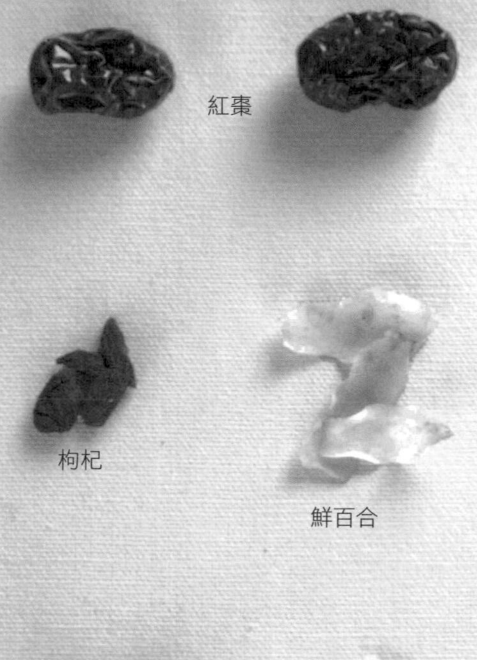

[家用滋補]

1 滋補 代茶飲

①乾百合、菊花各6克，綠茶、薄荷各1克，金銀花5克。所有材料混合後用沸水沖泡5分鐘，當茶飲。本方能清肝明目。

②鮮百合、靈芝各10克，南沙參、北沙參各6克。將靈芝先用溫水浸泡半小時，再加南沙參、北沙參、百合同煎沸，放保溫瓶中，分兩三次趁溫飲用。本方有益肺補虛、去痰止咳的作用，適用於風寒（熱）、痰熱已去，仍咳喘不已，時有咳痰、氣急等症狀。

2 滋補 煮粥

鮮百合、枸杞、桂圓肉各10克，紅棗5顆，白米100克。藥材洗淨後與白米同煮成粥，早晚食用，能滋補肝腎。

3 滋補 燉煮

鮮百合、白果各50克，紅棗10顆，生薑2片，鮮牛肉300克。將牛肉沸水汆後洗淨切片，白果浸泡水中去外膜，紅棗去核，生薑去皮。鍋內加清水，燒開後放百合、紅棗、白果和生薑，中火煮至百合將熟，加牛肉片煲熟，加鹽調味，能補血養顏。

百合枸杞桂圓粥

也可在此粥中加入蓮子同煮，百合和蓮子先用水泡一下，這樣煮成後不會硬。

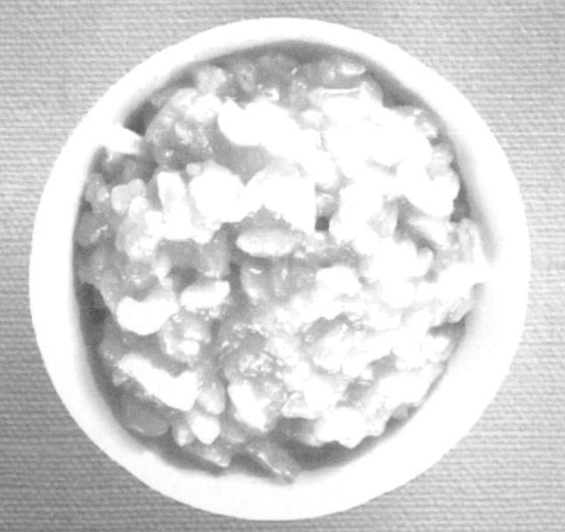

玉竹

玉竹，為百合科植物玉竹的根莖。傳說三國時的樊阿，從小就拜華佗為師。華佗曾傳他一秘方，服之利五臟、去蟲、輕身益氣，能長壽至百餘歲。樊阿一直秘藏不授，人們是在他喝醉後才知道，從此流傳於世，而秘方其實就是玉竹。

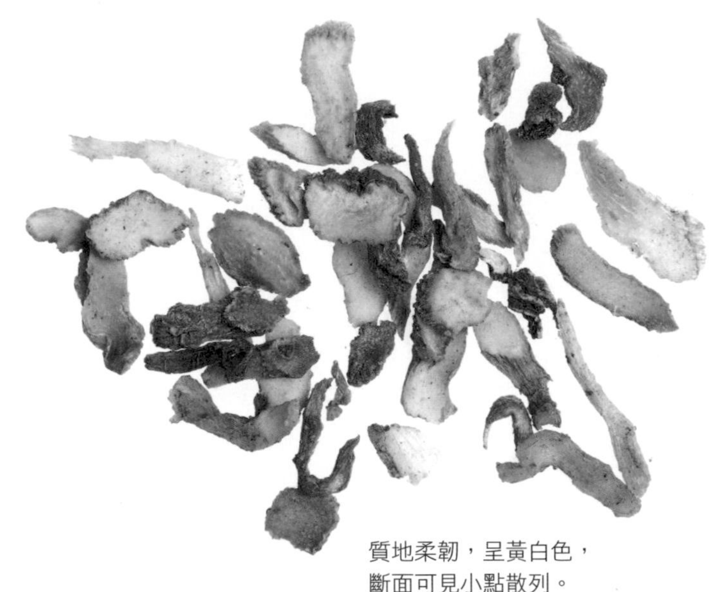

質地柔韌，呈黃白色，斷面可見小點散列。

性味歸經

性微溫，味甘，歸脾、肺經。

用法用量

一般用量15～30克，煎服。

適宜範圍

① 陰虛肺燥有熱所致的乾咳少痰、咯血、聲音嘶啞等；② 胃陰虛有熱之口乾舌燥、消渴、食慾不振；③ 熱傷心陰之煩熱多汗、驚悸等。

現代藥理

玉竹含有黏多醣、皂苷、生物鹼等成分，有強心作用，對腎上腺和糖代謝紊亂引起的高血糖有顯著抑制作用，還有利尿功能。

鑑別保存

玉竹以條粗長、淡黃色、飽滿質結、半透明狀、體重、糖分足者為佳。

禁　　忌

玉竹含有強心苷，正在用強心藥的病人不宜服用玉竹，會使藥效過猛。玉竹性寒，脾胃虛寒洩瀉者忌用。玉竹生津潤燥，體內有痰濕者忌用。

[治病配方]

1 高血壓：玉竹50克，水煎服。每日1劑，每次適量。

2 萎縮性胃炎：玉竹、丹參各30克，山楂、砂仁各10克，檀香5克。水煎服，早晚分服。

3 冠心病：玉竹12克，水煎服，代茶飲，頻頻服用。

4 病後體弱：玉竹、首烏、黃精、桑葚各10克，水煎服，每日1劑。

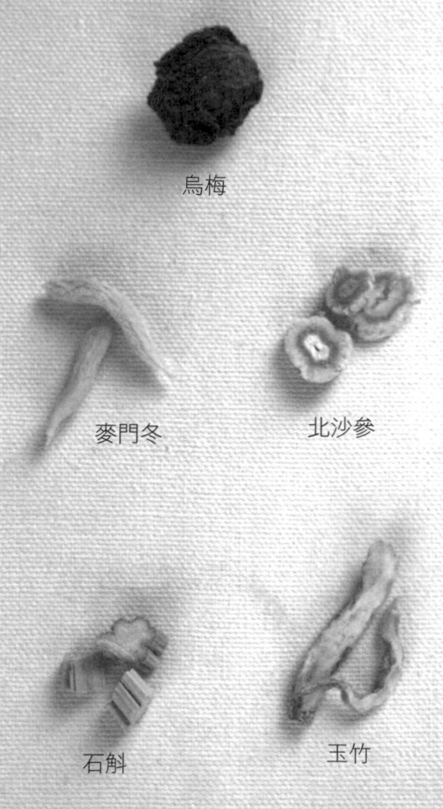

[家用滋補]

1 滋補 煮粥

① 鮮玉竹洗淨去根鬚 20 克，切碎，煎取濃汁後去渣。與白米一起加入適量水，共煮為稀粥，可加白糖調味，有養陰潤燥的作用。② 玉竹 15 ～ 20 克（鮮者用 30 ～ 60 克），白米 100 克，冰糖少許。如用新鮮玉竹，則先將其洗淨，去掉根鬚，切碎，煎取濃汁後去渣。如用乾玉竹，則煎湯去渣取汁。以汁與白米一起加水適量煮為稀粥，粥成後放入冰糖調味，稍煮一兩沸即可，有滋陰潤肺、生津止渴的作用，尤其對糖尿病的效果較好。

2 滋補 代茶飲

① 玉竹製成粗末，沸水沖泡即可。用於肺胃陰虛所致的口渴、口乾。② 玉竹、北沙參、石斛、麥門冬各 15 克，烏梅 5 顆，水煎取汁，加冰糖適量調味，代茶頻飲，可治熱病傷陰，或夏天出汗多引起的口乾思飲，大便乾燥。

3 滋補 煮湯

玉竹 20 ～ 50 克，豬瘦肉 250 克。玉竹與豬瘦肉洗淨，共煮湯，喝湯食肉，可治久咳痰少、氣虛乏力等症。

4 滋補 炒菜

① 玉竹 30 克，豬心 1 只，料酒適量，鹽 3 克。豬心切片，加調料與玉竹炒熟食用，有滋陰寧心的作用，對痤瘡亦有療效。② 玉竹 20 克，苦瓜 300 克，加調料適量炒食，能清火養陰潤燥。

玉竹麥門冬飲
玉竹也可研末，直接用沸水沖泡，對於肺胃陰虧導致的口乾口渴有效。

性味歸經

性平，味甘，歸脾、肺、腎經。

用法用量

一般用量10～30克，煎服。

適宜範圍

① 肺氣陰兩虛所致的乾咳少痰或久咳乏力；② 脾氣陰兩虛導致的面色萎黃、睏倦乏力等；③ 腎虛引起的早衰、頭暈、腰膝酸軟、鬚髮早白；④ 糖尿病氣陰兩傷引起的口渴、多飲、善飢欲食等。

現代藥理

黃精又稱「仙人餘糧」，長期食用對人體無害，其含有黏液質、多種胺基酸等成分，有抗疲勞，抗病毒，延緩衰老，止血降糖等作用。

鑑別保存

黃精以個大肥厚、體重質堅而柔軟者為佳，宜置通風乾燥處，防黴，防蛀。

禁　　忌

黃精為滋膩之品，痰濕內盛者不可服用，感冒發熱等急症時暫停服用。

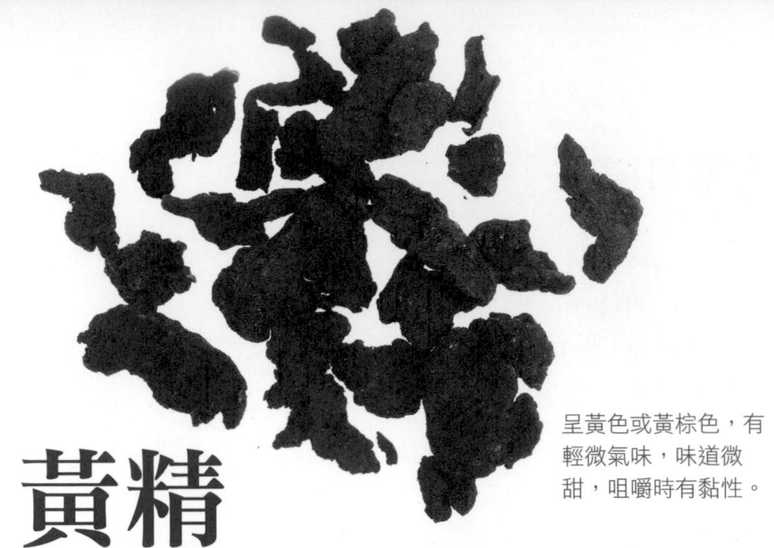

呈黃色或黃棕色，有輕微氣味，味道微甜，咀嚼時有黏性。

黃精

黃精，又名雞頭黃精、白及黃精、黃雞菜、毛管菜、雞毛參，別名老虎薑，又稱「仙人餘糧」。長食無害，可以救荒辟谷，故《別錄》稱「救窮草」。具有補氣、養陰、健脾、潤肺、益腎的功效。《日華本草》曰：「蒸曝久服，能補中益氣、除風濕、安臟腑、補勞傷、助筋骨、益脾胃、潤心肺。」

[治病配方]

1 咳嗽（體虛型）：黃精30克，冰糖50克。黃精用冷水泡發，加冰糖，用小火煎煮1小時即可。吃黃精，喝湯，每日2次，有滋陰、潤心肺的作用。

2 貧血：當歸、黃精各20克。放入盛有開水的保溫瓶內，浸泡半小時，當茶飲用，每日1劑。

3 高血壓（肝陽上亢型）：黃精10克，羅布麻葉5克。用清水煎煮，取汁，當茶飲用。

4 月經不調（氣血兩虛型）：黃精、黨參各10克，紅棗6顆，裝紗布袋。鵪鶉蛋10顆，煮熟備用。所有材料加適量清水，先大火煮開，再小火煮20分鐘，然後把煮好的鵪鶉蛋剝殼投入湯中，再煮半小時，吃蛋喝湯。從上一次月經結束一直到下一次月經開始，每天早晨吃一次，月經恢復正常以後也可經常吃。

[家用滋補]

1 滋補 代茶飲

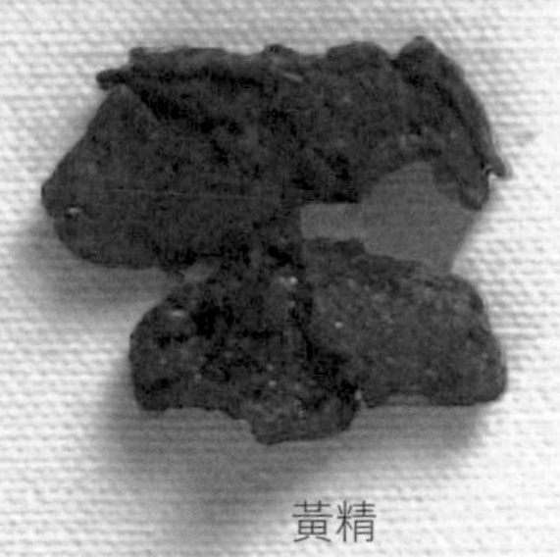
黃精

① 黃精、丹參各10克，綠茶5克。共研成粗末，用沸水沖泡，加蓋悶 10 分鐘後飲用，能益氣補血。② 黃精、黨參各 10 克，紅棗 6 顆。將上述材料用水煎煮，每日當茶飲，適用於氣血兩虛型月經不調者。

2 滋補 燉煮

黃精、黨參各 15 克，黃耆 30 克，牛肉 500 克，鹽、蔥、生薑、白糖各適量。將黃耆、黃精、黨參裝袋備用。將牛肉洗淨，放入鍋內汆一下，撈出，沖洗乾淨，和藥袋一同放入鍋中，加清水適量煮沸。小火將牛肉燜熟，撈出藥袋，放鹽、蔥、生薑、白糖調味，能增進食慾。

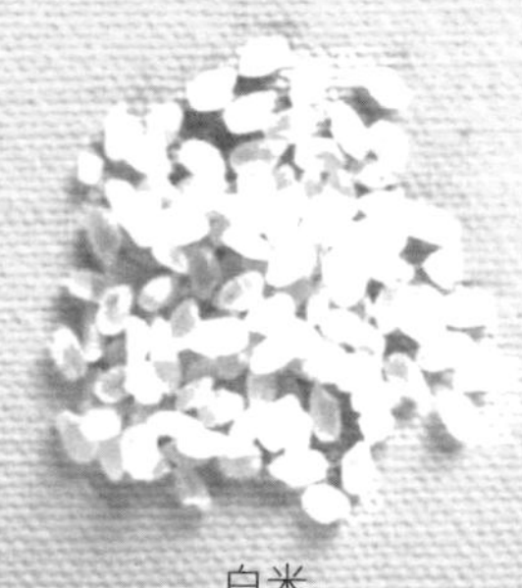
白米

3 滋補 煮湯

黃精 35 克，豬瘦肉 400 克，小白菜 100 克，紅蘿蔔 1 根，香菇 5 朵，鹽適量。豬瘦肉洗淨切大塊，放入沸水中汆去血水，撈出備用。小白菜和黃精均洗淨，紅蘿蔔去皮切片，香菇去柄洗淨切瓣。鍋中加清水煮沸，放入豬瘦肉大火煲 20 分鐘，再放入其他所有材料，小火煲兩小時，加鹽調味即可，能滋陰補脾。

黃精白米粥
黃精與白米同煮，可強健脾胃、滋陰養肺、補中益氣。

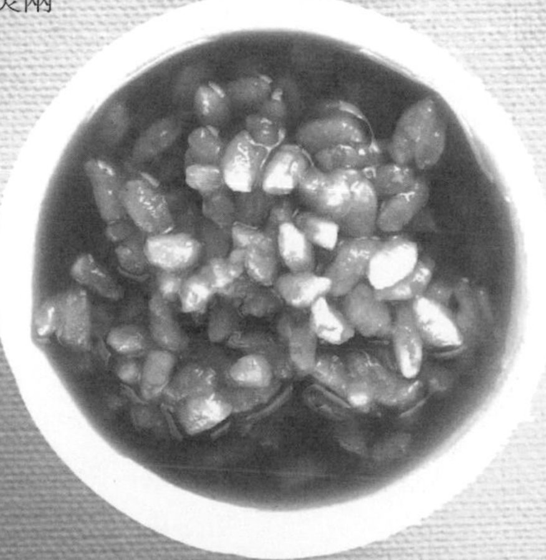

4 滋補 煮粥

黃精 25 克，白米 100 克。先將黃精放入砂鍋中，加水煎煮，取汁。將白米洗淨，和煎煮的汁液一同放入砂鍋中，用大火燒開，再用小火煮 30 分鐘，起鍋加糖，即食。此粥能夠降壓、防止動脈硬化。

性味歸經

性平，味酸、澀，歸肝、脾、肺、大腸經。

用法用量

一般用量 3～9 克，煎服。

適宜範圍

① 咳嗽少痰、乾咳無痰，伴少氣懶言、短氣等；② 氣虛洩瀉、痢疾；③ 糖尿病陰虛燥熱之口渴、多飲；④ 膽道蛔蟲症。

現代藥理

烏梅含有檸檬酸、蘋果酸、琥珀酸等，有抗菌、促進膽囊收縮、促進膽汁分泌、抗蛋白過敏等作用。

鑑別保存

烏梅以個大、肉厚、核小、外皮烏黑、味極酸者為佳，宜置乾燥陰涼密閉處保存。

禁　　忌

表證、內有實熱積滯者忌用。

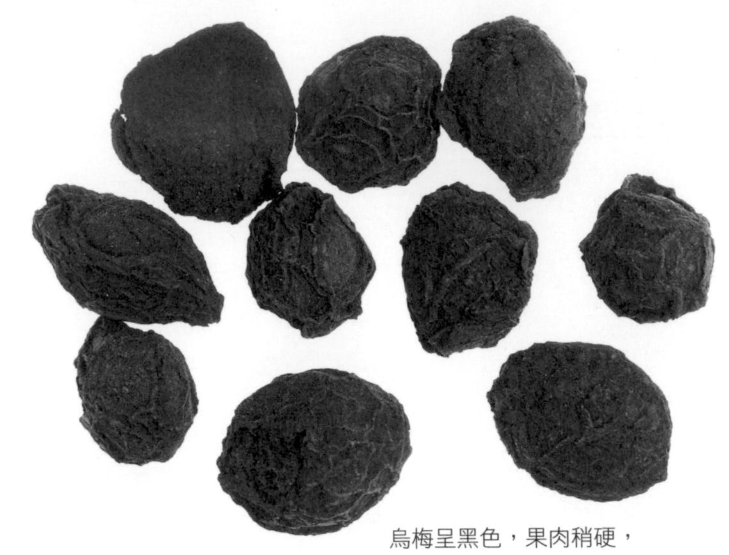

烏梅呈黑色，果肉稍硬，表面有明顯凹點。

烏梅

烏梅，是薔薇科植物梅的乾燥近成熟果實加工品。傳說曹操帶領軍隊走到一個沒水的地方，士兵十分飢渴。曹操就騙士兵說，前面有一片梅樹林，到那裡可以吃梅子解渴。士兵一聽有梅吃，口水都流出來了，也就不那麼渴了。這就是「望梅止渴」的故事，也說明了梅能生津止渴。

[治病配方]

1 過敏性鼻炎：烏梅 10 克，防風 5 克，甘草 1 克。每日 1 劑，開水 200 毫升泡 1 小時左右後飲用。

2 細菌性痢疾：烏梅 18 克，香附 12 克，加水 150 毫升。用小火煎煮，濃縮至 50 毫升，分 2 次服用。

3 頑固性痛經：烏梅 40 克，白芷 20 克。 水煎，每日 1 劑，分兩三次口服，月經來前 1 週開始服用，連續服用至月經來潮。在下一次月經週期再服 1 療程。

[家用滋補]

1 滋補 製乾果

烏梅加冰糖蒸煮，製成乾果食用。每次10粒，每日3次。本品有生津止渴、開胃消食的作用，可作為休閒食品。

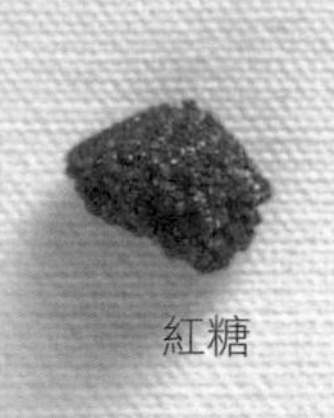
紅糖

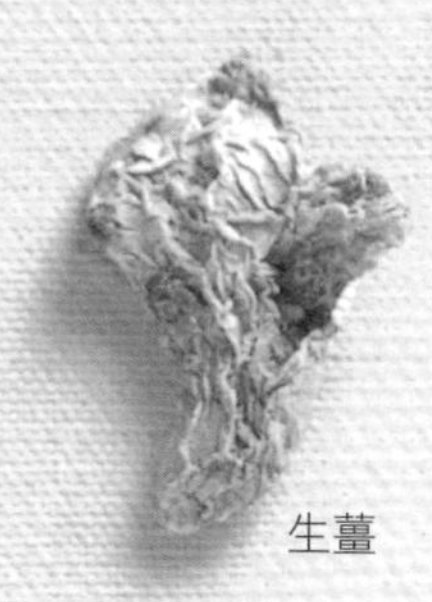
生薑

2 滋補 煮粥

烏梅20克，白米100克，冰糖適量。將烏梅水煎兩次，去渣合汁一大碗，同白米共入鍋中，加水煮粥，待熟時入冰糖稍煮即成。早晚餐服食，有斂肺止咳、澀腸止洩的作用。

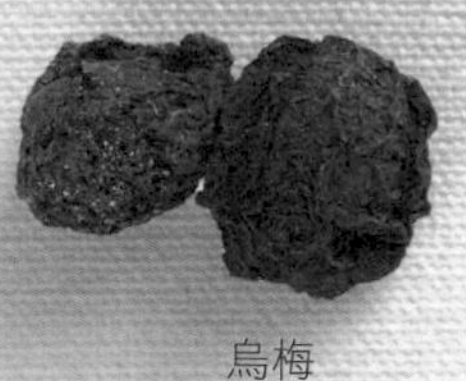
烏梅

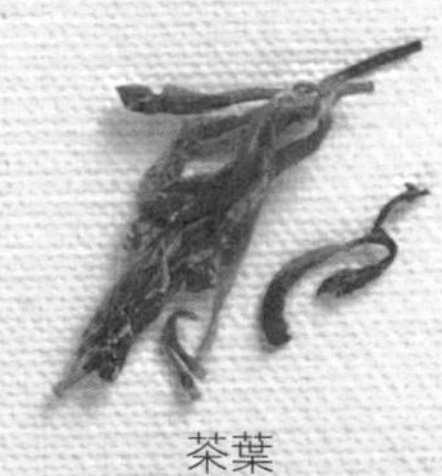
茶葉

3 滋補 煮湯

烏梅3顆，新鮮蘿蔔250克，鹽少許。蘿蔔洗淨，切片備用。先煎烏梅，去渣取汁半碗，再同蘿蔔片入鍋中，加水適量煮湯，入鹽調味即成。早晚服用，適用於飲食積滯引起的胸悶、燒心、腹脹、氣逆等症。

4 滋補 代茶飲

①烏梅肉30克，生薑10克，茶葉5克，紅糖適量。烏梅肉洗淨切碎，生薑洗淨切絲，同茶葉、紅糖共入保溫杯中，沸水沖泡半小時即成。代茶頻飲。適用於脾虛洩瀉、虛寒型痢疾等症。②烏梅30克，麥門冬15克，冰糖適量。烏梅、麥門冬共入砂鍋中，水煎兩次，去渣合汁，加入冰糖稍燉即成。徐徐飲服，有清熱、生津、澀腸的作用，對濕熱型細菌痢疾尤為相宜。

烏梅生薑茶
此茶可改善由胃寒引起的妊娠嘔吐。

性味歸經

性平，味甘，歸肝、腎、肺經。

用法用量

一般用量為 5 ～ 15 克，大劑量可用至 50 克，煎服或代茶飲均可。

適宜範圍

① 肝腎精虧所致的視力減退、頭暈目眩、腰膝酸軟、遺精滑泄、耳聾耳鳴等；② 肝腎陰血虧虛引起的視力模糊或視力減退、白內障等症。

現代藥理

枸杞含有枸杞多醣等成分，有增強免疫力、降血脂、抗脂肪肝、抗腫瘤、抗衰老等作用。

鑑別保存

枸杞以顏色紅潤、顆粒飽滿、肉厚者為佳。

禁　　忌

有酒味的枸杞已變質，不可食用。綠茶和枸杞不可同泡茶飲。高血壓、性情急躁、喜食肉類者慎食。感冒發熱、身體有炎症、腹瀉者忌食。

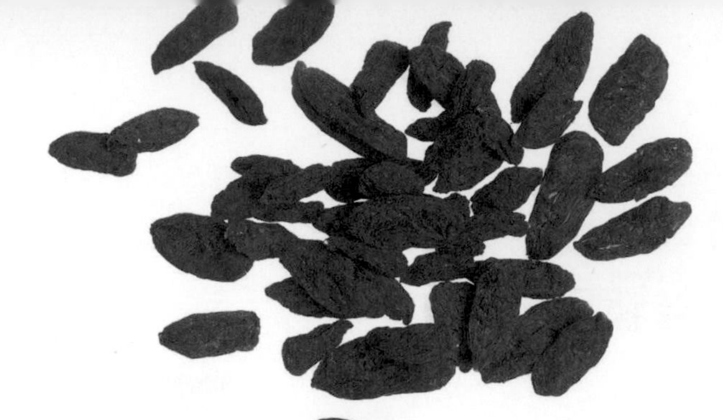

呈鮮紅色或暗紅色，表面有明顯不規則皺紋。以粒大、肉厚、種子較少者為佳。

枸杞

枸杞，是家喻戶曉的藥食兩宜中藥材，有滋補肝腎、明目、潤肺的功效。《本草綱目》稱它「滋腎、潤肺、明目」。古代醫學家很早就發現了它的藥用價值，從漢代起就應用於臨床，並當作延年益壽的佳品，至今兩千多年應用不衰。唐代詩人劉禹錫曾有詩盛讚枸杞：「僧房藥樹依寒井，井有清泉藥有靈。枝繁本是仙人杖，根老能成瑞犬形。上品功能甘露味，還知一勺可延齡。」

[治病配方]

1 高脂血症（肝腎陰虛型）：枸杞、女貞子各 250 克，紅糖適量。將枸杞和女貞子洗淨焙乾，研成粉末，早中晚用開水沖服 10 克，加紅糖適量調味。

2 慢性肝炎（肝腎不足型）：枸杞 500 克，西洋參 30 克，甘草、蜂蜜各 100 克。將西洋參、甘草煎煮 1 小時，取其藥汁煮枸杞，至水將盡，搗成膏狀後加入蜂蜜攪拌，裝瓶放於冰箱中，每日飲服一兩湯匙。

3 糖尿病（氣陰兩虛型）：枸杞 10 克，五味子 5 克。用開水浸泡，時時飲之。

4 糖尿病（氣陰兩虛型）：枸杞 10 克，西洋參 5 克。用開水浸泡，時時飲之。

5 肺炎：枸杞 15 克，百合、麥門冬各 10 克，川貝母、知母各 5 克。用清水煎煮兩次，每次 40 分鐘以上，合併藥汁，分早中晚服用。

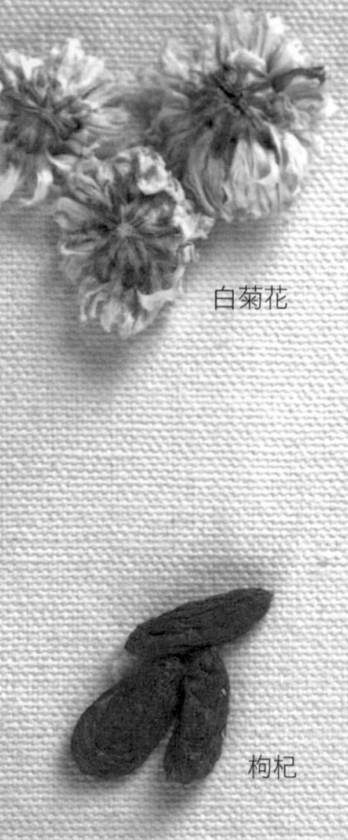

[家用滋補]

1 滋補 代茶飲

①枸杞10克，白菊花3克。用開水沖泡，當茶飲，能清肝明目。②枸杞10～20克，靈芝10克。水煎當茶飲，能增強免疫力。③枸杞10克，黃耆20克。水煎當茶飲，能益氣養陰。④取山楂、枸杞各15克。用沸水浸泡約兩小時，代茶頻飲，益腎健腦。

2 滋補 燉煮

枸杞10克，羊肝150克。將羊肝洗淨切片，放入枸杞，燉煮1小時，加調料適量，吃肝喝湯，能養肝益腎。

3 滋補 炒菜

枸杞、筍各100克，豬瘦肉400克，鹽、糖、醬油、料酒各適量。豬瘦肉和筍加調料稍炒，再加入用水泡好的枸杞，炒熟即可，適用於體虛乏力、腎虛視物模糊等。

4 滋補 泡酒

可用枸杞100克，女貞子50克，生曬參20克，低度白酒1,000毫升，將3味藥浸泡於白酒中，1個月後服用，每日早晚服20～30毫升，有益氣養陰、強健筋骨的作用。

枸杞菊花飲
泡此茶時，最好選用玻璃杯，也可在其中放入幾顆紅棗，味道更好。

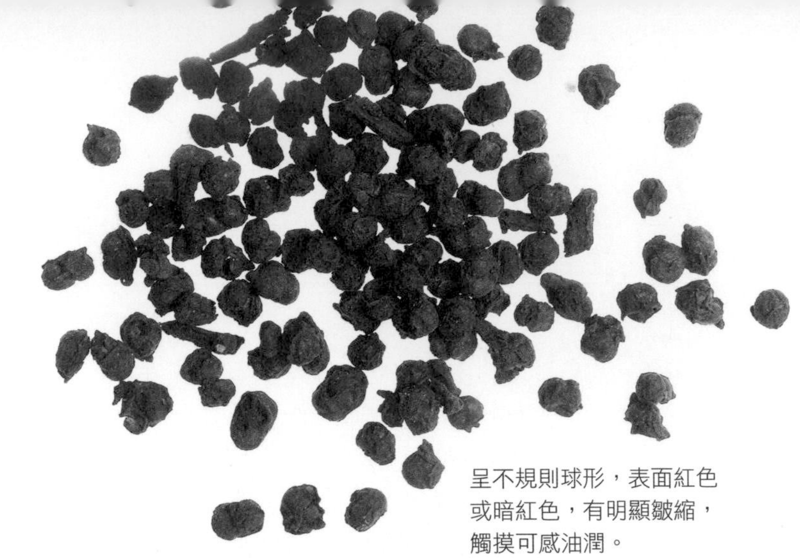

呈不規則球形，表面紅色或暗紅色，有明顯皺縮，觸摸可感油潤。

五味子

五味子，木蘭科五味子或華中五味子的乾燥成熟果實。可治療腎虛遺精、慢性支氣管炎，保護心臟。對神經系統各級中樞都有興奮作用，改善人的智力，增進記憶力，提高工作效率，改善視力和聽力，增加冠狀動脈血流量，具抗疲勞、抗衰老和增強免疫系統功能並保護肝細胞的功效。

性味歸經

性溫，味甘酸，歸肺、心、腎經。

用法用量

一般用量 5 ～ 10 克，煎服。

適宜範圍

① 肺虛或肺腎兩虛所致的咳喘不止、呼多吸少、氣短乏力等症；② 氣津兩傷所致的久瀉不止、畏寒怕冷、手足不溫等；③ 心腎不交所致的心煩、心悸、失眠、多夢等。

現代藥理

五味子含有五味子素、去氧五味子素、五味子醇等成分，有保護人體五臟，消炎、益智、增強體能耐力、延緩衰老、增強免疫力等作用。

鑑別保存

五味子以粒大、果皮紫紅、肉厚、柔潤者為佳。

禁　　忌

五味子有收斂固澀作用，外感風寒風熱、內有實熱，或咳嗽初起、痲疹初發者忌用。

[治病配方]

1 糖尿病（併發高血壓）：五味子 5 克，羅布麻 6 克，山楂 15 克。以上 3 味開水沖泡，時時飲之。

2 咳嗽（體虛型）：五味子 6 克，人參、麥門冬各 9 克。水煎當茶飲。適用於溫熱暑熱耗氣傷陰引起的神疲乏力、氣短懶言、咽乾口渴或久咳肺虛、氣陰兩虛等症。

3 失眠（肝鬱化火型）：五味子 6 克，麥門冬、黨參各 12 克，酸棗仁、柏子仁各 9 克。用清水煎煮兩次，合併藥汁，時時飲之。

4 盜汗：五味子、山茱萸各 6 克，石斛 10 克。先將石斛水煎，再加山茱萸、五味子，用清水煎煮後服用，每日 1 劑，分為兩次服用。

[家用滋補]

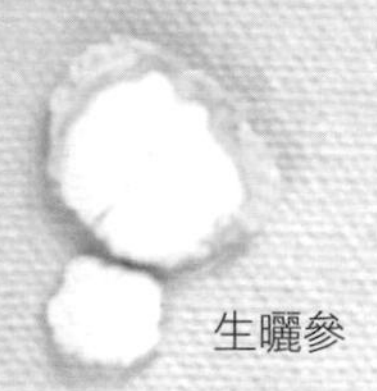
生曬參

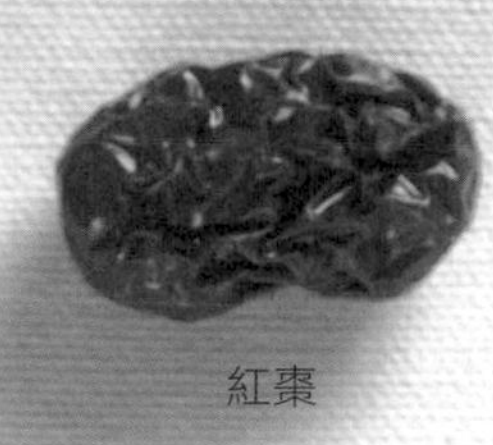
紅棗

1 滋補 煮粥

① 五味子 6 克，人參、麥門冬各 10 克，白米 100 克，白糖適量。將人參切成薄片。麥門冬砸扁，去內梗，洗淨。五味子洗淨，去雜質。白米淘洗乾淨。將白米、人參、五味子、麥門冬同放鍋內，加清水 800 毫升，大火煮沸，再用小火煮 35 分鐘，加入白糖拌勻即可，能安神益氣。② 五味子 3 克，鮮山藥 100 克，桂圓 15 克，荔枝肉 3 ～ 5 顆。先將山藥去皮，切成薄片，與桂圓、荔枝肉、五味子放入鍋中，加清水用大火煮沸，再用小火煮熟即可。適合早晚食用，有補養心脾的作用。

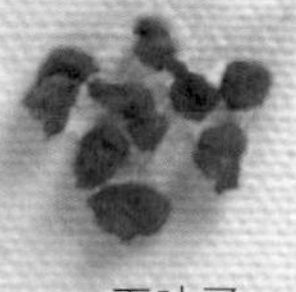
五味子

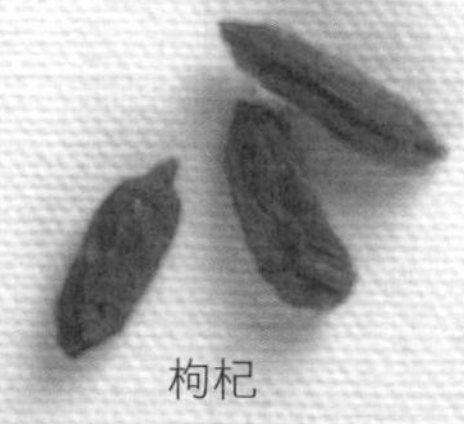
枸杞

2 滋補 做羹

五味子 6 克，核桃肉 3 個，蜂蜜適量。將核桃肉、五味子搗碎，放入鍋中，加清水用大火煮沸，再用小火稍煮即可。食用時用蜂蜜調味，適合睡前食用。本方能滋補肝腎。

3 滋補 代茶飲

① 五味子、枸杞各 10 克，生曬參 5 克，紅棗 5 顆。水煎代茶飲，能滋補肝腎。② 五味子 5 克，烏梅 10 克，紅棗 3 顆，茶葉 2 克，同放杯中，衝入 300 毫升開水泡開，加蓋悶約 10 分鐘，除藥渣飲用，有生津止渴、清燥保健的作用。

五味子枸杞茶
睡眠不好的人可多飲用此茶，可起到鎮靜、寧心的效果。

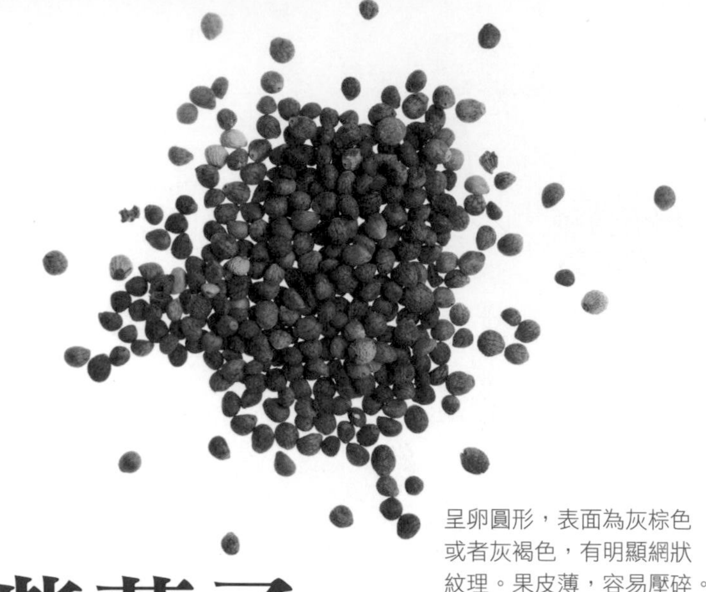

呈卵圓形，表面為灰棕色或者灰褐色，有明顯網狀紋理。果皮薄，容易壓碎。

紫蘇子

紫蘇子為唇形科植物紫蘇的乾燥成熟果實。《本草匯》:「蘇子，散氣甚捷，最能清利上下諸氣，定喘痰有功，並能通二便，除風寒濕痺。若氣虛而胸滿者，不可用也，或同補劑兼施亦可。」

[治病配方]

1 習慣性流產：蘇梗 10 克，陳皮 6 克，蓮子 60 克。蓮子去皮、心後放入鍋內，加水 500 毫升煮至八成熟，然後加入蘇梗、陳皮，再煮 3 ～ 5 分鐘，食蓮、飲湯，每日一兩次。

2 風熱感冒：紫蘇子、荊芥各 15 克，大青葉、四季青、鴨跖草各 30 克，水煎服，每日三四次。

[家用滋補]

煮粥

紫蘇子 6 克，白米 50 克，紅糖適量。紫蘇子（布包）加適量水，煮沸 1 分鐘，去渣取汁備用。白米另加水煮粥，待粥熟時，再加入紫蘇子汁和紅糖，攪勻即成。此粥適用於體虛易患感冒者。

性味歸經

性微溫，味甘，歸脾、肺經。

用法用量

一般用量 6 ～ 10 克，煎服。

適宜範圍

① 腸燥便秘或氣喘兼便秘；② 風寒感冒、咳嗽氣喘；③ 妊娠嘔吐，胎動不安；④ 可解魚蟹中毒。

現代藥理

紫蘇子含亞麻酸、亞油酸、18 種胺基酸、穀維素、維他命 E 等成分，有鎮咳、化痰、平喘、抗癌、延緩衰老、降血壓、降血脂、抗動脈硬化、增強記憶力、預防老年痴呆症等作用。

鑑別保存

紫蘇子以粒大飽滿、色灰棕、種子油性足者為佳。

禁　　忌

紫蘇子滑腸耗氣，故脾虛大便稀薄、腹瀉、氣虛者忌用。陰虛喘咳者慎用。

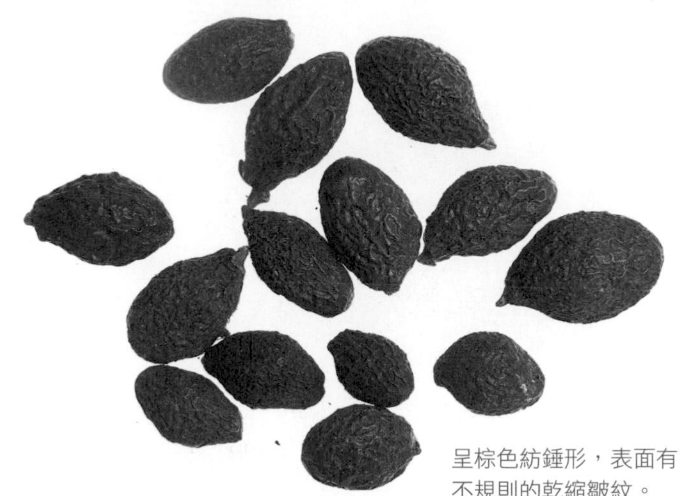

呈棕色紡錘形，表面有不規則的乾縮皺紋。

胖大海

胖大海是梧桐科木本植物胖大海的成熟種子，有清熱潤肺、利咽解毒、潤腸通便等功能。現代藥理研究證明，胖大海有一定毒性，不適合長期服用。

[治病配方]

1 扁桃腺炎：胖大海3～5顆，甘草3克。沸水沖泡，飲用3～5天。本方適用於風熱感冒引起的咽喉燥痛、乾咳無痰、聲音嘶啞等。

2 糖尿病（併發扁桃腺炎）：胖大海3顆。開水沖泡，即可飲用。本方有清熱解毒、利咽潤喉之功效。

[家用滋補]

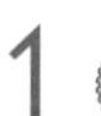

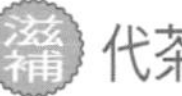

1 代茶飲

胖大海2顆，麥門冬5克，桔梗、烏梅各3克，紅棗5顆。用沸水沖泡1小時，可加冰糖適量調味。本方有滋陰潤燥的作用。

2 燉煮

胖大海泡發洗淨，生薑切末，蒜剝成蓉，豬肝切片，入沸水中汆熟，撈出。起油鍋，下生薑、蒜，放入豬肝片、胖大海，加清水煮10分鐘，加調料燉熟即可。本方有潤肺養顏的作用。

性味歸經

性寒，味甘，歸肺、大腸經。

用法用量

一般用量3～5顆，大劑量可用到10顆。煎服或浸泡飲用，病好即停，切勿長期飲用。

適宜範圍

① 咽喉腫痛；② 肺熱、肺燥咳嗽；③ 大腸熱積便秘。

現代藥理

胖大海含有胖大海素、黏液質、戊聚糖等成分，有收縮血管平滑肌，改善黏膜炎症、減輕痙攣性疼痛、促進腸蠕動、緩瀉等作用。

鑑別保存

胖大海以個大、質堅、棕色、表面有細皺紋及光澤者為佳。宜置乾燥處貯存，防黴、防蛀。

禁忌

老年人突然失音及脾虛便溏者應慎用，盲目使用胖大海會使脾胃虛寒，引起大便稀薄、飲食減少、胸悶、消瘦等一系列副作用。脾胃虛寒及風寒感冒引起的咳嗽，咽喉腫痛，肺陰虛咳嗽不宜用。

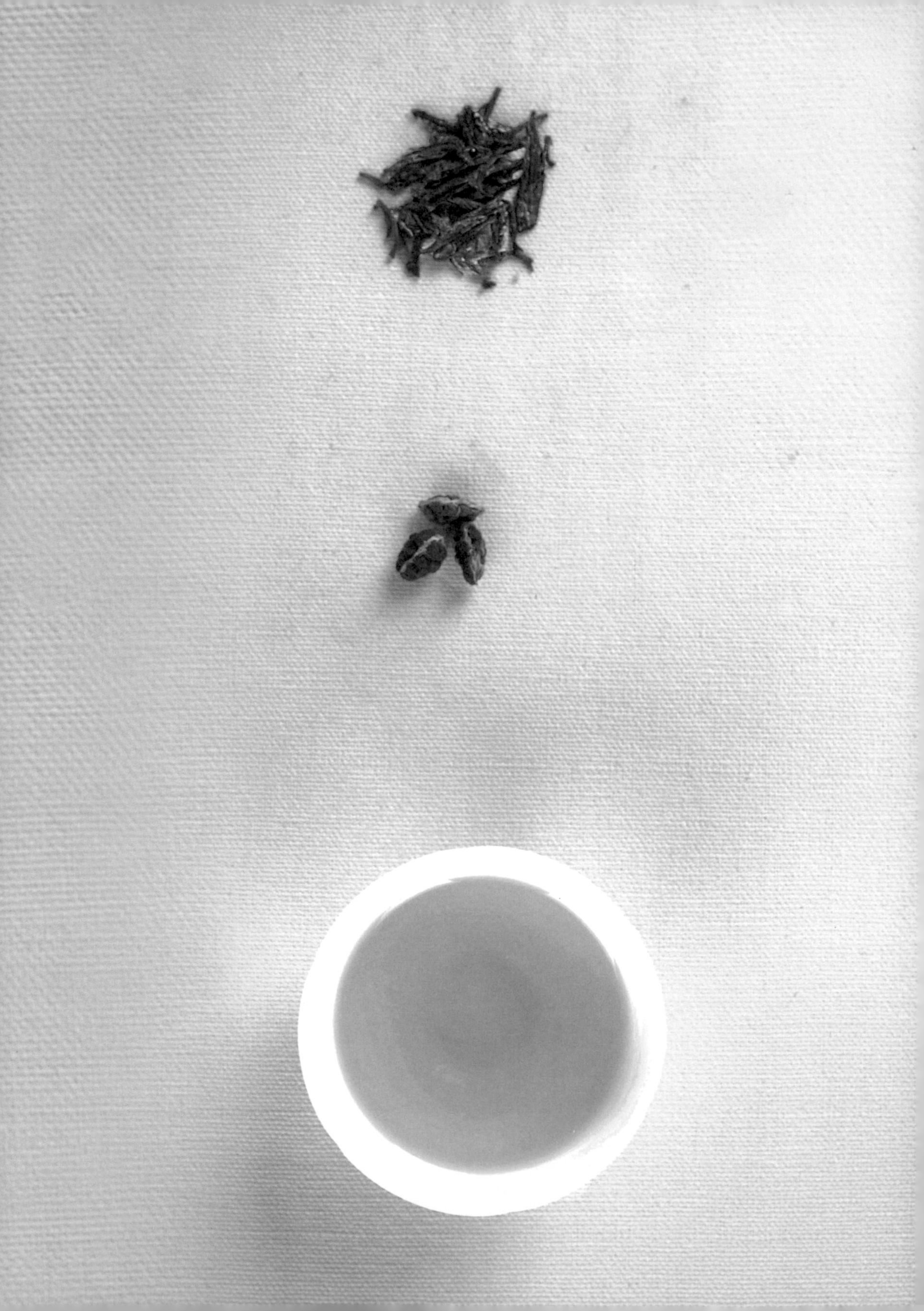

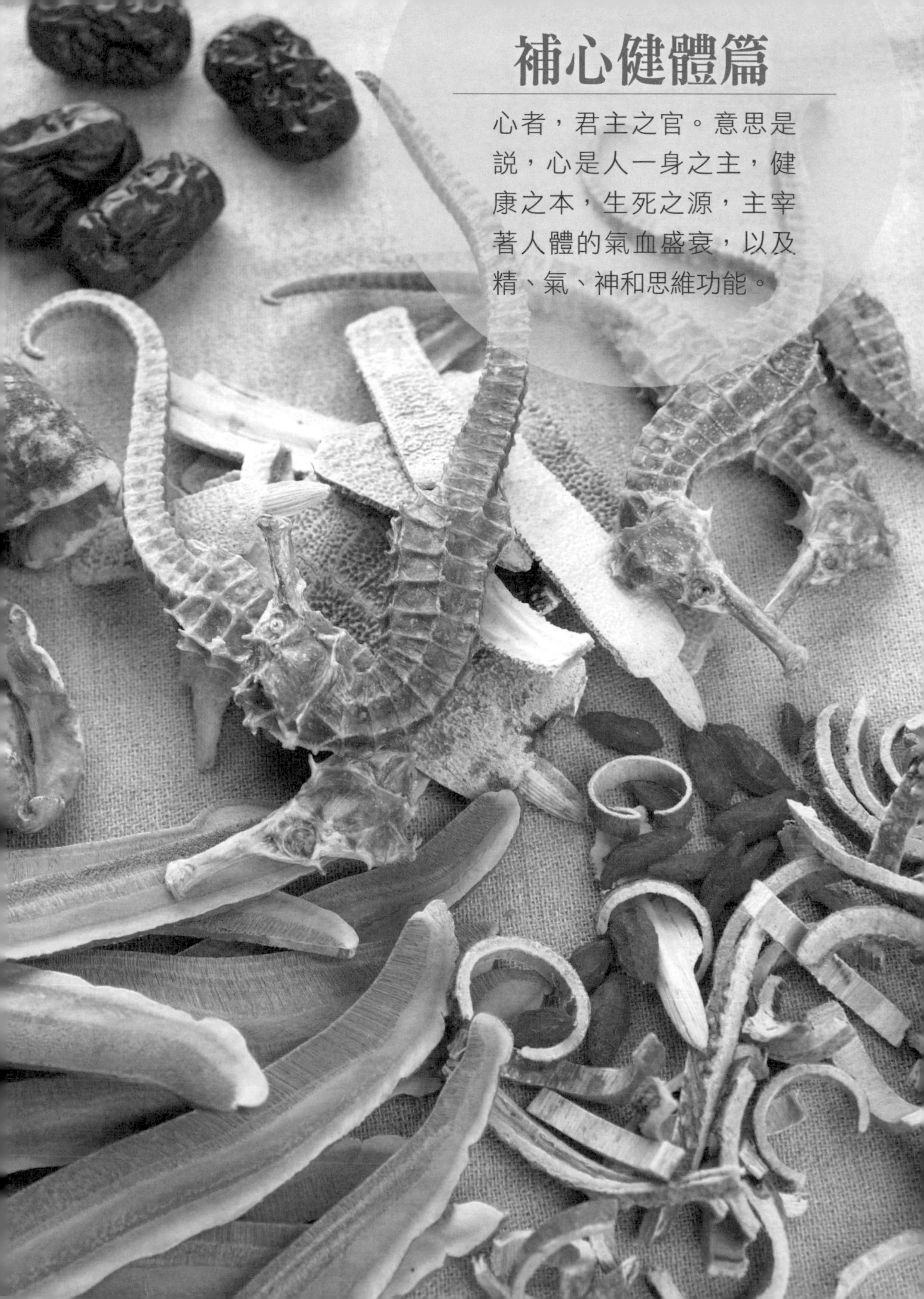

補心健體篇

心者，君主之官。意思是說，心是人一身之主，健康之本，生死之源，主宰著人體的氣血盛衰，以及精、氣、神和思維功能。

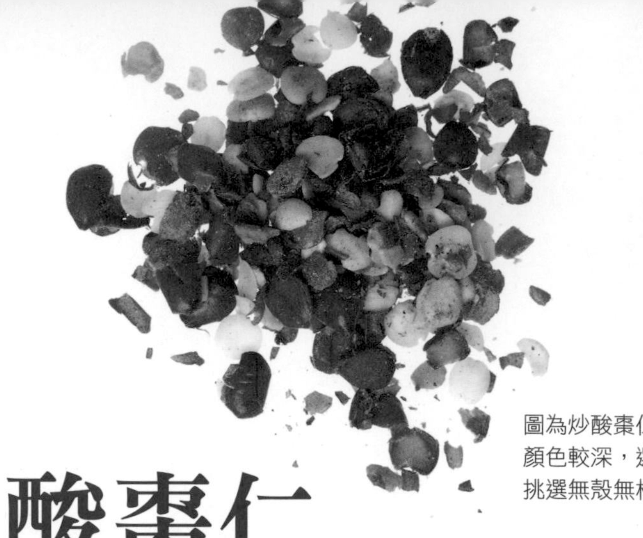
圖為炒酸棗仁，表面顏色較深，選購時可挑選無殼無核者。

酸棗仁

酸棗仁，別名山棗、酸棗子、刺棗。為屬李科植物酸棗的乾燥成熟種子。有治失眠、陽痿、前列腺炎及鎮靜功效。酸棗仁的功效始載於漢《神農本草經》:「主煩心不得眠。」《金匱要略》中的酸棗仁湯方中也有「以酸棗仁之入肝安神最多為君」記載。

[治病配方]

1 更年期症候群：酸棗仁 15 克，水煎。阿膠 15 克，在適量清水中加熱融化。將阿膠與酸棗仁水拌勻，睡前服用。

2 失眠（心脾兩虛型）：酸棗仁 20 克，苦參 30 克。將苦參、酸棗仁加清水煎煮，煎至湯汁剩 15 ～ 20 毫升時即可。睡前 20 分鐘適量服用，堅持 10 ～ 15 天。

3 產後失眠：酸棗仁、當歸各 5 克，紅棗 10 顆。用清水煎煮，分為早晚服用。

4 失眠（肝鬱化火型）：酸棗仁、柏子仁各 9 克，麥門冬、黨參各 12 克，五味子 6 克。用清水煎煮兩次，合併藥汁服用。

5 神經衰弱：酸棗仁 30 克，搗碎，用紗布包裹，加清水 200 毫升，煎至 30 毫升。每晚睡前半小時服用適量，10 日為 1 療程。也可取酸棗仁 5 克，研碎後加白糖拌勻，於睡前用溫開水沖服。

性味歸經

性平，味甘酸，歸心、肝經。

用法用量

一般用量 10 ～ 15 克，煎服。

適宜範圍

① 虛煩不眠、驚悸怔忡；② 煩渴、虛汗。

現代藥理

酸棗仁含酸棗仁皂苷、白樺脂酸、白樺脂醇、黃酮等成分，有鎮靜、催眠、鎮痛、抗驚厥、降溫、降壓等作用。

鑑別保存

酸棗仁以粒大、飽滿、有光澤、外皮紅棕色、種仁色黃白者為佳。

禁忌

孕婦忌食用。有滑泄症狀者慎服。酸棗仁不宜久炒至油枯。《得配本草》記載，肝旺煩躁，肝強不眠者忌服。

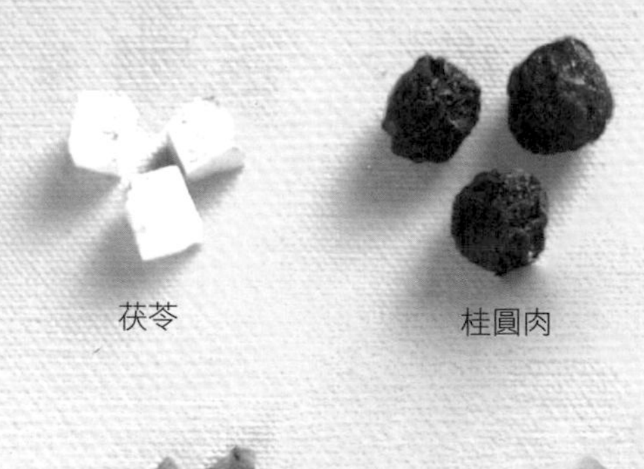

茯苓　桂圓肉

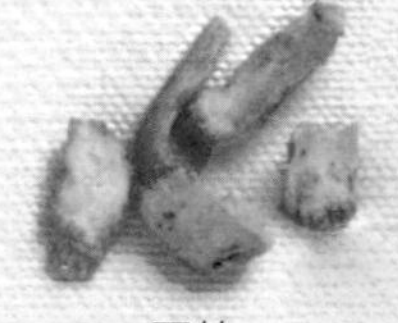

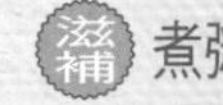

玉竹　冰糖

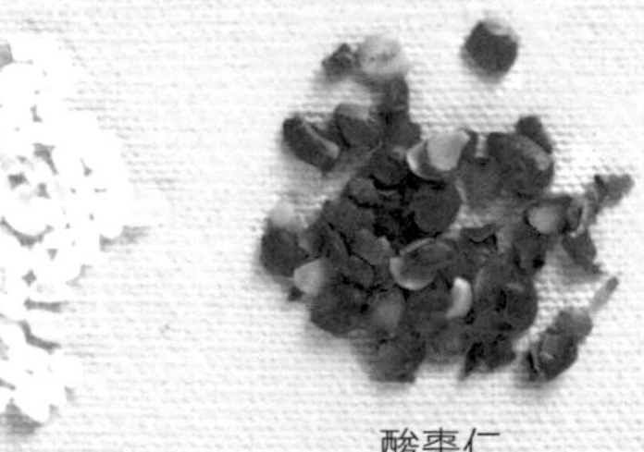

白米　酸棗仁

[家用滋補]

1 滋補 煮粥

酸棗仁、玉竹、桂圓肉各 15 克，茯苓 9 克，白米 100 克，冰糖適量。酸棗仁、玉竹、桂圓洗淨，與茯苓一起放入鍋中，加清水煎取濃汁，去渣。白米淘淨後放入鍋內，加適量清水，煮為稀粥，加入冰糖，再煮沸片刻即可。能養心安神。

2 滋補 煮湯

酸棗仁 30 克，玉竹、川芎、陳皮各 3 克，紅棗 7 顆，生薑 3 片，豬肝 300 克，料酒、鹽各適量。紅棗洗淨泡軟並去核，豬肝切大塊用料酒醃泡後洗去血水。酸棗仁用 1,000 毫升清水小火熬煮 40 分鐘後過濾。以酸棗仁煮的水當高湯，將其他材料（豬肝除外）倒入鍋中，用小火熬煮 1 小時後，再放入豬肝煮熟，添加料酒及鹽調味即可，能安神補血。

3 滋補 燉煮

酸棗仁 10 克，用刀背略微壓碎。百合 20 克，洗淨，用溫水浸泡約 10 分鐘。小排骨 200 克，洗淨，汆燙去血水，放入鍋中，加入百合、酸棗仁後，再加入 750 毫升清水，煮至湯濃，加鹽調味即可，能滋陰安神。

酸棗仁桂圓粥

也可直接用酸棗仁和桂圓肉用沸水沖泡，代茶飲，可治療失眠。

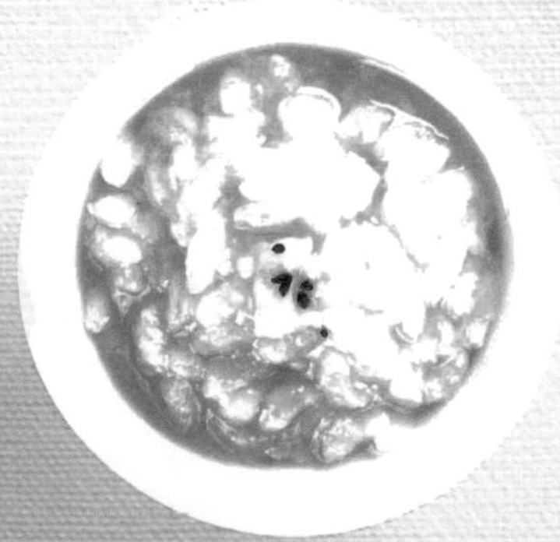

性味歸經

性平，味甘，歸心、肝、肺經。

用法用量

一般用量3～20克，煎服。

適宜範圍

① 氣血不足、心神失養所致的心神不寧、失眠、驚悸、多夢、健忘、體倦神疲、食少等；② 形寒咳嗽、痰多氣喘之痰飲證，尤其是痰濕型或虛寒型；③ 虛勞短氣、不思飲食、手足逆冷或煩躁口乾等。

現代藥理

靈芝主要含麥角固醇、多醣類、甘露醇等成分，有抗腫瘤、保肝解毒、降低血膽固醇、改善局部微循環、阻止血小板聚集、抗衰老、抗神經衰弱、增強免疫力等作用。

鑑別保存

靈芝以菌蓋個大、菌柄長、質堅實、光澤如漆者為佳。

禁　　忌

靈芝有活血作用，服用抗凝血劑的患者慎用。靈芝為大補藥，發燒怕冷、鼻塞流涕者忌用。

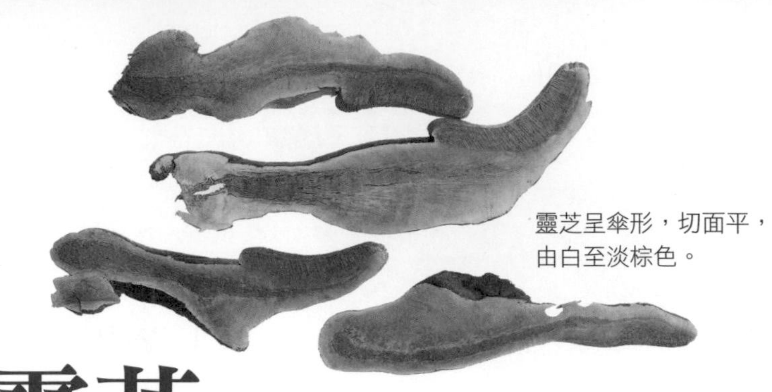

靈芝呈傘形，切面平，由白至淡棕色。

靈芝

靈芝自古以來就被認為是吉祥、富貴、美好、長壽的象徵，有「仙草」、「瑞草」之稱，中國傳統醫學長期以來一直將其視為滋補強壯、固本扶正的珍貴中草藥。「靈芝」一詞，最早見於東漢張衡《西京賦》「浸石菌於重涯，濯靈芝以朱柯」，但早在遠古神話和先秦典籍中，就有許多關於靈芝的記述。中國第一部中藥學專著《神農本草經》就將靈芝視為上品藥收錄於書中，認為「久食，輕身不老延年」。靈芝入藥最早載於《神農本草經》，是傳統的補益藥，歷代本草典籍均有記述。 靈芝具補氣養血，養心安神等多種養生功效。

[治病配方]

1 哮喘：靈芝16克，半夏、厚朴各3克，蘇葉6克，茯苓9克。用清水煎煮後加入冰糖，每日飲用兩三次。

2 氣管炎：靈芝、黨參各10克，川貝5克，紅棗7顆。用清水煎煮，早晚服用。

3 口臭：靈芝、五味子各10克，丹參、柴胡各5克，紅棗5顆。水煎服，頻飲。

4 肝炎（肝膽濕熱型）：靈芝6克，甘草4克。水煎服，頻飲。

5 高脂血症（痰濁阻滯型）：靈芝、山楂、何首烏各10克。水煎服，頻飲。

6 失眠（心脾兩虛型）：靈芝15克，西洋參3克。水煎服，頻飲。

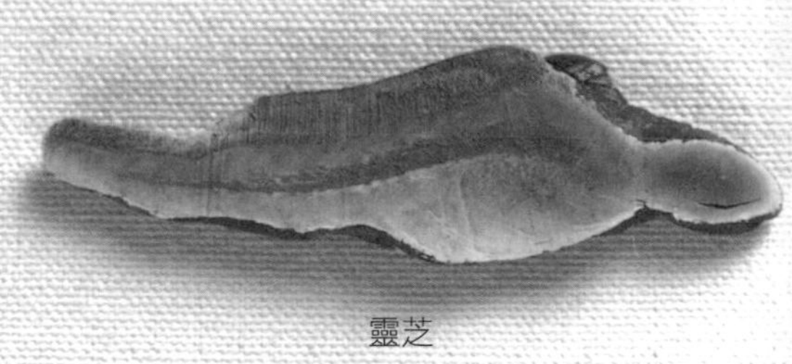
靈芝

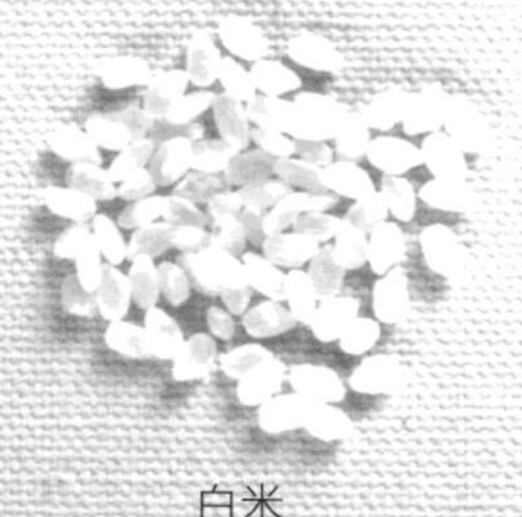
白米

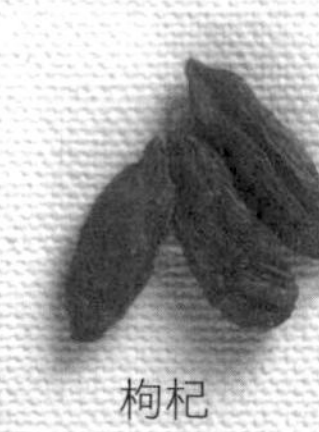
枸杞

靈芝枸杞粥
靈芝量要控制好，不可過多。服用時可在粥裡加入蜂蜜或白糖調味。

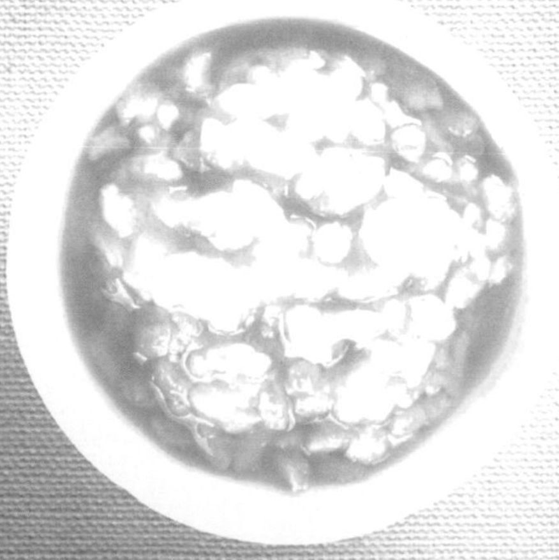

[家用滋補]

1 滋補 煮羹

靈芝 9 克，銀耳 6 克，冰糖 15 克。用小火煮兩三個小時，至銀耳成稠汁，取出靈芝殘渣，每日分 3 次服用，能養心安眠。

2 滋補 煮湯

① 靈芝 6 克，蓮子、百合各 30 克，瘦肉 200 克。放入鍋內，加清水煮湯，食用時加調料調味即可，能安神健脾。② 靈芝 60 克，鵪鶉蛋 8 個，紅棗 12 顆，白糖適量。將靈芝洗淨，切成細塊。紅棗去核洗淨，鵪鶉蛋煮熟、去殼。把全部材料放入鍋內，加清水適量，大火煮沸後，小火煮至靈芝出味，加白糖，再煮沸即可。長期服用，能補血益精。

3 滋補 煮粥

靈芝、枸杞各 30 克，白米 100 克，白糖適量。靈芝碾成粉末，枸杞、白米、靈芝粉，加水小火熬粥，最後加入適量白糖即可。中老年體虛者，可用此粥補益肝腎、延年益壽。

4 滋補 泡酒

靈芝片 40 克，加 500 毫升黃酒浸 10 日後飲用。每日服 2 次，每次 30 毫升，能健胃養胃。

性味歸經

性微寒，味苦，歸心、肝經。

用法用量

一般用量 10～20克，煎服。

適宜範圍

血虛或瘀血所致的月經不調、經閉、痛經、產後瘀痛、癥瘕積聚、胸腹刺痛、風濕痺痛、瘡瘍癰腫等。

現代藥理

丹參含有丹參酮類、丹參類等成分，對加強心肌收縮力，擴張血管，防止血栓形成，都有顯著作用。還可促進組織修復、保護肝臟和抗菌消炎，對失眠、頭痛、記憶力減退，注意力不集中等神經衰弱症狀有較好療效。

鑑別保存

丹參以條粗、色紫紅、無蘆頭、無鬚根者為佳。

禁　　忌

感冒時不能服用丹參，會加重病症。丹參不能與藜蘆、蔥同用，有效成分會發生變化。服用丹參時不宜飲用牛奶，牛奶會降低丹參藥效。此外，丹參還不宜與其性味相反的榛子、蛋黃、醋同食，以免影響藥效。

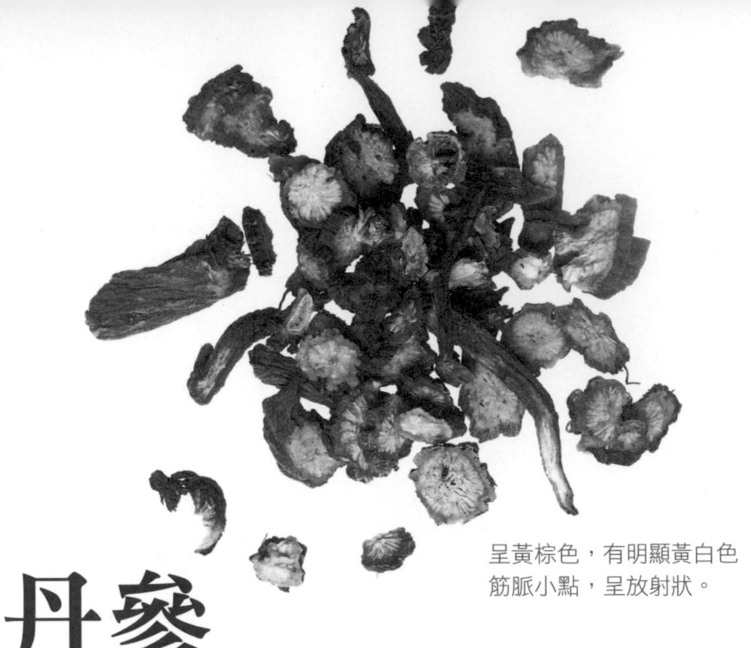

呈黃棕色，有明顯黃白色筋脈小點，呈放射狀。

丹參

丹參，別名紅根、紫丹參、血參根。民間還將其稱作「丹心」。為唇形科植物丹參的根。是著名的「活血化瘀」中藥，《神農本草經》列其為上品。丹參能夠促進血液循環，擴張冠狀動脈，增加血流量，防止血小板凝結。

[治病配方]

1 中風後遺症：丹參 15 克，川芎 10 克，水蛭 5 克。用清水煎煮，分早晚服用。

2 慢性肝炎：丹參、枸杞各 10 克，五味子 5 克，紅棗 5 顆。水煎兩次，每次約 40 分鐘，合併藥汁，分早晚服用。

3 貧血：丹參、黃精各 10 克，綠茶 5 克。共研成粗末，用沸水沖泡，加蓋悶 10 分鐘後飲用，每日 1 劑。

4 腎炎：丹參 15 克，生黃耆 20 克，靈芝 10 克。水煎當茶飲。

5 冠心病（氣虛血瘀型）：丹參 10 克，紅參 5 克，三七 3 克。水煎當茶飲。

6 月經不調（血瘀型）：丹參 30 克，洗淨切片，放入紗布袋，扎口，放酒罐中，倒入 500 毫升白酒，蓋好蓋，浸泡 15 天後飲用，每次適量。

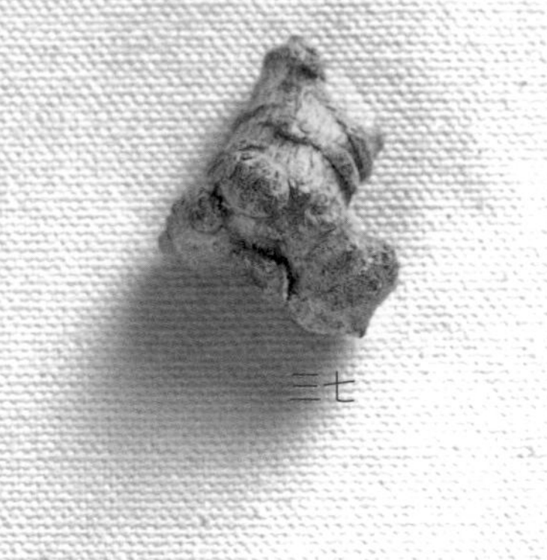
三七

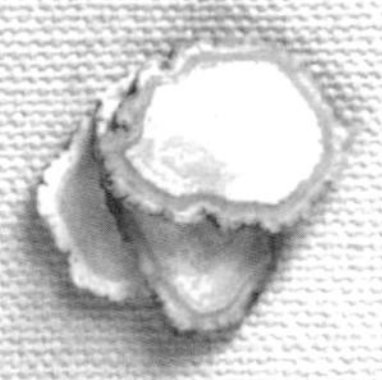
生曬參

丹參

[家用滋補]

1 滋補 煮湯

丹參15克，鵪鶉2隻，生薑2片，蔥1根，料酒、香油、鹽各適量。丹參洗淨切片，鵪鶉宰殺去毛、內臟和爪，生薑切片，蔥切段。將丹參片、鵪鶉放入蒸鍋，加生薑片、蔥段、料酒、香油、鹽，加清水蒸煮，約半小時至熟即可。本方可去瘀血，補五臟。

2 滋補 代茶飲

① 丹參10克，三七、生曬參各5克。用清水煎煮，分早中晚代茶飲用，能益氣活血。② 丹參、天麻、製半夏、茯苓、殭蠶各10克，花茶6克。上述5味藥用500毫升水煮沸15分鐘，取沸湯沖泡花茶。每日當茶飲，適用於半身不遂、口眼喎斜、肢體麻木、頭暈目眩等症。

3 滋補 做飲品

丹參15克，冰糖適量，以微甜為度。丹參放入鍋中，加清水200毫升，煎煮約20分鐘，取汁，加冰糖，溶化後分2次飲服。本品能活血安神。

4 滋補 做蜜

丹參、枸杞各15克，山楂25克，蜂蜜、冰糖各適量。將山楂、丹參、枸杞放入鍋中，用清水煎煮，稍沸時放入冰糖，冰糖溶化後去渣取汁，溫涼後加入蜂蜜，拌勻即可。經常服用，能補血清肝。

丹參三七飲
丹參與三七同服，可活血、降血脂，治療冠心病、心絞痛。

性味歸經

性平，味甘，歸心、肺、脾、胃經。

用法用量

一般用量 2～6 克，作主藥時可用 10 克，煎服。

適宜範圍

① 脾胃虛弱引起的食慾不振、大便溏薄等；② 心氣不足引起的心慌、心律不齊等；③ 咳嗽氣喘、痰多或無痰。

現代藥理

甘草含有甘草酸、甘草素等成分，有調節身體免疫功能，抗菌、抗炎、抗病毒、抗潰瘍，鎮咳去痰，解毒保肝的功效。

鑑別保存

甘草以外皮細緊、色紅棕、質堅實、斷面黃白色、粉性足、味甜者為佳。宜置通風乾燥處，防蛀。

禁　忌

濕濁阻滯所致腹脹、嘔吐、水腫者忌用甘草。甘草不可與海藻、大戟、甘遂、芫花同用。其中的皂苷會與鐵離子形成沉澱，在酸性環境下極易在酶的作用下水解失效，因此不能與富含鐵的食物，如豬血、菠菜等同食，也不能與有機酸含量高的水果，如橘子、奇異果等同食。

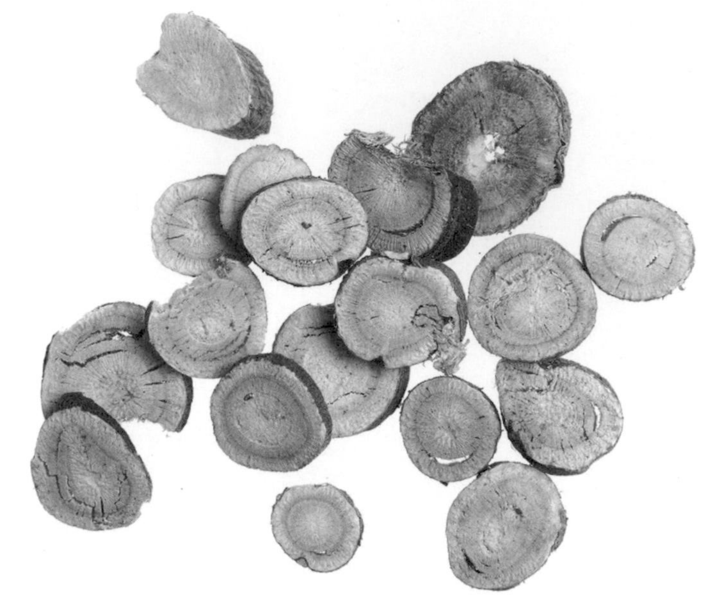

質地堅，斷面呈黃白色，略顯纖維性，中心有放射狀棕色環紋。

甘草

甘草，別名「國老」，為豆科植物甘草、脹果甘草、光果甘草的乾燥根及根莖。因為有特殊甜味，故名甘草。

[治病配方]

1 咳嗽（風熱型）：生甘草（體質虛弱者用炙甘草）12克，百部、桔梗、魚腥草、黃芩各10克，陳皮5片。每日1劑，水煎取汁，時時飲之。

2 咳嗽（燥火型）：生甘草（體質虛弱者用炙甘草）12克，百部、桔梗、魚腥草、沙參、桑白皮各10克，陳皮5片。每日1劑，水煎取汁，時時飲之。

3 血小板減少性紫癜：生甘草 20～30 克，紅色花生仁皮衣 3～10 克，紅棗 5 顆。每日 1 劑，水煎取汁，時時飲之，連服 7～14 天見效。

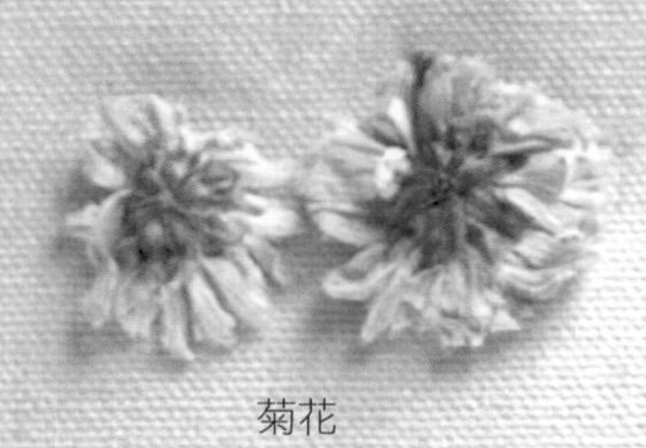
菊花

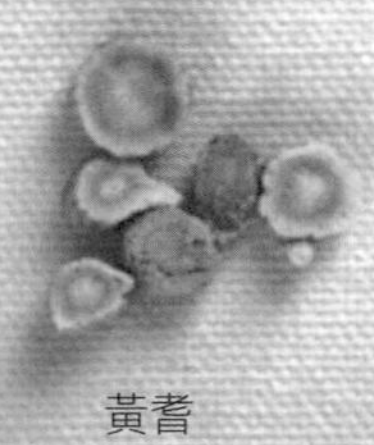
黃耆

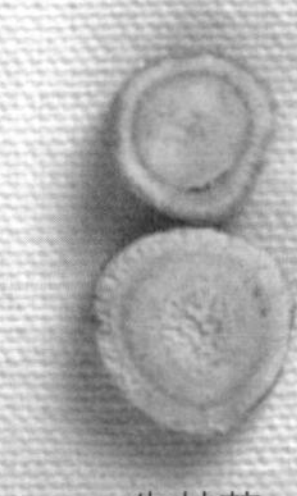
生甘草

[家用滋補]

1 滋補 泡茶

生甘草、黃耆各 20 克，菊花 15 克。開水沖泡，當茶飲，適合咽痛乾咳、頭暈目眩等。

2 滋補 燉煮

炙甘草 6 克，人參 4 克（或黨參 15 克），桂圓肉 10 克，紅棗 5 顆，生薑 3 片。諸藥與 100 ～ 250 克雞肉或鴿子肉煲湯，服食一兩次後精神倍增。

3 滋補 做飲品

生甘草、西洋參各 3 克，石斛、麥門冬各 10 克，竹葉 6 克，白米 30 克，鮮西瓜皮 500 克，白糖適量。先煎西洋參，取汁備用。西瓜皮打碎擠汁備用。其餘藥材用涼水浸泡 10 分鐘後，水煎取汁，加入西洋參湯及西瓜皮汁，加白糖即可，能清暑益氣。

黃耆甘草菊花茶
若手邊沒有黃耆，也可用甘草和菊花直接沖泡，可清熱解毒。

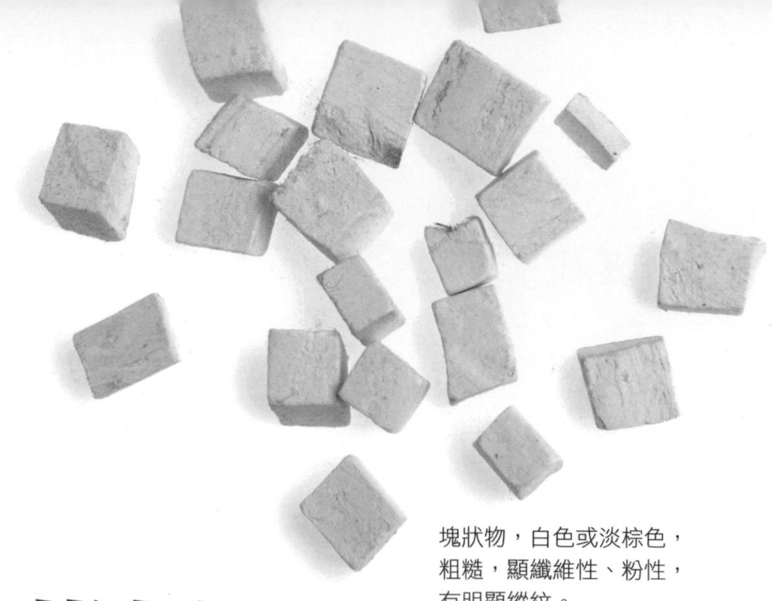

塊狀物，白色或淡棕色，粗糙，顯纖維性、粉性，有明顯縱紋。

葛根

葛根為豆科植物野葛，中國南方一些省區常以其作蔬菜食用，其味甘涼可口，常作煲湯之用。《本草綱目》記載有：「葛根，性涼、氣平、味甘，具清熱、降火、排毒諸功效。」

[治病配方]

1 腹瀉（濕熱型）：葛根、黃連、黃芩、木香各 10 克，甘草 5 克。水煎服，頻飲。

2 糖尿病（陰虛熱盛型）：葛根、西洋參、生地黃各 5 克，枸杞 10 克。水煎服，頻飲。

3 糖尿病（氣陰兩虛型）：葛根、枸杞各 10 克，西洋參、生地黃各 5 克。將以上諸藥用清水浸泡半小時後，用清水煎煮 3 次，合併藥汁後，頻飲。

4 肥胖（胃熱濕阻型）：葛根粉、首烏粉各 15 克，核桃仁末 100 克，炒黑芝麻末 30 克，蜂蜜適量。在鍋內加入適量清水，用大火煮沸，加冷水，調和核桃仁末、炒黑芝麻末、葛根粉、首烏粉。待拌勻後，改小火煨煮，邊煮邊調。待煮成糊時停火，稍涼，加蜂蜜調味即可。

性味歸經

性涼，味甘、辛，歸脾、胃經。

用法用量

一般用量 10 ～ 15 克，大劑量可用到 60 克。

適宜範圍

① 外感發熱頭痛及高血壓頸項強痛；② 中氣下陷導致的腹痛、腹洩；③ 痲疹。

現代藥理

葛根含有大豆素、大豆苷、葛根素、葛根素 -7- 木糖苷等成分，有解痙、降血糖、降血脂、解熱、益智、促進血液循環等作用。

鑑別保存

葛根以塊肥大、質堅實、色白、粉性足、纖維性少者為佳；反之則質次。

禁　　忌

葛根性涼，脾虛洩瀉者需慎用。

[家用滋補]

1 滋補 煮粥

葛根、薏仁各 30 克，桂枝 15 克，白米 60 克，鹽適量。先將葛根、桂枝用水洗淨後放鍋內，加適量清水煮沸半小時後取汁，再將薏仁、白米分別淘洗乾淨，放入上述藥汁中，煮沸後用小火慢煮，至米爛粥熟時加鹽調味即可，能溫經散寒。

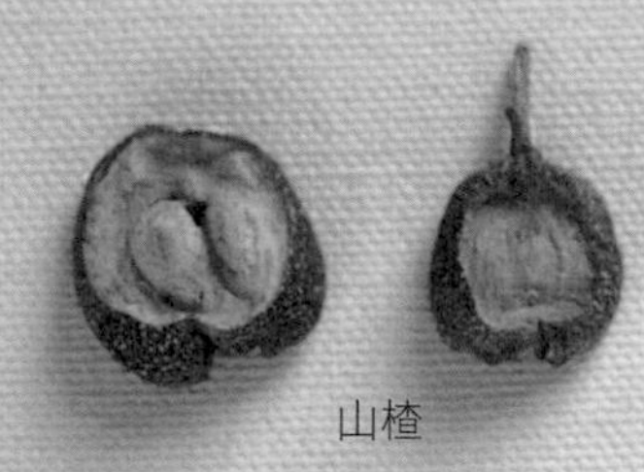
山楂

2 滋補 沖泡

葛根粉 10 克，葡萄乾 10 粒。將以上材料放入碗中，用沸水沖泡，攪拌成糊狀，加適量蜂蜜或白糖，拌勻即可。能清熱宣肺。

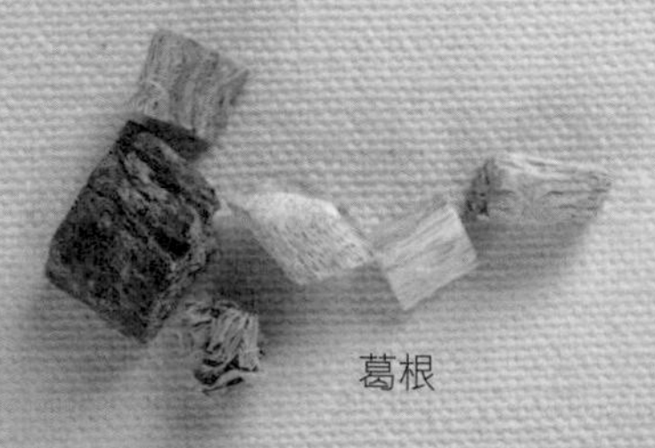
葛根

3 滋補 做湯

① 葛根 50 克，鮮紅薯 100 克。將紅薯洗淨切片，和葛根一起放入鍋內，加清水適量同煮，取汁飲用，能清熱宣肺。② 葛根 60 克，山藥 50 克，豬排骨 250 克，鹽適量。將排骨洗淨、氽水，放入煮沸的清水中，加葛根、山藥同煮，先用大火煮開，再改用小火煮 1 小時，加鹽調味即可，能溫經散寒。

4 滋補 代茶飲

葛根 10 克，山楂 15 克。用適量水煎煮山楂和葛根，每日當茶飲。本品適用於氣滯血瘀型高脂血症患者。

葛根山楂飲

葛根可降「三高」，故葛根山楂飲為「三高」人群的極佳選擇。

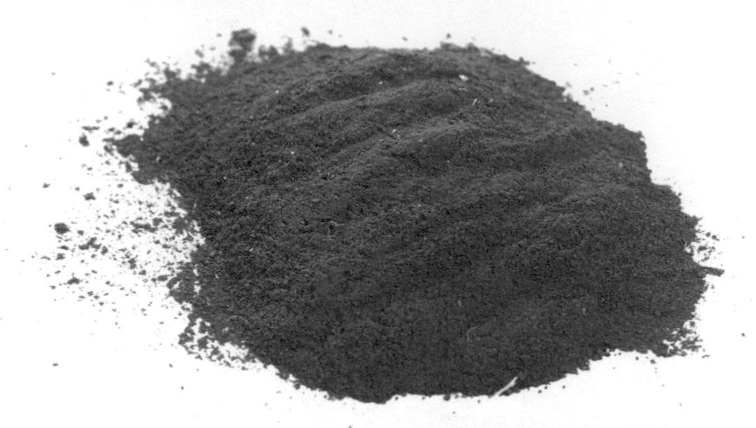

呈鮮紅色或暗紅色，體重，
粉末有光澤。

硃砂

硃砂，又名赤丹、汞沙、辰砂，其粉末呈紅色，可以經久不退。《本草綱目》稱其：「治驚癇，解胎毒、痘毒，驅邪瘧，能發汗。」

[治病配方]

1 心悸怔忡、驚癇不寐：硃砂 20 克，生地、當歸、甘草各 15 克，黃連 45 克，共研細末，製丸，每日服 3 克。

2 癰腫瘡瘍：硃砂 3 克，雄黃 6 克，共研細末，外用。

[家用滋補]

1 滋補 煮粥

硃砂洗淨，研細末備用。白米淘淨，加清水適量煮粥，待粥煮熟後，調入適量硃砂、白糖服食，每日 1 劑，連續兩三天。有鎮心安神、清熱解毒的功效。注意硃砂不可過量，防止中毒。

2 滋補 蒸服

硃砂 0.5 克，雞肝 100 克。將雞肝洗淨後切成小片。將硃砂與雞肝拌勻後，隔水蒸一兩個小時，調味後服用。注意必須隔水蒸食，因硃砂見火容易產生化學變化，導致汞中毒。

性味歸經

性微寒，味甘，有小毒，歸心經。

用法用量

一般用量 0.1 ～ 0.5 克，入丸、散。

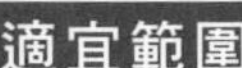

適宜範圍

① 心火亢盛之心神不寧、煩躁不眠；② 高熱神昏、驚厥；③ 瘡瘍腫毒，咽喉腫痛，口舌生瘡。

現代藥理

硃砂的主要成分為硫化汞，有時夾雜少量土質、雄黃、磷灰石等，有鎮靜、催眠、抗驚厥作用。

鑑別保存

硃砂以色鮮紅、有光澤、半透明、體重、質脆無雜質者為佳。

禁　　忌

本品有毒，不宜大量久服。忌火鍛，火鍛析出水銀，有劇毒。水沸入藥。肝腎病患者慎用。

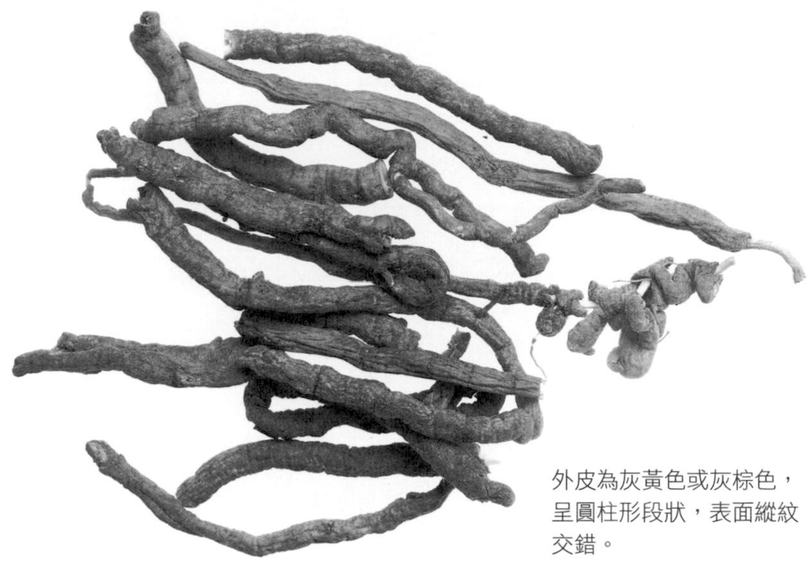

外皮為灰黃色或灰棕色，呈圓柱形段狀，表面縱紋交錯。

遠志

遠志為遠志科多年生草本植物遠志或卵葉遠志的根，有安神益智、去痰鎮咳的功效，主治驚悸、健忘、失眠、夢遺、咳嗽痰多等症。

[治病配方]

1 失眠、健忘：遠志、菖蒲各 150 克，茯苓 60 克。上藥加工成細末，每日早中晚各 1 次，每次空腹用開水沖服 3～5 克。

2 高血壓：生遠志、菊花、天麻、川芎各 15 克，天竺黃 12 克，柴胡、石菖蒲、白殭蠶各 10 克。研末裝入膠囊。餐前半小時服，每次 20 克，每日 3 次。

[家用滋補]

燉煮

遠志 5 克，酸棗仁、茯苓各 15 克，豬心 1 個。把豬心切成兩半，洗淨，與洗乾淨的酸棗仁、茯苓、遠志一塊入鍋，加適量水，用大火燒開後撇去浮沫，改小火燉至豬心熟透後，加鹽調味即成。每日 1 劑，吃豬心喝湯，具補血養心、益肝寧神之功用，可治心肝血虛引起的心悸不寧、失眠多夢、記憶力減退等症。

性味歸經

性溫，味辛、苦、微甘，入心、腎、肺經。

用法用量

一般用量 5～10 克，煎服。

適宜範圍

① 心腎不交所致心神不寧、失眠、驚悸等；② 痰阻心竅所致癲癇抽搐，驚風發狂等；③ 痰多黏稠、咳吐不爽或外感風寒、咳嗽痰多等。

現代藥理

遠志含有皂苷、黃酮等成分，有抑菌、鎮靜、去痰、抗驚厥、增強記憶力、增加子宮收縮力等作用。

鑑別保存

遠志以根粗壯，皮厚者為佳。

禁　忌

遠志味辛，有實火或痰熱者慎用。遠志皂苷刺激胃黏膜，故有潰瘍或胃炎者慎用。遠志中含皂苷，易與鐵離子沉澱，故不可與富含鐵的豬血、菠菜同食。遠志皂苷，在酸性環境下，在酶的作用下極易水解失效，故不可與富含有機酸的水果同食。

性味歸經

性寒，味甘、苦，歸肺、腎經。

用法用量

一般用量為 10～30 克，煎服。

適宜範圍

① 陰虛肺熱所致燥咳或勞嗽咳血；② 腎陰不足，陰虛火旺所致潮熱盜汗、遺精，內熱消渴，腸燥便秘等症。

現代藥理

天門冬含有天門冬素、黏液質等成分，有鎮咳去痰、抑菌、抗腫瘤等作用。

鑑別保存

天門冬以黃白色、半透明者為佳。

禁　　忌

天門冬性寒，脾胃虛寒、腹瀉或外感風寒咳嗽者忌用。天門冬養陰生津，不能與有利尿作用的茯苓、紅豆等藥材同用。有利尿作用的西瓜、鯉魚等食物也不能與之一同食用，否則功效相抵。

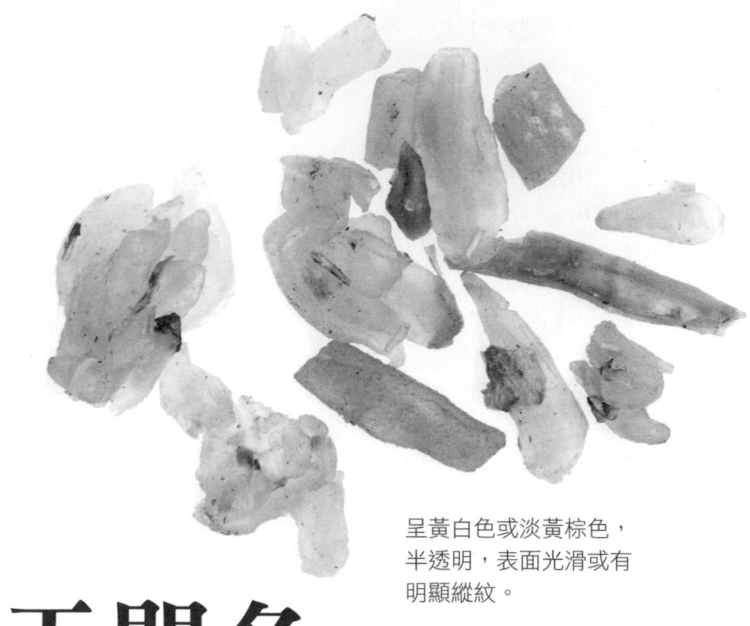

呈黃白色或淡黃棕色，半透明，表面光滑或有明顯縱紋。

天門冬

[治病配方]

1 慢性咽喉炎：天門冬 30 克，橘絡 15 克。一同放入保溫杯中，衝入沸水，加蓋悶半小時，時時飲之。

2 月經不調：天門冬 30 克，紅糖適量。天門冬洗淨，放入砂鍋，加清水 300 毫升，煎煮後加紅糖，時時飲之。

3 糖尿病（陰虛熱盛型）：天門冬、麥門冬、天花粉、白米各 20 克，地骨皮、生知母各 15 克，生甘草 8 克。水煎服，每日 1 劑。

4 溫毒傷陰，咽喉糜爛：鮮天門冬、鮮生地各 15 克，北沙參 18 克，玄參、芍藥各 12 克，甘草 6 克，知母、天花粉各 9 克。水煎，每日 1 劑分 3 次服，適用於溫病壯熱已降而餘熱未清，午後低熱，咽喉潮紅，糜爛未癒，脈細數，舌乾紅少津之證。

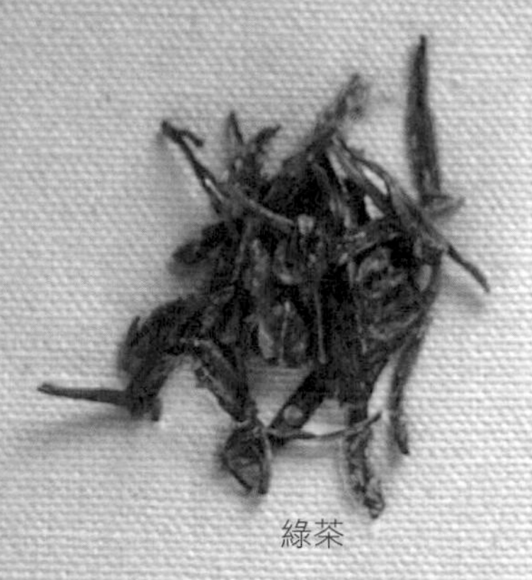
綠茶

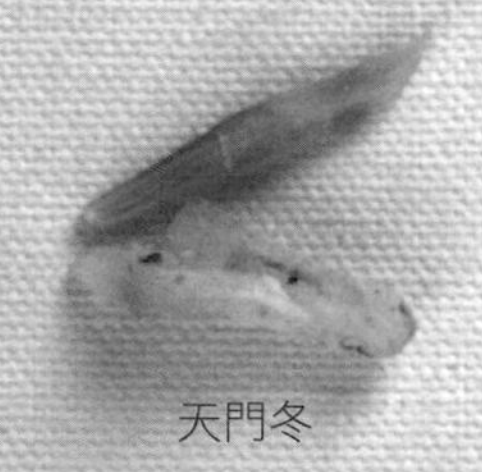
天門冬

天門冬茶
此茶不僅可清熱化痰，對預防腫瘤也有一定的作用。

[家用滋補]

1 滋補 煮粥

① 天門冬、小米、牛腱各 100 克，鹽適量。將小米淘淨，用清水浸泡兩小時。天門冬、牛腱均洗淨，切條備用。小米加清水用小火熬煮半小時，再放入天門冬、牛腱煮半小時，熄火前加鹽調味即可，能養陰潤燥。② 天門冬、麥門冬、酸棗仁各 10 克，白米 50 克，蜂蜜適量。酸棗仁微炒，將炒好的酸棗仁與天門冬、麥門冬一同加清水煎湯，取汁。白米淘洗乾淨，與藥汁一同煮粥。粥熟後，調入蜂蜜即可，能潤肺生津。③ 天門冬 30 克，黑豆 20 克，黑芝麻 10 克，白米 50 克，冰糖適量。天門冬、黑豆、黑芝麻均洗淨，瀝乾。白米淘洗乾淨，天門冬、黑豆、黑芝麻、白米放入砂鍋內，加適量清水煮粥。待粥將熟時，加入冰糖，稍煮沸即可。此粥能滋陰益腎。

2 滋補 代茶飲

天門冬 8 克，綠茶 1 克。將天門冬剪成碎片，放入杯中，與茶葉一同用沸水沖泡後，加蓋悶 5 分鐘，每日當茶飲，適用於上火痰多者。

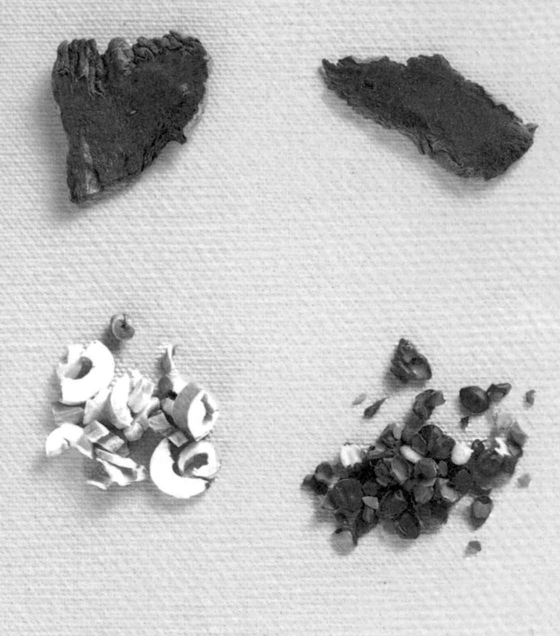
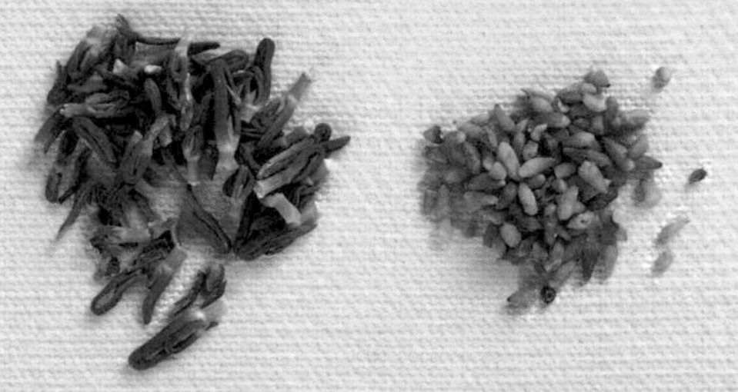

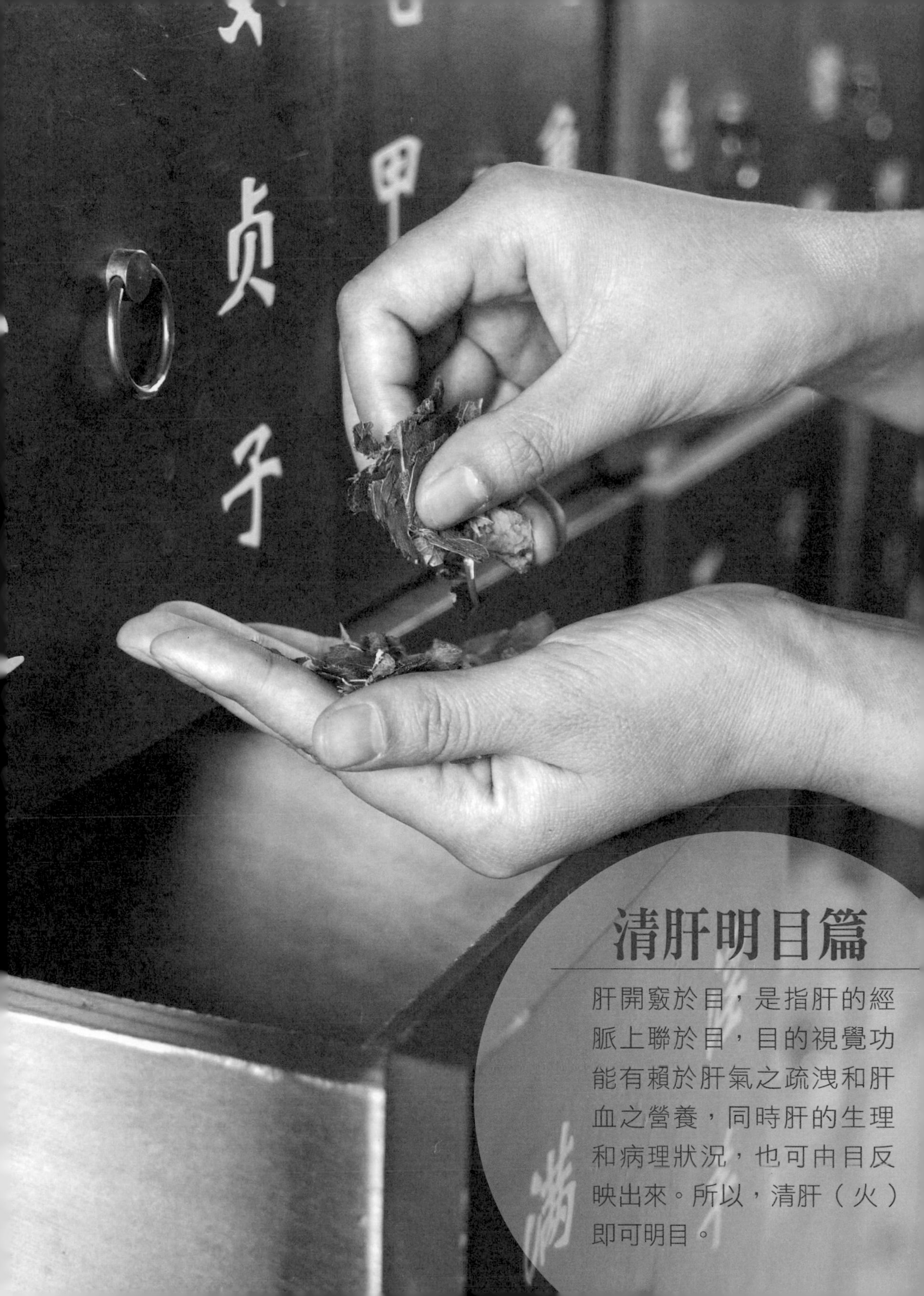

清肝明目篇

肝開竅於目，是指肝的經脈上聯於目，目的視覺功能有賴於肝氣之疏洩和肝血之營養，同時肝的生理和病理狀況，也可由目反映出來。所以，清肝（火）即可明目。

性味歸經

性涼，味甘、苦，歸肝、腎經。

用法用量

一般用量 5 ～ 15 克，煎服。

適宜範圍

① 肝腎陰虛導致的目暗不明、視力減退、鬚髮早白、腰酸耳鳴及陰虛發熱等；② 老年人大便虛秘。

現代藥理

女貞子含有苷類、萜類、揮發油類等成分，有抗腫瘤、抗衰老，降血脂、降血糖，保肝抗菌和增強免疫功能等作用。

鑑別保存

女貞子呈橢圓形、倒卵形或腎形，長 4 ～ 10 公釐，直徑 3 ～ 4 公釐，表面灰黑或紫黑色，皺縮不平，以粒大、色質黑、質堅實者為佳。

禁　忌

女貞子清熱，有滑腸作用，脾胃虛寒、陽虛氣弱、大便溏瀉者不宜服用。

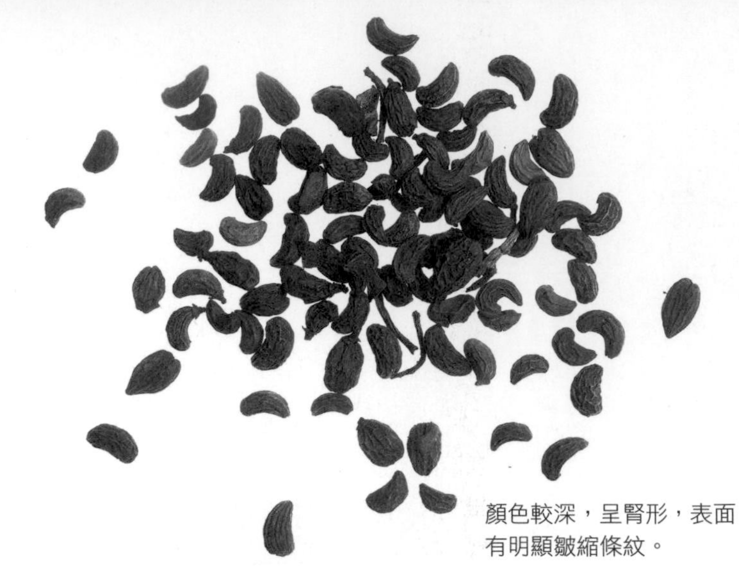

顏色較深，呈腎形，表面有明顯皺縮條紋。

女貞子

女貞子具有補肝滋腎、清熱明目等功效。《神農本草經》記載女貞子「主補中，安五臟，養精神，除百病，久服肥健，輕身不老」。《本草蒙筌》稱其有「黑髮黑鬚，強筋強力，多服補血祛風」的良效。

[治病配方]

1 高血壓（肝陽上亢型）：女貞子、夏枯草各 10 克，白菊花 5 克。水煎服，時時飲之。

2 遺精：女貞子 20 克，枸杞 15 克，金櫻子、桑螵蛸各 10 克。用清水煎煮兩次，每次 40 分鐘，合併藥汁後，分早中晚服用，每次適量。

3 高脂血症（肝腎陰虛型）：女貞子 15 克，製首烏、枸杞各 10 克。水煎服，時時飲之。

4 糖尿病（氣陰兩虛型）：女貞子 20 克，五味子 10 克，西洋參 5 克。水煎服，時時飲之，每次適量。

5 慢性肝炎（肝鬱脾虛型）：女貞子 15 克，五味子、黃耆、太子參、茵陳各 10 克。用清水煎煮兩次，分早中晚服用。

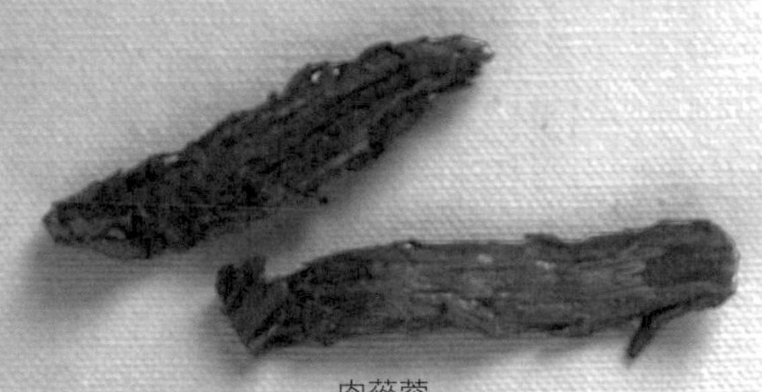

肉蓯蓉

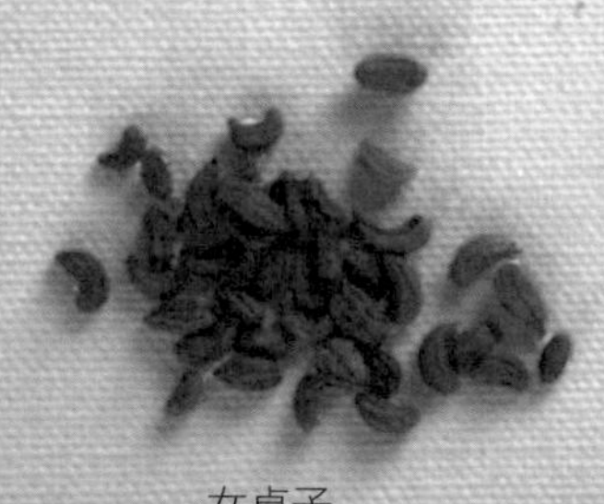

女貞子

女貞子肉蓯蓉飲
也可在女貞子水煎汁中直接調入蜂蜜飲用，有軟化血管、補肝腎作用。

[家用滋補]

1 滋補 代茶飲

① 女貞子 20 克，肉蓯蓉 10 克。水煎當茶飲，能潤腸通便。② 女貞子 15 克，枸杞、熟地黃、黃精各 10 克。清水煎煮，早晚飲用，有滋陰補腎、強腰明目的功效。③ 女貞子 15 克，枸杞、桑葚、生地各 10 克。將諸藥水煎代茶飲，能治療女性更年期症候群。

2 滋補 煮湯

① 女貞子 40 克，黑芝麻 30 克，豬瘦肉 60 克。豬瘦肉洗淨切塊，把女貞子、黑芝麻、豬瘦肉放入鍋內，加適量清水，大火煮沸後，再用小火煲 1 小時，可根據口味偏好加一些調料調味。本方能補腎烏髮。② 女貞子、豬肉各 60 克，桂圓肉 20 克。加清水，大火煮沸後，小火煲兩小時即可。本方能補肝腎益心脾。

3 滋補 泡酒

取女貞子 250 克，枸杞 100 克，白酒 1,000 毫升。將女貞子、枸杞洗淨放入白酒中，浸泡 15 天服用，能養肝明目。

性味歸經

性微寒，味甘、苦、鹹，歸肝、大腸經。

用法用量

一般用量 10 ～ 15 克，大劑量可用到 30 克，煎服。

適宜範圍

① 肝熱或風熱上攻所致目赤腫痛；② 熱結腸內所致大便乾結、習慣性便秘；③ 調節血脂。

現代藥理

決明子含有決明子素、大黃酚、大黃素等成分，有保護視神經、降血壓、抗菌、降低血清膽固醇和三酸甘油酯、滑腸、催產的作用。

鑑別保存

決明子以顆粒飽滿均勻、呈黃褐色者為佳。

禁　　忌

決明子微寒，脾胃虛寒、脾虛泄瀉及低血壓者忌服。不可長期食用決明子，決明子有潤腸通便作用，長期吃會損傷身體的正氣。

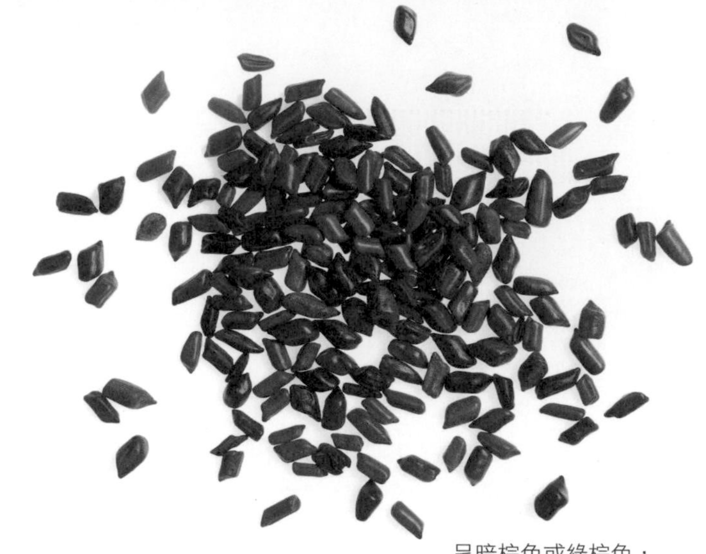

呈暗棕色或綠棕色，多為菱形或圓柱形，表面平滑而有光澤。

決明子

決明子別名草決明、馬蹄決明。為豆科一年生草本植物的乾燥成熟種子。以其有明目之功而名之。含有糖類、蛋白質、脂肪、大黃酚、大黃素，還含有人體必需的多種微量元素，可清熱，排毒，降血壓，治目赤腫痛，減肥。

[治病配方]

1 糖尿病（併發視網膜病變）：決明子 10 克，菊花 3 克，山楂 15 克。將決明子搗碎，與其餘兩味藥放入熱水瓶內，用沸水沖泡後，蓋嚴瓶蓋，浸泡半小時即可，每日 1 劑，時時飲之。

2 肥胖：決明子、澤瀉、薤白各 20 克。用清水煎煮，取汁，每日 1 劑，分為 3 次用。

3 高脂血症（肝腎陰虛型）：決明子 15 克，山楂 20 克，紅棗 50 克，冰糖適量。山楂、決明子分別洗淨，紅棗去核、洗淨。把全部材料放入鍋內，倒入適量清水，大火煮沸後，小火慢煮 1 小時，用冰糖調味即可。

4 氣管炎：決明子 25 克，紫菜 30 克。加清水適量，煎煮 20 分鐘，取汁飲用。

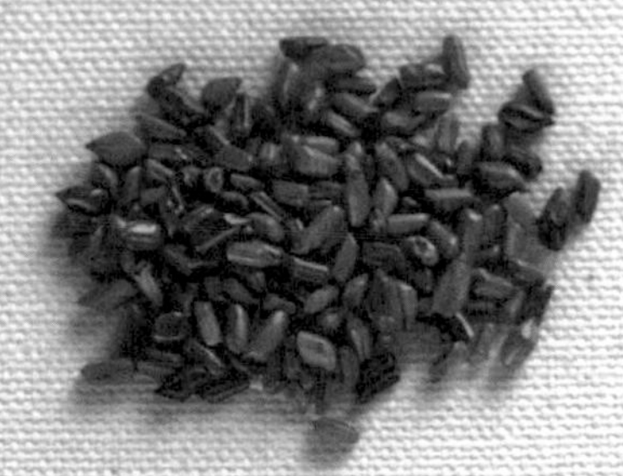

決明子

白米

決明子粥
也可將決明子與白菊花同煎取汁入粥，平肝、明目、通便效果更佳。

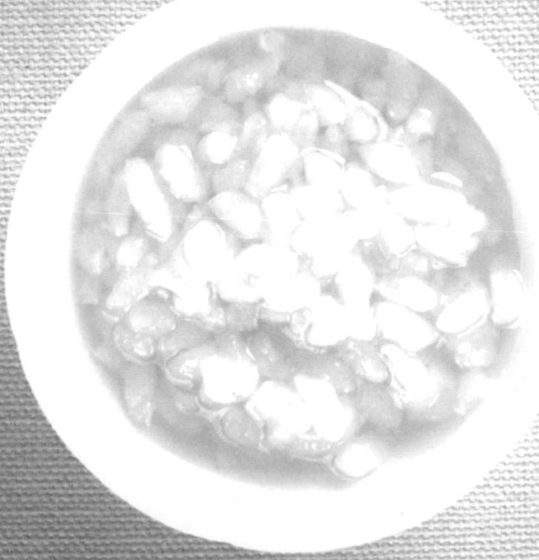

[家用滋補]

1 滋補 代茶飲

決明子、山楂各 10 克，槐花 5 克，荷葉 3 克。用沸水沖泡 15 分鐘即可代茶飲。本品能清肝瀉火。

2 滋補 炒菜

決明子、黃瓜、紅蘿蔔各 10 克，鮮雞肝 150 克，調料適量。將決明子研成細末。雞肝洗淨切片，放於碗內，加鹽、香油，醃漬 3 分鐘，再加澱粉拌和均勻。黃瓜、紅蘿蔔洗淨切片。炒鍋內放油，燒至六七成熱時，把肝片放入油內炸片刻，撈出瀝油，鍋內留適量油，放入紅蘿蔔、黃瓜、蔥、生薑、料酒、鹽、決明子末，用澱粉調芡，再將雞肝片倒入鍋內，翻炒均勻，加蒜末、香油出鍋，裝盤即可。此菜能滋陰明目。

3 滋補 煮粥

決明子 15 克，白米 100 克，冰糖少許。先將決明子放入鍋內炒至微有香氣時取出，待冷後煎汁，去渣，放入白米煮粥，粥將熟時加入冰糖，再煮 5 分鐘即成。每天食用 1 次。便秘者可用此粥來調理。

性味歸經

性微寒，味辛、甘、苦，歸肺、肝經。

用法用量

一般用量 10 ～ 30 克，煎服或泡茶。

適宜範圍

① 風熱或溫病初起之發熱；② 眼目赤腫、昏暗羞明。

現代藥理

白菊花主要含有腺嘌呤、膽鹼、水蘇鹼、菊花酮等成分，有通便、抗衰老的作用。

鑑別保存

白菊花以花朵完整不散瓣、色白、香氣濃郁、無雜質者為佳。白菊花受潮後易生蟲，應密閉保存於乾燥陰涼處，可用真空密閉包裝。

禁　　忌

小便過多者不宜食用。遺精、早洩者不宜食用。

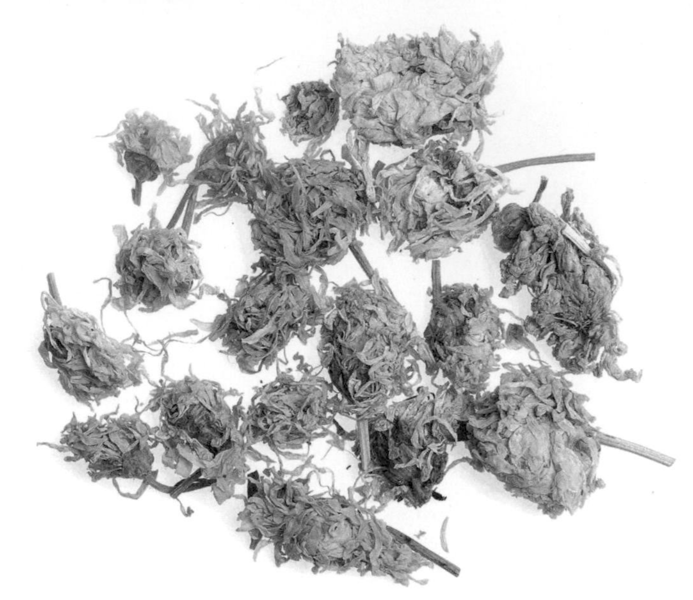

呈不規則球形，體輕，鬆脆。選購時應選完整、氣清香而濃郁者。

白菊花

白菊花，為菊科植物菊的乾燥白色頭狀花序。菊花品種極多，一般均以產區命名。例如，主產於安徽亳州，稱「亳菊」；主產於安徽滁州，稱「滁菊」；主產於安徽歙縣、浙江德清，稱「貢菊」；主產於浙江桐鄉，稱「杭菊」；主產於河南新鄉等地，稱「懷菊」。

[治病配方]

1 麥粒腫：白菊花 9 克，加水煎煮。頭煎內服，二煎放涼後洗患處，每日 2 次。

2 急性結膜炎：白菊花、蒲公英各 30 克。水煎服，每日 1 次。

3 產後腹痛：白菊花根 3 個，洗淨搗汁，開水泡服，或加紅糖及適量開水沖服。

4 面肌痙攣：白菊花、鉤藤各 10 克。水煎服，每日 1 次。

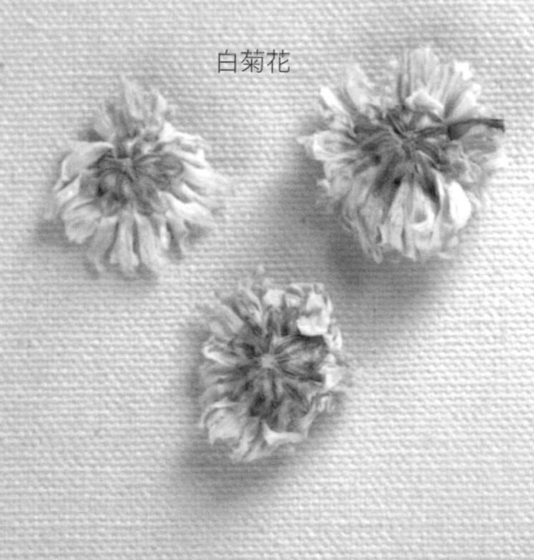
白菊花

白菊花茶
可在茶中調入糖或蜂蜜，也可與其他茶葉一同沖泡。

[家用滋補]

1 滋補 泡酒

白菊花裝入紗布袋中，與白酒同置入酒罈內，密封，浸10日後飲用。適用於感冒、頭痛、鼻塞，以及視物昏花。

2 滋補 煮粥

白菊花去蒂，取適量，溫水沖洗一遍，備用。白米適量煮粥，粥熟後調入白菊花，用小火再煮5～10分鐘。也可先用白菊花煎湯，再將菊花藥液與白米共煮成粥。也可加入百合、薏仁、紅棗、蓮子等，早晚隨量食用。

3 滋補 代茶飲

白菊花用沸水沖泡，加蓋悶10分鐘，即可飲用。本品可以散風清熱、清肝明目、解毒消炎。

4 滋補 做糕點

白菊花15克，白扁豆、白蓮子、茯苓、山藥各50克，麵粉250克，白糖適量。前5味磨成細粉，與麵粉混勻，加水和麵，再加鮮酵母揉勻發酵。發好後加入白糖，上籠蒸30分鐘左右。蒸後出籠，切成塊狀。當點心食用，不拘時候。有健脾、利濕、增白潤膚的作用。

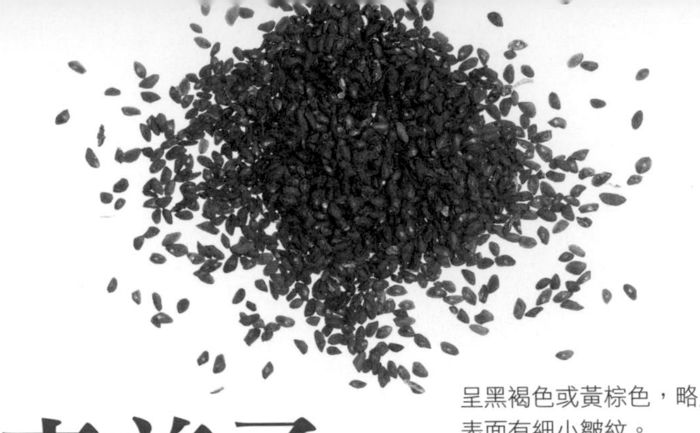

呈黑褐色或黃棕色，略扁，表面有細小皺紋。

車前子

車前子，又名車前實、蝦蟆衣子，為車前科植物車前的乾燥成熟種子。《醫林纂要》：「車前子，功用似澤瀉，但彼專去腎之邪水，此則兼去脾之積濕；彼用根，專下部，此用子，兼潤心腎。又甘能補，故古人謂其強陰益精。」

性味歸經

性微寒，味甘，歸腎、肝、肺、小腸經。

用法用量

一般用量 9～25 克，煎服（布包）。

適宜範圍

① 濕熱下注所致小便淋瀝澀痛；② 肝火上炎所致目赤腫痛；③ 肝腎不足所致的眼目昏花、迎風流淚；④ 肺熱咳嗽。

現代藥理

車前子含黏液質、桃葉珊瑚苷、車前子酸等成分，有止瀉、護肝、降壓、抑菌、降血清膽固醇等作用。

鑑別保存

車前子以粒大、色黑、飽滿者為佳。

禁　忌

車前子性微寒，無濕熱者及孕婦忌用。

［治病配方］

1 腎炎：車前子、茯苓、豬苓、黃耆各 10 克，紅棗 5 顆。水煎服，時時飲之。

2 糖尿病（氣陰兩虛型）：車前子 15 克，熟地黃 90 克，山萸肉、麥門冬各 60 克，元參 30 克。水煎服，時時飲之，每次適量。

3 糖尿病（併發腎病）：車前子 25 克，冬瓜皮、玉米鬚、蘆根各 30 克。將車前子用布包好，與其他藥一起入鍋，水煎當茶飲，用於治療屬濕熱內盛者。本方有清熱利尿通淋之功效。

4 高血壓（肝火上炎型）：車前子 8 克，夏枯草 18 克，地龍、五味子各 15 克。水煎服，時時飲之。

5 腳氣（濕性）：車前子、紫菜各 25 克。加清水適量同煎，喝湯吃紫菜，有清熱祛濕的作用。

6 腹瀉（腎虛型）：車前子 10 克，紅茶 3 克。以上兩味用沸水沖泡濃汁，加蓋悶 10 分鐘即可，當茶飲用，每日一兩劑，分 2 次趁溫飲用。本品有健脾利水、化濕止瀉的作用。

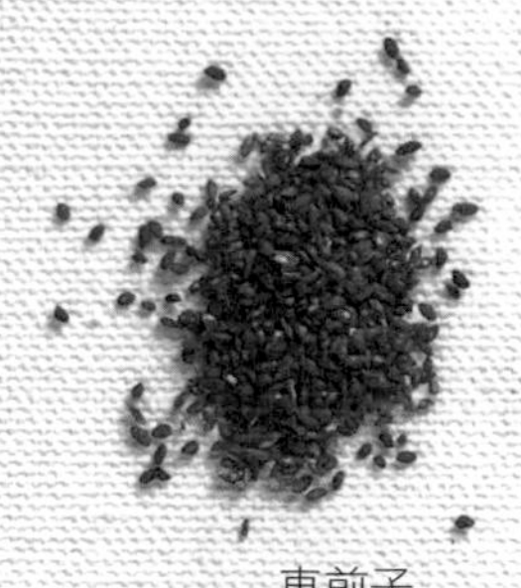

車前子

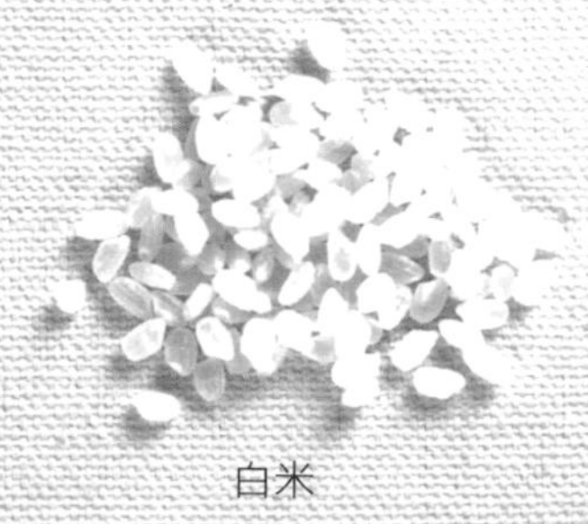

白米

車前子粥

老年人患慢性氣管炎以及高血壓、膀胱炎或尿道炎患者適宜服用。

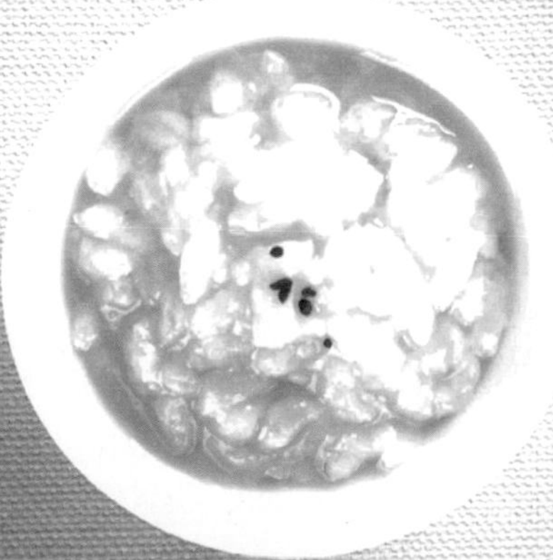

[家用滋補]

1 滋補 煮粥

車前子 20 克，紅豆 250 克，糯米 50 克，冰糖適量。車前子洗淨，入鍋，加適量清水煎取汁液，濾去雜質備用。車前子汁中放入紅豆煮至半爛，再放入糯米，煮至糯米熟爛時加冰糖拌勻即可。本方能健脾利水。

2 滋補 煮湯

車前子 15 克，豬腎 1 個，空心菜 100 克，生薑，鹽、香油各適量。車前子洗淨，加清水 800 毫升，煎至 400 毫升。豬腎、空心菜洗淨，豬腎切片，空心菜切段。再將豬腎、空心菜放入車前子湯中，加入生薑和鹽，繼續加熱，同煮至熟，淋香油即可。此湯能解熱祛暑。

3 滋補 煮粥

車前子 20 克，白米 100 克。將車前子放入紗布袋，加清水煎煮，取汁。將白米放入車前子藥汁，同煮為粥。此粥能去痰止咳。

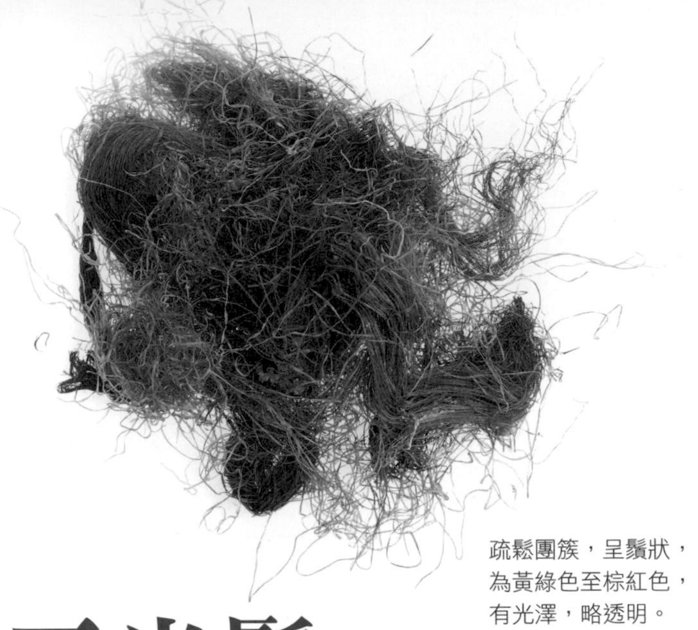

疏鬆團簇，呈鬚狀，
為黃綠色至棕紅色，
有光澤，略透明。

玉米鬚

玉米鬚，也稱玉麥鬚，為禾本科植物玉蜀黍的花柱和柱頭。《現代實用中藥》:「為利尿藥，對腎臟病、浮腫性疾患、糖尿病等有效。又為膽囊炎、膽石、肝炎性黃疸等的有效藥。」

性味歸經

性平，味甘、淡，歸膀胱、肝、膽經。

用法用量

一般用量為 15 ～ 30 克，大劑量可用到 60 ～ 90 克，煎服。

適宜範圍

① 腎炎浮腫、肝硬化腹水；② 膽囊炎、脂肪肝、糖尿病；③ 吐血、衄血和血尿。

現代藥理

玉米鬚含有黃酮類、苷類等成分，有降血壓、降血糖、利尿的作用，還兼有一定的抑菌、抗癌作用，可用於治療腎炎水腫、肝炎、高血壓、膽囊炎、膽結石、糖尿病、鼻竇炎、乳腺炎等。

鑑別保存

玉米鬚以柔軟、有光澤者為佳。

禁　　忌

玉米鬚有較強的利尿作用，凡有尿急頻尿症狀者、陰虛上火者忌用。

[治病配方]

1 膽結石：玉米鬚、茵陳各 30 克。加清水煎煮，然後把煮好的茵陳玉米鬚水倒入保溫杯中，時時飲用。

2 產後小便不通（氣滯型）：新鮮玉米鬚 80 克（乾品 30 克），冬瓜皮 50 克（乾品 30 克），陳皮 15 克。共同放入鍋裡，加適量清水後，先大火煮開，再小火熬煮 20 分鐘，每日 1 劑。

3 濕疹：玉米鬚 15 克，荸薺 10 個，空心菜 30 克。3 種材料分別洗淨，放入鍋中煎湯服用，每日 1 次，連服數天。

4 糖尿病（併發腎病）：玉米鬚、冬瓜皮、蘆根各 30 克，車前子 25 克。將車前子用紗布包好，與其他藥一起入鍋，用清水煎煮，每日 1 劑。

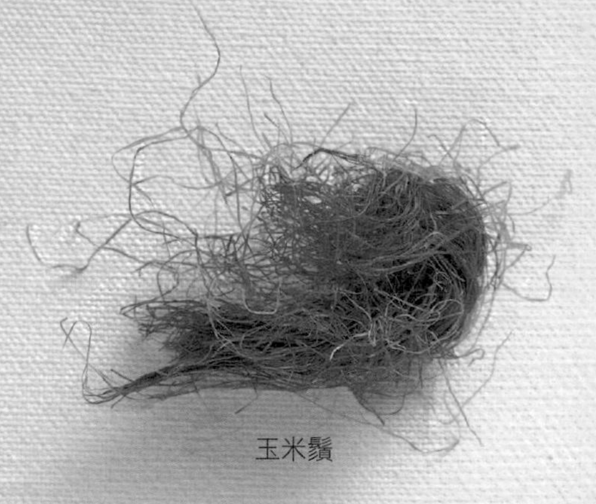
玉米鬚

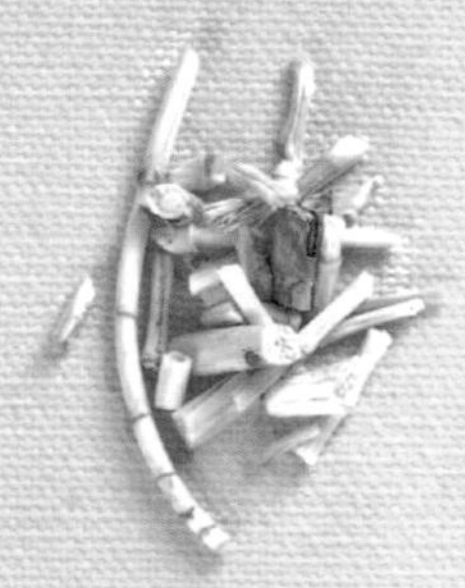
白茅根

綠茶

玉米鬚白茅根茶
糖尿病患者可常飲此茶，它能利尿、消水腫。

[家用滋補]

1 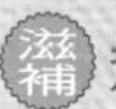 煮湯

玉米鬚 90 克，豆腐 300 克，水發香菇 5 朵，鹽適量。玉米鬚煮湯取汁，豆腐洗淨切塊，香菇洗淨、切半。將豆腐、香菇放入湯汁中熬煮，加鹽一起煮湯後食用即可。能降脂降壓。

2 滋補 煮粥

玉米鬚 30 克，鮮荷葉 1 張，白米 100 克，冰糖 2 小匙。白米淘淨，鮮荷葉洗淨、切小片。鮮荷葉和玉米鬚放鍋內，加清水適量，用大火煮沸後，轉小火煮 10 ～ 15 分鐘，取汁。白米、荷葉汁放入鍋內，加冰糖、清水適量，用大火煮沸後，轉用小火煮至米爛成粥。此粥能降脂減肥。

3 滋補 燉煮

玉米鬚 50 克，蚌肉 200 克。將玉米鬚和蚌肉同放砂鍋內，加清水適量，小火煮至爛熟，加調料調味即可。本方能清肝明目。

4 滋補 泡茶

玉米鬚、白茅根各 30 克，綠茶 5 克。泡茶喝，可用於氣陰兩虛型糖尿病性腎病，對水腫、血壓升高症狀者，有補氣養陰、利水消腫之功效。

質地堅硬，略粗糙，以顏色灰黃、顆粒飽滿者為佳。

菟絲子

菟絲子為旋花科植物菟絲子的成熟種子。傳說武則天當年剛入宮時，帶了一隻小白兔，武則天十分喜愛這隻白兔。後來，武則天被貶作尼姑，皇后嫉恨武媚娘，不讓其把白兔帶走，也不給白兔東西吃。白兔因飢餓跑入農家覓食，被農民打死，埋入豆田。於是，白兔化為絲，生不能食豆，死也不讓豆生長，性情猶如武則天。由於此絲為兔所化，人們稱其為「菟絲」。

[治病配方]

1 尿路感染：菟絲子 30 克，水煎服，每日 1 劑，分 3 次服，每次適量。

2 不孕症：菟絲子 25 克，當歸 10 克。水煎服，每日 2 次，每次適量。自經期第 4 日開始服用，18 日為 1 療程，服用兩三個療程。

[家用滋補]

1  煮粥

① 水煎菟絲子取汁，加白米煮為稀粥，待熟時加適量白糖調味。每日早晚食用，有補腎益精的作用。② 菟絲子 20 克，肉蓯蓉、黑芝麻各 30 克，白米 100 克。先煎菟絲子、肉蓯蓉，取汁去渣，再放入搗碎的黑芝麻、白米煮粥。代早餐食，有益壽防衰、烏髮澤膚、潤腸通便之效。

2 滋補 泡酒

菟絲子、杜仲、骨碎補、核桃肉浸酒，依酒量每日飲用，能治療腰酸背痛、關節不利。

3 滋補 煮湯

菟絲子、山藥、黃耆各 30 克，肉桂、小茴香、當歸、白朮各 10 克，羊肉 300 克，生薑 5 片，大蔥 5 段，紅棗 5 顆。放少許鹽，煲湯。每週喝一兩次，能補腎、補陽、益氣、活血。

性味歸經

性平，味辛、甘，歸腎、肝、脾經。

用法用量

一般用量 10～15 克，煎服。

適宜範圍

① 腎陽不足所致的陽痿、腰膝痿軟、肢冷畏寒等；② 肝腎兩虛所致的精血不足、目失濡養、視力減退等；③ 脾腎兩虛所致的腰酸肢冷、大便溏瀉。

現代藥理

菟絲子含有生物鹼、香豆素、黃酮等成分，有增強性腺功能、提高身體免疫力、降低身體耗氧量和增強造血功能的作用，還能抗心肌缺血、降低血壓。

鑑別保存

菟絲子以顆粒飽滿、無泥塵雜質者為好，宜貯陰涼乾燥處。

禁　　忌

陰虛火旺、大便燥結及小便短赤者不宜服用。

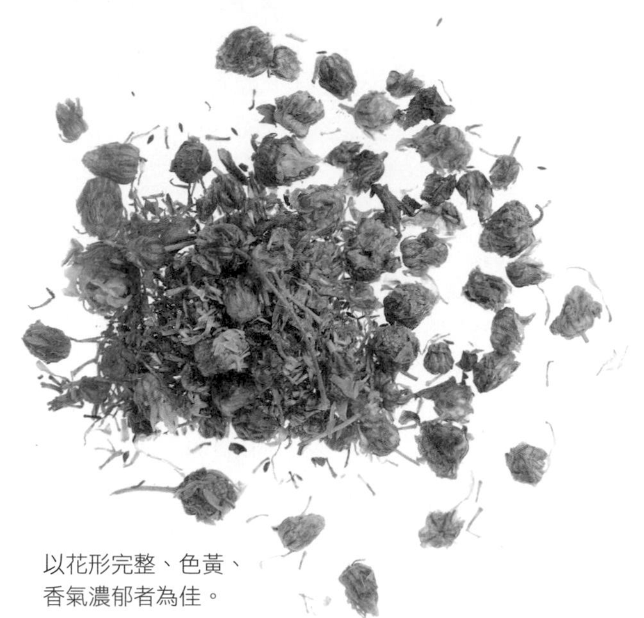

以花形完整、色黃、
香氣濃郁者為佳。

野菊花

野菊花為菊科草本植物野菊的頭狀花序，秋季花開時採摘，曬乾或烘乾而成，以花為全開為好，外形似菊花，常見於山坡草地和路旁。

[治病配方]

1 喉嚨腫痛（熱毒上攻）：野菊花、蒲公英和紫花地丁各 15 克，連翹 10 克，水煎服。

2 高血壓（乾熱性）：野菊花、夏枯草、青葙子各 15 克，水煎服。

[家用滋補]

代茶飲

將野菊花 6 克用沸水浸泡 1 小時，然後水煎 30 分鐘，代茶飲，經常感冒者可每週 1 次，常人每月 1 次即可。

性味歸經

性微寒，味辛、苦，歸肝、心經。

用法用量

一般用量 10 ～ 15 克，外用，適量，搗服。

適宜範圍

感染性疾病、慢性前列腺炎、抗腫瘤。

現代藥理

野菊花含有揮發油成分，以及菊醇、野菊花內酯、胺基酸、微量元素等多種活性成分。可用於治療疔瘡癰腫、咽喉腫痛、頭痛眩暈等證。也可用來降血壓。

鑑別保存

野菊花呈球形，顯黃色，花瓣皺縮蜷曲，中間有多數管狀花。保持乾燥。

禁　忌

長期服用野菊花或用量過大，會傷脾胃陽氣，會導致胃部不適、腸鳴、大便稀溏等胃腸道反應，所以脾胃虛寒者及孕婦不宜用。

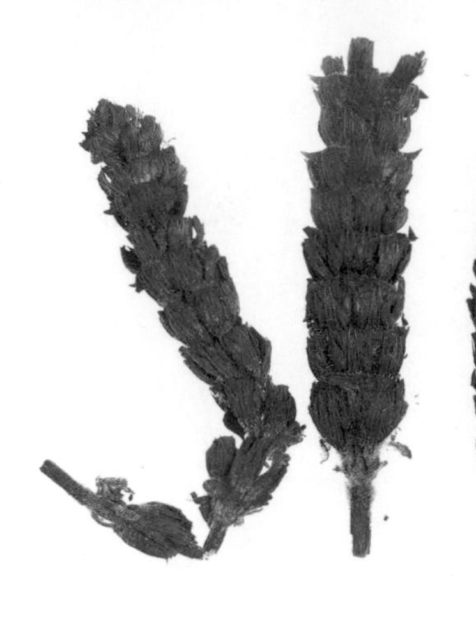
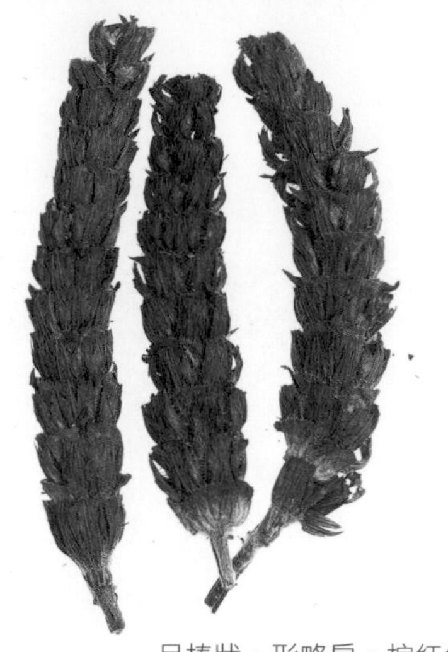

呈棒狀，形略扁，棕紅色，表面有白毛。

夏枯草

夏枯草又名枯草花，是唇形科多年生草本植物夏枯草的果穗或全草。古人以此草夏至後即枯而命名。有清肝、明目、降血壓、治咽喉病的作用。夏枯草煎劑對痢疾桿菌、傷寒桿菌、大腸桿菌和葡萄球菌、鏈球菌等均有抑制作用。

[治病配方]

1 高血壓（肝腎陰虛型）：夏枯草、懷牛膝、熟地黃各 10 克。水煎服，每日 1 劑。

2 高血壓（肝陽上亢型）：夏枯草、女貞子各 10 克，白菊花 5 克。水煎服，每日 1 劑。

3 高血壓（腎陽虛衰型）：淫羊藿 15 克，夏枯草 10 克，川芎 5 克。水煎服，每日 1 劑。

4 高血壓（氣滯血瘀型）：夏枯草、銀杏葉各5克，山楂、菊花各10克。水煎服，每日1劑。

5 頭痛（風濕型）：夏枯草、菊花、決明子各 15 克。水煎服，每日 1 劑。

6 頭痛（肝陽上亢型）：夏枯草、菊花各 10 克，生梔子、薄荷各 5 克。水煎服，每日 1 劑。

性味歸經

性寒，味辛、苦，歸肝、膽經。

用法用量

一般用量為 9 ～ 20 克，煎服。

適宜範圍

① 肝火上炎引起的目赤腫痛、頭痛；② 肝陽上亢引起的高血壓；③ 瘰癧、癭瘤、乳癰腫痛。

現代藥理

夏枯草含有夏枯草苷、熊果酸等成分，有降壓、抗菌、收縮子宮的作用。

鑑別保存

夏枯草以穗大、棕色、搖之作響者為佳。

禁　　忌

夏枯草性寒，脾胃虛弱、大便溏瀉者忌用。

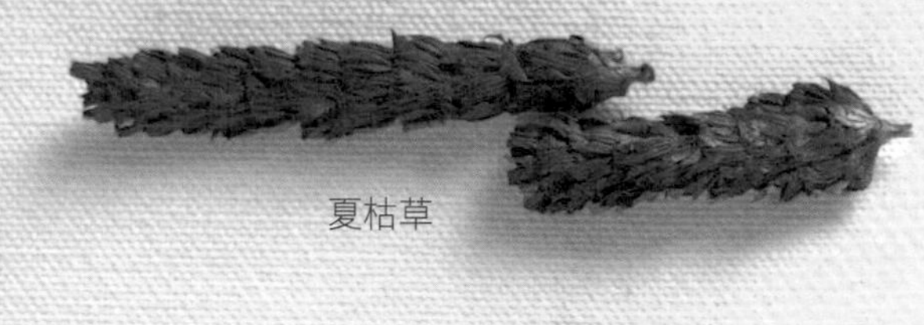
夏枯草

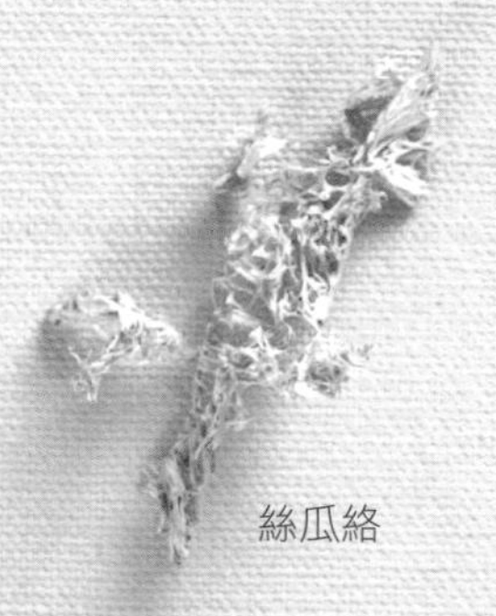
絲瓜絡

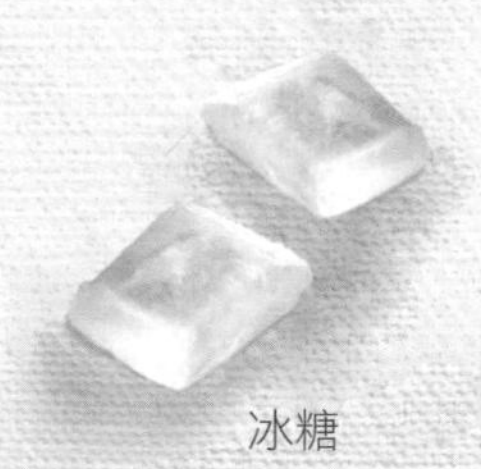
冰糖

夏枯草絲瓜絡茶
也可將夏枯草直接用沸水浸泡飲用，有清肝散結的作用。

[家用滋補]

1 滋補 煮湯

①夏枯草 20 克，豬瘦肉 50 克。將夏枯草、豬瘦肉小火共煮湯，吃肉喝湯。此湯能清熱散結。②夏枯草 20 克，黃豆 50 克，豬脊骨 700 克，蜜棗 5 顆，生薑、鹽各適量。夏枯草洗淨，浸泡半小時。黃豆洗淨，浸泡 1 小時。豬脊骨洗淨，斬塊，經熱水汆。蜜棗洗淨，生薑切片。將 600 毫升清水放入砂鍋內，煮沸後加入以上所有材料，大火煮沸後，改用小火煮 1 小時，加鹽調味即可。此湯能清肝利膽。

2 滋補 泡茶

夏枯草、菊花各 15 克，白糖適量，放入大水杯中，衝入開水浸泡 15 分鐘，時時飲之，代茶飲。此茶能平肝解鬱，主治肝氣鬱滯型經行頭暈、頭痛。

3 滋補 煮粥

夏枯草、當歸、香附各 10 克，白米 100 克。加清水適量煎 20 分鐘，取汁加入白米，共煮成粥，加紅糖調味，每週 2 次。此粥能理氣散瘀。

4 滋補 代茶飲

夏枯草 30 克，絲瓜絡 10 克，冰糖適量。將藥材加 4 碗水，用大火煮沸，再改小火煮至剩汁約 1 碗時，取汁，再將冰糖熬化，加入藥汁煮 10 ～ 15 分鐘即可。此茶有清熱降脂的作用。

性味歸經

性寒，味苦，歸肝、膽經。

用法用量

一般用量 6 ～ 9 克，煎服。

適宜範圍

肝膽濕熱引起的濕熱黃疸、陰腫陰癢、帶下、濕疹搔癢、目赤、耳聾、脅痛、口苦、驚風抽搐等。

現代藥理

龍膽草含龍膽苦苷、獐牙菜苦苷、當藥苷、三葉苷等成分，有保肝、利膽、消炎等作用。

鑑別保存

龍膽草以條粗長、黃色或黃棕色、無碎斷者為佳。

禁　　忌

脾胃虛弱洩瀉及無濕熱實火者忌服，勿空腹服用。

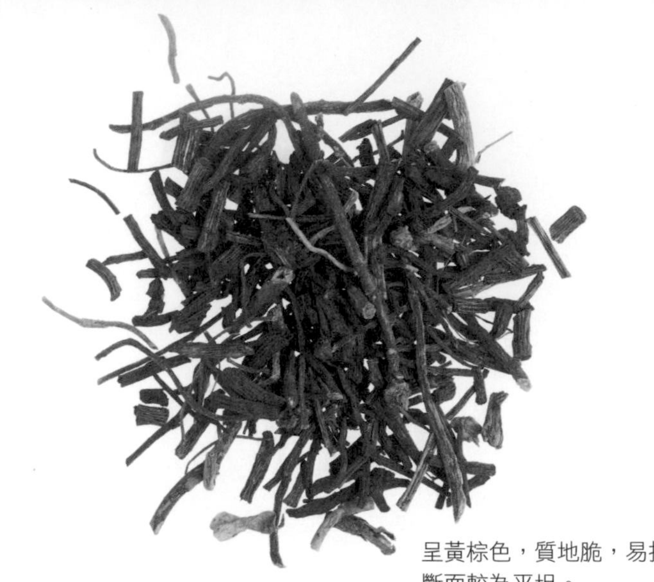

呈黃棕色，質地脆，易折斷，斷面較為平坦。

龍膽草

龍膽草，中藥名。為龍膽科植物龍膽的根和根莖，有清熱、瀉肝、定驚之功效。《本草綱目》記載：「性味苦，澀，大寒，無毒。主治骨間寒熱、驚病邪氣，繼絕傷，定五臟，殺蠱毒。」

[治病配方]

1 急性結膜炎：龍膽草 10 克，黃柏、決明子各 15 克。水煎兩次，兩次藥液混合後分 3 次服，每日 1 劑。

2 帶狀皰疹：龍膽草、車前子、木通、生地黃、梔子、黃芩各 9 克，澤瀉 12 克，當歸 3 克，柴胡、甘草各 6 克。水煎服，每日 1 劑。

[家用滋補]

做飲品

龍膽草 6 克，蜂蜜 30 克。先將龍膽草洗淨、曬乾，切成碎小段，加水浸泡片刻，煎煮 30 分鐘，用潔淨紗布過濾取汁，放入容器。趁溫熱加入蜂蜜，拌勻即成。早晚 2 次分服。本方對肝火上逆型鼻出血尤為適宜。

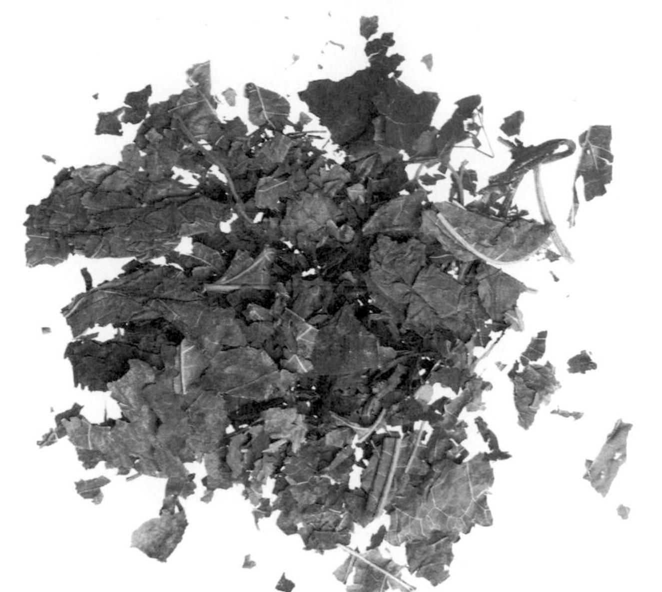

為綠色或黃棕色，呈不規則片狀，背面可見網狀葉脈。

桑葉

桑葉是桑科植物桑的乾燥葉，有疏散風熱、清肺潤燥、平抑肝陽、清肝明目、涼血止血的作用。

[治病配方]

1 糖尿病（併發視網膜病變）：鮮桑葉60克，鮮車前30克，鮮杞果葉20克。以上3味藥同放入鍋中，加清水煎服，每日1劑，連服7日。

2 高血壓（肝火上炎型）：桑葉10克，山楂、金銀花、菊花各15克，清水適量。把4味中藥同煮熬汁，接連煎兩次，將兩次取得的汁混勻服用。

[家用滋補]

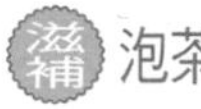

泡茶

桑葉、菊花各10克。用清水煎煮，分幾次服用，或沸水沖泡，當茶飲用，也可加適量蜂蜜或白糖調味。本品適用於風熱頭痛目赤。

性味歸經

性寒，味苦、甘，歸肺、肝經。

用法用量

桑葉鮮用或乾製後使用皆可，鮮桑葉用量可到60克，乾桑葉一般用量6～10克。煎服。

適宜範圍

① 風熱感冒；② 風熱犯肺引起的肺熱咳嗽；③ 風熱引起的目赤澀痛。

現代藥理

桑葉含有牛膝固醇、脫皮固酮、芸香苷、桑苷等成分，有解痙、抗炎、降血糖、降血壓、降血脂、利尿等作用。

鑑別保存

桑葉以葉大、顏色黃綠者為佳。

禁　忌

桑葉味苦，有收斂作用，熱病汗多、斑疹已透者忌用。桑葉性寒，脾虛洩瀉者慎用。

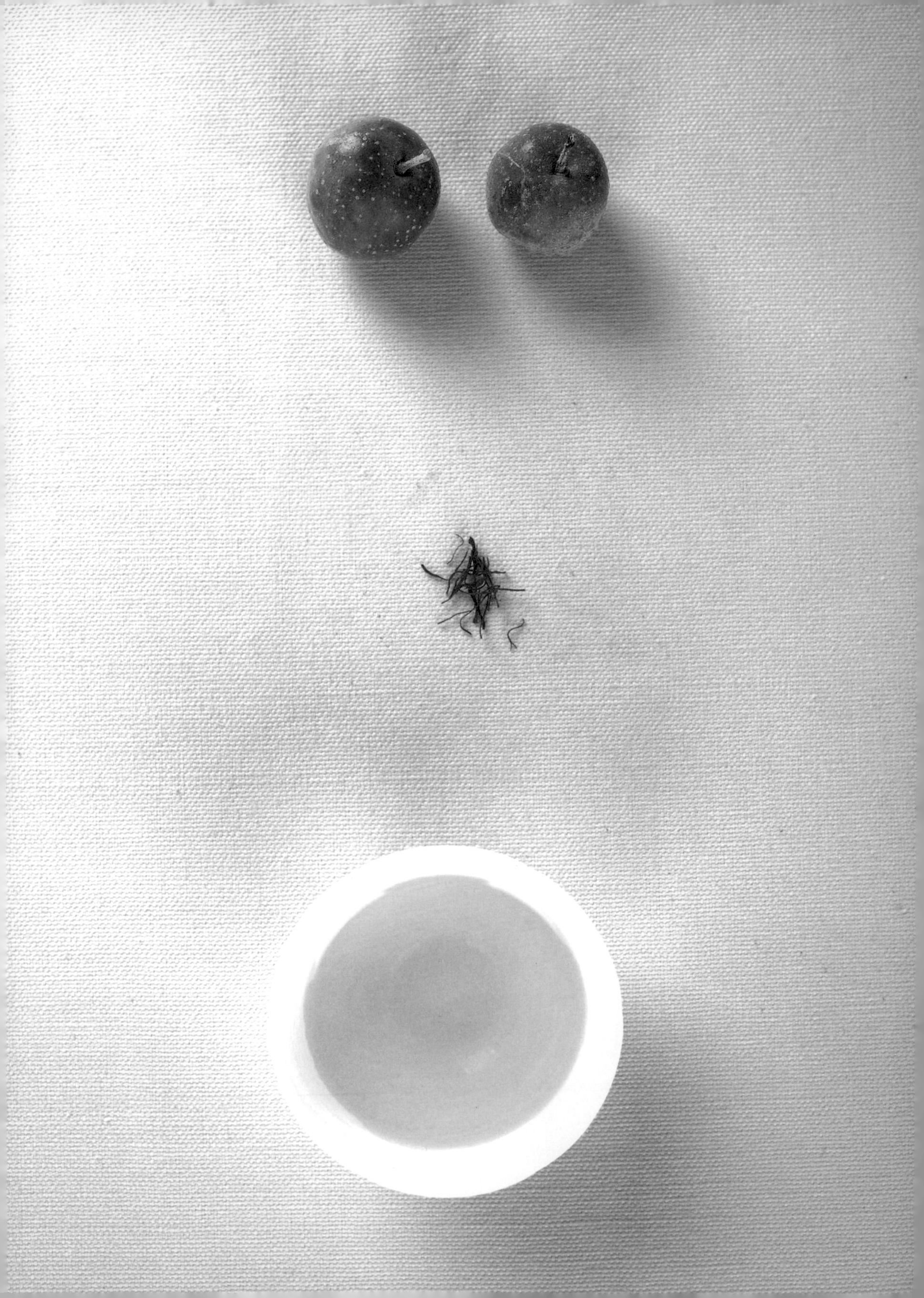

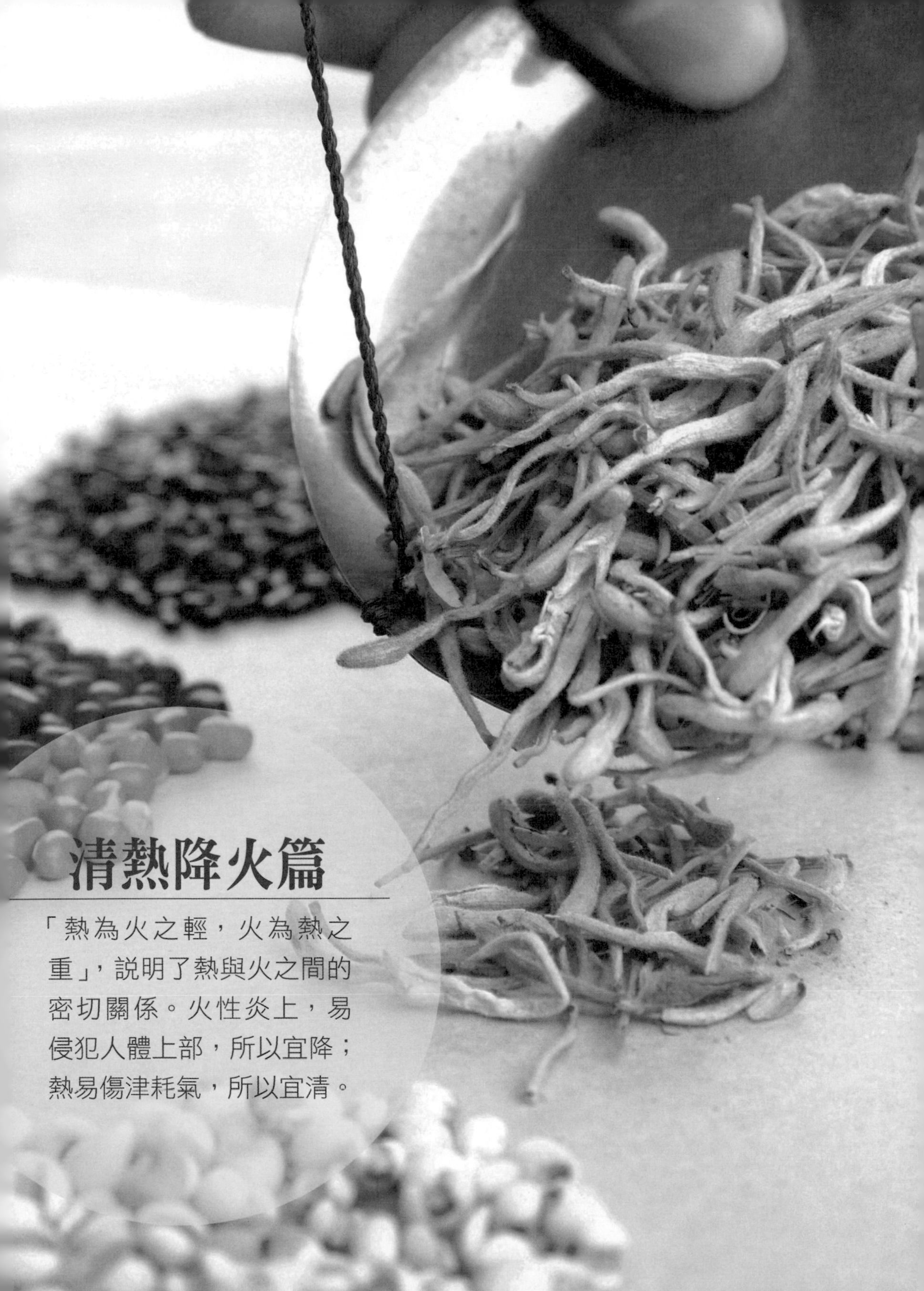

清熱降火篇

「熱為火之輕，火為熱之重」，說明了熱與火之間的密切關係。火性炎上，易侵犯人體上部，所以宜降；熱易傷津耗氣，所以宜清。

性味歸經

性寒，味甘，歸肺、胃、大腸經。

用法用量

一般用量 9 ～ 15 克，煎服或泡茶。

適宜範圍

① 外感風熱或溫病初起的表證未解、裡熱又盛；② 瘡癰腫毒、咽喉腫痛；③ 熱毒引起的瀉痢便血。

現代藥理

金銀花含綠原酸類、苷類、黃酮類、揮發油等成分，有抗菌、消炎、解毒等作用。

鑑別保存

金銀花以花圍未開放、色黃白肥大者為佳。

禁　　忌

宜夏季或有熱病時飲用。金銀花宜與蓮子或者蘆根等搭配食用，具有清心安神、解暑熱、助消化的功效。虛寒體質者及女性月經期內忌食。

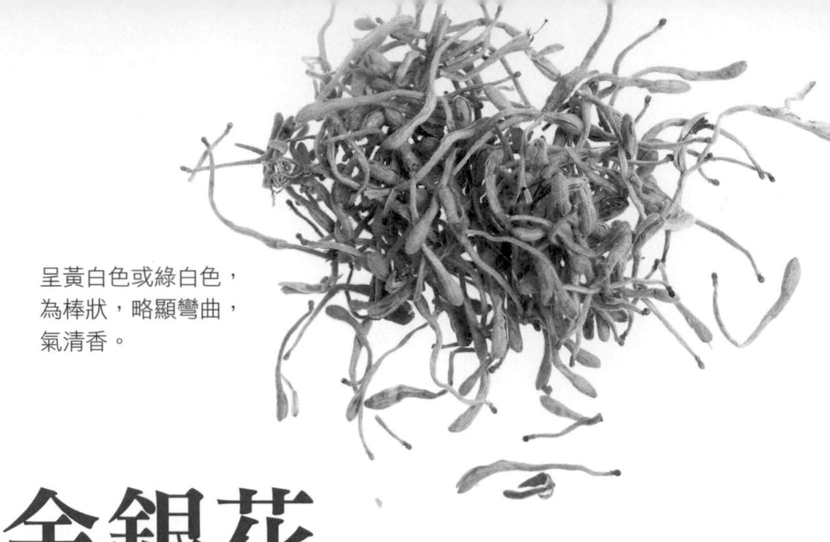

呈黃白色或綠白色，為棒狀，略顯彎曲，氣清香。

金銀花

金銀花又名金花、銀花、忍冬花。是我國古老的中藥材，享有「藥鋪小神仙」之譽。含木犀草素、肌醇等多種成分，具廣泛抗菌作用。可防暑，治咽喉腫痛，降血壓，降血脂，養顏，治療各種熱性病效果顯著，有「中藥抗生素」、「綠色抗生素」之稱。

[治病配方]

1 慢性咽炎：金銀花 30 克，玄參 15 克，知母、黃芩、桔梗、生甘草各 10 克，蜂蜜適量。上藥裝熱水瓶中，加沸水 1,500 毫升，蓋嚴，30 分鐘後即可飲用。可分五六次，每次適量，1 日內服完，每日 1 劑。

2 麥粒腫：金銀花、紫花地丁、大青葉、蒲公英各 25 克，板藍根 50 克。水煎服，每日 1 劑，每次適量。

[家用滋補]

煮粥

將金銀花、杏仁、綠豆、白米、糯米、蜂蜜，一起煮粥。夏季飲用，能清熱利濕，養血祛風，抑制多種細菌和病毒對人體皮膚的侵害，能去搔癢、燥濕、瀉火、解毒，殺蟲止痛，治皮膚搔癢。特別對嬰幼兒濕疹有較好的療效。

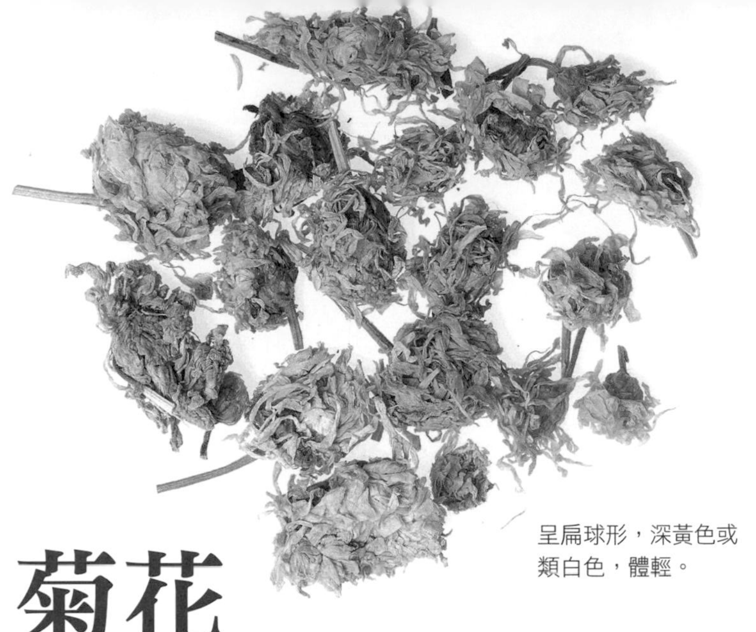

呈扁球形，深黃色或類白色，體輕。

菊花

菊花是菊科草本植物菊的頭狀花序。《本草衍義補遺》：「菊花，能補陰，須味甘者，若山野苦者勿用，大傷胃氣。」

[治病配方]

1 咳嗽（燥火型）：菊花 5 朵，桔梗 5 克，雪梨 1 個，冰糖適量。菊花、桔梗加 1,200 毫升清水煮開，轉小火繼續煮 10 分鐘，取汁，加入冰糖拌勻後，盛出待涼。梨子洗淨削去皮，梨肉切丁，加入已涼的菊花水即可。

2 咽喉炎：菊花、麥門冬各 10 克，金銀花、桔梗各 15 克，板藍根 20 克，甘草 3 克，綠茶 6 克，冰糖適量。將所有的材料放入研磨器中，磨成粗末狀，再用紗布袋裝成三包。取其中一包放入鍋中，沖入 1,000 毫升沸水，蓋上鍋蓋，以小火煮約 10 分鐘，或用浸泡方式泡約 15 分鐘，飲用時加入冰糖。

[家用滋補]

煮粥

菊花、金銀花各 5 克，白米 100 克。先將白米加清水煮粥，等粥熟時加入金銀花、菊花，稍煮 5 分鐘即可。此粥能清熱解毒。

性味歸經

性微寒，味甘、苦，歸肺、肝經。

用法用量

一般用量 6 ～ 10 克，煎服或泡茶。

適宜範圍

① 感冒風熱、發熱頭昏；② 肝經有熱或肝陽上亢所致目赤多淚、眼目昏花、眩暈頭痛；③ 瘡瘍腫痛。

現代藥理

菊花含有菊苷、三萜類、黃酮類等功能性成分，有抗菌消炎、抗病毒、抗衰老、抗腫瘤、解熱等作用。

鑑別保存

菊花以花朵完整不散瓣、香氣濃郁、無雜質者為佳。菊花受潮後易生蟲，應密閉保存於乾燥陰涼處，可用真空密閉包裝。

禁　忌

胃脘隱痛、食少腹脹、食慾不振、喜熱飲者慎用。

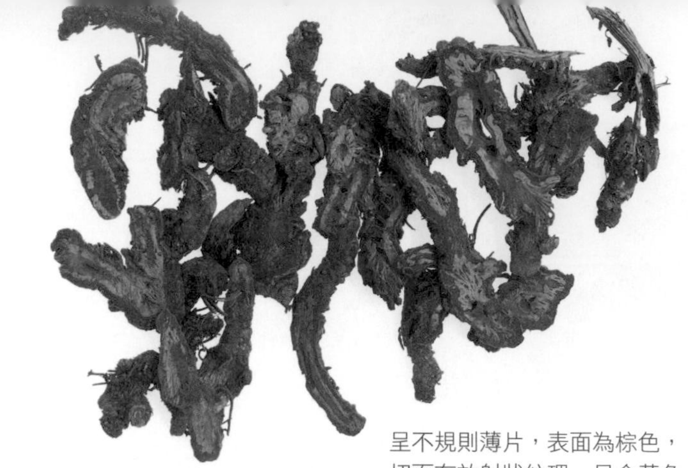

呈不規則薄片，表面為棕色，切面有放射狀紋理，呈金黃色或紅棕色。

黃連

黃連為毛茛科植物黃連、三角葉黃連或雲連的乾燥根莖。《神農本草經》稱黃連：「味苦，寒。主治熱氣，目痛，眥傷，泣出，明目，腸澼，腹痛，下痢，婦人陰中腫痛。久服令人不忘。」

[治病配方]

1 失眠（陰虛火旺型）：黃連 1 克，合歡花 5 克，鬱金 3 克（切小塊），夜交藤 5 克（切小塊）。水煎，每日睡前服用。

2 胃炎（脾虛濕阻型）：黃連、厚朴、茯苓各 10 克，半夏、蒼朮、甘草各 5 克。水煎服，每日 1 次。

[家用滋補]

1  蒸服

黃連 2 克，杏仁 20 克，白蘿蔔 300 克，鹽適量。黃連洗淨，杏仁浸泡去皮。白蘿蔔切塊後與杏仁、黃連一起放入碗中，移入蒸鍋，隔水燉，待白蘿蔔燉熟後加入鹽即可。本方有潤肺止咳的作用。

2 滋補 煮粥

黃連 10 克，白頭翁 50 克。放入砂鍋，用清水熬煮一段時間，取汁。另取一鍋，加清水 400 毫升、白米 30 克，煮至米開花，加入藥汁，再煮成粥即可。此粥能清熱解毒。

性味歸經

性寒，味苦，歸心、脾、胃、肝經。

用法用量

一般用量 2 ～ 10 克，煎服。

適宜範圍

① 濕熱內蘊、腸胃濕熱導致的嘔吐、瀉痢等；② 溫病高熱、口渴煩躁、血熱妄行，以及熱毒瘡瘍等。

現代藥理

黃連含有黃連素、小蘗鹼等成分，有瀉火、解毒、清熱、燥濕、抗炎、抗潰瘍、抗癌、抗氧化、保護胃黏膜、增加冠狀動脈血流量及降低血壓的作用。

鑑別保存

黃連以乾燥、條細、節多、鬚根少、色黃者為佳品。

禁　忌

黃連大苦大寒，過量或久服容易傷脾胃，胃寒嘔吐、脾虛洩瀉者忌用。黃連不可與豬肉同食，黃連清熱瀉火、健胃燥濕，豬肉酸寒滑膩、多脂，可滋陰潤燥，同食不但容易降低藥效，還容易導致腹瀉。

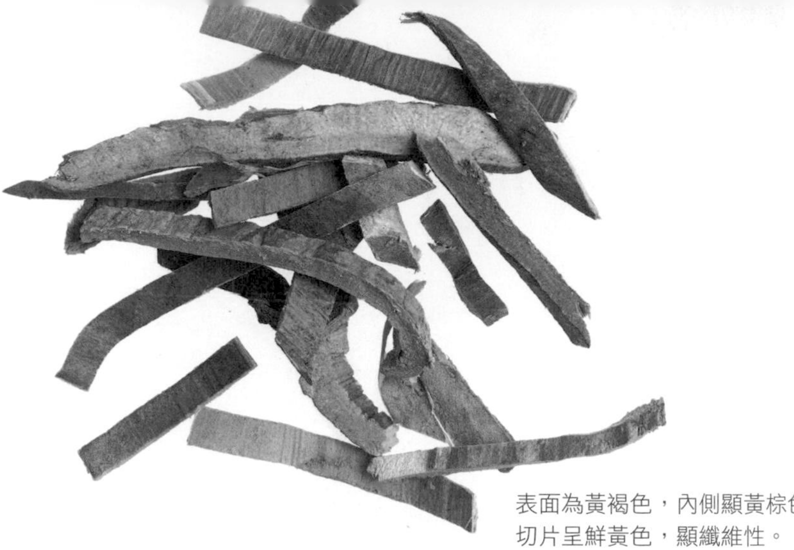
表面為黃褐色，內側顯黃棕色，切片呈鮮黃色，顯纖維性。

黃柏

黃柏，為芸香科植物黃皮樹或黃檗的乾燥樹皮。中醫學理論認為，黃柏有清熱燥濕、瀉火除蒸、解毒療瘡之作用。

[治病配方]

1 痢疾：黃柏 50 克，黃連 10 克，共研細末混勻，水泛為丸。每次 6 克，每日服 2 次。

2 脫髮：黃柏、當歸各 60 克，側柏葉、桑葚子各 12 克，焙乾研細末，加蜂蜜製成丸，如梧桐子大。每次 9 克，早晚各服兩次，20 天為 1 療程。

[家用滋補]

1 滋補 沖咖啡

黃柏 12 克，黃連 10 克，黃芩 15 克，咖啡 100 克，白糖適量。將前 3 味水煎，去渣取汁，兌入咖啡，加糖，每次服 20 毫升，每日 4 次。本品可清熱解毒。

2 滋補 泡酒

滋補黃柏 10 克，丹參 30 克，白酒 500 毫升。丹參泡人白酒中，7 日後服用，每日 20 ～ 30 毫升，每日兩三次。此酒可清熱涼血活血。

性味歸經

性寒，味苦，歸腎、膀胱、大腸經。

用法用量

一般用量 3 ～ 12 克，煎服。

適宜範圍

① 濕熱瀉痢、黃疸、白帶；② 熱痺、熱淋等。

現代藥理

黃柏含小檗鹼、黃柏酮等主要成分，有抗菌、收斂、消炎的作用，對各種皮膚濕毒、瘡瘍等症，效果良好。

鑑別保存

黃柏以皮厚、斷面色黃者為佳。貯存宜置陰涼乾燥處，防潮。

禁　　忌

脾虛泄瀉、胃弱食少者要忌服。

性味歸經

性寒，味酸、澀，歸肺、大腸、腎經。

用法用量

煎服 3 ～ 10 克；研末 1.5 ～ 6 克；外用適量。

適宜範圍

① 久瀉久痢、體虛多汗；
② 遺精、遺尿、便血等。

現代藥理

五倍子含五倍子鞣質、沒食子酸、樹脂、蠟質、澱粉、脂肪等成分，有收斂、抗菌、抗病毒、解毒作用。

鑑別保存

五倍子以個大、完整、壁厚、色灰褐、純淨者為佳。一般經驗認為，內壁佈滿蚜蟲者為優。

禁　　忌

外感風寒或肺有實熱之咳嗽及積滯未清之瀉痢忌服。

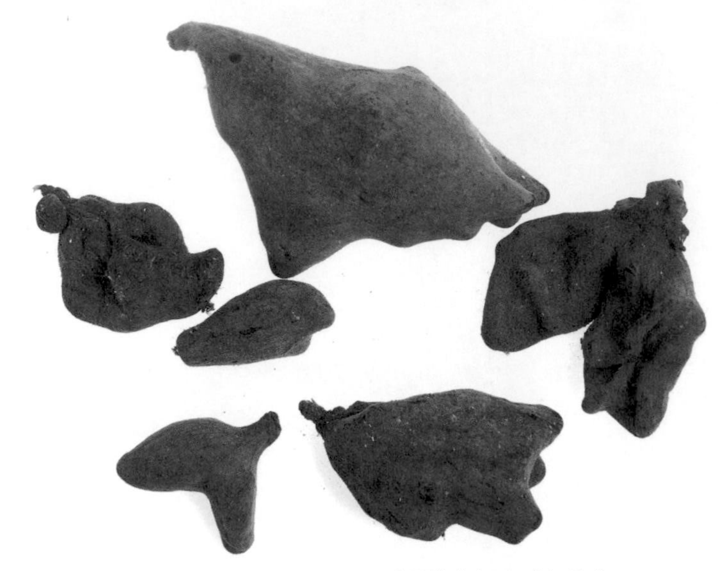

表面為灰褐色或灰棕色，略有柔毛。

五倍子

五倍子又稱為百蟲倉、百藥煎、五棓子，為蚜蟲寄生於鹽膚木及同屬其他植物上的乾燥蟲癭，經烘焙乾燥後所得。蚜蟲的類型不同，其在不同植物不同部位上所產結的倍子就不同，所以五倍子形狀多變。

[治病配方]

1 腳癬：五倍子 15 克，枯礬 10 克，冰片 9 克。共研為細末，合香油製成糊劑，外擦患處，治療腳癬有很好療效。

2 糖尿病：五倍子 500 克，龍骨 62 克，茯苓 124 克，研細末，以水或蜜製丸。每次 3 ～ 6 克，每日服 3 次，治療期為 3 個月。

[家用滋補]

五倍子一般較少用於家庭滋補、食療。

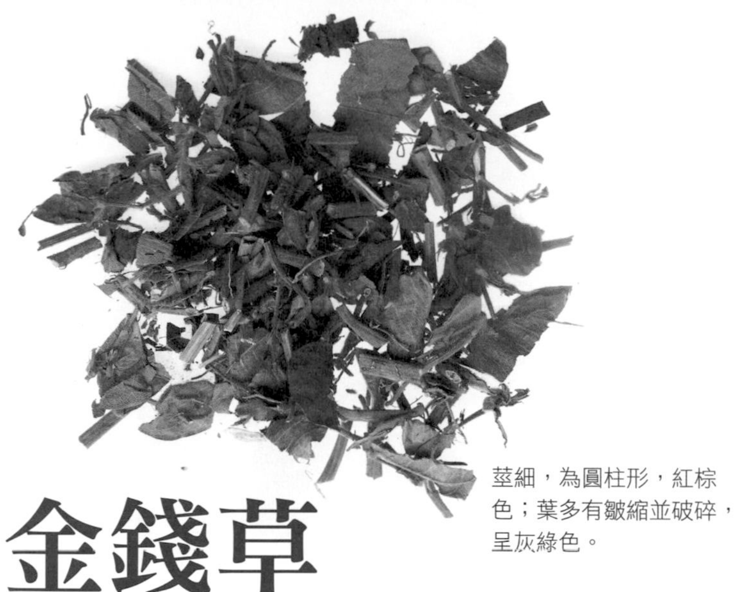

莖細，為圓柱形，紅棕色；葉多有皺縮並破碎，呈灰綠色。

金錢草

金錢草為報春花科植物過路黃的乾燥全草。因為這種草的葉子是圓形的，很像銅錢，又有化結石的功效，人們都說它比金錢還貴重，所以就稱其為「金錢草」。

[治病配方]

1 腮腺炎：金錢草洗淨，加少量鹽搗爛，敷於腫處，不論一側或兩側腮腺腫大，兩側均同時敷藥。

2 重度黃疸性肝炎：金錢草、茵陳、赤芍各30～60克，丹皮15克，白茅根30克，丹參15～30克，大黃9～15克，芒硝6～15克（沖服），蒲公英、白花蛇舌草各20克，甘草6～12克。水煎服，每日1劑。

[家用滋補]

1 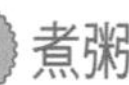 煮粥

將新鮮金錢草60克（或乾品30克）與白米50克，一起煮粥，加冰糖適量。每日食用，有通淋排石，利膽退黃。

2 滋補 代茶飲

金錢草60克，製成粗末，沸水沖泡。代茶頻頻飲用，每日1劑。適用於尿道結石、膀胱結石及泌尿系感染等。

性味歸經

性涼，味甘、微苦，歸肝、膽、腎、膀胱經。

用法用量

一般用量15～60克，煎服。

適宜範圍

① 肝膽結石及尿路結石、熱淋、黃疸；② 瘡毒癰腫、乳癰、火丹、毒蛇咬傷及跌打損傷。

現代藥理

金錢草主要含酚性成分和固醇、黃酮類、胺基酸、鞣質、膽鹼、鉀鹽等，具有排石、抑菌、抗炎作用，對體液免疫、細胞免疫有抑制作用。

鑑別保存

金錢草以葉大、色綠、氣清香者為佳。貯乾燥容器內，置通風乾燥處。

禁　忌

凡陰疽諸毒，脾虛洩瀉者，忌搗汁生服。

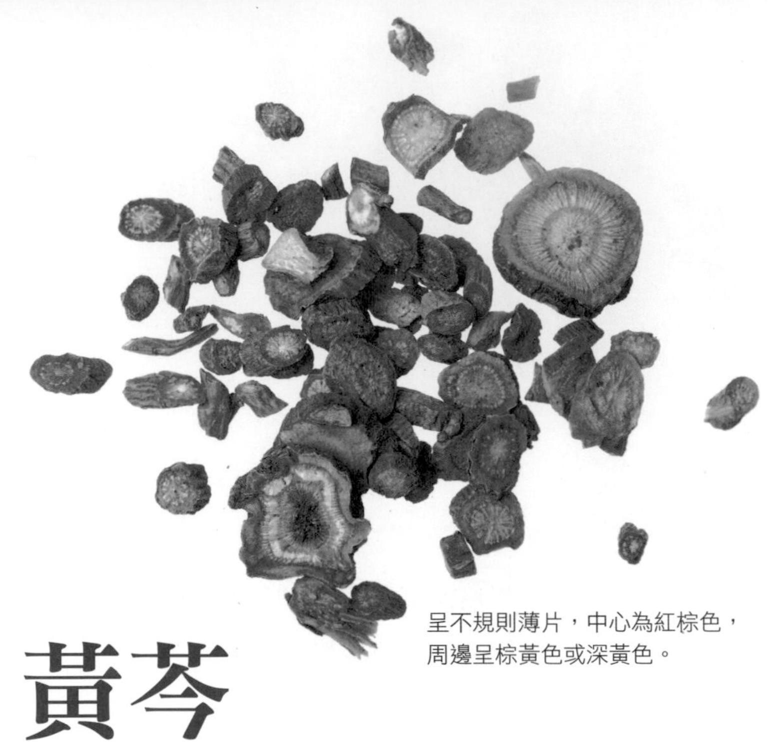

呈不規則薄片，中心為紅棕色，周邊呈棕黃色或深黃色。

黃芩

黃芩，別名山茶根、土金茶根，以唇形科植物黃芩的根入藥，有清熱燥濕、涼血安胎、解毒的功效。

性味歸經

性寒，味苦，歸肺、膽、脾、大腸、小腸經。

用法用量

一般用量 3～9 克，煎服。

適宜範圍

① 濕溫發熱、胸悶、口渴不欲飲，以及濕熱瀉痢、黃疸等症；② 高熱煩渴，或肺熱咳嗽，或熱盛迫血外溢，以及熱毒瘡瘍等；③ 清熱安胎，可用於胎動不安。

現代藥理

黃芩含黃芩苷、黃芩素、漢黃芩苷、漢黃芩素等成分，有抗菌、抗病毒、抗真菌、降壓、利尿、抗炎、抗過敏等作用。

鑑別保存

黃芩以條長、質堅實、色黃者為佳。置通風乾燥處，防潮。

禁　　忌

脾胃虛寒、食少便溏者要禁服。

[治病配方]

1 糖尿病：黃芩、黃連各 10 克，乾薑 6 克，太子參 20 克。水煎服，每日 1 劑。

2 額竇炎：黃芩 30 克，白芷 30 克。水煎服，每日 1 劑，每次適量。

[家用滋補]

1 滋補 煮粥

黃芩、柴胡各 10 克，白米 100 克，白糖適量。黃芩、柴胡水煎取汁，加白米煮為稀粥，待熟時調入白糖，再煮一二沸服食。每日 1 劑，連續 5～7 日。對發熱頭痛、全身痠痛有明顯療效。

2 滋補 代茶飲

黃芩 6 克，綠茶 3 克。黃芩用適量水煎沸後取汁，沖泡綠茶 5～10 分鐘即可，沖飲至味淡，也可直接沖泡飲用。有清熱除煩、降壓利尿作用。

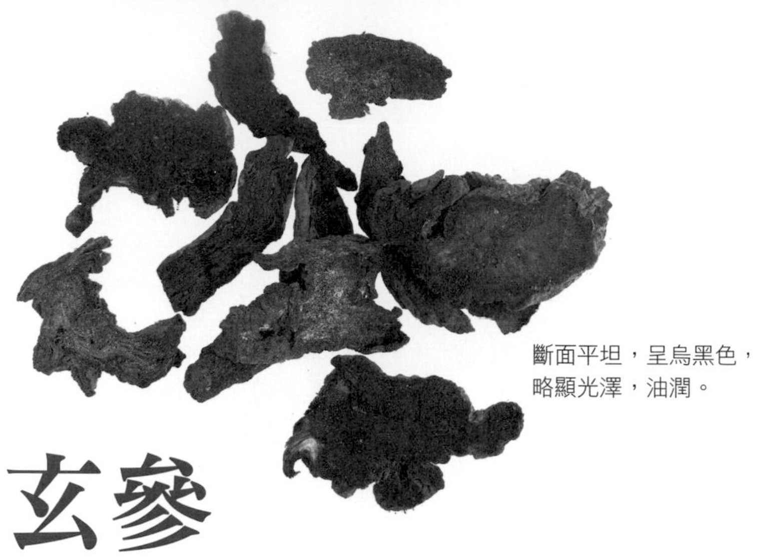
斷面平坦，呈烏黑色，略顯光澤，油潤。

玄參

玄參，別名元參、浙玄參，為雙子葉植物玄參科玄參的乾燥根，有清熱涼血、瀉火解毒、滋陰等功效。

[治病配方]

1 慢性前列腺炎：玄參 30 克，萆薢、枸杞、車前子（包）各 20 克，土茯苓 15 克，黃柏、石菖蒲、白朮、蓮子心、丹參、白花蛇舌草、巴戟天、杜仲各 10 克，甘草 5 克。每日 1 劑，水煎，早晚分服，每次適量。

2 慢性鼻竇炎：玄參 40 克，菊花、金銀花、蒲公英各 30 克，連翹 20 克，桔梗 15 克，生甘草 10 克，升麻、白芷、薄荷各 6 克。每日 1 劑，水煎，早晚分服，每次適量。

[家用滋補]

1 滋補 代茶飲

玄參 90 克，丹皮、炒棗仁各 30 克，柏子仁、蓮子心各 9 克。用清水煎煮，取汁，再加白糖適量，分為早中晚 3 次服用，每日 1 劑，每次適量，對口腔潰瘍有良好作用。

2 滋補 煮粥

玄參 15 克，白米 100 克，白糖適量。玄參洗淨，加清水適量，水煎取汁，再加白米及適量水同煮粥，待熟時調入白糖，再煮一兩沸即成，每日 1 劑。適用於溫熱病熱入營血所致的煩熱口渴、夜寐不安、神昏譫語等症。

性味歸經

性微寒，味甘、苦、鹹，歸肺、胃、腎經。

用法用量

一般用量 10～15 克，煎服。

適宜範圍

① 熱病傷津的口燥咽乾、大便燥結、消渴等；② 陰虛火旺、血分熱毒之症；③ 熱毒熾盛的各種熱證，表現為發熱、咽腫、目赤、瘡癤、脫疽等。

現代藥理

玄參含微量揮發油、植物固醇、油酸、亞麻酸、糖類、左旋天門冬酰胺及生物鹼等成分，有降壓、抗炎、降血糖等作用。

鑑別保存

玄參以條粗壯、質堅實、斷面色黑者為佳。

禁　　忌

脾胃虛寒、食少便溏者不宜服用。不宜與藜蘆同用。

性味歸經

性寒，味甘，歸肺、肝、腎經。

用法用量

一般用量 9 ～ 15 克，大劑量可用 15 ～ 30 克。煎服。

適宜範圍

① 肺熱咳喘；② 血熱妄行的吐血、衄血；③ 陰虛發熱、低熱不退。

現代藥理

地骨皮含甜菜鹼、枸杞酰胺、柳杉酚、蜂蜜酸、亞油酸和桂皮酸等成分，有降血壓、降血糖、降血脂及解熱作用。

鑑別保存

地骨皮以筒粗、肉厚、整齊、無木心及碎片者為佳。炮製後貯乾燥容器內密閉，置通風乾燥處。

禁　　忌

脾胃虛寒者忌服。

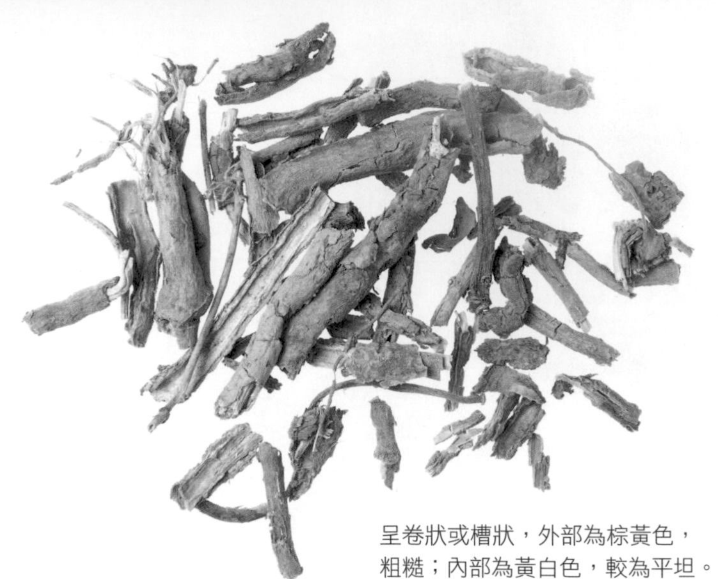

呈卷狀或槽狀，外部為棕黃色，粗糙；內部為黃白色，較為平坦。

地骨皮

地骨皮，為茄科植物枸杞根皮，具有涼血除疹、清肺降火等功效。《食療本草》稱地骨皮能「去骨熱消渴」。

[治病配方]

1 瘧疾：鮮地骨皮 30 克，茶葉 3 克，水煎後於發作前兩至三小時頓服。

2 過敏性皮膚病：地骨皮 30 克，烏梅 15 克，公丁香 3 克，白芍 12 克。水煎服，每日 1 劑。

[家用滋補]

1 滋補 煮粥

地骨皮 30 克，桑白皮 15 克，麥門冬 10 克，白米適量。地骨皮、桑白皮、麥門冬浸泡 20 分鐘，加適量水煎後去渣取汁，與白米共煮為稀粥。此粥適用於糖尿病、多飲、身體消瘦者。

2 滋補 煮湯

地骨皮 15 克，豬瘦肉適量。加調料適量煮熟，飲湯食肉。對小兒低熱不退有較好的作用。

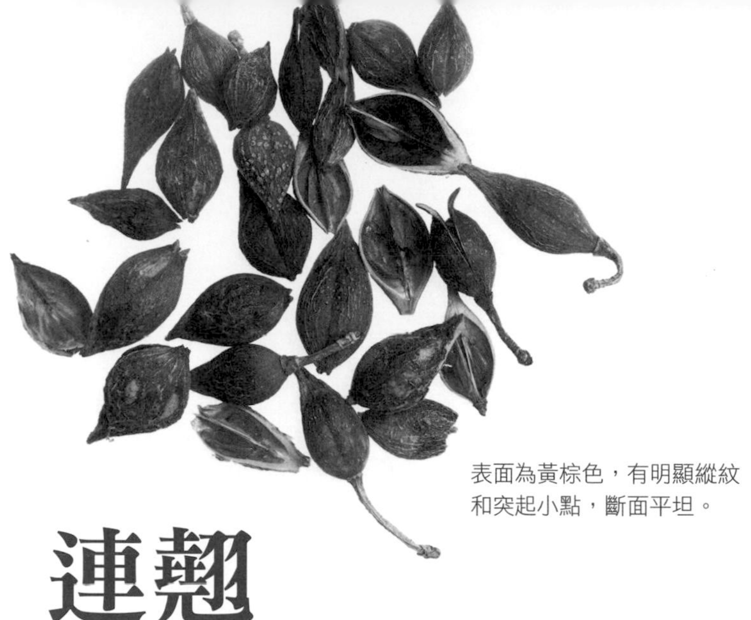

表面為黃棕色，有明顯縱紋和突起小點，斷面平坦。

連翹

為木犀科植物連翹的果實。初熟的果實採下後，蒸熟、曬乾，尚帶綠色，稱為青翹；熟透的果實，採下後曬乾，除去種子及雜質，稱為老翹。

[治病配方]

1 乳腺炎：連翹、野菊花各 15 克，蒲公英 30 克，王不留行 9 克。水煎服，每日 1 劑，每次適量。

2 闌尾炎：連翹 15 克，黃芩、梔子各 12 克，金銀花 18 克。水煎服，每日 1 次，每次適量。

[家用滋補]

1  水煎

連翹、菊花各 12 克，生甘草 5 克。以上中藥加水適量煮 20 分鐘，每日 1 劑，每次適量。對腦膜炎，特別是小兒腦膜炎早期有一定治療作用。

2 滋補 代茶飲

連翹、牛蒡子各 9 克，荊芥 5 克，白糖適量。牛蒡子、連翹、荊芥共裝入紗布袋內，加水適量，水煎取汁，加入適量白糖調味。當茶飲，每日 1 劑。此茶有清熱解毒的作用，對風疹效好。

性味歸經

性微寒，味苦，歸肺、心、小腸經。

用法用量

一般用量 6 ～ 10 克，水煎服。

適宜範圍

連翹含連翹酚、固醇化合物、皂苷（無溶血性）及黃酮醇苷類等成分，有抗菌、抗炎、解熱、降壓、保肝等作用。

現代藥理

青翹以色青綠、無枝梗者為佳；老翹以色黃、殼厚、無種子、純淨者為佳。

鑑別保存

貯存宜置乾燥處。

禁　　忌

脾胃虛弱，氣虛發熱，癰疽已潰、膿稀色淡者忌服。

性味歸經

性寒，味甘，歸肺、胃經。

用法用量

一般用量 15～30 克，煎服。

適宜範圍

① 熱病傷津，煩熱口渴；② 胃熱嘔噦；③ 肺熱咳嗽，肺癰吐膿；④ 熱淋澀痛，小便短赤。

現代藥理

蘆根含木聚糖等多種具免疫活性的多聚糖類化合物，並含有多聚醇、甜菜鹼、薏苡素、游離脯胺基酸等，有解熱、鎮靜、鎮痛、降血壓、降血糖、抗氧化及雌性激素樣作用。

鑑別保存

蘆根以條粗均勻、色黃白、有光澤、無鬚根者為佳。

禁　　忌

脾胃虛寒者慎服。

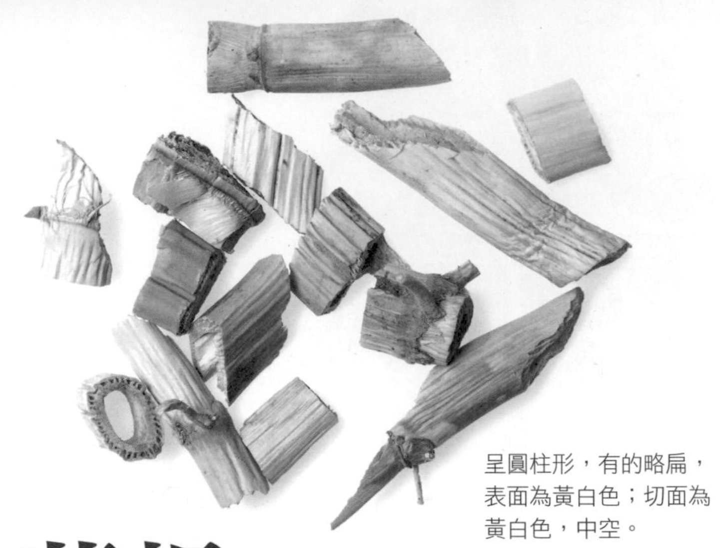

呈圓柱形，有的略扁，表面為黃白色；切面為黃白色，中空。

蘆根

蘆根為禾本科植物蘆葦的根莖，多年生高大草本，生於河流、池沼岸邊淺水中。全國大部分省區都有分佈。《名醫別錄》稱蘆根：「主消渴客熱，止小便利。」

[治病配方]

1 消渴：蘆根 15 克，麥門冬、地骨皮、茯苓各 9 克，陳皮 5 克。水煎服，每日 1 劑。

2 大葉性肺炎：蘆根 30 克，麻黃 3 克，甘草 6 克，杏仁 9 克，石膏 15 克。水煎服，每日 1 次。

[家用滋補]

1 滋補 做飲品

蘆根 30 克，薄荷 5 克。蘆根、薄荷葉用清水洗淨，蘆根切成段，先放入鍋內，再放入適量清水，蓋好鍋蓋，煎沸 10 分鐘後，再將薄荷投入，片刻即成。本品有利尿消腫、辛涼解表發汗的作用。

2 滋補 煮粥

生蘆根 30 克，白米 50 克。蘆根洗淨，加水煮取汁備用。白米熬粥至八成時，倒入藥汁至熟即可。此粥即燒即食，有清熱、除煩的作用。

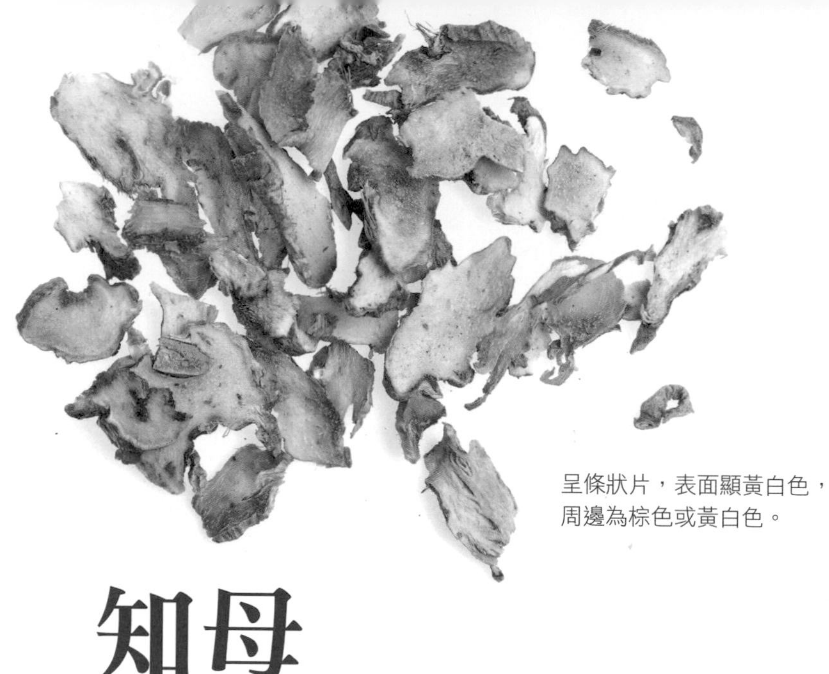

呈條狀片，表面顯黃白色，周邊為棕色或黃白色。

知母

知母，為單子葉植物百合科知母的乾燥根莖。《神農本草經》稱其：「主消渴熱中，除邪氣肢體浮腫，下水，補不足，益氣」。

[治病配方]

1 糖尿病（陰虛熱盛型）：知母、麥門冬、黨參各 10 克，生石膏 30 克（先煎），元參 12 克，生地黃 18 克。水煎服，每日 1 劑。

2 更年期症候群（陰虛型）：知母、熟地黃、龜板、鱉甲各 10 克，生地黃 20 克。水煎服，每日 1 劑。

[家用滋補]

煮湯

知母、百部、地骨皮各 9 克，生地黃 24 克，甲魚 1 只，鹽適量。將甲魚先用開水燙一兩分鐘，洗淨斬小塊。將百部、知母、地骨皮、生地黃分別洗淨，全部材料放入砂鍋內，加適量清水，用大火煮沸，再轉用小火煮兩小時，加鹽調味即可。此湯能滋陰涼血。

性味歸經

性寒，味苦、甘，歸肺、胃、腎經。

用法用量

一般用量為 6 ～ 15 克，煎服。

適宜範圍

① 熱病高熱、煩躁、口渴等症，肺熱咳嗽、痰黃、發熱等；② 虛勞發熱、陰虛內熱和消渴等。

現代藥理

知母含有知母寧、皂苷等成分，有抗輻射、調節免疫力、抗病毒、抗腫瘤等作用。

鑑別保存

知母以條肥大、質堅硬，斷面色黃白者為佳。貯乾燥容器內，鹽知母、炒知母、酒知母密閉，置通風乾燥處，防潮。

禁　忌

知母性寒，脾胃虛寒、大便溏瀉者忌用。

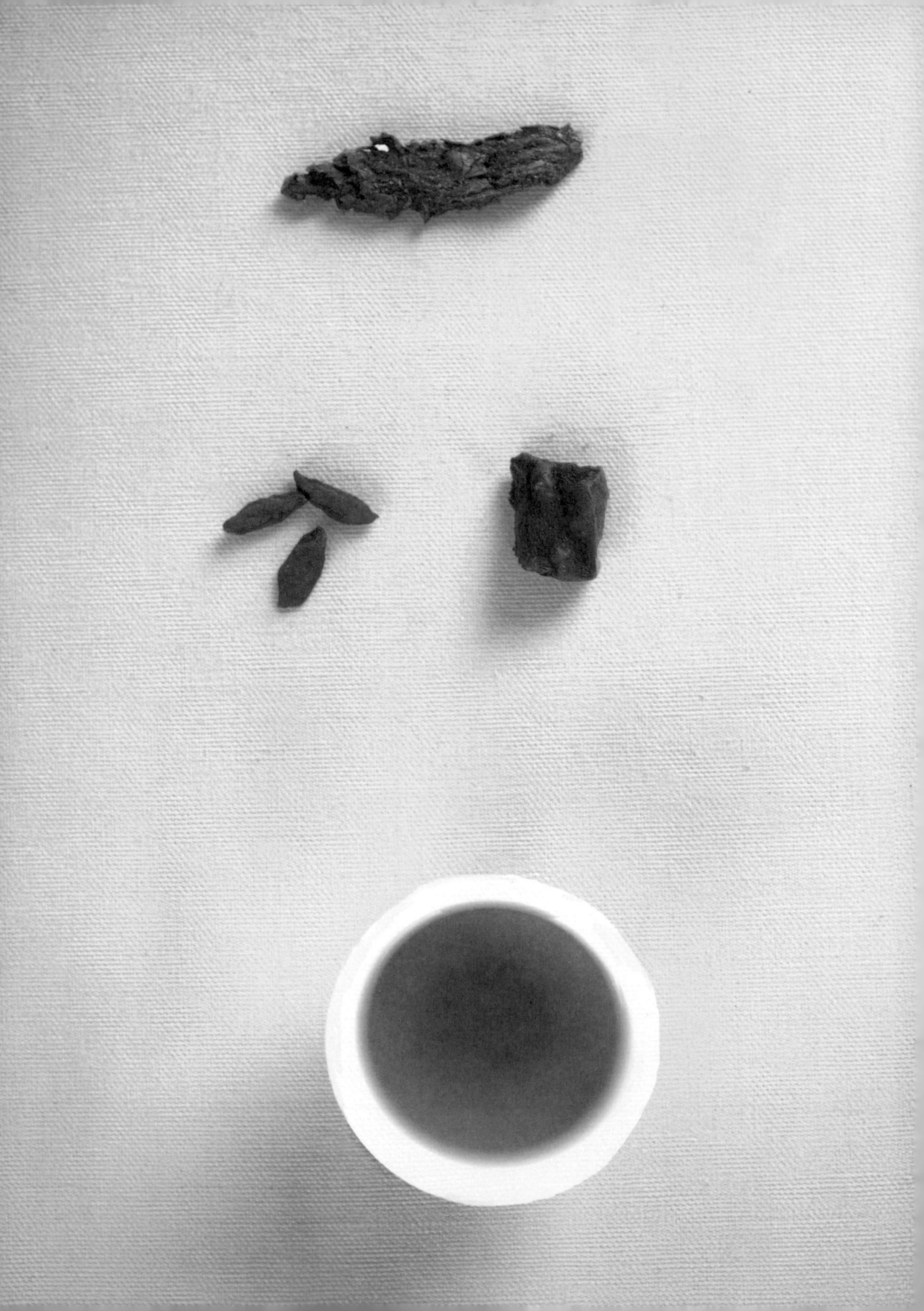

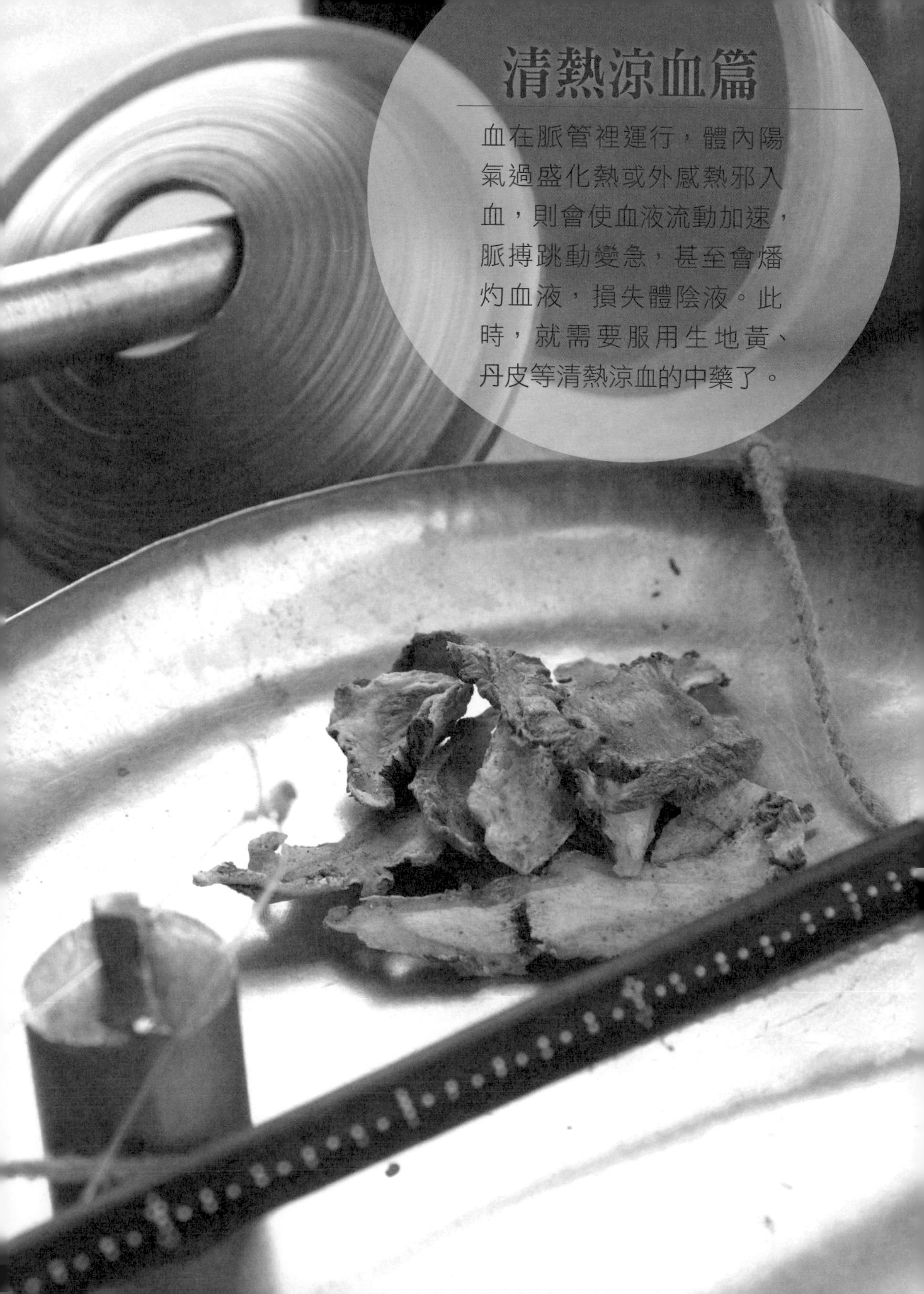

清熱涼血篇

血在脈管裡運行，體內陽氣過盛化熱或外感熱邪入血，則會使血液流動加速，脈搏跳動變急，甚至會燔灼血液，損失體陰液。此時，就需要服用生地黃、丹皮等清熱涼血的中藥了。

性味歸經

性寒，味甘、苦，歸心、肝、腎經。

用法用量

一般用量15～30克，煎服。

適宜範圍

① 熱病傷陰引起的舌絳煩渴、發斑發疹；② 陰虛內熱引起的骨蒸勞熱、內熱消渴；③ 血熱引起的吐血、衄血等。

現代藥理

生地黃含β-穀固醇、地黃素、生物鹼、維他命A類物質、胺基酸等成分，能促進凝血、升高外周白細胞，有強心、利尿、升血壓等作用。

鑑別保存

生地黃以塊大、體重、斷面烏黑色、味甜者為佳。宜貯乾燥容器內，置陰涼乾燥處。

禁　忌

本品性寒而滯，脾虛濕滯、腹滿便溏者，不宜使用。少食腹脹，便溏，舌苔膩者不宜用。

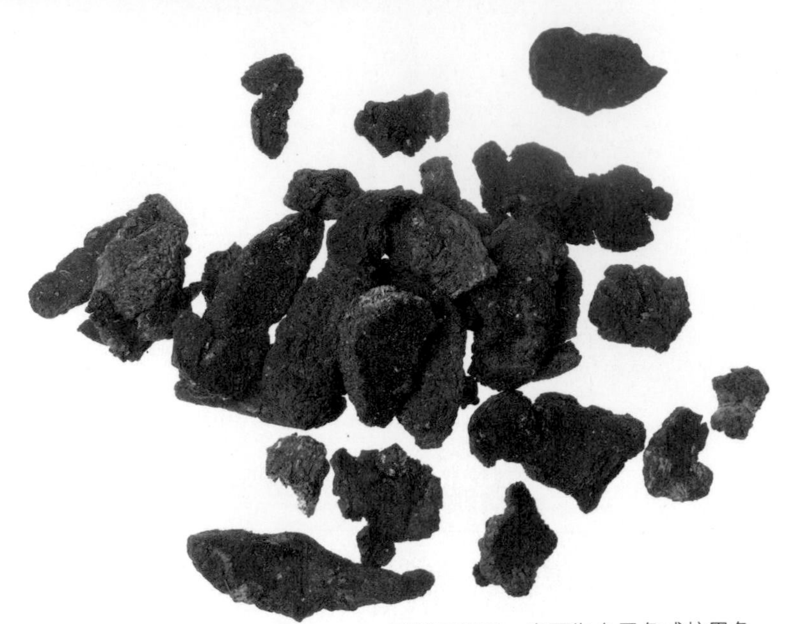

形狀不規則，表面為烏黑色或棕黑色，有光澤，油潤而有黏性。

生地黃

生地黃是玄參科草本植物地黃的根，或簡稱生地。產於河南、河北、內蒙古及東北，秋季採挖，洗淨生用或乾燥用。鮮者也稱鮮地黃，乾者又稱乾地黃。

[治病配方]

1 貧血：生地黃20克，當歸、阿膠（烊化服）各10克，陳皮6克。水煎服，每日1劑。本方能增高紅血球數目，增強血紅素的攜氧能力。

2 糖尿病：生地黃15克，黃連4克，天門冬10克。水煎服，每日1劑。本方有一定的降血糖、尿糖作用。

3 傳染性肝炎：生地黃12克，甘草6克。水煎服，每日1劑。本方有保肝、降酶的作用。

4 鼻出血：生地黃、側柏葉、艾葉各30克，鮮荷葉3克。水煎服，每日1劑。本方對血熱引起的鼻出血有較好療效。

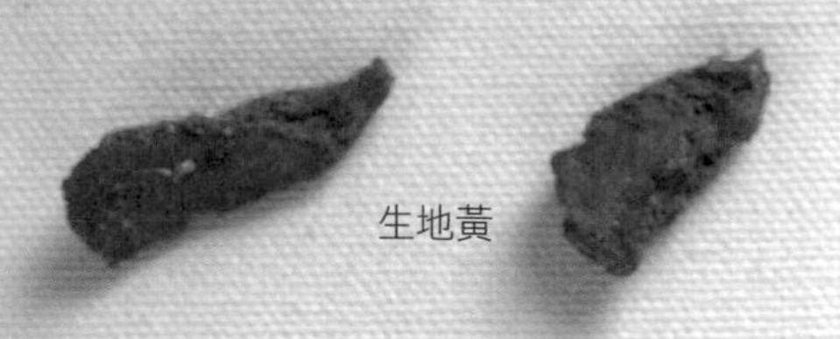
生地黃

[家用滋補]

1 滋補 煮粥

① 鮮生地黃 100 克，洗淨搗爛，用紗布擠汁。白米 50 克，加水適量，煮成稠粥後，將生地黃汁加入，小火再煮一沸，即可食用。每日 1 次，有增強心肌收縮、利尿及降低血糖作用。② 生地黃、酸棗仁各 30 克，白米 50 克。先煎地黃、酸棗仁，去渣取汁，用汁加適量水與白米同煮做粥，食時可加糖適量調味。適用於虛勞體弱導致的骨蒸煩熱、羸瘦乏力、失眠多夢等症。

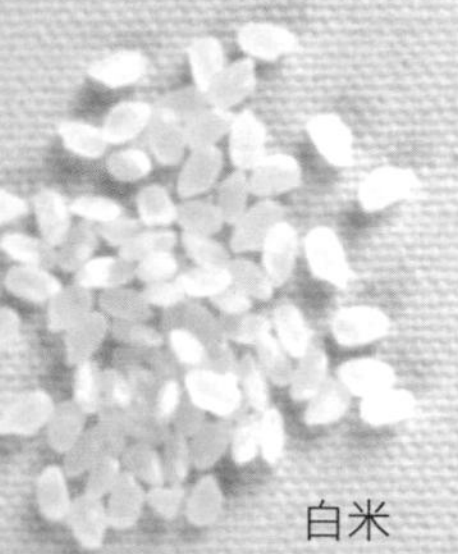
白米

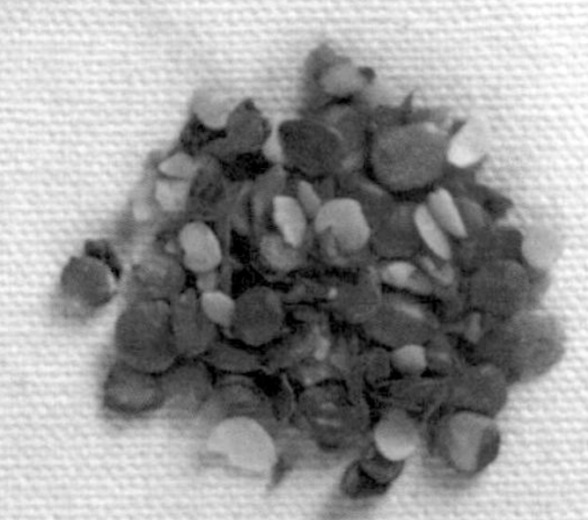
酸棗仁

2 滋補 泡酒

生地黃 60 克，白酒 500 毫升。生地黃洗淨，泡入白酒內封閉，浸 7 日後飲用。此酒適用於陰血不足、筋脈失養引起的肢體麻木、疼痛等症。

3 滋補 做膏

生地黃 100 克，黨參 15 克，茯苓 30 克，蜂蜜適量。將三藥煎取濃汁，加入約等量的煉蜜，再煎沸即成。每次食一兩匙。全方有益氣養心、抗衰老的作用，適用於失眠健忘、早衰白髮等。

生地黃酸棗仁粥
粥煮開後，撇去浮沫，煮成即可。
適宜晚餐食用。

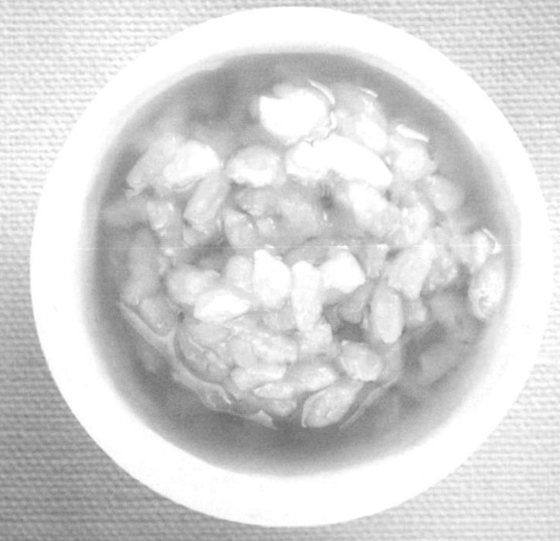

性味歸經

性寒，味甘，歸肺、胃、小腸經。

用法用量

一般用量 9～30 克，鮮品可達 30～60 克。煎服。

適宜範圍

① 熱病煩渴、胃熱嘔噦、肺熱咳嗽；② 血熱妄行所致吐血、衄血、血尿等；③ 水腫、熱淋、黃疸等。

現代藥理

白茅根含大量蔗糖、葡萄糖、少量果糖、木糖及檸檬酸、草酸、蘋果酸、白頭翁素等成分，有利尿、抗菌、止血等作用。

鑑別保存

白茅根以條粗、色白、味甜者為佳。宜貯乾燥容器內，置陰涼乾燥處。

禁　　忌

脾胃虛寒、小便多而不渴者禁服。

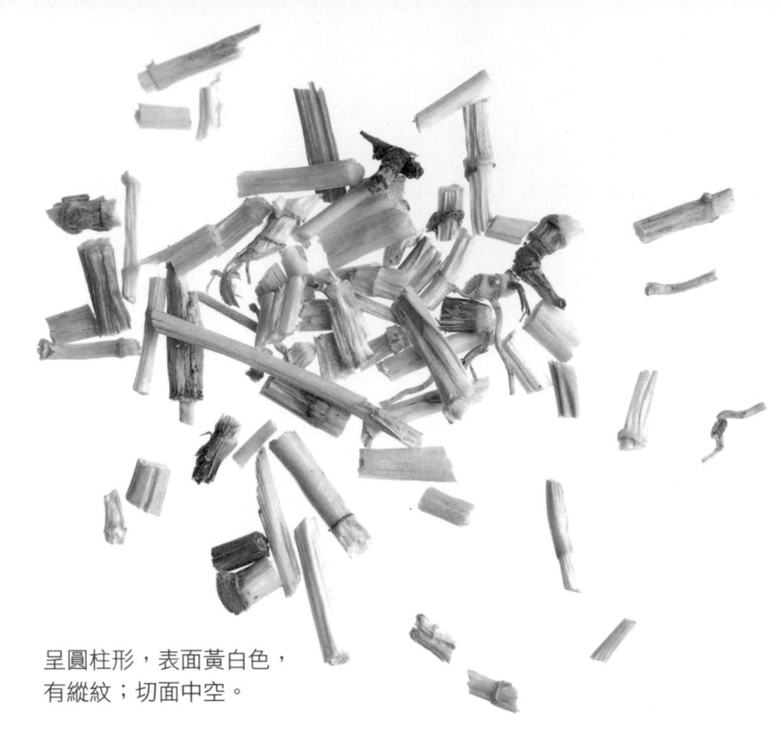

呈圓柱形，表面黃白色，有縱紋；切面中空。

白茅根

白茅根為禾本科植物多年生草本白茅的根莖。《本草圖經》說：「茅根，今處處有之。春生芽，布地如針，俗間謂之茅針，亦可啖，甚益小兒。夏生白花，茸茸然，至秋而枯，其根至潔白，亦甚甘美，六月採根用。」

［治病配方］

1 血尿：鮮白茅根 60 克，小薊、車前草各 30 克。水煎服，每日 1 劑。

2 急性腎炎：鮮白茅根 40 克，一枝黃花、白花蛇舌草各 30 克，葫蘆殼 15 克。水煎服，每日 1 劑。

3 病毒性肝炎：白茅根 60 克。水煎兩次，藥液混合，分 2 次服，每日 1 劑。

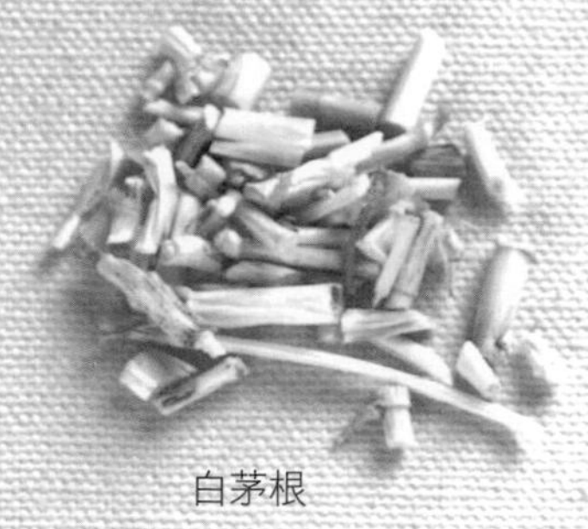
白茅根

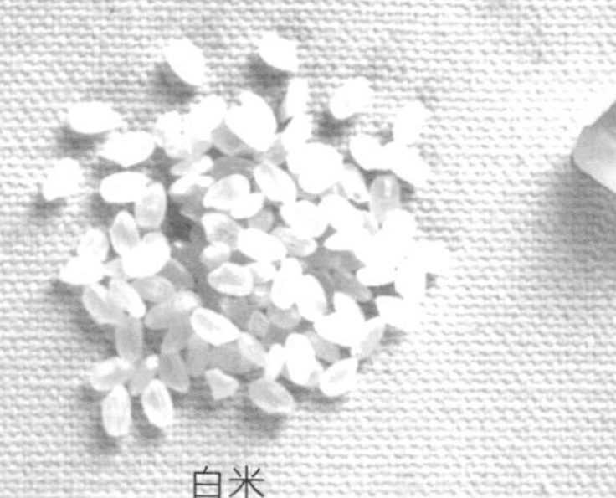
冰糖

白米

白茅根粥
也可在白米中加入適量綠豆同煮，功能相同。

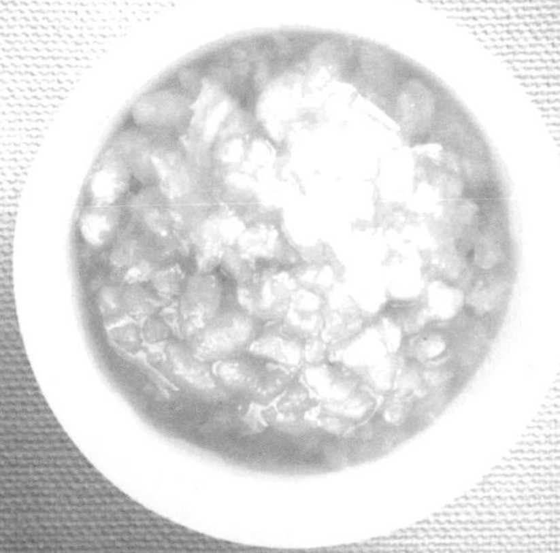

[家用滋補]

1 滋補 煮粥

鮮白茅根 200 克，白米 30 克，冰糖適量。鮮白茅根洗淨切碎入鍋，加入適量水煎煮取汁去渣，再入白米、冰糖煮至粥熟即可。此粥適用於急性腎炎、小便不利、血尿等症。

2 滋補 做飲品

① 鮮白茅根榨汁、鮮藕榨汁各 150 毫升，蜂蜜 35 克。上物調勻內服，每日一兩次。本品適用於肺熱引起的鼻出血。② 白茅根 30 克，豆漿 250 毫升，白糖適量。把白茅根洗淨，放入鍋內，加水適量，小火煎煮 25 分鐘，去渣留汁備用。豆漿倒入鍋內，小火煮 5 分鐘，加入白茅根汁，煮沸，加入白糖攪勻即成。每次飲 60 毫升，每日 3 次。本品有生津止渴、清熱利尿的作用。

3 滋補 燉煮

鮮白茅根 60 克，豬肉 350 克。鮮白茅根、豬肉洗淨，肉切片。白茅根切成小段，一同入鍋中。加蔥、薑、清水適量，先用大火燒沸，再用小火燉至肉熟爛。加入鹽調味，吃肉喝湯。本方適用於肝膽濕熱、膽道結石、胸脅隱痛等。

性味歸經

性寒，味甘、苦，歸肺、肝經。

用法用量

一般用量 5 ～ 10 克，煎服。

適宜範圍

① 外感熱病引起的心胸煩悶不眠、高熱煩躁，甚至譫語；② 血熱妄行引起的吐血、衄血、血尿；③ 肝膽及下焦濕熱證引起的心煩易怒、脅痛口苦、濕熱黃疸、熱淋澀痛等。

現代藥理

梔子含有黃酮類、環烯醚萜苷類、三萜類、有機酸酯類、揮發油等成分，有利膽、養肝、鎮痛、消炎等作用。

鑑別保存

梔子以皮薄、飽滿、色紅黃者為佳。宜貯存於乾燥容器中，置通風乾燥處，防潮，防黴蛀。

禁　忌

本品苦寒傷胃，脾虛便溏者不宜用。

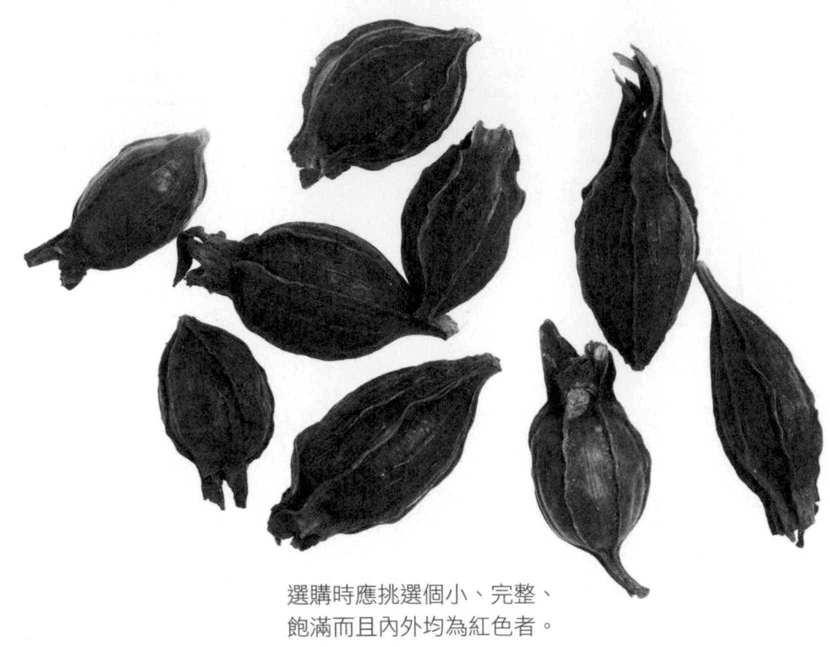

選購時應挑選個小、完整、飽滿而且內外均為紅色者。

梔子

梔子，別名山梔，是茜草科植物梔子的果實，為藥食兩用的傳統中藥。《本草綱目》稱其「治吐血、衄血、血痢、下血、血淋，損傷瘀血，傷寒勞復，熱厥頭痛，疝氣，湯火傷」。

[治病配方]

1 眼紅腫痛：梔子葉、菊花各 9 克，黃芩、龍膽、甘草各 6 克。水煎服，每日 1 劑，連服 15 日。

2 鼻出血：梔子適量焙乾，研為細末，每次取少許吹入鼻腔，用消毒棉塞壓。

3 氣管炎：梔子 10 克，鮮梔子根 30 克。水煎服，每日 1 劑。

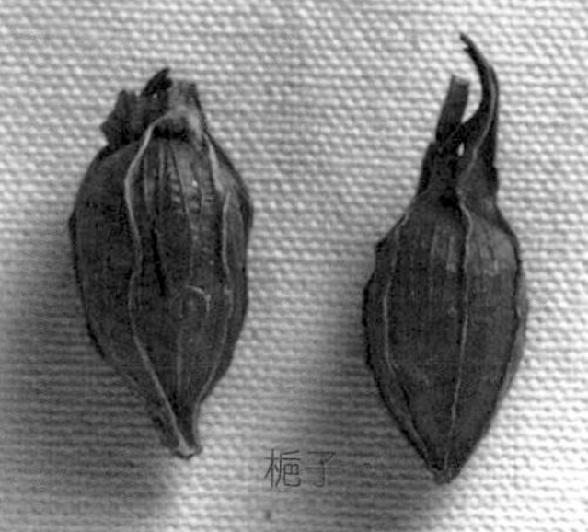

梔子

[家用滋補]

1 滋補 煮粥

梔子仁 3 克，白米 100 克，白糖適量。梔子仁洗淨，研為細末；白米洗淨，放入鍋中，加水適量煮粥。粥快熟時調入梔子仁末、白糖等，煮至粥熟服食，每日 1 劑，連續 3 ～ 5 天。此粥適用於急性乳腺炎、急性扁桃腺炎、傳染性肝炎、膽囊炎等。

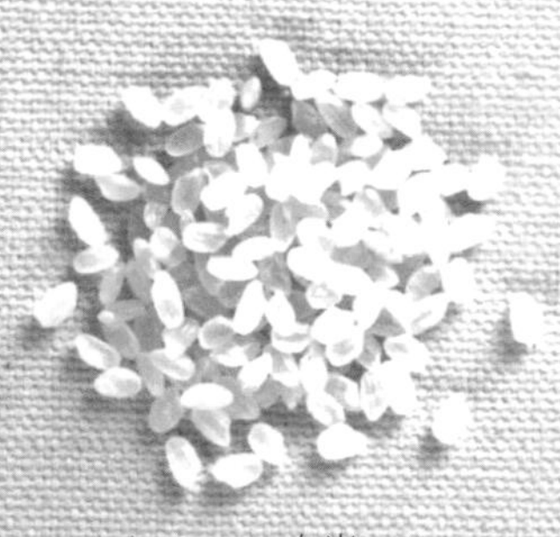

白米

2 滋補 炒菜

梔子花 200 克，去殼小竹筍 150 克，臘肉 100 克，蔥花、薑絲各適量。梔子花去雜洗淨，出一遍水；小竹筍切成薄片；臘肉切成肉丁。油燒至六成熱時，將梔子花、小竹筍、臘肉一同倒入鍋中，翻炒數遍，加蔥花、薑絲，再翻炒至熟，酌加鹽調味。此菜具有健脾開胃，清熱利腸的功效，適用於胃納呆滯、飲食減少、腹脹便結等病症。

梔子仁粥

梔子清熱瀉火，故此粥不宜久服多食，以避免苦寒傷胃。

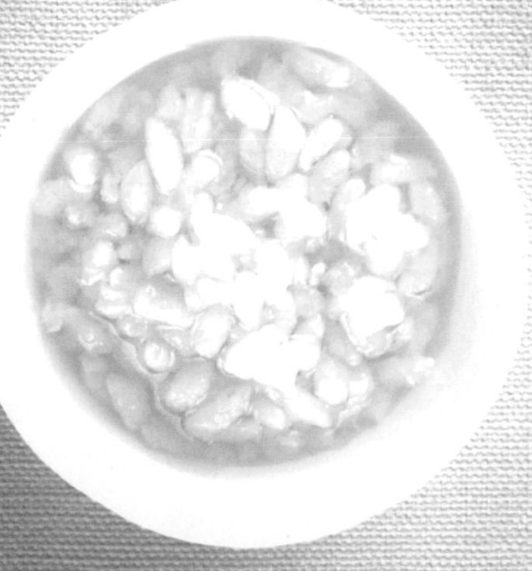

3 滋補 煮湯

梔子 150 克，豬瘦肉 100 克，榨菜絲 30 克，蔥花、薑絲、鹽各適量。梔子去雜洗淨，出一遍水；豬肉切絲。鍋中加水，煮沸後投入梔子、豬瘦肉、榨菜絲，煮至豬肉漂起，撇去浮沫，加蔥花、薑絲及鹽調味。此湯具有養胃補中、清熱利腸的功效，適用於體虛納差、腸風下血、大便不暢、牙齦腫痛等。

性味歸經

性微寒，味苦、辛，歸心、肝、腎經。

用法用量

一般用量 6 ～ 10 克，煎服。

適宜範圍

① 熱入營血，迫血妄行所致發斑、吐血、衄血；② 陰虛發熱，夜熱早涼、無汗骨蒸；③ 血滯經閉、痛經、跌打傷痛、癰腫瘡毒。

現代藥理

丹皮所含牡丹酚及其以外的糖苷類成分均有抗炎作用；丹皮的甲醇提取物有抑制血小板作用；牡丹酚有鎮靜、降溫、解熱、鎮痛、解痙等中樞抑制作用及抗動脈粥樣硬化、利尿、抗潰瘍等作用。

鑑別保存

丹皮以條粗長、皮厚、粉性足、香氣濃、結晶狀物多者為佳。貯乾燥容器內，密閉，置陰涼乾燥處，防黴。

禁　　忌

血虛有寒，孕婦及月經過多者慎服。

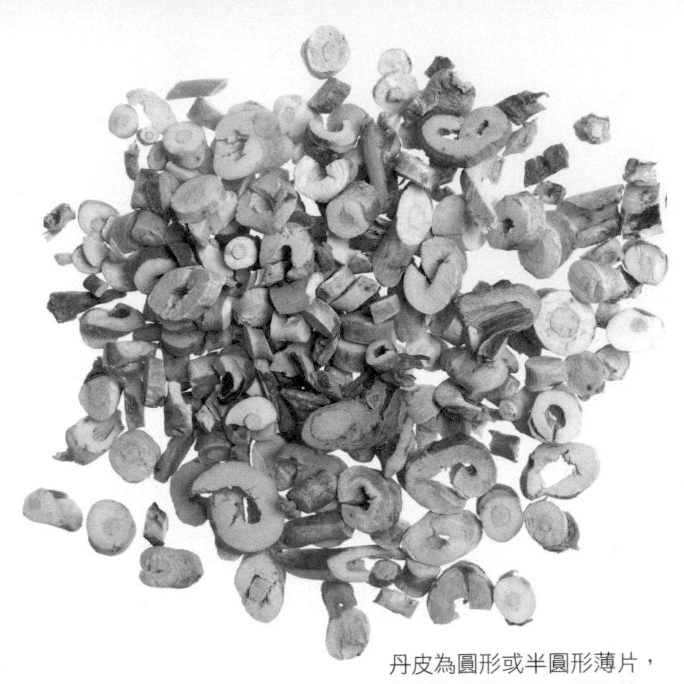

丹皮為圓形或半圓形薄片，切面為淡粉紅色，顯粉性。

丹皮

丹皮，又稱牡丹皮，為毛茛科植物牡丹的乾燥根皮。《本草綱目》認為其「滋陰降火，解斑毒，利咽喉，通小便血滯。後人乃專以黃檗治相火，不知丹皮之功更勝也。赤花者利，白花者補，人亦罕悟，宜分別之。」

[治病配方]

1 月經不調：丹皮、梔子、當歸、白芍、茯苓、白朮各 9 克，柴胡 6 克，甘草、薄荷各 3 克。水煎服，早晚 2 次分服，每日 1 劑。

2 虛勞發熱：丹皮、地骨皮、知母各 9 克，赤芍 6 克。水煎服，不拘時頻飲。

3 經閉痛經：丹皮、桃仁、赤芍、香附各 9 克，丹參 15 克，柴胡 6 克。水煎服，每日 1 劑。

4 闌尾炎：丹皮 12 克，大黃 6 克，桃仁、冬瓜子、白芍各 9 克。水煎服，每日 1 劑，適量服用。

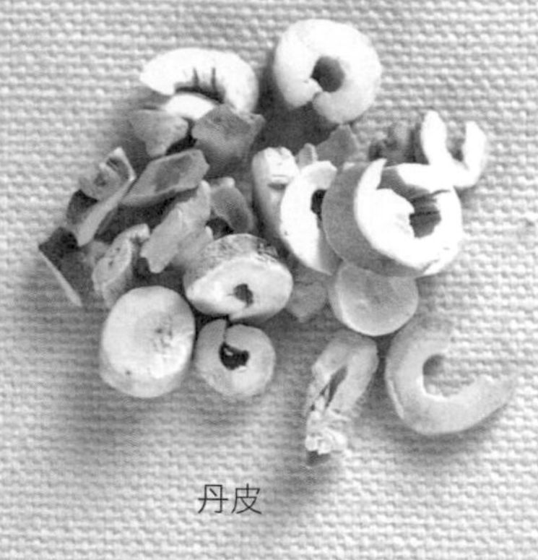

丹皮

丹皮粥

有熱象者宜涼服，治療跌打損傷可溫服。

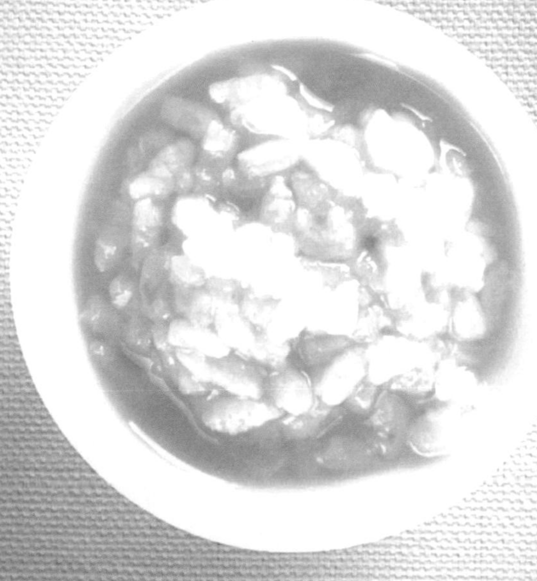

[家用滋補]

1 滋補 燉煮

丹皮、柴胡各 6 克，白芍 10 克，豬瘦肉 300 克，佐料適量。柴胡、丹皮、白芍洗淨與瘦肉共燉，至肉爛熟，加佐料適量調味，飲湯食肉。本湯有疏肝解鬱、柔肝清熱的作用。

2 滋補 煮粥

① 將丹皮 15 克洗淨，放入鍋中，加清水適量，水煎取汁去渣。在煎煮汁液中加水及白米各適量煮粥，待粥熟時加白糖調味，再煮一二沸即成，每日 1 劑。有良好的活血化瘀作用，且涼血活血兼備，有涼而不滯、活而不峻的特點，內有瘀血且兼有熱象者尤為適宜。② 丹皮 10 克，槐花 50 克，側柏葉 15 克，白米 100 克，冰糖 30 克。槐花、側柏葉、丹皮加水適量煮 30 分鐘，去渣取汁，再入白米，待粥半熟時加入冰糖調味，至熟食用。每日 1 次，連服 10 日。適用於脫髮頭痛、面色暗晦、舌質暗紅或有瘀點等。

3 滋補 做冷盤

丹皮、橘葉各 10 克，羊肝 60 克，調料適量。前 2 味藥與羊肝加水共煮，肝熟後切片撒佐料，裝盤食用。此菜有疏肝理氣、清熱涼血的作用。

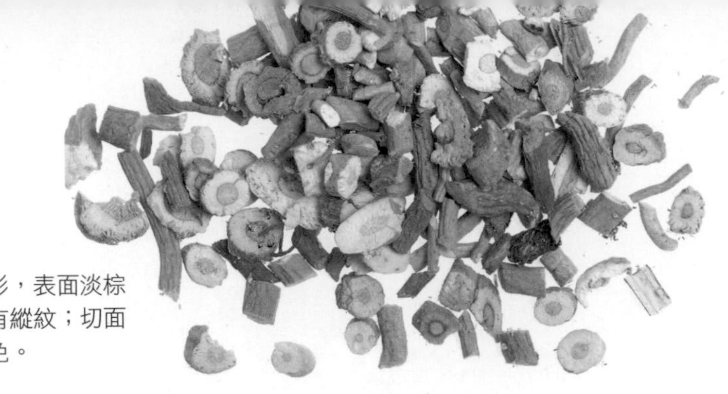
呈圓柱形，表面淡棕黃色，有縱紋；切面為黃白色。

板藍根

板藍根為十字花科植物菘藍和草大青的根；或爵床科植物馬藍的根莖及根；或草大青的乾燥根；或十字花科植物菘藍，以根、葉入藥。

[治病配方]

1 感冒（流行性）：板藍根 20 克，綠茶 5 克，冰糖適量。板藍根搗碎，倒入砂鍋，加清水 500 毫升，煮至剩下 250 毫升，再加入茶葉煮 5 分鐘，倒入冰糖拌勻即可。

2 腮腺炎（流行性）：板藍根 30 克，金銀花 15 克，蜂蜜 20 克。將板藍根洗淨，曬乾或烘乾，切成片，與洗淨的金銀花同放入砂鍋，加清水濃煎兩次，每次半小時，合併兩次濾汁，趁溫熱加入蜂蜜，拌勻即可。可清熱解毒、疏表消腫。

[家用滋補]

1 滋補 燉煮

板藍根 8 克，豬腱子 60 克，紅棗數顆。小火煮 3 個小時，加調料調味即可。此菜能增強免疫力。

2 滋補 煮粥

板藍根 20 克，竹葉、蓮子心各 10 克，糯米 100 克，白糖適量。將糯米淘洗後放入砂鍋中，放入清水煮粥，至糯米半熟時，把洗淨搗爛的板藍根、竹葉、蓮子心放入粥中，繼續煮至糯米爛熟為止。喝粥時可加入白糖調和苦味。此粥能清熱消炎。

性味歸經

性寒，味苦，歸心、胃經。

用法用量

一般用量為 15 ～ 30 克，大劑量可用到 60 ～ 120 克，煎服。

適宜範圍

① 肺胃熱盛所致的咽喉腫痛、口咽乾燥、腮部腫脹等；② 急性扁桃腺炎、腮腺炎等。

現代藥理

板藍根含有菘藍根、多醣等成分，有抗菌、抗病毒、抗腫瘤、提高免疫力的作用。

鑑別保存

板藍根以根長直、粗壯、堅實而粉性足者為佳。宜置乾燥通風處，或置容器內密閉，防黴，防潮。

禁　　忌

板藍根性寒，脾胃虛寒者忌用。服用板藍根可能會出現過敏反應：全身皮膚發紅、皮疹搔癢、頭昏眼花、胸悶氣短、煩躁、抽搐、噁心嘔吐、消化道出血等。如有上述現象要停用。

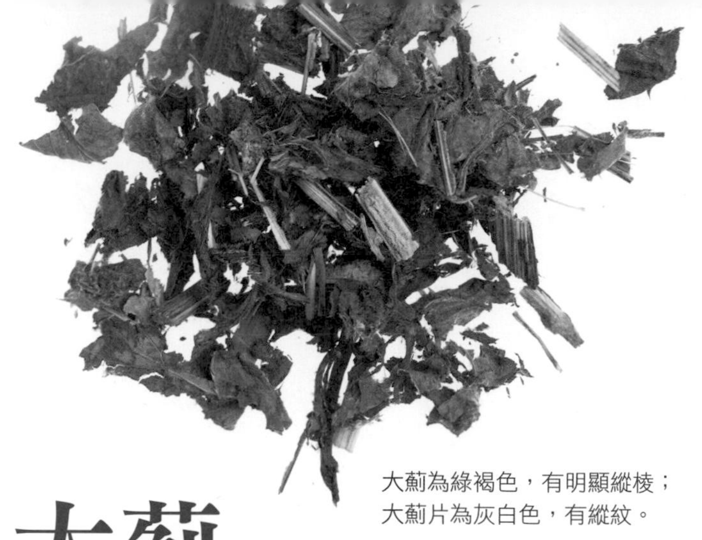
大薊為綠褐色，有明顯縱棱；
大薊片為灰白色，有縱紋。

大薊

本品為菊科植物薊的乾燥地上部分或根。《本草綱目》說：「薊猶髻也，其如髻也。」

[治病配方]

1 肺結核：大薊根 100 克，水煎煮取汁，每日 1 劑，分 2 次口服。如能加瘦肉 30 ～ 60 克或豬肺 30 克同煎更好，連續服用 3 個月為 1 療程。

2 血尿：鮮大薊、小薊各 30 克，清水洗淨，搗爛取汁，小火燉開，加糖調味後服下。若用乾品，每次各 15 克，水煎服。輕症每日 2 次，重症每日 3 次。此方有良好的止血效果。

3 蕁痲疹：鮮大薊（洗淨，取中層肉質部分）100 克（乾品用 50 克）。水煎服，連用 3 ～ 5 日。

[家用滋補]

炒菜

鮮大薊葉 200 克，雞蛋 3 顆，鹽適量。大薊葉洗淨，入沸水鍋內焯一下，撈出用清水洗去苦味，擠乾水切碎。雞蛋打入碗內攪勻。油鍋燒熱，投入大薊葉炒，加入鹽炒入味，倒入雞蛋炒勻，炒至成塊出鍋即可。此菜適用於虛勞吐血、衄血、咽喉腫痛等。

性味歸經

性涼，味甘、苦，歸心、肝經。

用法用量

一般用量 9 ～ 15 克，鮮品可用至 60 克，煎服。

適宜範圍

① 血熱妄行所致的出血症，如吐血、衄血、崩漏、血尿；② 熱毒癰腫。

現代藥理

大薊含生物鹼、揮發油、乙酸蒲公英固醇酯、豆固醇、α-香樹脂等成分，有促進肝細胞再生、降壓、止血等作用。

鑑別保存

大薊以色灰綠、無雜質者為佳。宜置通風乾燥處。

禁　忌

脾胃虛寒而無瘀滯者忌服。脾胃虛寒、無瘀滯、血虛者不宜使用。

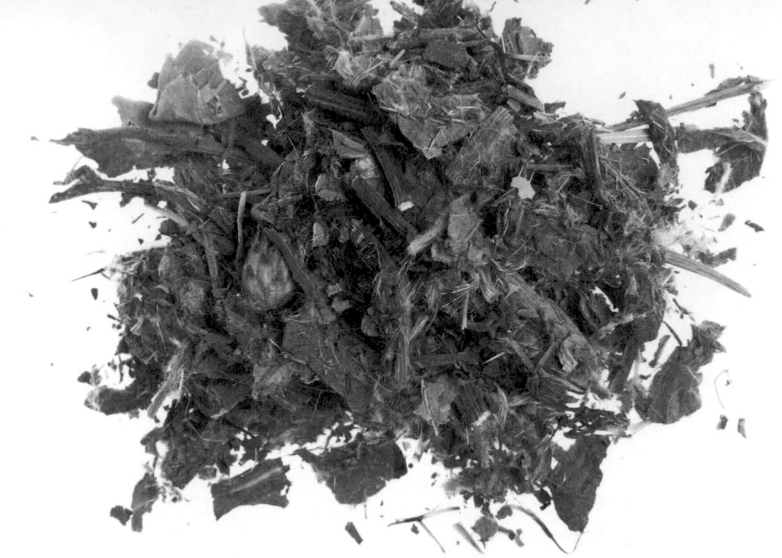

小薊為莖、葉和花混合，莖為不規則小段，葉多皺縮或破碎，花為球形。

小薊

為菊科植物刺兒菜的地上部分。《日華子本草》:「小薊根涼，無毒，治熱毒風並胸膈煩悶，開胃下食，退熱，補虛損。苗，去煩熱，生研汁服。」

[治病配方]

1 蛋白尿：小薊 15 克，荷蒂 7 克，藕節、木通各 10 克，竹葉 5 克。水煎服，每日 1 劑，分 3 次服。

2 急性傳染性肝炎：鮮小薊、鮮柳枝各 50 克。加水適量，煎至 200 毫升，分 2 次，飯後兩小時溫服。

[家用滋補]

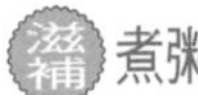

煮粥

小薊、白米各 100 克，大蔥、鹽、香油各適量。小薊摘洗乾淨，入沸水鍋焯過，冷水過涼，撈出細切。白米淘洗乾淨，用冷水浸泡半小時，撈出，瀝乾水分。取砂鍋加入冷水、白米，先用大火煮沸，再改用小火煮至粥將成時，加入小薊，待滾，用鹽調味，撒上蔥末，淋上香油，即可盛起食用。夏季食用，有清熱解毒、解暑的功效。

性味歸經

性涼，味甘、苦，歸心、肝經。

用法用量

一般用量 5 ～ 10 克，鮮品可用 30 ～ 60 克，煎服。

適宜範圍

① 血熱妄行之出血證，如吐血、咯血、衄血、血尿、崩漏等；② 熱毒癰腫。

現代藥理

小薊主要含生物鹼、黃酮、三萜以及簡單酚酸等成分，能收縮血管，升高血小板數量，促進血小板聚集及增高凝血酶活性，抑制纖溶，有降脂、利膽、利尿、強心、升壓等作用。

鑑別保存

小薊以色綠、葉多者為佳。置通風乾燥處。

禁　　忌

脾胃虛寒而無瘀滯者忌服。

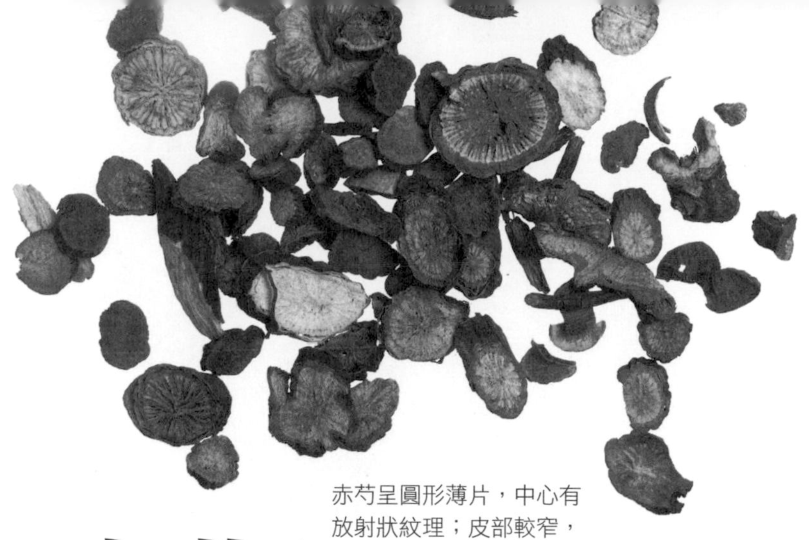
赤芍呈圓形薄片，中心有放射狀紋理；皮部較窄，為灰褐色。

赤芍

赤芍為毛莨科植物芍藥或川赤芍的乾燥根。功能與丹皮相近，但丹皮清熱涼血的作用較佳，既能清血分實熱，又能治陰虛發熱；而赤芍只能用於血分實熱，以活血散瘀見長。

[治病配方]

1 重度黃疸肝炎：重用赤芍 100 ～ 150 克，丹參、大黃、茜草各 30 克。水煎服，每日 1 劑。

2 乳腺增生：赤芍 30 克，公丁香、鬱金、地龍、絲瓜絡各 15 克。諸藥共研為粗末，布包，放胸罩夾層內，並覆蓋患處。每週 1 次，4 週為 1 療程。

[家用滋補]

1 滋補 煮湯

赤芍 20 克，綠豆 100 克，茯苓 40 克，紫花地丁 15 克，瘦肉 150 克，鹽適量。各材料洗淨入鍋，加水適量，大火煮沸，小火煮兩小時，加鹽調味，飲湯食肉，對去除面部暗瘡有特效。

2 滋補 代茶飲

赤芍 10 ～ 15 克，紅棗 25 克，紅茶 1 克。赤芍加水適量，煮沸後加入紅棗再煮 10 分鐘，加入紅茶 1 克即成。代茶飲用，有涼血去瘀、消腫止痛的功效。

性味歸經

性微寒，味苦，歸肝經。

用法用量

一般用量 6 ～ 12 克，煎服。

適宜範圍

① 溫熱病熱入營血引起的發熱、舌絳、身發斑疹、血熱妄行等；② 經閉、跌打損傷、瘡癰腫毒等氣血瘀滯證。

現代藥理

本品含芍藥苷、牡丹酚、芍藥花苷、苯甲酸、鞣質、揮發油等成分，有鎮靜、鎮痛、降壓、抗驚厥、抗感染、抗潰瘍、抑菌、抗血栓形成、抑制血小板聚集、增加冠狀動脈血流量等作用。

鑑別保存

赤芍以根條粗長、質松（俗稱糟皮粉渣）者為佳。

禁　　忌

血虛者慎服。

性味歸經

性苦寒，味苦，歸肝、心、胃經。

用法用量

乾品 15～25 克，煎服。

適宜範圍

流行性感冒，急性傳染性肝炎、胃腸炎、肺炎，丹毒，黃疸，痢疾，口瘡，癰疽腫毒。

現代藥理

大青葉中所含成分有抗病原微生物和抗體內毒素的作用。

鑑別保存

以葉大、無柄、無雜質、色暗灰綠者為佳。置於乾燥通風處，防黴防潮。

禁　忌

脾胃虛寒者忌服大青葉。

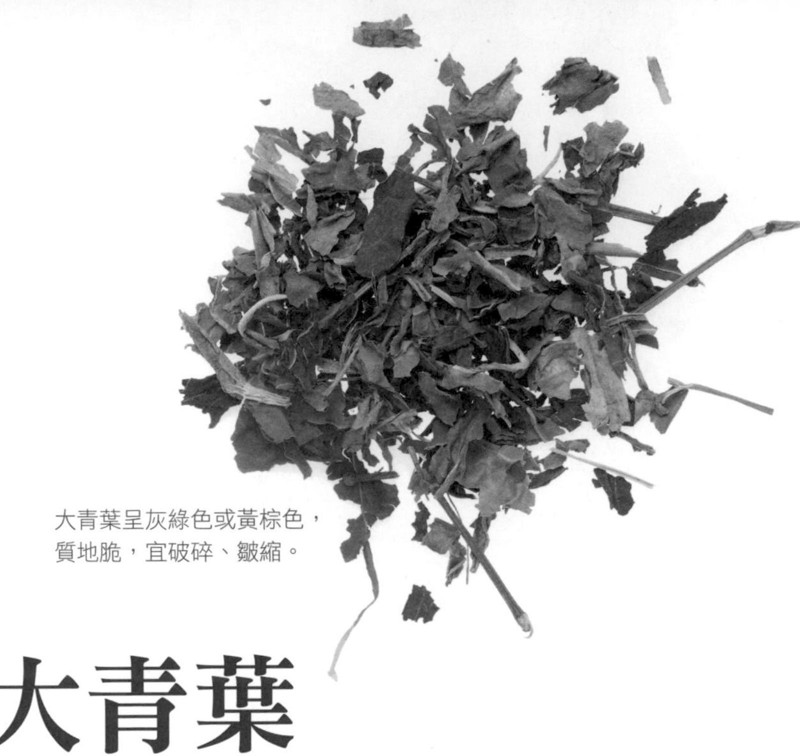

大青葉呈灰綠色或黃棕色，質地脆，宜破碎、皺縮。

大青葉

大青葉，《本草經集注》中稱其為「大青」，其用途廣泛，用法也多，既可以單味作預防用，又可配合柴胡、板藍根、玄參、生地等藥材使用，適合治療偏熱型日本腦炎。

[治病配方]

1 預防日本腦炎、流行性腦膜炎：大青葉 25 克，黃豆 50 克，水煎服用，每日 1 劑，連續服用 7 日。

2 無黃疸型肝炎：大青葉 100 克，丹參 50 克，紅棗 10 顆，水煎服用，每次適量。

[家用滋補]

煮粥

大青葉、柴胡各 15 克，白米 80 克。將大青葉、柴胡用 1,500 毫升水煎至約 1,000 毫升，去渣取汁，入白米煮粥，待粥將成時入白糖調味即可。

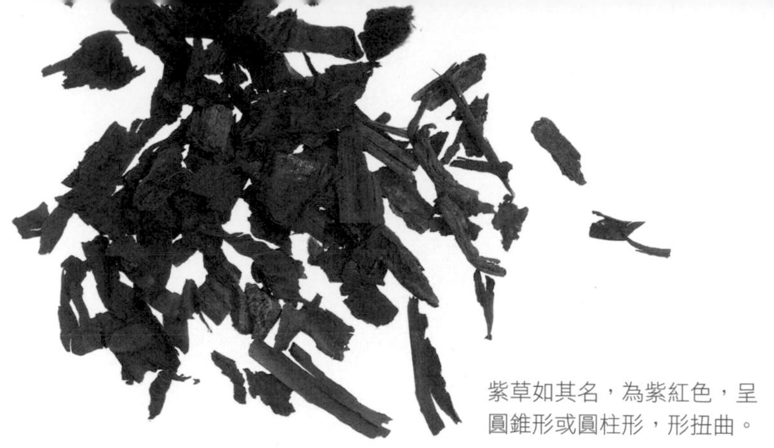
紫草如其名，為紫紅色，呈圓錐形或圓柱形，形扭曲。

紫草

紫草，為紫草科紫草屬的植物，又名山紫草、紫丹、紫草根。《本草綱目》:「治斑疹、痘毒，活血涼血，利大腸。」

[治病配方]

1 玫瑰糠疹：紫草、甘草各10克，每日煎服1劑。

2 子宮頸糜爛：紫草200克，入香油750克中，炸枯過濾，呈油浸劑。外塗子宮頸及陰道上端，隔日1次，10次為1療程。本方治療期間禁性生活，行經期停藥。

[家用滋補]

1 滋補 煮粥

紫草15克，白米100克，白糖適量。紫草洗淨，加清水適量，水煎取汁，再加白米煮粥，待熟時調入白糖，再煮一二沸即成，每日1劑。此粥有涼血退疹、清熱解毒的作用，適用於斑疹紫黑、痲疹疹色紫暗及瘡瘍、陰癢等。

2 滋補 代茶飲

紫草5克，金銀花10克。金銀花、紫草洗淨。紫草切片，曬乾或烘乾，與曬乾的金銀花同放入有蓋杯中，用沸水沖泡，加蓋悶15分鐘即可開始飲用。當茶，頻頻飲用，一般可沖泡3～5次。此茶對肝火型中老年帶狀皰疹尤為適宜。

性味歸經

性寒，味甘、鹹，歸心、肝經。

用法用量

一般用量4～10克，煎服。

適宜範圍

血熱毒盛、斑疹紫黑、痲疹不透、瘡瘍、濕疹、水火燙傷。清熱涼血，用於痲疹，熱病斑疹，濕疹，血尿，血淋，血痢，瘡瘍，丹毒，燒傷，熱結便秘。

現代藥理

紫草含乙醯紫草素、紫草烷、異丁醯紫草素等成分，有抗菌、抗病毒、抗炎、抗腫瘤等作用。

鑑別保存

紫草以條粗長而肥大、色紫、皮厚、木心較小者為佳。置乾燥處。

禁　忌

胃腸虛弱、大便滑泄者要慎服。

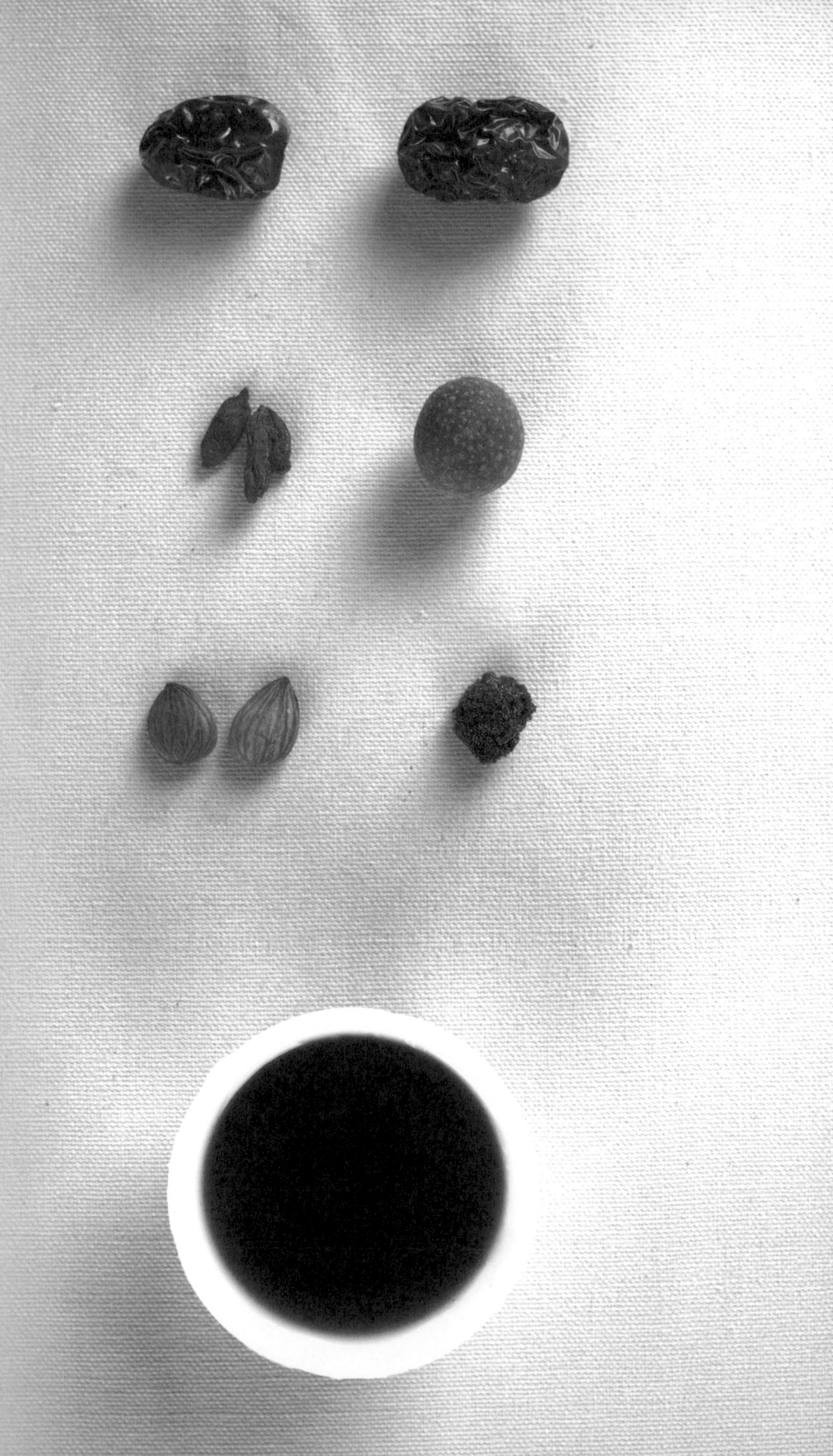

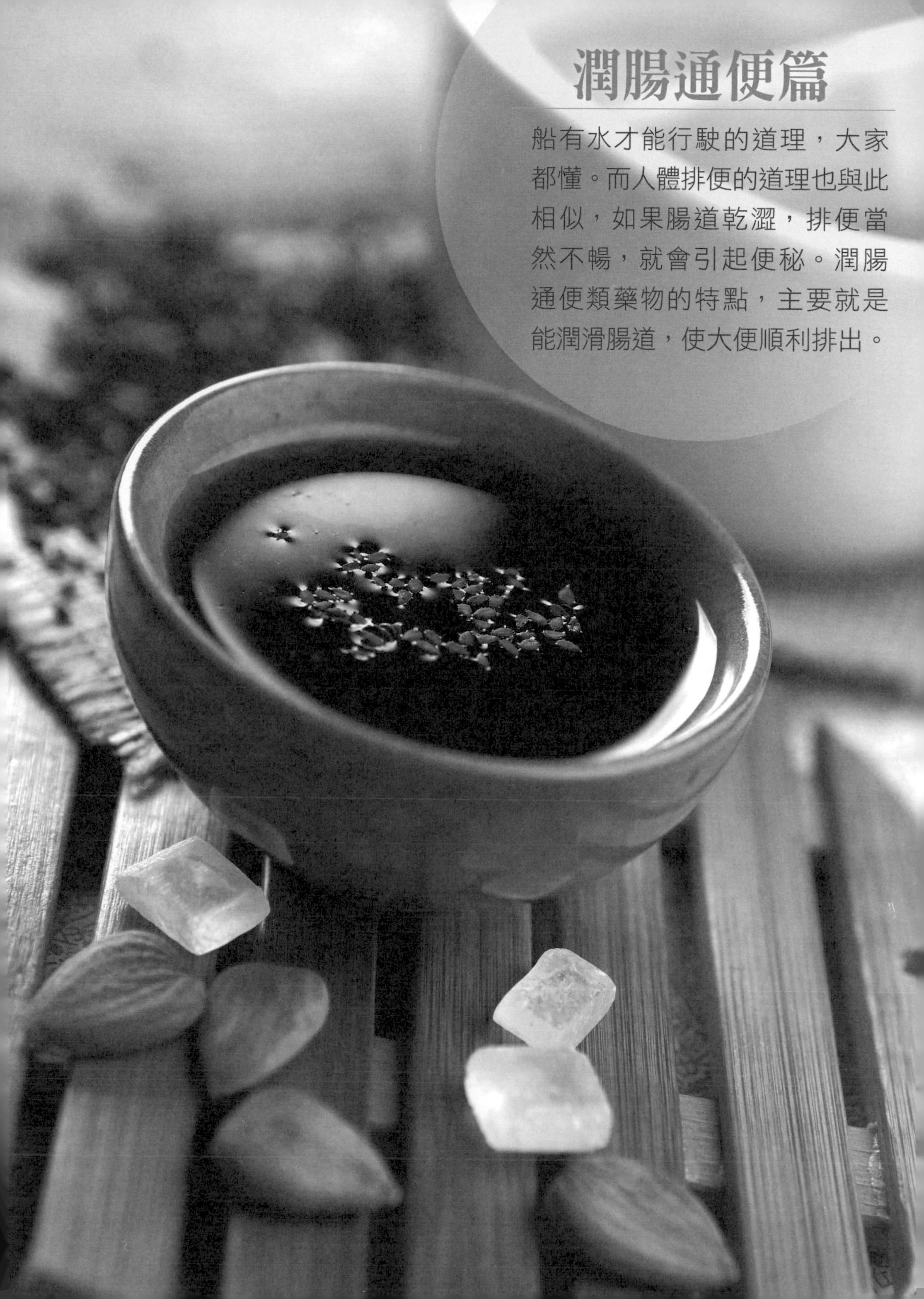

潤腸通便篇

船有水才能行駛的道理，大家都懂。而人體排便的道理也與此相似，如果腸道乾澀，排便當然不暢，就會引起便秘。潤腸通便類藥物的特點，主要就是能潤滑腸道，使大便順利排出。

性味歸經

性寒，味苦，歸胃、大腸、肝、脾經。

用法用量

一般用量 3 ～ 12 克，瀉下通便時宜後下，煎服。

適宜範圍

① 實熱便秘；② 血熱妄行之吐血、衄血、咯血；③ 熱毒瘡瘍；④ 婦女產後瘀阻腹痛，瘀血閉經等。

現代藥理

大黃含有蒽類衍生物、芪類化合物、鞣質類、有機酸類、揮發油類等成分，有增加腸蠕動、抗感染、止血、保肝、降壓、降低血清膽固醇等作用。

鑑別保存

以外表黃棕色、錦紋及星點明顯、體重、質堅實、有油性、氣清香、味苦而不澀、嚼之發黏者為佳。

禁　　忌

本品苦寒，易傷胃氣，脾胃虛弱者慎用；婦女懷孕、月經期、哺乳期應忌用。

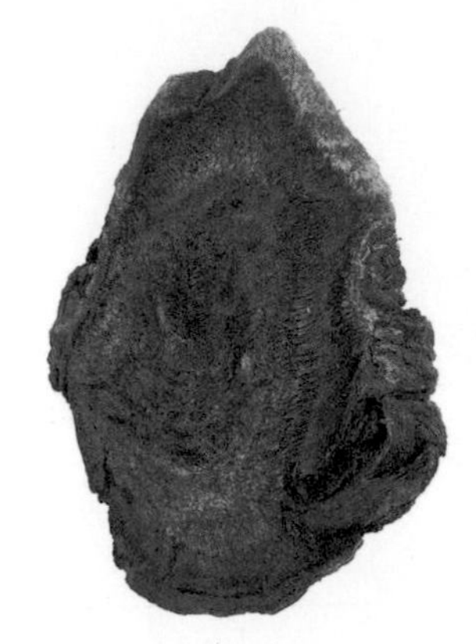
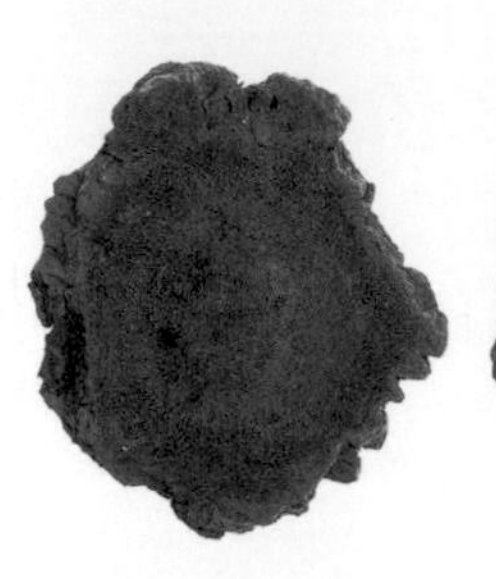
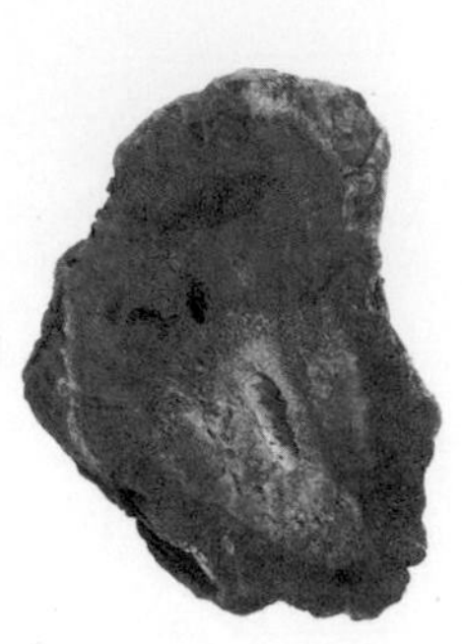

生大黃為黃棕色或黃褐色厚片，中心有紋理。

生大黃

生大黃，為蓼科植物掌葉大黃、唐古特大黃或藥用大黃的根和根莖。大黃苦寒，藥性也較峻猛。《本草綱目》是這樣評論大黃的：「凡病在氣分，及胃寒血虛，並妊娠、產後，並勿輕用，其性苦寒，能傷元氣、耗陰血故也。」

[治病配方]

1 膽囊炎：生大黃 30 克，木香、鬱金、黃芩各 20 克，茵陳 25 克，金錢草 50 克。水煎服，每日 1 劑，分 3 次服。

2 消化不良：生大黃 250 克，紅棗去核 500 克。置鍋內炒炭後研極細粉。一歲以內每次 1 克，一至兩歲每次 2 克，兩歲以上每次 3 克，每日 3 次。

3 水火燙傷：生大黃、地榆各 30 克，黃連 6 克，冰片 3 克。共研極細粉，用食用油適量，調糊外塗，每日兩三次。

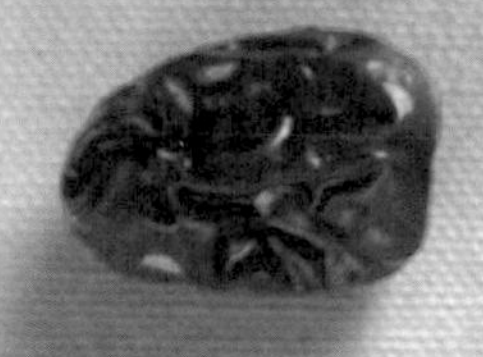
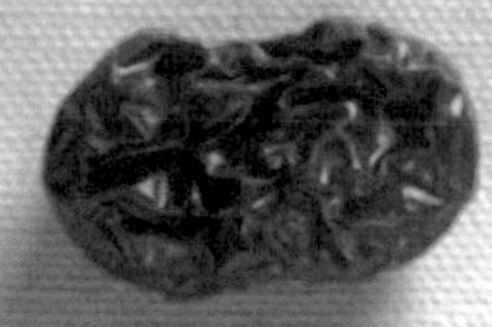

紅棗

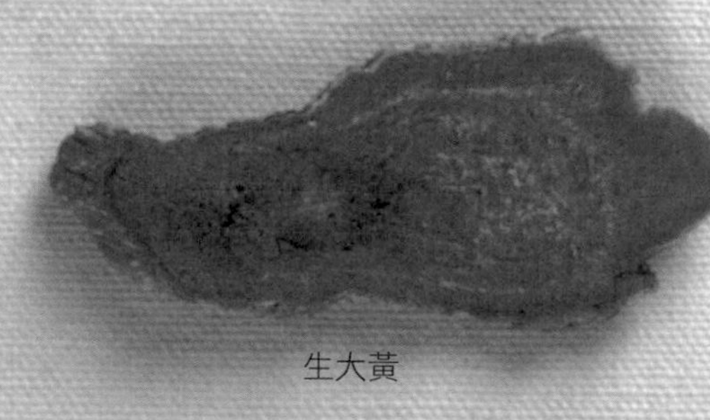

生大黃

[家用滋補]

1 滋補 煮粥

生大黃洗淨，放鍋中，加清水適量，浸泡5～10分鐘，水煎取汁去渣備用。白米淘淨，加清水適量煮粥，待熟時，調入大黃藥汁，再煮一兩沸即成。或者將大黃兩至三克研為細末，粥熟時撒入其中服食，每日1劑。此粥適用於熱毒熾盛、熱結便秘、跌打損傷、小便淋澀等。

2 滋補 代茶飲

①生大黃6克，紅棗20顆。大黃洗淨、曬乾或烘乾，切成薄片備用。紅棗淘洗乾淨，放入鍋中加水適量，浸泡約20分鐘後，用大火煮沸，再改用小火煮40分鐘。用煮沸的紅棗煎汁沖泡大黃飲片，或直接將大黃飲片投入紅棗煎液中，涼後代茶飲。先飲汁，後嚼食大黃飲片及紅棗。此茶適用於大腸癌熱積氣滯引起的腹脹、腹痛、大便乾結等症。②生大黃20克，蜂蜜適量。大黃置於大茶缸中，沖入沸水200毫升，泡15分鐘，加入蜂蜜，攪勻代茶飲用。此茶有瀉熱潤燥、通裡攻下的作用。

生大黃紅棗飲
也可將生大黃研末服用，可祛瘀止血。

杏仁

性味歸經

性微溫，味苦，歸肺、大腸經。

用法用量

一般用量 5 ～ 10 克，煎服。

適宜範圍

① 咳嗽氣喘，胸滿痰多；② 血虛津枯，腸燥便秘。

現代藥理

苦杏仁含有苦杏仁苷、苦杏仁酶、苦杏仁苷酶、櫻葉酶等功能性成分，有鎮咳、平喘、鎮痛、抗腫瘤、降血糖、降血脂等作用。

鑑別保存

杏仁以粒大飽滿、仁白、不破碎者為佳。貯乾燥容器內，密閉，置陰涼乾燥處，防蛀。

禁　忌

杏仁有微毒，所含成分苦杏仁苷水解會生成氫氰酸，適量使用可治療疾病，過量服用則會中毒。杏仁有降氣、潤腸通便作用，陰虛勞嗽、大便稀薄者慎用。杏仁一般不可與豬肉同食，易引起腹痛、腹瀉，有損身體元氣，也不可與小米同食，會使人嘔吐、泄瀉。

本品為薔薇科植物山杏（苦杏）、西伯利亞杏（山杏）、東北杏或杏的乾燥成熟種子。《本草求真》記載，杏仁「既有發散風寒之能，復有下氣除喘之力。」

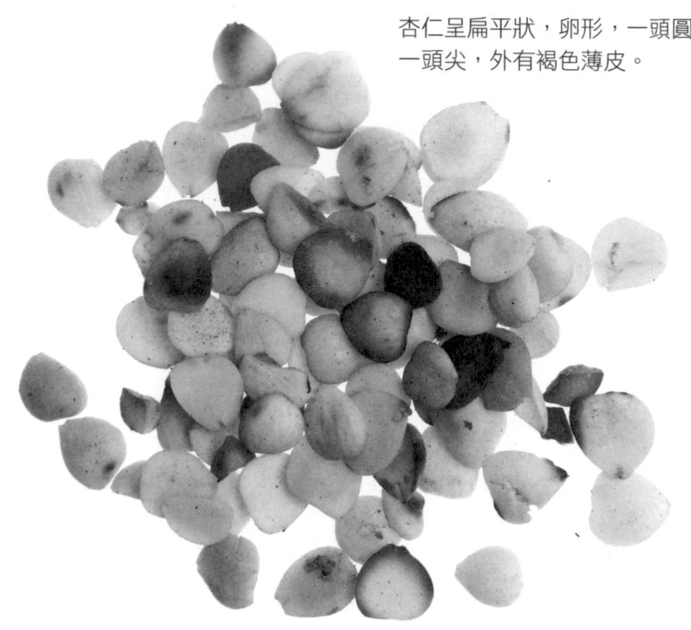

杏仁呈扁平狀，卵形，一頭圓一頭尖，外有褐色薄皮。

[治病配方]

1 風熱感冒：杏仁、連翹各 10 克，竹葉 12 克，薄荷 3 克（後下）。水煎服，每日 1 劑。

2 肺結核：杏仁 120 克，百部 100 克，白芨 60 克，研末。每服 3 克，每日 3 次，用溫開水沖服。

3 風寒咳嗽：杏仁 6 ～ 10 克，生薑 3 片，白蘿蔔 100 克。加水 400 毫升，小火煎至 100 毫升，每日 1 劑，分早晚服。

[家用滋補]

1 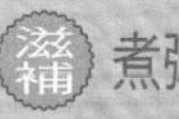 煮粥

杏仁 60 克，鮮牛奶適量，白米 100 克。杏仁用開水燙、去衣，打成泥狀。白米洗淨，加清水適量，大火煮滾後，改小火煲成粥，放入杏仁泥和牛奶，攪勻煲沸，放入白糖調味。作早餐食，能潤肺止咳，美白肌膚。

2 滋補 煮湯

杏仁 15 顆，桂圓 10 顆，紅棗 10 顆，枸杞約 30 粒，紅糖少許。輕輕將桂圓的外皮撕開，取出裡面的桂圓肉備用。紅棗、桂圓肉和枸杞用清水清洗一下。然後杏仁、紅棗、桂圓肉和枸杞一起放入砂鍋中，加入適量的清水，用大火煮開後，再用小火繼續煮約 30 分鐘。煮好後，趁熱加入紅糖攪拌均勻即可食用。此湯尤其適合女性在經期喝，不僅能理氣補血，還能暖腸胃。

3 滋補 做芝麻糊

杏仁 150 克，核桃仁 75 克，白芝麻、糯米各 100 克（糯米先用溫水浸泡 30 分鐘），黑芝麻 200 克，牛奶 250 毫升，冰糖 60 克，清水、枸杞、果料各適量。芝麻炒至微香，與杏仁、核桃仁、糯米一起搗爛糊狀，用紗布濾汁，將冰糖與水煮沸，再倒入糊中拌勻，撒上枸杞、果料，小火煮沸，冷卻後食用，每日早晚各 100 克。本品具有潤膚養顏、延緩皮膚衰老及抗皺祛皺功效。

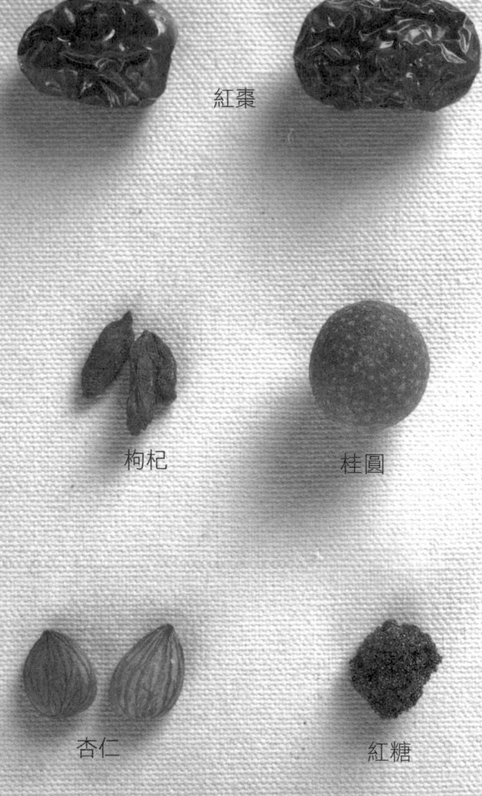

紅棗杏仁桂圓湯
女性在經期服用時也可緩解痛經。

性味歸經

性寒，味甘、淡，歸腎、膀胱經。

用法用量

用量一般為 6 ～ 12 克，煎服。

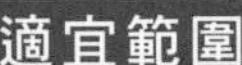

適宜範圍

① 小便不利、水腫脹滿、嘔吐、瀉痢、血尿等；② 水濕內停之尿少、水腫、瀉痢及濕熱淋濁等；③ 陰虛火旺等。

現代藥理

澤瀉含澤瀉萜醇、揮發油、生物鹼、天門冬素等成分，有利尿、降壓、降糖、抗脂肪肝、抑菌作用。

鑑別保存

澤瀉以塊大、黃白色、光滑、質充實、粉性足者為佳。置通風乾燥處，防黴，防蛀。

禁　　忌

澤瀉入腎經，善瀉熱瀉水，腎虛精滑無濕熱者忌用。澤瀉與海蛤、文蛤相剋，不可同食。

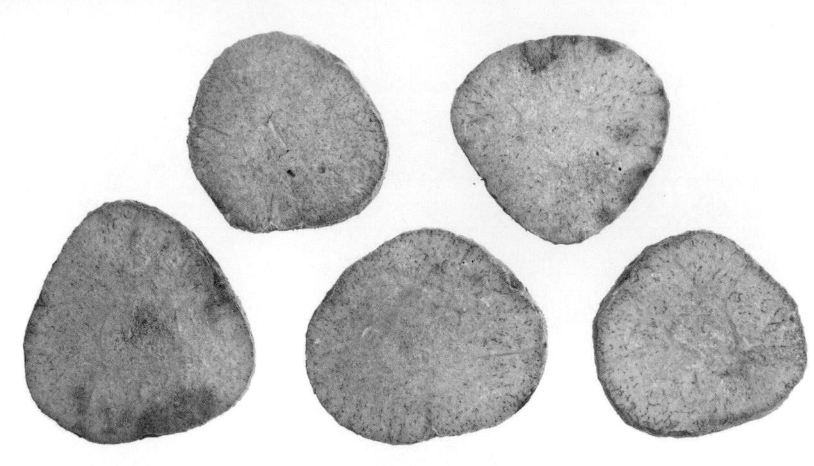

切面為黃白色，顯粉性，
上面有多數細孔。

澤瀉

澤瀉，為澤瀉科植物澤瀉的乾燥塊莖。《本草綱目》稱其「滲濕熱，行痰飲，止嘔吐、瀉痢，疝痛，腳氣。」

[治病配方]

1 肺炎：澤瀉、豆腐各適量，加清水煎煮，取汁，加冰糖服。或將澤瀉鮮莖葉與豆腐同煮食，每日 1 劑，連服一兩個月。

2 脂肪肝：澤瀉、鬱金、虎杖、元胡、山楂各 10 克。水煎當茶飲。

[家用滋補]

1 滋補 煮粥

澤瀉 15 ～ 30 克，白米 50 ～ 100 克。將澤瀉洗淨，煎汁去渣，放入洗淨的白米共煮成粥。此粥有利尿消腫的作用。

2 滋補 蒸服

澤瀉、茯苓各 60 克，母雞 1 隻。加黃酒兩湯匙放入雞腹內。將母雞與澤瀉、茯苓同放入鍋中，用大火隔水蒸三四個小時，去藥渣吃雞。本品適用於脾虛氣弱型心神不安、驚悸失眠、妊娠水腫者。

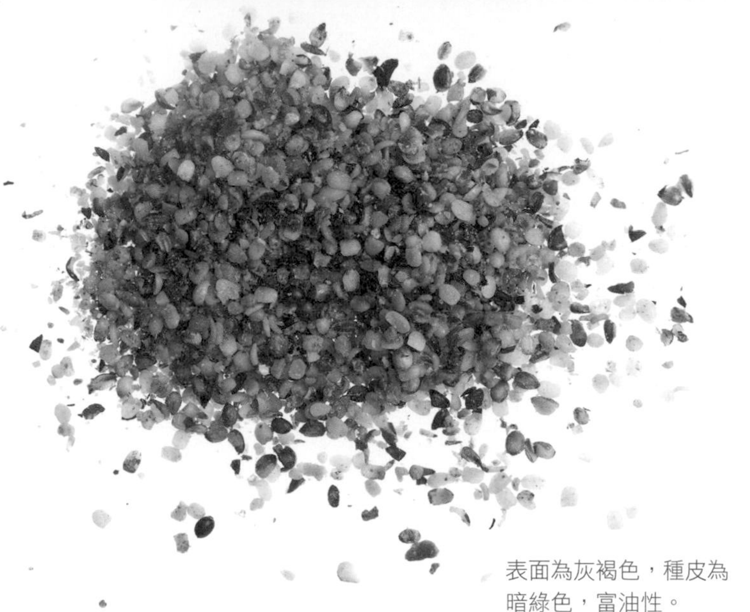
表面為灰褐色，種皮為暗綠色，富油性。

大麻仁

大麻仁為桑科植物大麻的乾燥成熟種子，別名又叫火麻仁。

[治病配方]

1 經期前收縮（早搏）：炙甘草15克，黨參20克，生地黃30克，大麻仁、桂枝、麥門冬、生薑、阿膠（烊化）各9克，紅棗6顆。除阿膠外其餘藥材加水煎取汁，每日1劑。

2 肥胖症：大麻仁、山楂各10克，決明子30克，澤瀉、郁李仁各15克。每次適量，每日1～3次，開水沖服。少數人可能會有輕微腹瀉、腸鳴及便前腹痛等，均能自行緩解。

[家用滋補]

煮粥

大麻仁、紫蘇子各50克，白米100克。紫蘇子、大麻仁洗淨，烘乾，研成細末，倒入溫開水200毫升，用力攪拌勻，然後靜置備用，待粗粒下沉時，濾出上層藥汁，用藥汁煮成白米粥。每日1次，可連服數日。此粥適用於習慣性便秘、老年津虧便秘。

性味歸經

味甘，性平，歸脾、胃、大腸經。

用法用量

一般用量10～15克，煎服。

適宜範圍

血虛津虧，腸燥便秘。

現代藥理

含胡蘆巴鹼、異亮氨酸甜菜鹼、麻仁球朊酶、亞麻酸、亞油酸等。有降壓、致洩等作用。

鑑別保存

大麻仁以粒大、種仁飽滿者為佳。貯乾燥容器內，炒大麻仁密閉，置陰涼乾燥處。

禁　忌

孕婦以及腎虛陽痿、遺精者慎用。

肉蓯蓉

肉蓯蓉，又名淡大芸，為一年生寄生草本植物肉蓯蓉的帶磷葉的肉質莖，具有補腎陽、益精血、潤腸通便之功效。《神農百草經》稱肉蓯蓉「養五臟，強陰，益精氣，久服輕身」。《本草匯言》稱肉蓯蓉「此乃平補之劑，溫而不熱，補而不峻，暖而不燥，滑而不濿，故有從容之名」。

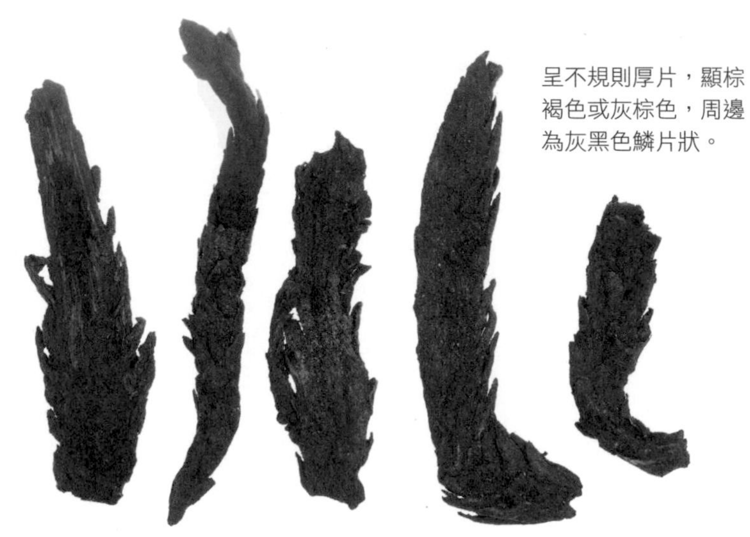

呈不規則厚片，顯棕褐色或灰棕色，周邊為灰黑色鱗片狀。

性味歸經

性溫，味甘，歸腎、大腸經。

用法用量

一般用量 5 ～ 10 克，大劑量可用至 30 克，煎服。

適宜範圍

① 腎虛陽痿、早洩、女子不孕；② 肝腎不足之筋骨痿弱、腰膝冷痛；③ 老年病後、產後津液不足、腸燥便秘。

現代藥理

肉蓯蓉補而不傷身，故有「從容」之名。其含有多醣、苷類、萜類等功能性成分，能增強免疫力，可調整內分泌，促進代謝，促進生長發育，有抗衰老和抗輻射的作用。

鑑別保存

肉蓯蓉以條粗壯、密生鱗葉、質柔潤者為佳。

禁　　忌

肉蓯蓉性溫，陰虛火旺者忌用。肉蓯蓉有潤腸通便作用，故大便溏瀉者忌用。

［治病配方］

1 前列腺增生：肉蓯蓉 20 克，懷牛膝、生黃耆、通草各 10 克。用清水煎煮兩次，合併藥汁，分早中晚服用，有補腎、利尿的作用。

2 便秘（氣虛型）：肉蓯蓉 30 克，大麻仁、當歸各 15 克。用清水煎煮服用，每日 1 劑，連服 5 劑，再間隔 1 日服用 1 劑，服用 5 劑。

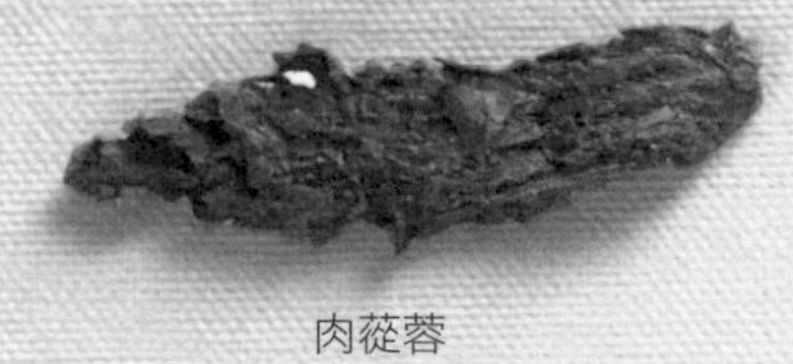
肉蓯蓉

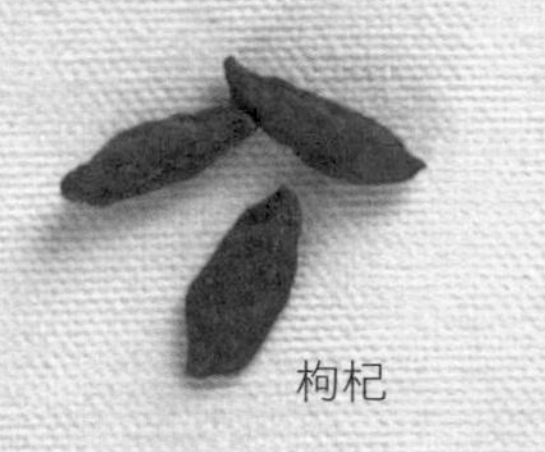
枸杞

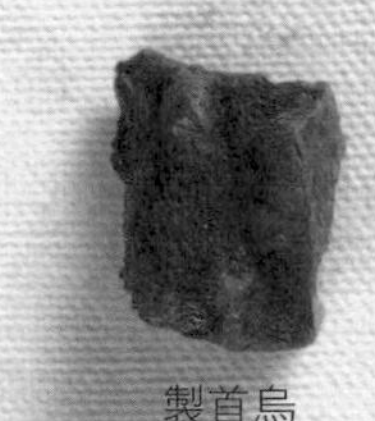
製首烏

[家用滋補]

1 滋補 泡酒

肉蓯蓉 25 克，淫羊藿 50 克，白酒 1,000 毫升。藥材泡入酒中，10 天後飲用，每次 20 毫升，每日 3 次。此酒能補腎壯陽。

2 滋補 代茶飲

① 肉蓯蓉、栝蔞仁各 15 克，大麻仁 12 克，炒枳殼 9 克，升麻 3 克，郁李仁 6 克，懷牛膝 12 克。用清水煎煮 50 分鐘，趁溫飲服，每日 2 次，此方還有潤腸通便作用，對上火引起的便秘效果顯著。② 肉蓯蓉、製首烏、枸杞各 10 克。用清水煎煮兩次，分早中晚服用，代茶飲，對腎陽不足所致的陽痿早洩有輔助治療效果。

3 滋補 做羹

肉蓯蓉 150 克，用黃酒洗。與 50 克山藥，100 克羊肉，適量清水煮成羹，再加入適量鹽調味，適用於腎陽虛和精血少引起的腰痛、肢冷等。

蓯蓉枸杞首烏飲
也可將這三種材料與白米一同煮粥食用，可使頭髮烏黑髮亮。

4 滋補 炒菜

肉蓯蓉、韭菜子、補骨脂各 6 克。水煎後取汁。將 30 克豬肉加適量油稍炒，加入藥汁，用水澱粉勾芡，再加鹽、蔥、生薑、辣油各適量，對男子精少所致的不育有輔助食療效果。

性味歸經

性寒，味甘、苦，有小毒，歸大腸經。

用法用量

一般用量 2～6 克，入煎劑宜後下，或開水泡服。

適宜範圍

熱結便秘、習慣性便秘及老年便秘。

現代藥理

番瀉葉主要成分為番瀉葉苷、大黃酚、蘆薈大黃素及大黃酸等，具有瀉下和抗菌作用。

鑑別保存

番瀉葉以乾燥、葉形狹尖、片大、完整、色綠、梗少、無泥砂者為佳。貯存宜避光，置通風乾燥處。

禁　　忌

婦女哺乳期、月經期及孕期忌用。劑量過大，有噁心、嘔吐、腹痛等副作用。

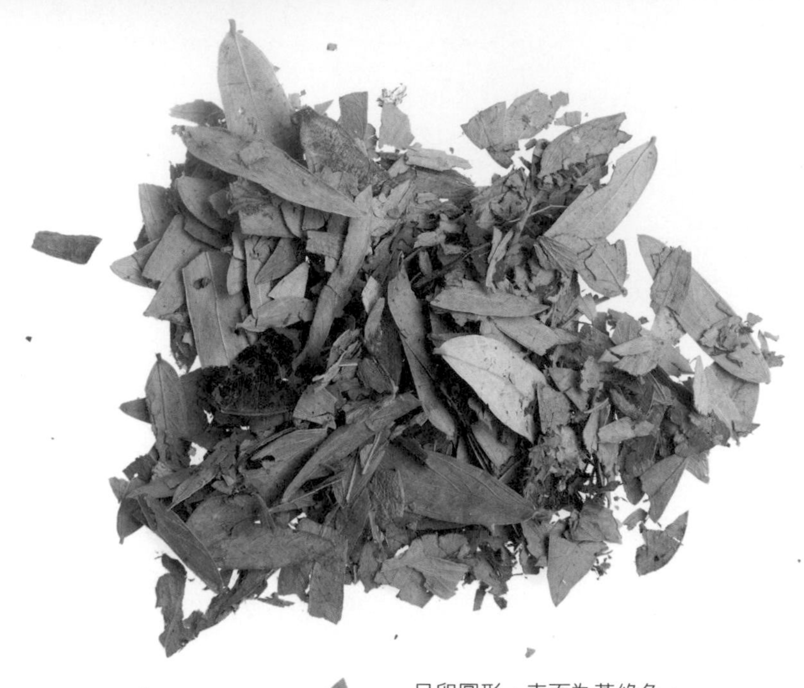

呈卵圓形，表面為黃綠色，背面有白色毛絨。

番瀉葉

番瀉葉為豆科山扁豆屬植物，有狹葉番瀉及尖葉番瀉之分。《飲片新參》:「中寒洩瀉者忌用。」

[治病配方]

1 便秘：一般每日用乾番瀉葉3～6克，重症可加至10克，開水浸泡後服用。

2 恢復腸功能：番瀉葉 4 克，開水泡服。

[家用滋補]

煮蛋湯

番瀉葉 5～10 克，雞蛋 1 顆，菠菜少許。雞蛋打入碗中攪散備用。番瀉葉用水煎，去渣留汁，倒入雞蛋，放入菠菜，加鹽調味，煮沸即成。喝湯食蛋，每日 1 次，可服用 5～7 日。此湯適用於大便乾結、小便短赤、面赤身熱等。

止咳化痰篇

咳嗽、咳痰是每一個人都會經歷的症狀。咳與痰是密切相關的，咳會引起痰，痰也會加重咳。所以在治療時，就要同時考慮止咳和化痰。

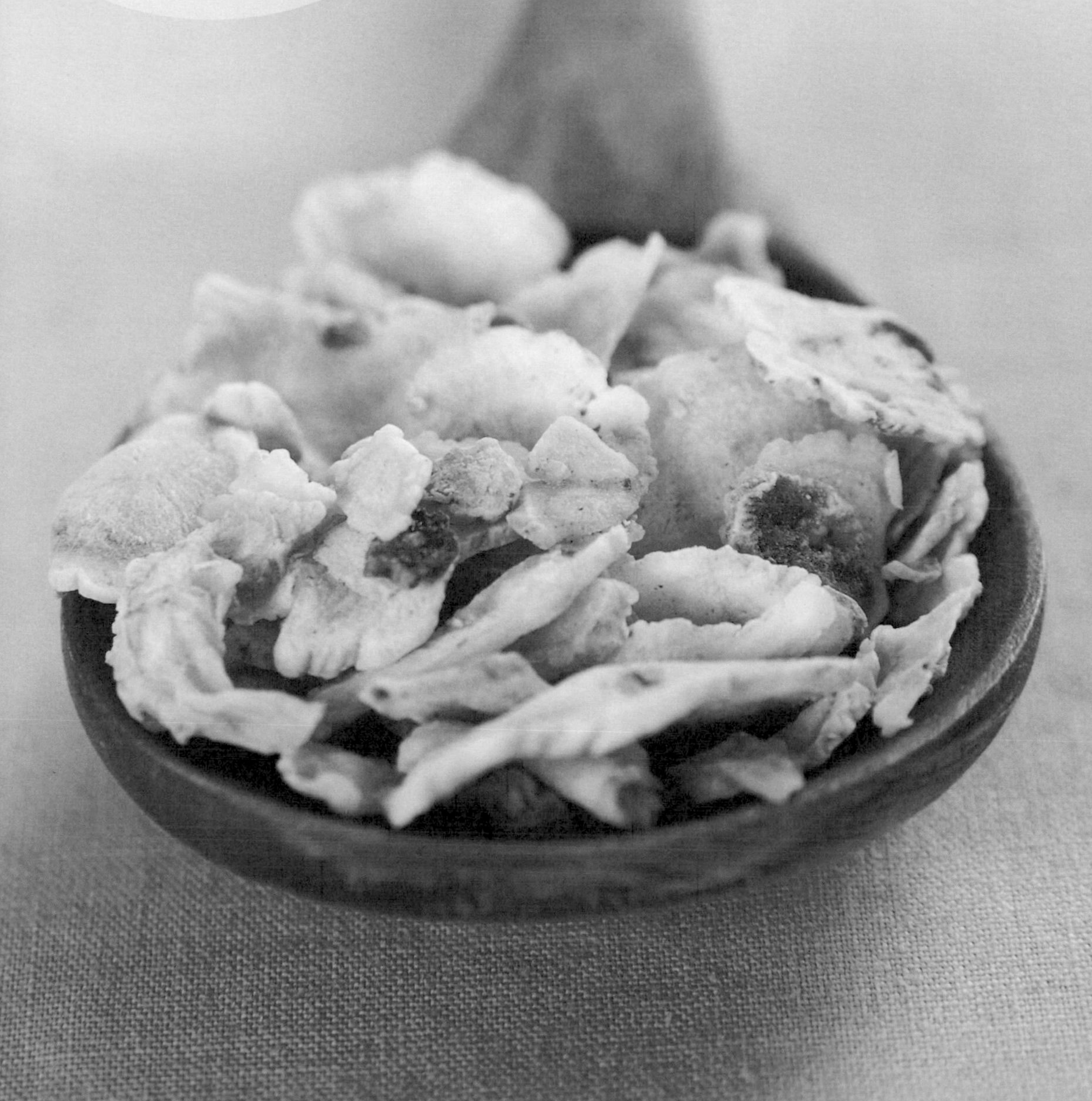

性味歸經

性平，味苦、辛，歸肺經。

用法用量

一般用量 5 ～ 10 克，煎服。

適宜範圍

① 咳嗽痰多、咽喉腫痛、肺癰吐膿、胸滿脅痛；② 痢疾腹痛、小便癃閉。

現代藥理

桔梗含多種皂苷、桔梗酸、菊糖、植物固醇等成分，可去痰、鎮咳、降血糖、抑制胃液分泌、抗潰瘍、抗炎、鎮靜、鎮痛和解熱。

鑑別保存

桔梗以條長均勻、堅實、表面色白、斷面肉白味甜者為佳。

禁　　忌

凡嘔吐、嗆咳、眩暈、陰虛火旺咯血者忌用，用量不可過大，易致噁心嘔吐。油膩食物及菸、酒易聚濕生痰，與桔梗化痰之功效相反。桔梗不能與富含鐵的食物，如豬血、菠菜等同食，也不能與有機酸含量高的水果，如橘子、奇異果等同食。

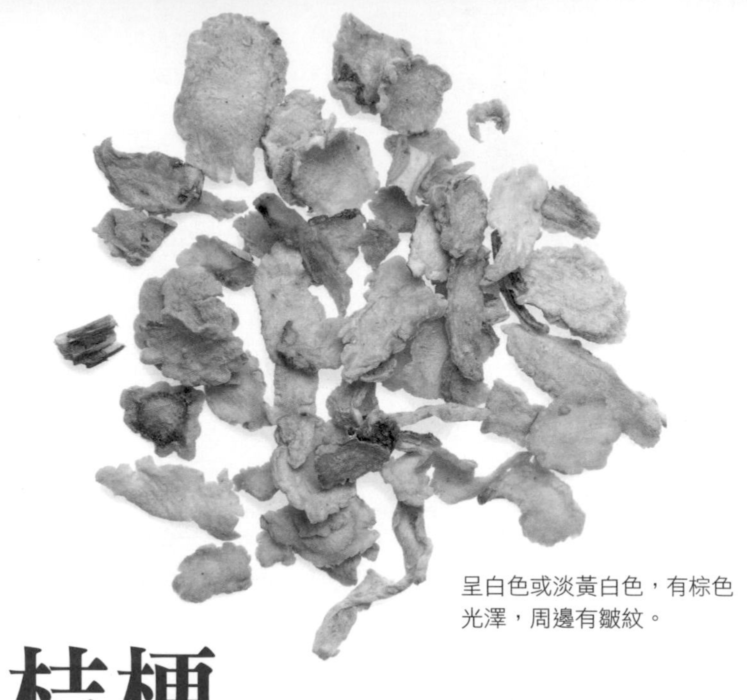

呈白色或淡黃白色，有棕色光澤，周邊有皺紋。

桔梗

桔梗，為雙子葉植物桔梗科桔梗的根。李時珍在《本草綱目》中釋其名曰：「此草之根結實而梗直，故名桔梗。」

[治病配方]

1 急性咽喉炎：桔梗、杭白菊各 5 朵，雪梨 1 個，冰糖適量。杭白菊、桔梗加 1,200 毫升清水煮開，轉小火繼續煮 10 分鐘，取汁，加入冰糖拌勻後，盛出放涼。雪梨洗淨削皮，梨肉切丁，加入已涼的桔梗水即可。

2 咳嗽（風寒型）：桔梗、生薑、杏仁各 15 克，蔥段適量。加清水煮 20 分鐘後，下蔥段再煮一會兒，加糖飲用，每次適量。

3 咳嗽（風熱型）：桔梗、枇杷葉、杏仁各 15 克，蜜棗 10 顆，冰糖適量。枇杷葉、蜜棗、杏仁、桔梗用清水洗淨，取乾淨的紗布將枇杷葉包好，與蜜棗、杏仁、桔梗用 3 碗水一起煎煮。先用大火煮開，再用小火慢煮，水煮至 1 碗半左右時，調入冰糖即可。

冰糖

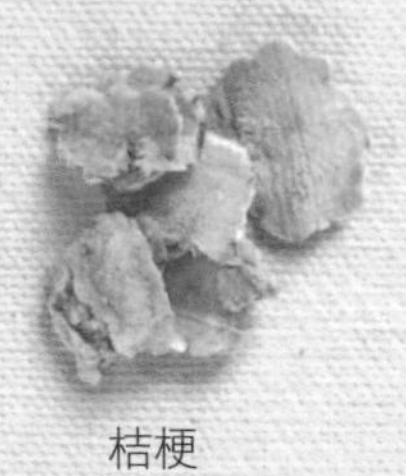
桔梗

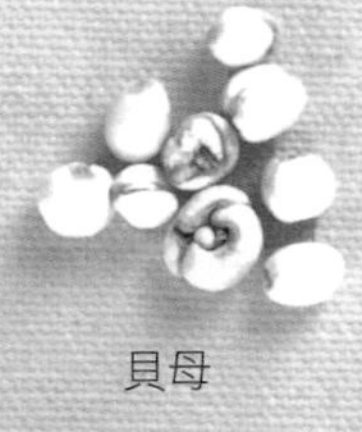
貝母

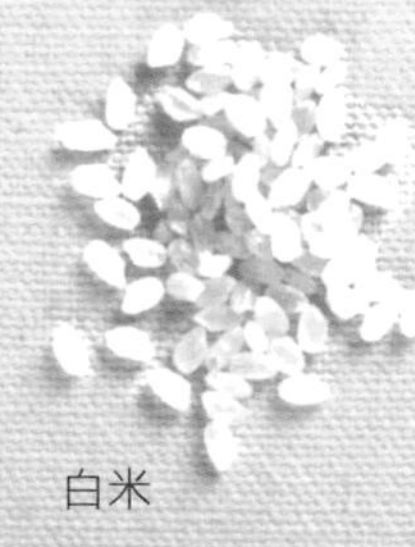
白米

桔梗貝母粥
此粥也適宜冠心病患者食用。

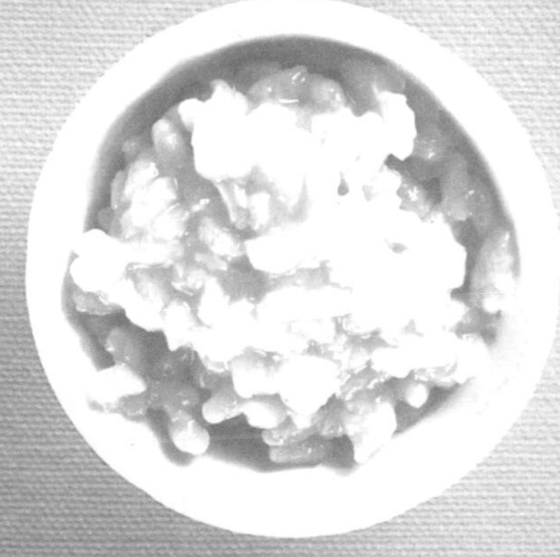

[家用滋補]

1 滋補 煮粥

桔梗、貝母各10克，白米100克，冰糖適量。將桔梗洗淨，切成薄片。貝母洗淨，去雜質。白米淘洗乾淨，冰糖打碎成屑。將白米、桔梗、貝母同放鍋內，加清水800毫升，用大火煮沸，再用小火煮35分鐘，加入冰糖，拌勻即可。此粥能潤肺止咳。

2 滋補 煮湯

①桔梗10克，牛肚200克，紅蘿蔔80克，蔥末、生薑、蒜末、料酒各適量。將牛肚洗淨切條，放到沸水中汆燙，撈出沖涼備用。桔梗洗淨後放入清水盆中泡軟，撕成條，紅蘿蔔去皮切塊。油鍋燒熱，加入蔥末、生薑、蒜末、料酒、桔梗、牛肚，翻炒後，放入紅蘿蔔和2,000毫升清水，煲煮10分鐘即可。此湯能補肺潤燥。②桔梗9克，冬瓜150克，杏仁10克，甘草6克。冬瓜洗淨，切塊。油鍋燒熱，放入冬瓜煸炒後，再加適量清水，然後放入杏仁、桔梗、甘草一併煎煮，至熟後，調味即可。此湯能潤肺止咳。

性味歸經

性微寒，味苦、甘，歸肺、心經。

用法用量

一般用量 3 ～ 10 克，煎服；研末沖服，每次一兩克。

適宜範圍

① 肺有燥熱之咳嗽痰少而黏之症，及陰虛燥咳勞嗽等虛證；② 治療痰熱互結所致的胸悶心煩之症，及瘰癧痰核等病。

現代藥理

川貝母含有生物鹼、皂苷等成分，有鎮咳、去痰、平喘、抗菌、鎮靜、鎮痛、保護心血管、抗潰瘍、抗血小板凝聚、抗腫瘤等作用。

鑑別保存

川貝母以質堅實、粉性足、色白者為佳。置乾燥處，防黴，防蛀。

禁　　忌

川貝母有清熱作用，不宜用於寒痰、濕痰的治療。不宜與烏頭類藥材同用，藥性相反。

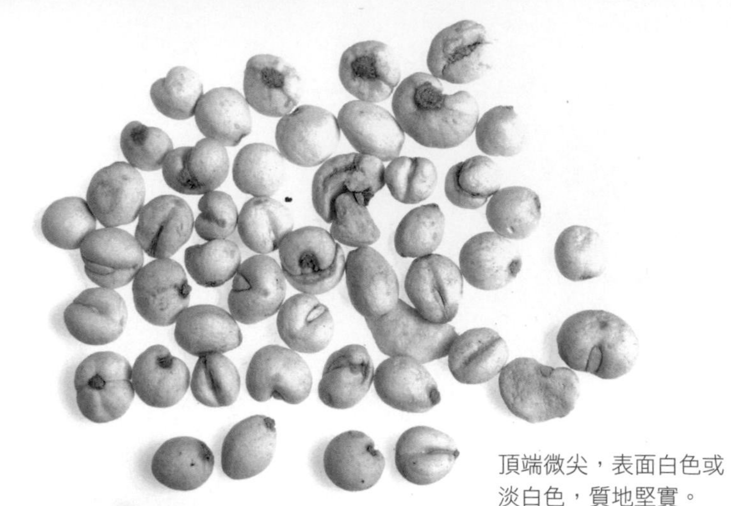

頂端微尖，表面白色或淡白色，質地堅實。

川貝母

川貝母為百合科植物川貝母、暗紫貝母、甘肅貝母、梭砂貝母的乾燥鱗莖。《本草別說》:「能散心胸鬱結之氣。」

[治病配方]

1 糖尿病（併發肺炎）：川貝母 3 克，雪梨 1 個，銀耳 6 克。將銀耳泡發，然後與雪梨、川貝母用清水煎煮，當茶飲用，並吃梨、銀耳。本方有清熱化痰之功效。

2 胃炎（肝脾不和型）：川貝母 40 克，淮山藥、生雞內金各 100 克，醋製半夏 60 克。研細末，每次 3 克，每次適量，用水送服，每日 3 次。

3 口腔潰瘍：川貝母 6 克，白芨 3 克。研末，用冷開水送服，每次 4 克，每日三四次，1 ～ 3 週治癒。

4 治咳嗽（燥火型）：川貝母 10 克，茯苓 15 克，梨 500 克，蜂蜜、冰糖各適量。茯苓洗淨、切塊，川貝母去雜洗淨，梨洗淨、去蒂把，切丁。茯苓、川貝母放入鍋中，加適量清水，用中火煮熟，再加入梨、蜂蜜、冰糖繼續煮至梨熟，出鍋即可。本方有清熱生津、潤肺化痰、止咳平喘的功效。

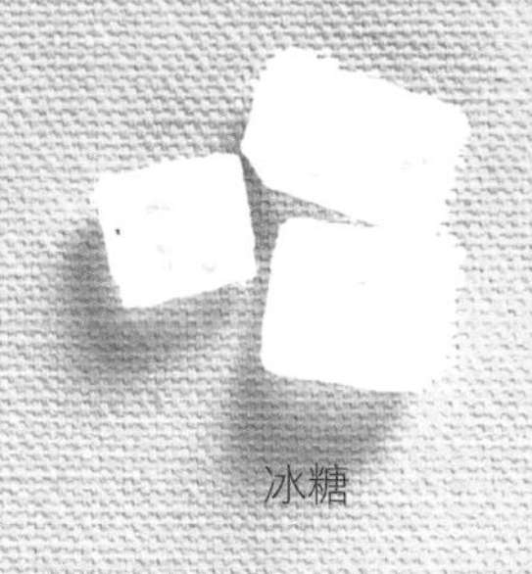
冰糖

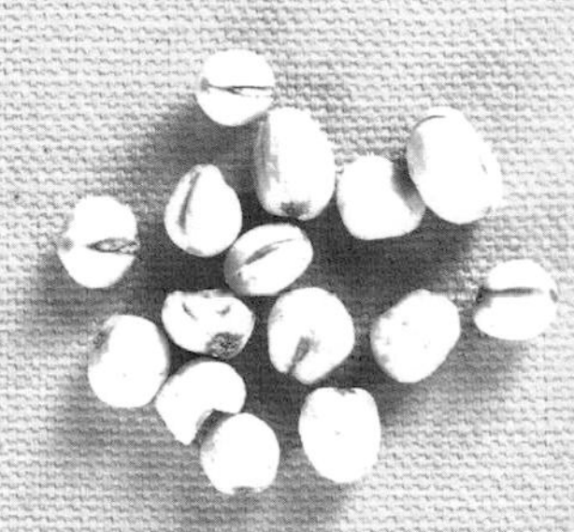
川貝母

川貝母燉豆腐
此菜也有止咳化痰功效，適宜咽喉炎、慢性支氣管炎等患者服用。

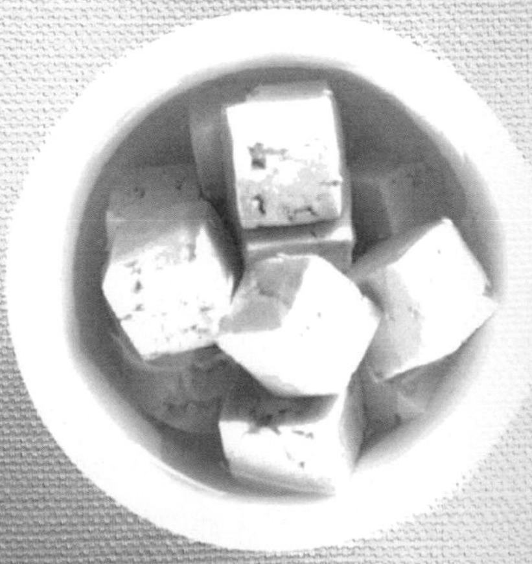

[家用滋補]

1 滋補 燉服

川貝母 15 克，豆腐 2 塊，冰糖、鹽各適量。川貝母打碎或研粗末，豆腐沖洗乾淨。將川貝母粉與冰糖一起放在豆腐上，放入燉盅內，燉盅加蓋，用小火隔水燉 1 小時，加鹽調味即可。本品能清熱潤肺。

2 滋補 煮湯

川貝母 10 克，黃瓜 100 克，蜂蜜適量。將黃瓜洗淨，對剖後，再切成長條，川貝母洗淨備用。鍋內加適量清水，先放入黃瓜，煮 15 分鐘，再下入川貝母煮熟，出鍋時加蜂蜜拌勻即可。此湯能化痰止咳。

3 滋補 蒸服

川貝母 5 克，雪梨 2 個，水澱粉 50 克，冰糖適量。川貝母洗淨，瀝乾水分。雪梨洗淨去外皮，挖去梨核，切成小瓣，把雪梨裝入碗裡，再加入川貝母、冰糖和清水，封嚴碗口，蒸兩小時取出，倒出糖汁。將梨塊扣入小盤內，鍋中加入蒸梨的糖汁和適量清水，大火煮沸後用水澱粉勾芡，澆在梨塊上即可。本品能潤肺止咳。

性味歸經

性溫，味辛，歸脾、胃、肺經。

用法用量

一般用量3～9克，大劑量可用到60克。煎服。

適宜範圍

① 脾濕痰壅之痰多咳喘氣逆；② 濕痰上犯之眩暈心悸失眠；③ 風痰吐逆、頭痛肢麻、半身不遂、口眼喎斜等症。

現代藥理

半夏含有菸鹼、黏液質、多種胺基酸、β-谷固醇、膽鹼、生物鹼等成分，有鎮咳、鎮吐、催吐、避孕、抑制腺體分泌、降壓、凝血等作用。

鑑別保存

半夏以色白、質堅實、粉性足者為佳。

禁　　忌

半夏有祛濕作用，陰虛燥咳、津傷口渴、出血症及燥痰者忌用。半夏不可與羊肉、羊血等大熱食物同食，同食則損傷陰液。飴糖生痰動火，也不可與半夏同食，兩者的作用和藥理相反。

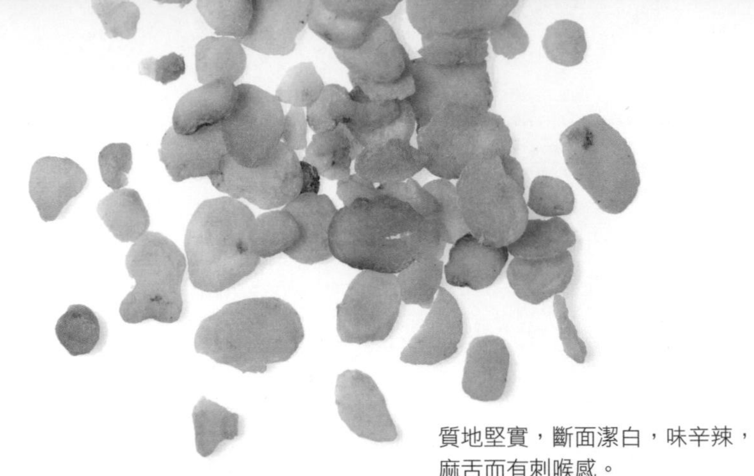

質地堅實，斷面潔白，味辛辣，麻舌而有刺喉感。

半夏

半夏，為天南星科植物半夏的塊莖。本品辛散溫燥有毒，能行水濕，降逆氣，而善祛脾胃濕痰。水濕去則脾健而痰涎自消，逆氣降則胃和而痞滿嘔吐自止，故為燥濕化痰、降逆止嘔、消痞散結之良藥。

[治病配方]

1 腹瀉（食傷型）：半夏、木香、陳皮、神曲各10克，黃連、甘草各5克。水煎當茶飲，時時飲之。

2 胃炎（肝脾不和型）：醋製半夏60克，淮山藥、生雞內金各100克，浙貝母40克。研細末，每次3克，用水送服，每日3次。

[家用滋補]

1 滋補 煮粥

半夏6克，山藥30克，白米60克，白糖適量。山藥研末；先煮半夏取汁200毫升，去渣，加入白米煮至米開花，加入山藥末，再煮至沸，酌加白糖拌勻即可。空腹食用，能降逆止嘔。

2 滋補 煮湯

半夏15克，薏仁50克，百合10克，冰糖適量。將半夏、薏仁、百合用水洗淨。鍋中加適量清水，放入半夏、薏仁、百合煮35分鐘。最後加入冰糖調味即可。此湯有健脾祛濕的作用。

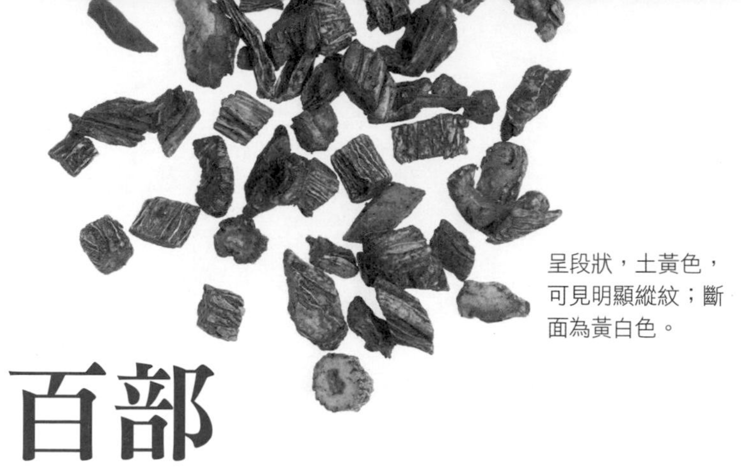

呈段狀，土黃色，可見明顯縱紋；斷面為黃白色。

百部

百部為百部科植物直立百部、蔓生百部或對葉百部的乾燥塊根。《本草綱目》:「百部，亦有細葉如茴香者。其莖青，肥嫩時亦可煮食。其根長者近尺，新時亦肥實，但乾則虛瘦無脂潤爾。生時擘開去心曝之。」

[治病配方]

1 支氣管炎：百部、杏仁各15克，冰糖20克，加水500毫升，煎至250毫升。每劑藥煎兩次，混合後早晚服，每次適量，連服7劑。

2 蟯蟲，頭蝨，陰蝨，滴蟲性陰癢：生百部30克，陳醋100毫升，煎製成30毫升左右即成。夜晚蟯蟲病患者肛門搔癢時，注入肛門即可。

[家用滋補]

1 滋補 水煎

百部10克，生薑6克(拍爛)，加適量水煎煮20～30分鐘，去渣取汁，調入蜂蜜少許。讓小兒分次溫服，對小兒寒性咳嗽療效甚好。

2 滋補 燉服

百部2克，人參、貝母、桔梗各15克，羊胎盤1個，光公鴨1隻，生薑適量。各藥洗淨，用紗布包裹好；羊胎盤、宰洗淨的公鴨分別焯水後，與生薑、紗布袋一起下燉盅，加蓋隔水燉3小時便可。食用時放鹽調味，分三四次食完。適用於支氣管哮喘日久、肺脾腎氣不足。

性味歸經

性微溫，味甘、苦，歸肺經。

用法用量

一般用量3～9克，煎服。

適宜範圍

① 一般咳嗽、久咳不已、百日咳及肺癆咳嗽；② 蟯蟲病及人、畜的頭蝨、體蝨等。

現代藥理

塊根含多種生物鹼。有抗菌、殺蟲、鎮咳、去痰等作用。

鑑別保存

百部以條粗壯、質堅實者為佳。置通風乾燥處，防潮，防黴。

禁忌

肺熱者忌用。

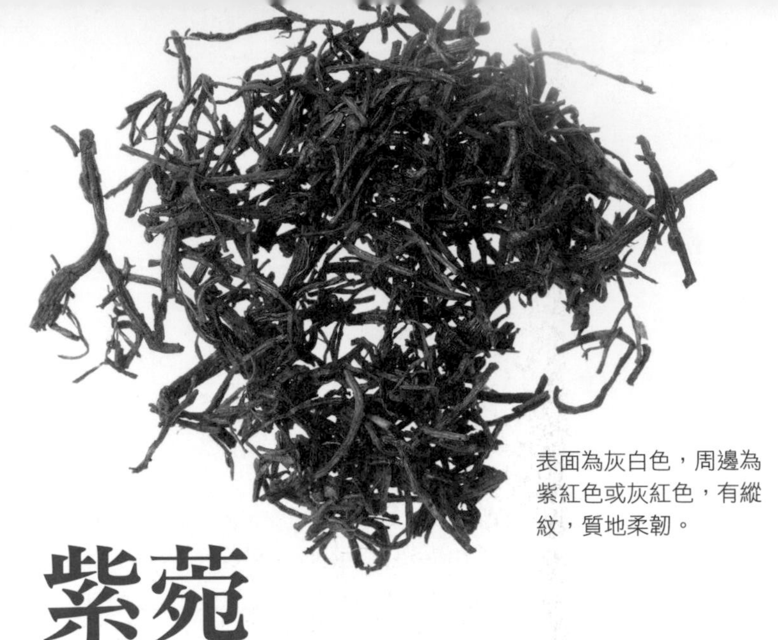

表面為灰白色，周邊為紫紅色或灰紅色，有縱紋，質地柔韌。

紫菀

紫菀又名青菀，是一種常見菊科植物，產於中國、日本、俄羅斯。《食鑑本草》稱其「主肺經虛熱，開喉痺，取惡涎。」

[治病配方]

1 百日咳：紫菀、百部各 9 克，白附子、白殭蠶、川芎、乳香各 5 克，膽南星 3 克，代赭石 10 克。水煎服，日服 1 劑。

2 熱性咳嗽：紫菀、桔梗、炒杏仁、浙貝母各 9 克，沙參、麥門冬、製枇杷葉各 10 克，白前、炙麻黃、甘草各 6 克，生石膏 15 克，蘆根 20 克。水煎服，日服 1 劑。

[家用滋補]

1 滋補 清炒

紫菀幼嫩苗 250 克，鹽、香油各適量。紫菀幼嫩苗去根、洗淨。油燒至六成熱，入紫菀翻炒，撒入鹽，炒熟即成。本品具有溫肺下氣、消痰止嗽的功效。

2 滋補 製乾菜

紫菀幼嫩苗去根洗淨，沸水浸燙一兩分鐘，經曬乾或烘乾，包裝，封藏。吃前熱水浸泡，炒食、做湯。此菜能化痰止咳。

性味歸經

性微溫，味辛、苦，歸肺經。

用法用量

一般用量 5～9 克，煎服。

適宜範圍

① 外感風寒、咳嗽痰多；② 肺虛久咳、勞嗽咳血。

現代藥理

紫菀含紫菀酮、紫菀皂苷、表無羈萜醇、無羈萜等成分，有鎮咳去痰、抗菌、抗炎、抗腫瘤等作用。

鑑別保存

紫菀以根長、色紫紅、質柔韌者為佳。

禁　　忌

有實熱者忌服。

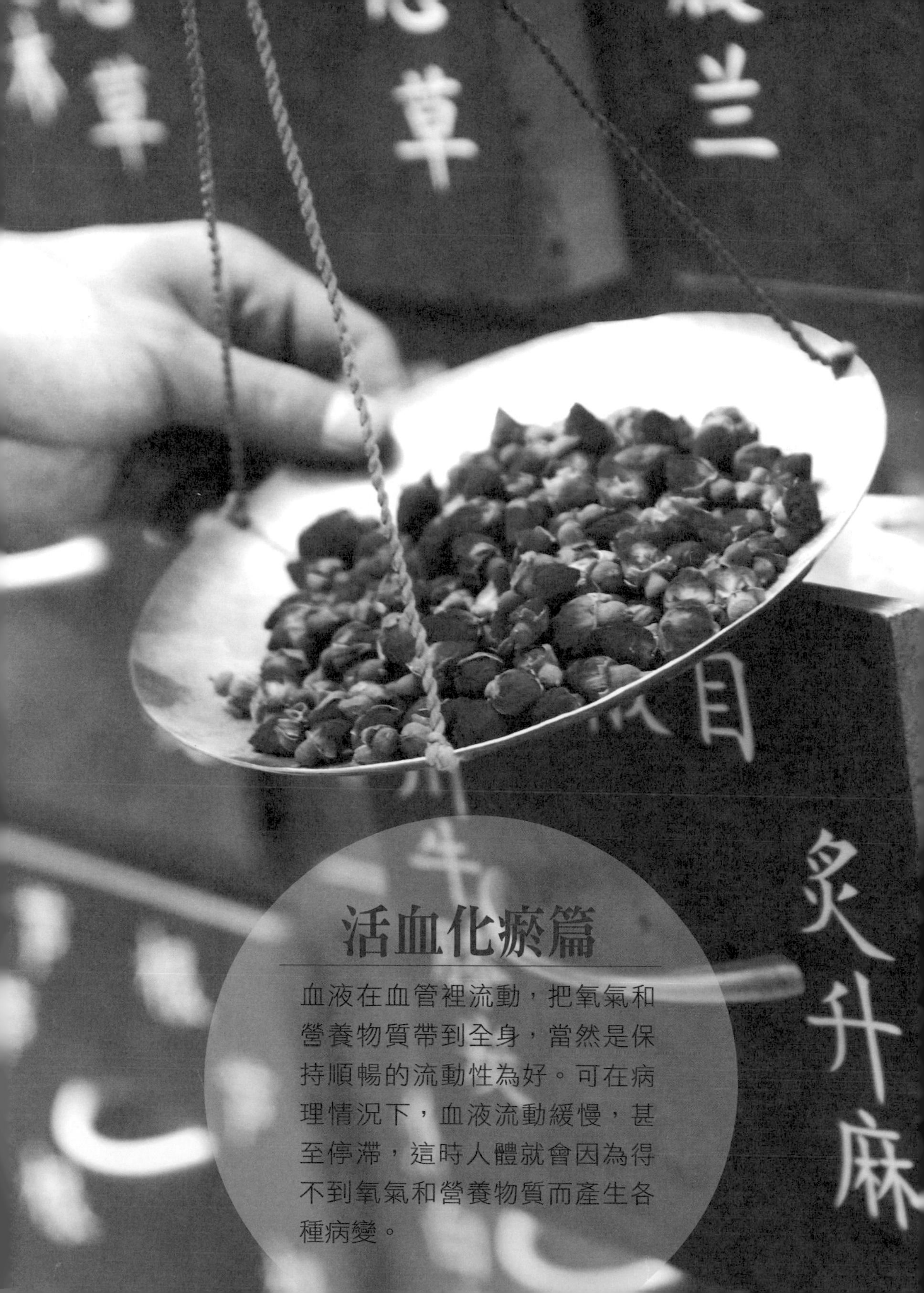

活血化瘀篇

血液在血管裡流動，把氧氣和營養物質帶到全身，當然是保持順暢的流動性為好。可在病理情況下，血液流動緩慢，甚至停滯，這時人體就會因為得不到氧氣和營養物質而產生各種病變。

川芎

川芎，為傘形科植物川芎的乾燥根莖。有活血行氣、祛風止痛、疏肝解鬱功效。且能擴大頭部毛細血管，促進血液循環，增加頭髮營養，使頭髮有良好的柔韌性和不易變脆的功能，延緩白髮生長，保持頭髮潤澤。

性味歸經

性溫，味辛，歸肝、膽、心包經。

用法用量

一般用量為3～10克，煎服。

適宜範圍

① 頭痛眩暈、胸脅疼痛；② 月經不調、經閉痛經、產後瘀滯疼痛；③ 風寒濕痺等。

現代藥理

川芎含有揮發油、生物鹼、酚類等成分，有擴張血管、抗血栓形成、緩解痙攣的作用。

鑑別保存

川芎以個大飽滿、質堅實、斷面色黃白、油性大、香氣濃者為佳。

禁　忌

川芎活血且性溫，陰虛火旺、月經過多、有出血性疾病者忌用，孕婦忌用。

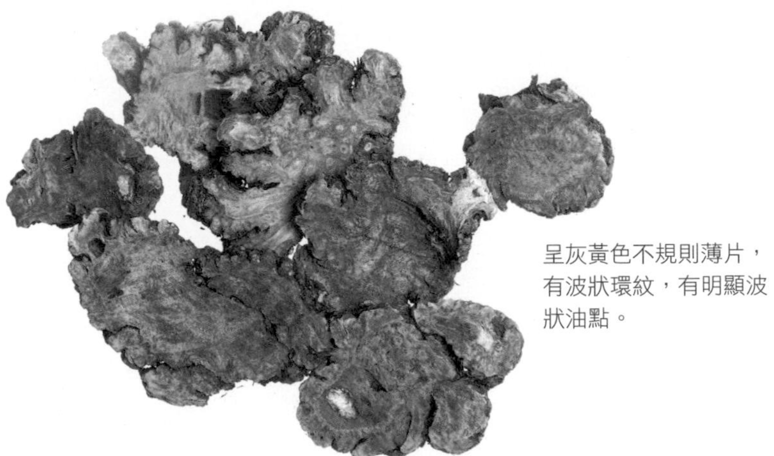

呈灰黃色不規則薄片，有波狀環紋，有明顯波狀油點。

[治病配方]

1 頭痛（血瘀型）：川芎6克，紅花3克，綠茶適量。用清水煎煮後取汁，當茶飲用。

2 頭痛（風熱型）：川芎5克，天麻6克，酸棗仁10克。研細末，沸水浸泡10分鐘，當茶飲用。

3 冠心病（氣虛血瘀型）：川芎、丹參各5克，五加皮10克。水煎當茶飲。

4 冠心病（陽虛型）：川芎5克，淫羊藿、山楂各10克。水煎當茶飲。

5 冠心病（氣陰兩虛型）：川芎、五味子各5克，西洋參、麥門冬各10克。水煎當茶飲。

6 中風後遺症：川芎、麥門冬、牛膝、鉤藤、丹參各10克。水煎當茶飲。

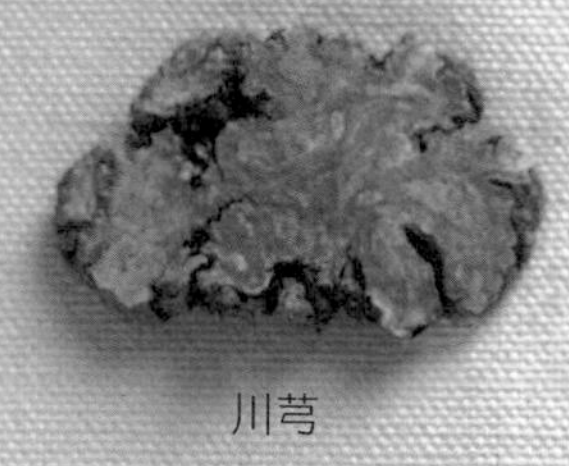

川芎

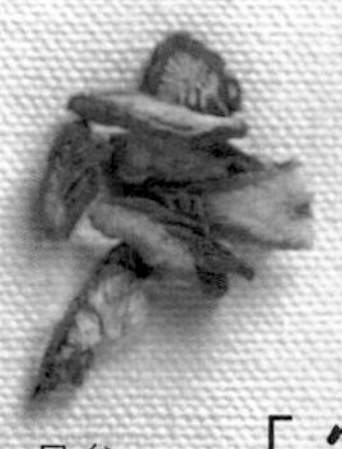

丹參

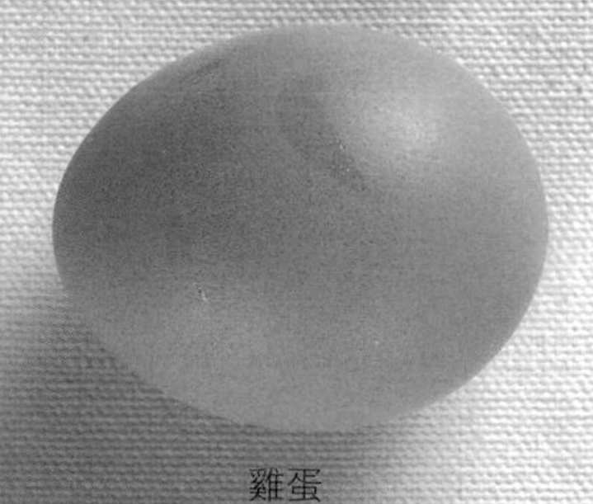

雞蛋

川芎丹參煮蛋

可用川芎直接煮雞蛋，用於治療氣血瘀滯導致的閉經。

[家用滋補]

1 滋補 煮蛋

川芎 6 克，丹參 12 克，雞蛋 2 顆。將川芎、丹參、雞蛋加清水同煮，雞蛋熟後去殼再煮片刻，吃蛋喝湯。此蛋有補肝益腎的作用。

2 滋補 煮湯

①川芎 12 克，魚頭半個，蔥白 1 根，鹽適量。蔥白洗淨後切段，油鍋燒熱，將魚頭放入鍋內略煎後，放入適量清水，再將川芎放入鍋內，大火煮開後改小火慢煮，90 分鐘後，放入蔥白，再次煮沸後，加鹽調味即可。此湯能活血調經。②川芎 6 克，當歸 15 克，鱔魚 500 克，料酒、鹽各適量。將鱔魚切成絲，當歸、川芎裝入紗布袋。將鱔魚絲、藥袋放入鍋中，加入料酒、適量清水，用大火煮沸，去浮沫，再用小火煎熬 1 小時，撈出藥袋，加鹽即可。此湯能活血養血。

3 滋補 燉服

滋補川芎、白芷各 15 克，魚頭 1 個，生薑、蔥、鹽、料酒各適量。川芎、白芷分別切片，與洗淨的魚頭一起放入鍋內，加薑、蔥、鹽、料酒、水適量，先用大火燒沸後，再用小火燉熟。本品有祛風散寒、活血通絡的作用。

性味歸經

性溫，味辛，歸心、肝經。

用法用量

一般用量3～10克，煎服。

適宜範圍

①經閉、痛經、惡露不行；②跌打損傷。

現代藥理

紅花含有紅花苷、紅花多醣、紅花子油等成分，有促進子宮興奮、降血壓、降血脂、軟化血管、抗衰老、調節內分泌等作用。

鑑別保存

紅花以花冠長、色紅、鮮豔、質柔軟無枝刺者為佳。

禁　　忌

紅花活血作用很強，有各種出血性疾病的人忌用，孕婦也忌用。服用紅花後出現鼻出血、月經延長或提前、嗜睡、萎靡不振、口乾、尿液呈粉紅色或過敏者慎用。

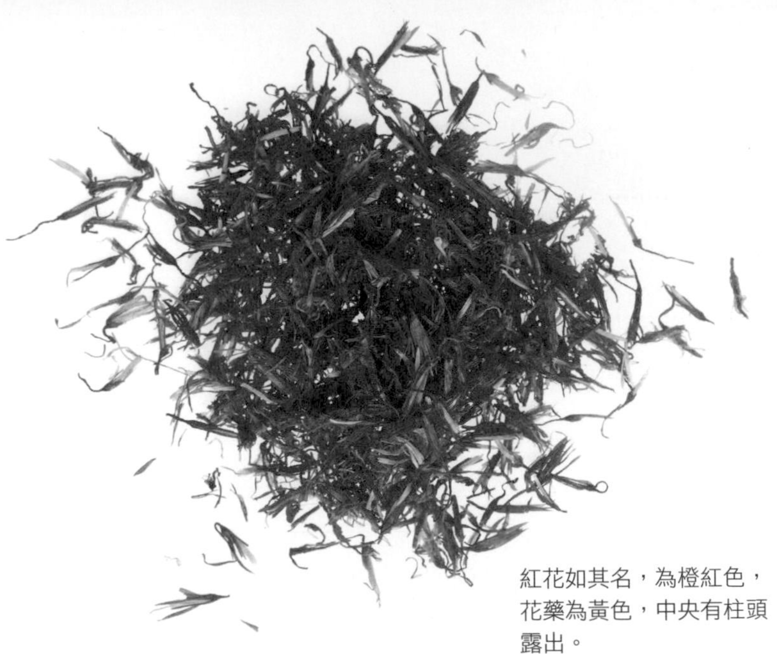

紅花如其名，為橙紅色，花藥為黃色，中央有柱頭露出。

紅花

紅花，又稱草紅花，雙子葉植物，菊科，主產河南、浙江、四川等地。《本草述鉤元》：「紅藍花，養血水煎，破血酒煮。」

[治病配方]

1 高脂血症（氣滯血瘀型）：紅花、綠茶各5克。用沸水沖泡，當茶飲用。

2 感冒（風寒型）：紅花6克，生薑10克，蔥白20克。將生薑洗淨、切成細絲，紅花洗淨，蔥白洗淨切蔥花。將材料放入鍋中，加清水，大火煮沸，再用小火煮35分鐘即可，當茶飲用。

3 慢性肝炎（瘀血阻絡型）：紅花、杏仁、菊花各6克，白糖適量。藥材先用大火煮沸，再改用小火煮10分鐘，最後加入白糖，當茶飲用。

4 痛經（血瘀型）：紅花、檀香各5克，綠茶2克，紅糖30克。用沸水沖泡，加蓋悶5分鐘。

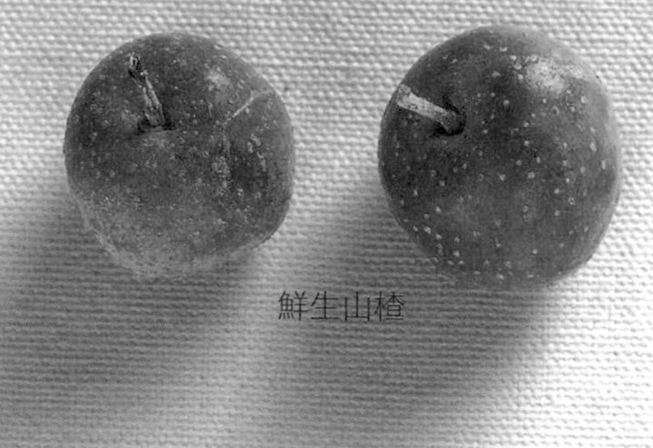
鮮生山楂

[家用滋補]

1 滋補 燉煮

紅花5克，雞肉150克，水發木耳20克，番茄2顆，蔥、生薑、鹽、醋各適量。將雞肉切成片，番茄洗淨榨汁，木耳切成小片，紅花用水浸泡後瀝乾。將雞肉、蔥、生薑、醋倒入鍋中，加適量清水，用大火煮沸後，撇去浮沫，改用小火煮45分鐘。再加入番茄汁、紅花、木耳，煮5分鐘，加鹽調味即可。本品能養血去斑。

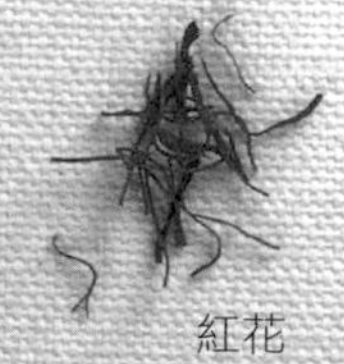
紅花

2 滋補 煮粥

紅花6～10克，桃仁10～15克，白米50～100克，紅糖適量。先將桃仁搗爛成泥，與紅花一起煎煮，取汁。再同白米煮為稀粥，加紅糖調味，每日趁熱喝一至兩次。此粥能活血通經。

紅花山楂湯
也可將紅花與山楂泡酒服用，對月經量少有所緩解。

3 滋補 煮湯

紅花6克，鮮生山楂100克，白糖適量。將生山楂洗淨、去核。鍋中加入清水、山楂肉、紅花，用大火煮沸後，改用小火煮至熟爛，調入白糖即可。此湯能消食化積。

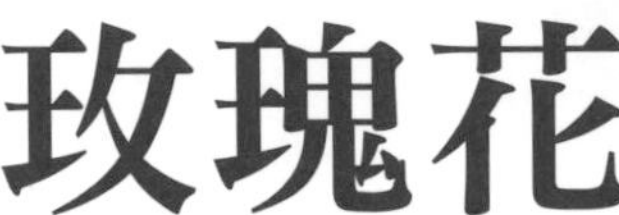

呈不規則團狀，花瓣多皺縮，呈紫紅色。

玫瑰花

玫瑰花，為薔薇科植物玫瑰的乾燥花蕾。傳說楊貴妃能一直保持肌膚柔嫩光澤的最大秘訣，就是因為在她沐浴的華清池內，長年都會浸泡著鮮嫩的玫瑰花蕾。

性味歸經

味甘、微苦，性溫，歸肝、脾經。

用法用量

用量一般為 3 ～ 15 克。

適宜範圍

① 肝胃氣滯引起的疼痛、食少嘔惡；② 月經不調；③ 跌撲傷痛。

現代藥理

玫瑰花中主要含有橙花醇、丁香油酚、香茅醇、苦味質等成分，有促進新陳代謝、去除器官硬化、修復細胞、抗病毒等作用。

鑑別保存

玫瑰花以花蕾大，完整瓣厚，色紫鮮，不露蕊，香氣濃者為佳。避光、防潮，置陰涼乾燥處。

禁　忌

玫瑰花行氣活血，陰虛有火者忌用。玫瑰花不宜與綠茶同用，因為綠茶中含有大量的鞣酸，會影響玫瑰花舒肝解鬱的功效。

[治病配方]

1 青春痘：玫瑰花、生槐花、月季花、金銀花、雞冠花各 10 克，生石膏 30 克（先煎半小時），紅糖適量。用清水煎煮，再放入蜂蜜適量，放涼、裝瓶，每次 1 湯匙，每日兩三次，溫水沖服。

2 憂鬱症：玫瑰花 6 克，金桔餅半塊，切碎。沸水沖泡，悶 15 分鐘，當茶飲用，可沖泡 3 ～ 5 次，每日 1 劑，嚼服玫瑰花瓣、金桔餅。此茶適用於情緒抑鬱兼有胸脅脹痛等。

[家用滋補]

1 滋補 煮湯

玫瑰花 6 克，海帶 50 克，綠豆 30 克，杏仁 9 克，紅糖適量。綠豆洗淨瀝乾，用攪拌機攪成粉。海帶洗淨，切絲。杏仁、玫瑰花洗淨。鍋裡加清水，放入杏仁、玫瑰花、綠豆粉，大火煮開後轉小火煮 20 分鐘。再放入海帶絲煮 5 分鐘，加紅糖調味即可。此湯有清熱解毒的作用。

2 滋補 煮粥

玫瑰花 15 克，白米 100 克，紅糖適量。白米淘洗乾淨，玫瑰花瓣洗淨。用白米煮粥，將熟時加入玫瑰花瓣、紅糖，再略煮即可。此粥能活血調經。

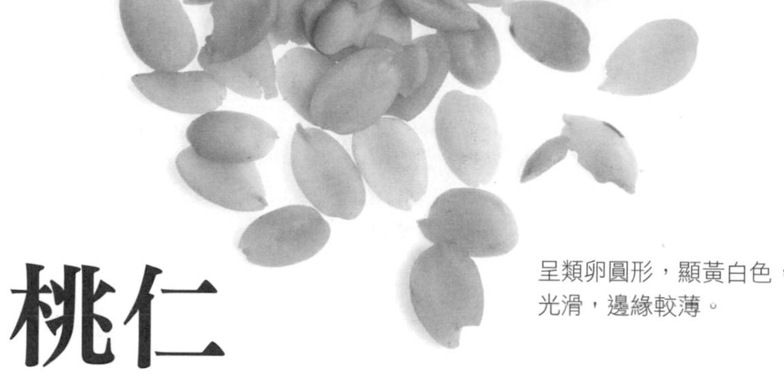
呈類卵圓形，顯黃白色，光滑，邊緣較薄。

桃仁

桃仁，別名毛桃仁、扁桃仁、大桃仁。為薔薇葉植物桃的種子。《本草綱目》:「桃仁行血，宜連皮尖生用；潤燥活血，宜湯浸去皮尖炒黃用，或麥麩同炒，或燒存性，各隨本方。」

[治病配方]

1 女陰搔癢：桃仁 20 克，搗爛，加雄黃（研粉）15 克，調糊狀，用布包紮線露陰道外，24 小時換一次，拔出線，5 天為 1 療程。一般用 1 次奏效，3～5 次可癒。

2 繼發性閉經：桃仁 20 克，紅花 10 克。水煎 3 次混合，早中晚分服。每日 1 劑，水煎兩次混合，早晚分服，每次適量。

[家用滋補]

1  煮粥

桃仁、山楂各 9 克，荷葉半張，白米 60 克。將前 3 味煮湯。去渣後入白米煮成粥。每日 1 劑，連用 30 日。此粥適用於痰瘀凝結者所致的痤瘡。

2 滋補 煮湯

桃仁、丹參各 6 克，甲魚 1 隻（500 克），紹酒 20 毫升，薑、蔥、鹽各適量。丹參潤透切片，桃仁洗淨去雜質；甲魚宰殺後去頭、尾及內臟和爪；薑切片，蔥切段。甲魚和丹參、桃仁同放砂鍋內，放入紹酒、鹽、薑、蔥，注入清水適量。鍋置大火上燒沸，再用小火燉煮 50 分鐘即成。每日 1 次，每次吃甲魚 50 克，喝湯。可祛瘀血、通經絡，適合慢性肝炎患者食用。

性味歸經

性甘平、味苦，入肺、肝、大腸經。

用法用量

一般用量 5～9 克，煎服。

適宜範圍

① 氣滯血瘀引起的經閉、痛經、疝瘕痞塊；② 跌撲損傷；③ 腸燥便秘。

現代藥理

桃仁含苦杏仁苷、苦杏仁酶、脂肪油等成分，有改善血流動力、鎮痛、抗炎、抗菌、抗過敏等作用。

鑑別保存

桃仁以飽滿、種仁白、完整為佳。置陰涼乾燥處，防蛀。

禁　忌

孕婦忌服。

性味歸經

性微寒，味苦辛，歸心、肝、膀胱經。

用法用量

乾益母草一般用量為 9 ～ 30 克，鮮益母草為 12 ～ 40 克，藥用一般為乾品。煎服。

適宜範圍

① 月經不調、痛經、經閉、惡露不盡、水腫尿少；② 急性腎炎水腫。

現代藥理

益母草含有益母草鹼、水蘇鹼、黃酮類等成分，有抗血小板凝集、改善冠狀動脈循環、保護心臟等作用，還可收縮興奮子宮。

鑑別保存

益母草以質嫩、葉多、色澤灰綠者為佳。

禁　　忌

益母草有活血作用，陰虛血少、血虛無瘀者忌用，孕婦忌用。

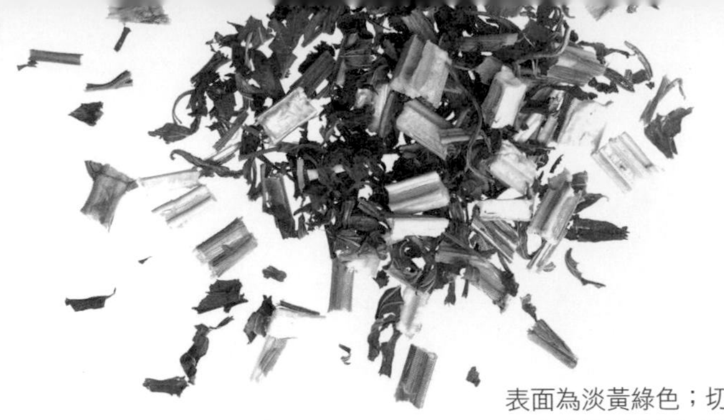

表面為淡黃綠色；切面中央為白色疏鬆的髓；葉較少，多破碎。

益母草

益母草，別名茺蔚、坤草，是一種草本植物。可治閉經、月經不調、痛經，是歷代醫家用來治療婦科疾病之要藥。它含有硒和錳等微量元素，可抗氧化、防衰老、抗疲勞及抑制癌細胞增生，有養顏功效。相傳武則天因終年使用益母草製成的美容品，八十歲時仍容顏不老。

［治病配方］

1 痛經（氣血兩虛型）：益母草、香附各 12 克，丹參 15 克，白芍 10 克。水煎當茶飲，行經前 3 ～ 5 天開始服用，每日 1 劑，早晚各 1 次。

2 痛經（氣滯血瘀型）：益母草 30 克，紅糖 10 克。水煎當茶飲，每日 1 劑，在經前四五日開始服用。

3 子宮頸炎：益母草 20 克，烏賊骨、苦參、黨參、白芍、生地黃各 10 克，茯苓 15 克，貫眾 20 克。用清水煎煮，每日 1 劑，分 3 次服用。

4 腎炎：乾益母草 90 ～ 120 克。加清水 700 毫升，小火煎至 300 毫升，分兩至三次趁溫服用，每次適量，有利尿消腫的功效。

5 高脂血症（痰濁阻滯型）：益母草、薑黃各 10 克，綠茶 5 克，紅糖適量。沸水沖泡，加蓋悶 15 分鐘即可，每日 1 劑，當茶飲用，有清熱除痰、活血化瘀、去脂降壓的作用。

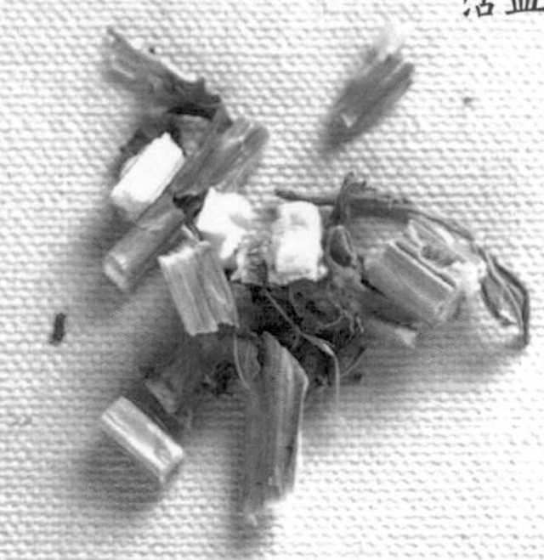
益母草

[家用滋補]

1 滋補 煮湯

① 益母草 75 克，用水洗淨。瘦肉 200 克，洗淨，切塊。紅棗 6 顆去核，洗淨。將益母草、紅棗、瘦肉塊放入砂鍋內，加清水煮沸後，再改用小火煮熟，下入調料即可。能活血調經。② 益母草 50 克，雞蛋 2 顆。雞蛋用水煮，熟後去殼再煮片刻，吃蛋喝湯。此湯適用於氣血瘀滯引起的痛經、月經不調、產後惡露不止、功能失調性子宮出血等症。③ 芹菜 250 克，益母草 50 克，雞蛋 2 顆，香油、鹽各適量。將芹菜洗淨切段，益母草洗淨。雞蛋和芹菜段、益母草一起放入鍋中加清水煎煮，熟後加香油、鹽，調味即可。此湯能活血調經。

雞蛋

2 滋補 煮粥

取鮮益母草汁 9 克，白米煮粥，粥熟後，加鮮益母草汁，再加鮮生地黃汁、鮮藕汁各 30 克，生薑汁 3 克，蜂蜜適量即可。此粥適用於女性月經不調、功能失調性子宮出血、產後惡露不止、瘀血腹痛等症，能活血祛瘀。

益母草煮雞蛋
吃蛋喝湯，月經期感覺胸腹脹痛的人可以選擇此法。

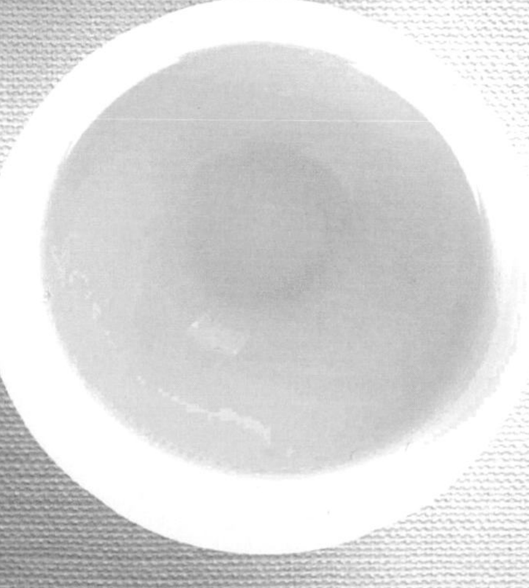

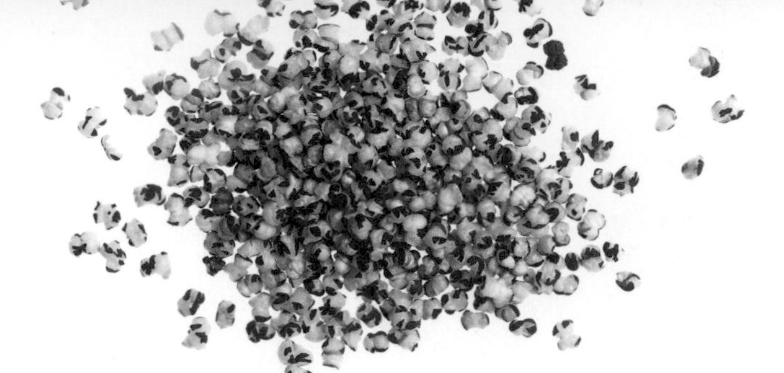

黑色子粒，有密集顆粒狀突起，斷面為灰白色，質地堅硬。

王不留行

王不留行，別名王不留、麥藍菜，為石竹科植物麥藍菜的乾燥種子。王不留行以善於行血知名，「雖有王命不能留其行」，所以得名「王不留行」，但流血不止者，它又可以止血。王不留行也是發乳的良藥，常與穿山甲同用，俗諺有「穿出甲，王不留，婦人服了乳長流」的說法。

性味歸經

性平，味苦，歸肝、胃經。

用法用量

一般用量 5 ～ 10 克，煎服（布包）。

適宜範圍

① 經閉及乳汁不下；② 瘀血腫塊及瘡癰腫毒。

現代藥理

王不留行主要含王不留行皂苷、多種單醣等成分，具有抗早孕、抗腫瘤、興奮子宮、促進乳汁分泌等作用。

鑑別保存

王不留行以子粒飽滿，充實，大小均勻，色黑，無雜質者為佳。貯乾燥容器內，置通風乾燥處，防蛀。

禁　忌

孕婦及月經過多者禁服。

[治病配方]

1 帶狀皰疹：王不留行用文火炒黃直至少數開花，研碎，過篩，取細末。如患處疹未破潰，用香油將藥末調成糊狀外塗；如皰疹已潰破，可將藥末直接撒佈於潰爛處。每日兩三次。

2 急性乳腺炎初期：王不留行 20 克，蒲公英、瓜蔞仁各 15 克，當歸梢 10 克。酒煎服，每次適量。

[家用滋補]

煮湯

王不留行 15 克，豬蹄（豬後蹄）1 只，生薑 3 片，通草 6 克。各物洗淨。藥材浸泡，用煲湯袋裝好。豬蹄去毛、甲，切對半，敲裂。一起放進瓦煲，加清水 1,500 毫升，大火滾沸後改小火煲約兩小時，下適量鹽便可。分 2 ～ 4 次食用，此湯有通乳作用。

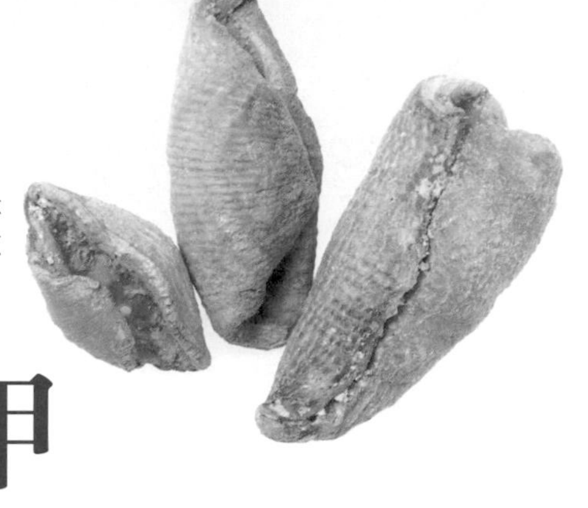

大小不一，中央厚、邊緣薄，堅韌而有彈性，氣微腥，有鹹味。

穿山甲

穿山甲為鱗甲目鯪鯉科地棲性哺乳動物，多在山麓地帶的草叢中或丘陵雜灌叢中較潮濕的地方挖穴而居，以其鱗片入藥。《本草再新》：「搜風去濕，解熱敗毒。」

[治病配方]

1 乳房脹痛發硬而乳汁不下：王不留行 15 克，當歸、炙山甲各 12 克，通草、路路通、漏蘆各 9 克。水煎服，每日 1 劑。

2 閉經：炮甲珠粉（注①）6 克，沖入黃酒，分 3 次服用，經行即停服。

3 乳癌：穿山甲 240 克，蜈蚣 60 克，全蠍 120 克，共研細末。和丸如黃豆大，每日 1 粒，有消積散結之功。

[家用滋補]

1 滋補 煮粥

穿山甲洗淨，放入鍋中，加清水適量，浸泡 5 ～ 10 分鐘後，水煎取汁，加白米煮粥，待粥熟時下白糖，再煮一二沸即成。或將穿山甲 3 克研為細末，待粥熟時調入粥中服食，每日 1 劑，連續 3 ～ 5 天。此粥適用於乳汁不通、血滯經閉、症瘕積聚、癰腫初起、膿成未潰等。

2 滋補 燉煮

穿山甲（炮製）60 克，公雞 1 隻，蔥、薑、蒜、五香粉、鹽各適量。雞去毛及內臟，穿山甲砸成小塊，填入雞腹內。入鍋，加水及調味料，燉至肉爛脫骨即可食用。本品適用於乳汁不通。

注①：甲珠粉，是由穿山甲鱗片通過炮製粉碎而成。

性味歸經

性微寒，味鹹，歸肝、胃經。

用法用量

一般用量 3 ～ 10 克，煎服；研末吞服，每次 1 ～ 1.5 克。

適宜範圍

① 癥瘕、經閉；② 風濕痺痛、關節不利、麻木拘攣；③ 產後乳汁不下、癰腫瘡毒、瘰癧等。

現代藥理

穿山甲（甲片、鯉甲、鯪鯉甲）含穿山甲鹼，有抗白血病的作用，並能升高白血球，增強身體的免疫功能。

鑑別保存

穿山甲以色澤柔和、自然，質堅韌，有較強的彈性，不易折斷為佳。

禁　忌

孕婦慎用。癰腫已潰者也忌用。

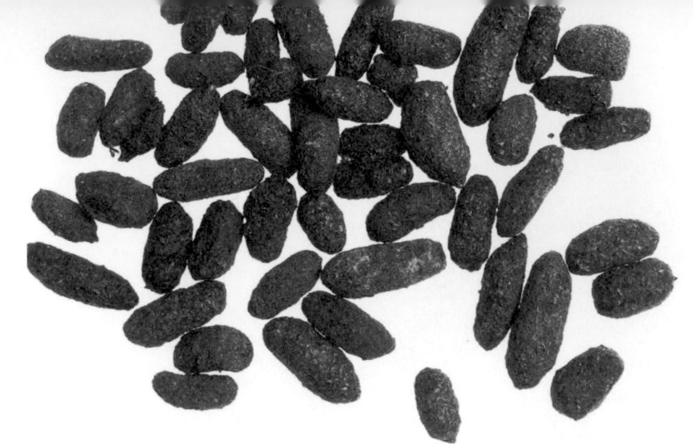

呈長橢圓形，表面為黑棕色或紅棕色，凹凸不平，質地疏鬆，有黏性。

五靈脂

五靈脂是哺乳綱、鼯鼠科動物複齒鼯鼠（寒號鳥）、飛鼠或其他近緣動物的糞便。「靈脂」與「凝脂」二字諧音。李時珍釋其名曰：「其糞名五靈脂者，謂狀如凝脂而受五行之氣也。」

[治病配方]

1 過敏性紫癜：五靈脂、川芎、桃仁、沒藥、製香附、牛膝、秦艽、地龍、羌活、甘草各 10 克，當歸 15 克，紅花 5 克。水煎服，每日 1 劑。

2 原發性痛經：五靈脂、生蒲黃、炒蒲黃各 10 克，益母草 15 克，白芍 12 克，當歸、川芎、桃仁各 9 克，甘草 3 克。水煎服，每日 1 劑，早晚分服，於行經前 7 日開始至行經日止。

[家用滋補]

做飲品

五靈脂 40 克，蒲黃粉 30 克，生山楂 15 克，蜂蜜 60 克。五靈脂、生山楂（洗淨後切片）同放入砂鍋，加水適量，濃煎 30 分鐘。用潔淨紗布過濾，去渣取汁回入砂鍋，調入蒲黃粉，視濾汁量可再加清水適量，再煎煮 15 分鐘。離火，待煎汁溫熱時調入蜂蜜，調勻即成。本食療方對胃癌患者胃脘刺痛、舌質紫暗屬血瘀者尤為適宜。

性味歸經

性溫，味苦、甘，歸肝、脾經。

用法用量

一般用量 5 ～ 10 克，煎湯，或入丸、散。

適宜範圍

① 心腹血氣諸痛；② 婦女閉經、產後瘀滯腹痛、崩漏下血；③ 小兒疳積；④ 蛇、蠍、蜈蚣咬傷。

現代藥理

五靈脂主要含維他命 A 類物質、大量樹脂、尿素、尿酸等成分，有降低心肌細胞的耗氧量、緩解平滑肌痙攣、抗結核等作用。

鑑別保存

五靈脂以塊狀、黑棕色、有光澤、油潤而無雜質者佳。

禁忌

人參忌與五靈脂同服。孕婦慎用。

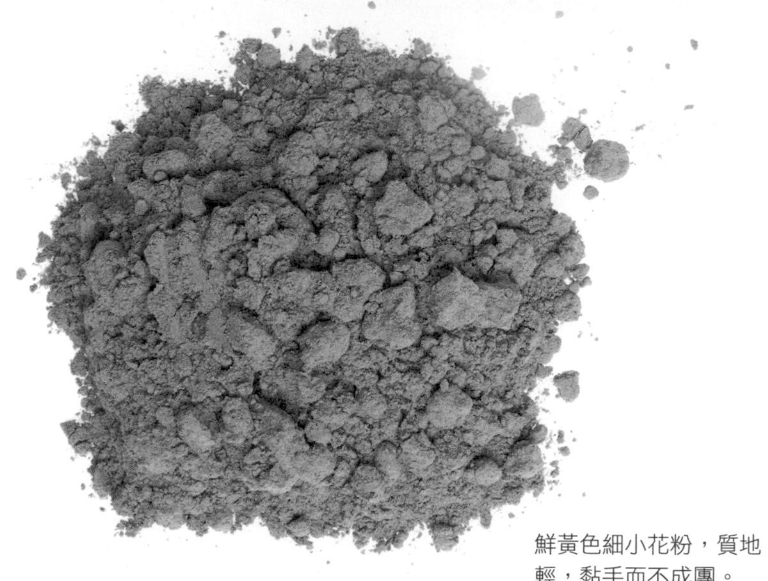

鮮黃色細小花粉，質地輕，黏手而不成團。

生蒲黃

蒲黃為香蒲科植物狹葉香蒲、寬葉香蒲、東方香蒲和長苞香蒲的花粉。《本草經疏》:「一切勞傷發熱，陰虛內熱，無瘀血者禁用。」

[治病配方]

1 心絞痛：生蒲黃、五靈脂（布包）各6克，葛根10克，丹參5克。水煎服，降香3克研末，用藥液沖服。

2 腦血栓形成：生蒲黃、五靈脂（醋製），按1：1製成散劑，每日20克，分3次服。

[家用滋補]

 煮粥

生蒲黃10克，白米100克，白糖適量。將生蒲黃布包，放入鍋中，加清水適量，浸泡5～10分鐘，水煎取汁。加適量水及白米煮粥，待粥熟時調入白糖，再煮一二沸即可。或將生蒲黃3克研為細末，待粥熟時調入粥中服食，每日1劑，連續3～5天。此粥適用於咯血、吐血、衄血、崩漏、便血、血尿等。

性味歸經

性平，味甘，歸肝、心包經。

用法用量

一般用量5～9克，煎服（布包），做菜不限量

適宜範圍

① 吐血、咯血、衄血、便血、崩漏；② 心腹疼痛、經閉腹痛、產後瘀痛、痛經、跌撲腫痛、血淋澀痛。

現代藥理

生蒲黃含硬脂酸、黃酮類等成分，有抗炎、降血脂、抗動脈粥樣硬化等作用。

鑑別保存

生蒲黃顏色鮮黃、光滑、純淨者為佳。置通風乾燥處，防潮，防蛀。

禁　忌

孕婦慎服。

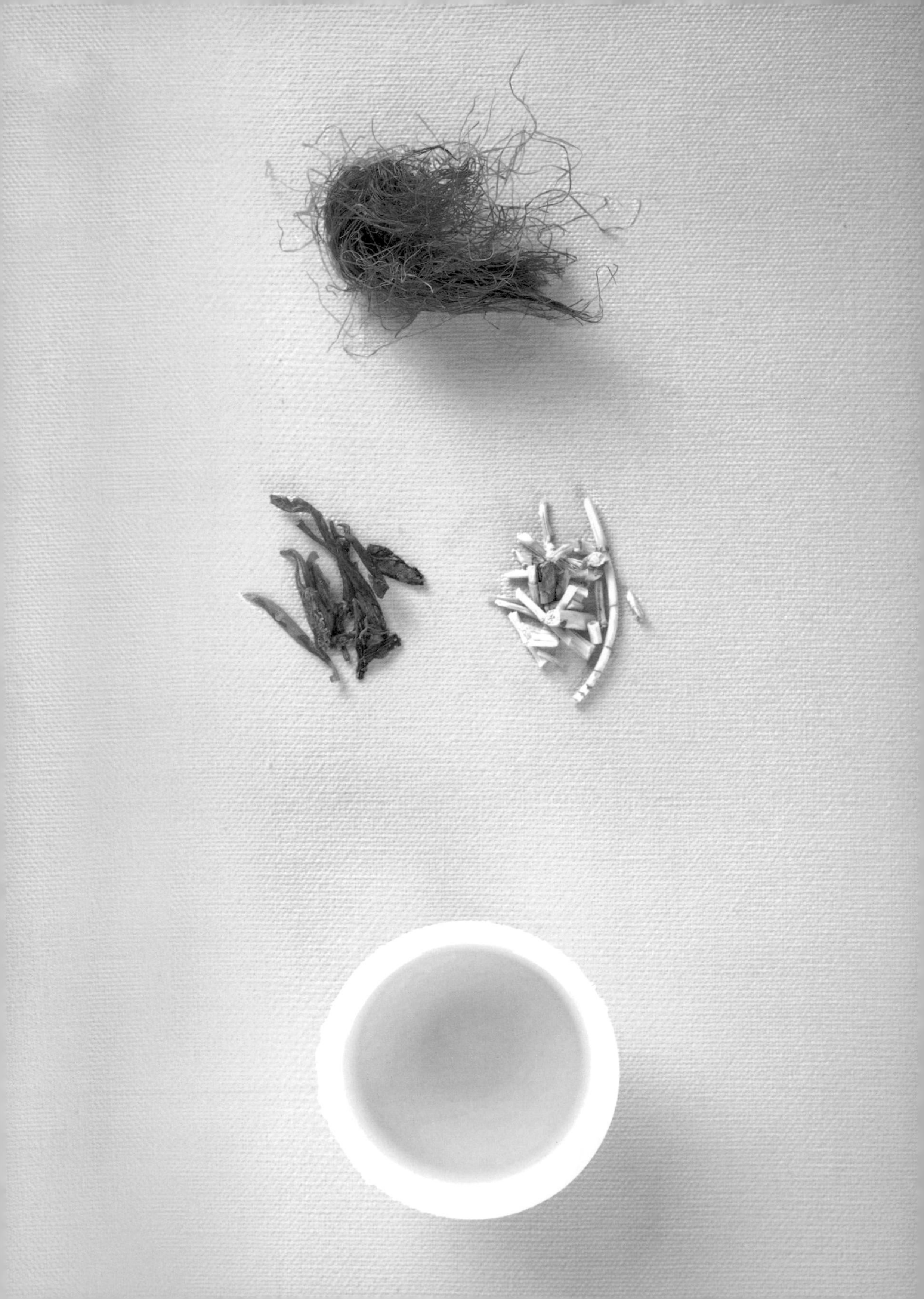

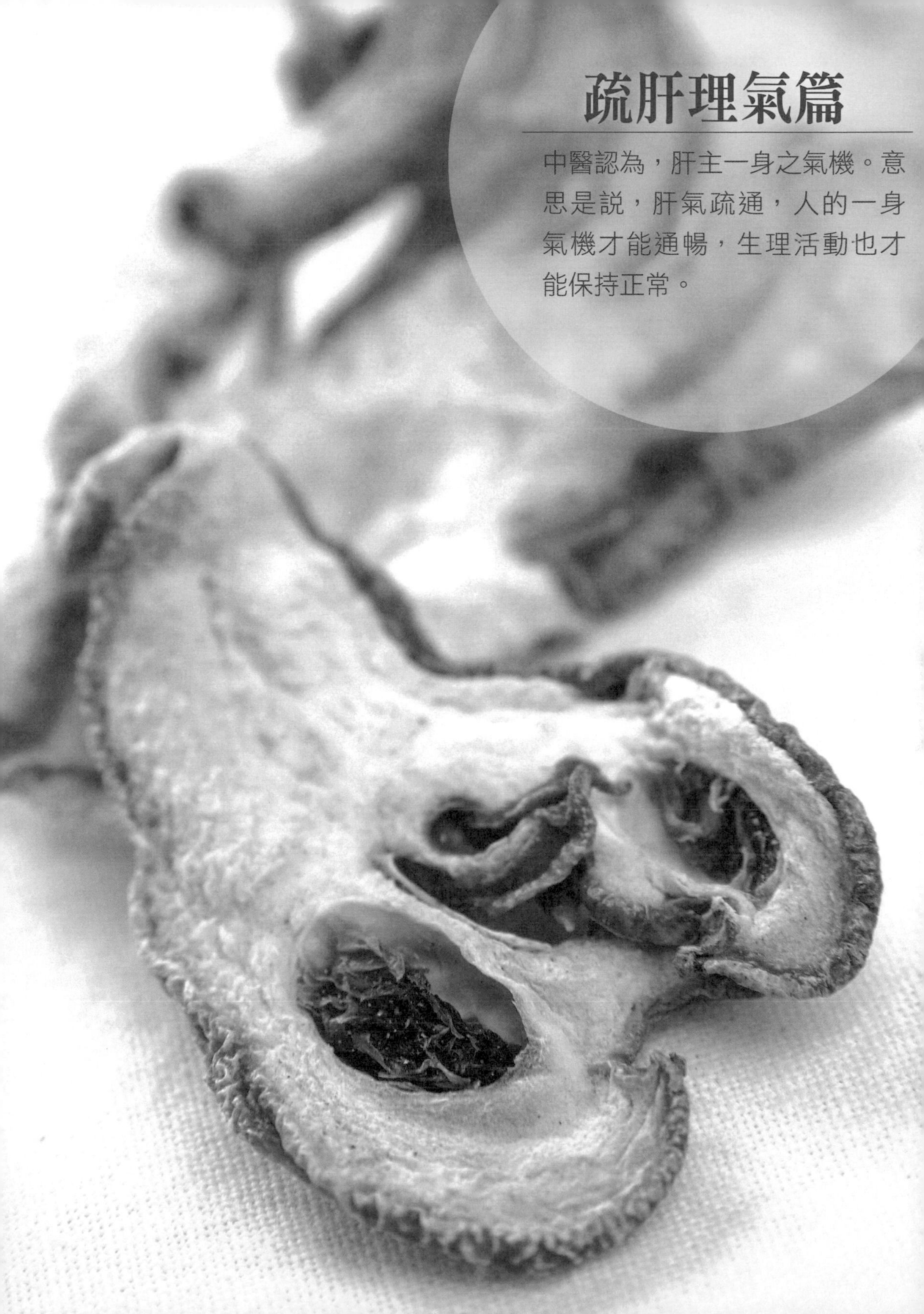

疏肝理氣篇

中醫認為，肝主一身之氣機。意思是說，肝氣疏通，人的一身氣機才能通暢，生理活動也才能保持正常。

性味歸經

性微寒，味苦，歸肝、膽經。

用法用量

一般用量 3 ～ 10 克，煎服。

適宜範圍

① 感冒發熱、寒熱往來、瘧疾；② 肝氣不疏、陽氣不升引起的胸脅脹痛、月經不調、子宮脱垂、脱肛等。

現代藥理

柴胡含有柴胡皂苷、固醇、柴胡醇、丁香酚等成分，有解熱、鎮靜、鎮痛、鎮咳、抗菌、抗病毒、抗炎、促進免疫功能、降血脂、降膽固醇、保肝等作用。

鑑別保存

柴胡以根條粗長、無莖苗、鬚根少者為佳。置陰涼乾燥處，防黴，防蛀。

禁　　忌

柴胡有發汗作用，真陰虧損、肝陽上亢及陰虛火旺者忌用。

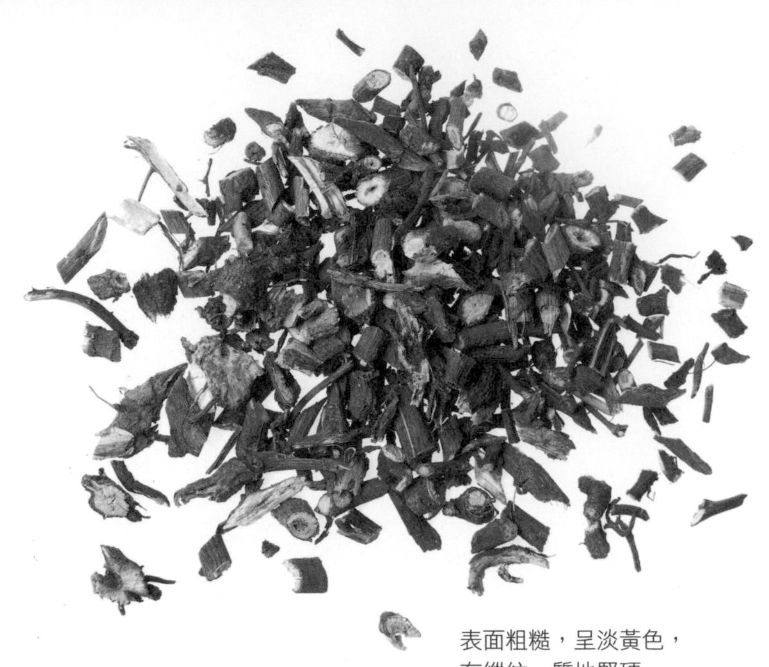

表面粗糙，呈淡黃色，有縱紋，質地堅硬。

柴胡

柴胡，為傘形科植物北柴胡或狹葉柴胡等的根。柴胡具有輕清既能升散，又能疏洩的特點。既能透表退熱、疏肝解鬱，又可用於升舉陽氣。因此，它在臨床上是一味既可用於實證，又可用於虛證的藥物。

[治病配方]

1 慢性肝炎（肝鬱脾虛型）：柴胡、白芍、黨參、白朮各 10 克，甘草 5 克，紅棗 10 顆。水煎服，時時飲之。

2 慢性肝炎（肝膽濕熱型）：柴胡、山楂、白芍各 10 克，瓜蔞 15 克，甘草 5 克。水煎服，時時飲之。

3 脂肪肝：柴胡、枳殼、白芍、木香、山楂各 10 克，甘草 5 克。水煎服，時時飲之。

4 頭痛（風熱型）：柴胡、升麻各 10 克，白芷 5 克，細辛 3 克。水煎服，時時飲之。

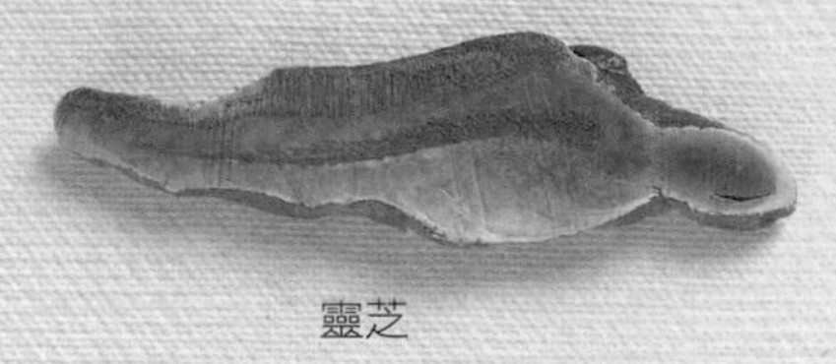
靈芝

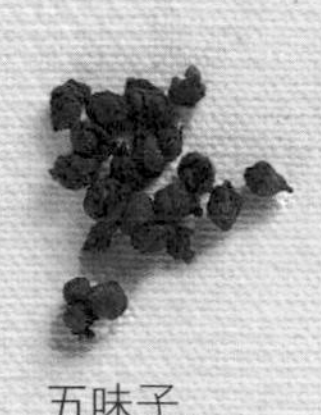
五味子

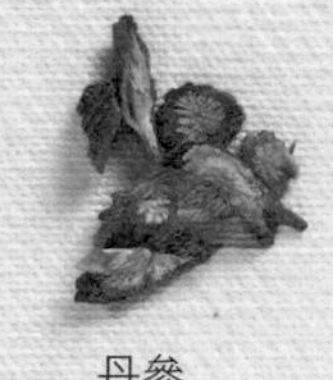
丹參

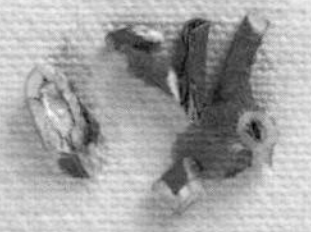
柴胡

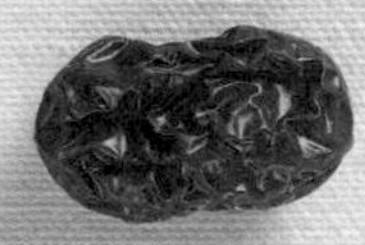
紅棗

柴胡丹參靈芝飲
柴胡可與白芍、當歸和茯苓配伍服用，適宜肝胃鬱結等症。

[家用滋補]

1 滋補 煮湯

柴胡15克，豬肝200克，菠菜1棵，鹽、澱粉各適量。菠菜去根洗淨，切小段。豬肝洗淨切片，加澱粉拌勻。柴胡放入鍋內，加清水1,500毫升，大火煮開後轉小火煮20分鐘，去渣留湯。將豬肝加入柴胡湯中，轉大火，並下菠菜，等湯再次煮沸，加鹽調味即可。此湯能清熱養肝。

2 滋補 煮粥

柴胡、澤瀉各5克，龍膽草、黃芩、梔子各3克，木通、當歸尾各10克，車前子15克，生地黃20克，甘草6克，白米150克，白糖適量。將所有藥材放入砂鍋內，加清水500毫升，煎煮25分鐘，取汁。將白米淘洗乾淨，放入鍋內，加煎煮汁液另加清水500毫升，大火煮沸，再用小火煮30分鐘，加入白糖即可。此粥能清熱養肝。

3 滋補 代茶飲

柴胡、丹參各5克，五味子、靈芝各10克，紅棗5顆。水煎代茶飲，對慢性肝炎有幫助。

性味歸經

性涼，味辛，歸肺、肝經。

用法用量

一般用量3～6克，煎服（後下），做菜不限量。

適宜範圍

①風熱感冒；②頭痛目赤，咽喉腫痛；③痲疹不透，風疹搔癢等。

現代藥理

薄荷含有薄荷醇、薄荷酮、乙酸薄荷酯等成分，有消炎抗菌、刺激神經中樞、抗過敏、止癢、鎮痛、健胃、祛風等作用。

鑑別保存

薄荷以葉多而肥、色綠、無根、乾燥、香氣濃者為佳。

禁　　忌

薄荷不宜長時間咀嚼，會反覆刺激口腔黏膜，導致口腔黏膜角化層增厚，細菌侵入，使口腔黏膜受到損害。薄荷與甲魚肉不可同食，甲魚有腥氣，與薄荷的氣味會發生干擾。此外，甲魚肉主聚，薄荷主散，兩者的功效不相協調。食用薄荷忌食辛辣、羊肉等食物。羊肉、辛辣食物等易生火助燥，損津耗氣，薄荷為芳香辛散之品，也易發汗耗氣，兩者同時食用，損傷正氣。

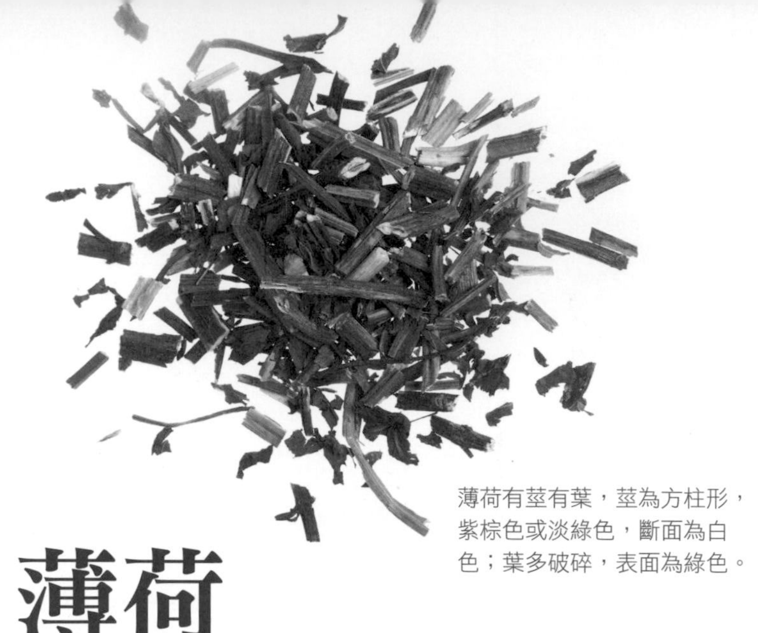

薄荷有莖有葉，莖為方柱形，紫棕色或淡綠色，斷面為白色；葉多破碎，表面為綠色。

薄荷

薄荷為唇形科多年生宿根性草本植物薄荷屬的地上部分，是一種芳香作物。《本草綱目》:「（薄荷）利咽喉、口齒諸病。治瘰癧，瘡疥，風瘙癮疹。」

[治病配方]

1 高脂血症（腎虛濕盛型）：薄荷葉2片，奇異果1個，蘋果半個。奇異果削皮，切成4塊。蘋果削皮，去核，切塊。將薄荷葉洗淨，放入榨汁機中攪碎，再加入奇異果、蘋果塊，攪打成汁即可。

2 失音：薄荷適量，胖大海5顆，石菖蒲5克。放入保溫杯，沸水沖泡，悶10分鐘即可。

3 頭痛（血虛型）：薄荷、升麻各5克，當歸、元胡各10克。水煎服，時時飲之。

4 頭痛（肝陽上亢型）：薄荷、生梔子各5克，夏枯草、菊花各10克。水煎服，時時飲之。

5 頭痛（腎虛型）：薄荷3克，黃耆10克，升麻、柴胡各5克。水煎服，時時飲之。

6 咳嗽（風熱型）：薄荷2～5克，甘草1～3克。用沸水沖泡即可，常飲此茶，對咽喉癢痛有防治作用。

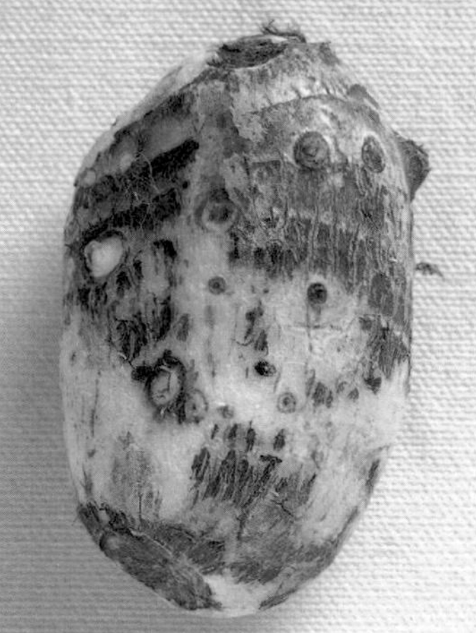
芋頭

[家用滋補]

1 滋補 涼拌

薄荷200克，醬油、辣椒油、醋、彩椒各適量。將薄荷洗淨，備用。清水煮沸，下入薄荷焯水，用涼開水沖涼，控淨水分，裝盤待用。將醬油、辣椒油、醋、彩椒拌勻，澆在薄荷上即可。本品能開胃解乏。

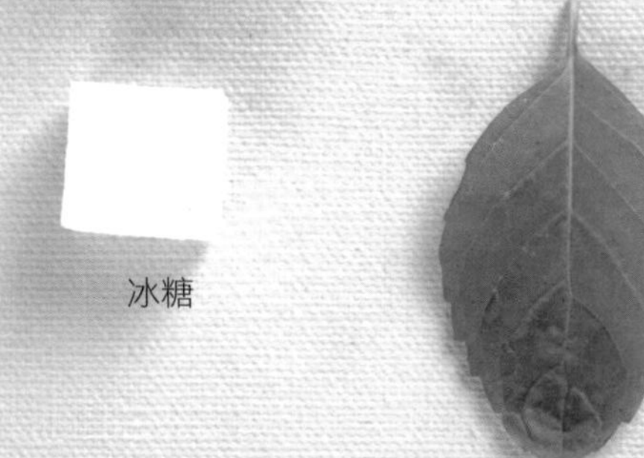
冰糖

薄荷

2 滋補 煮湯

薄荷100克，鴨肉400克，生薑、鹽、胡椒粉各適量。鴨肉洗淨，斬成小塊。薄荷洗淨，摘取嫩葉。生薑切片。鍋中加清水燒沸，下入鴨塊汆去血水，撇去浮沫後撈出。油燒熱，下入生薑、鴨塊炒乾水分。加入適量清水，倒入煲中煮半小時，再下入薄荷葉、鹽、胡椒粉拌勻即可。此湯能潤膚瘦身。

薄荷芋頭粥
牙齒不好的人可多食用此粥，有堅固牙齒的作用。

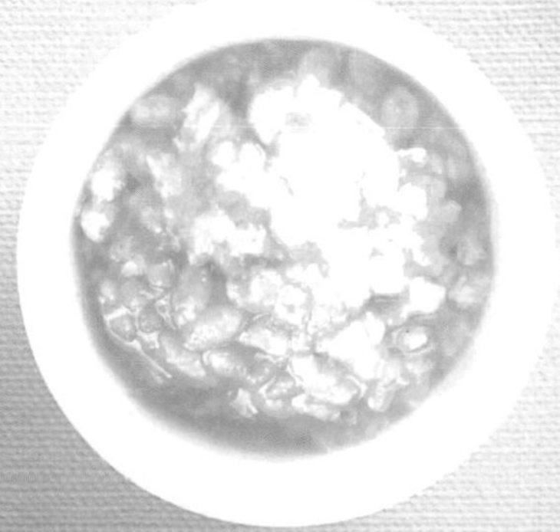

3 滋補 煮粥

薄荷、冰糖各適量，芋頭50克，白米80克。芋頭洗淨、去皮，切成小塊。白米淘洗乾淨，薄荷葉洗淨。芋頭、白米一同放入鍋中，加適量清水煮粥。粥將熟時，加入薄荷葉再煮片刻。粥熟後，加入冰糖再煮片刻即可。此粥能補脾益胃。

性味歸經

性溫，味辛、苦、酸，歸肝、脾、肺經。

用法用量

一般用量 5～30 克，鮮用或乾製後使用皆可，煎服。

適宜範圍

① 肝鬱氣滯引起的胸脅脹痛；② 脾胃氣滯引起的脘腹脹痛、嘔逆少食等。

現代藥理

佛手主要含有香豆素類、黃酮類、三萜類、揮發油等成分，有解痙攣、抑制中樞、增加冠狀動脈血流量、抗心律失常、降血壓、抗過敏、抗炎、抗病毒等作用。

鑑別保存

佛手以片狀均勻、平整、不破碎、肉白、香味濃者為佳。

禁　忌

佛手有行氣之功、陰虛血燥、氣無鬱滯者慎用。

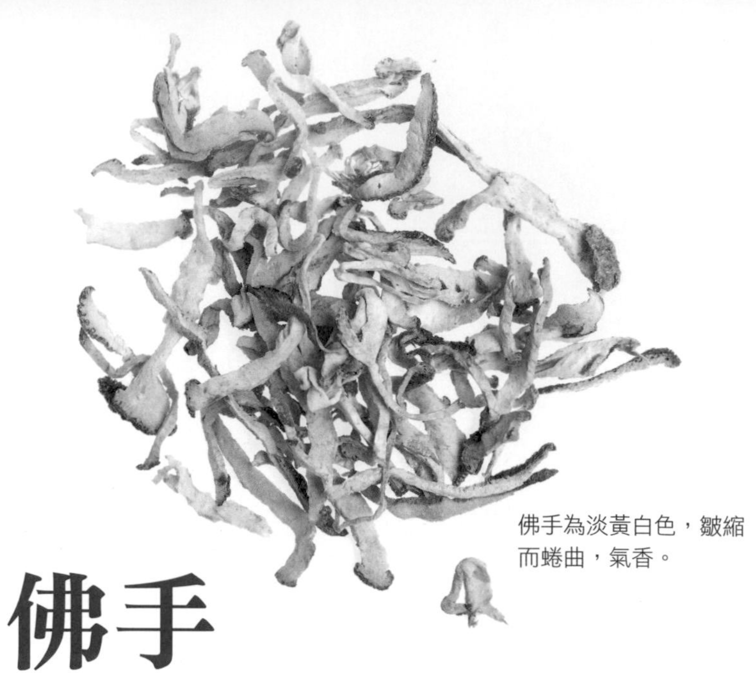

佛手為淡黃白色，皺縮而蜷曲，氣香。

佛手

佛手，為芸香科常綠小喬木或灌木植物佛手的果實，主產於廣東、福建、雲南、四川等地。飲片多為加工後的佛手片，有川佛手與廣佛手之分，均同等入藥，習慣認為川佛手為佳。

[治病配方]

1 冠心病（氣虛血瘀型）：佛手、山楂各 10 克。水煎服，時時飲之。

2 咳嗽（痰濕型）：鮮佛手 10 克，生薑 6 克。用清水煎煮後去渣，加白糖趁溫飲服，每日 1 次。

3 嘔吐：佛手、鮮薑各 10 克。用清水煎煮，取汁，加入白糖適量，時時飲服。

4 支氣管炎：佛手 30 克，丹參、杏仁、神曲各 15 克，麻黃 5 克，五味子、細辛、炙甘草各 3 克。水煎服，時時飲之。

5 甲亢：佛手、竹茹、茯苓各 5 克，山楂 1 顆。沸水沖泡，蓋上蓋子悶半小時，當茶飲用，可重複沖泡。

6 月經不調（氣滯血瘀型）：佛手、川芎、香附各 15 克。水煎服，時時飲之。

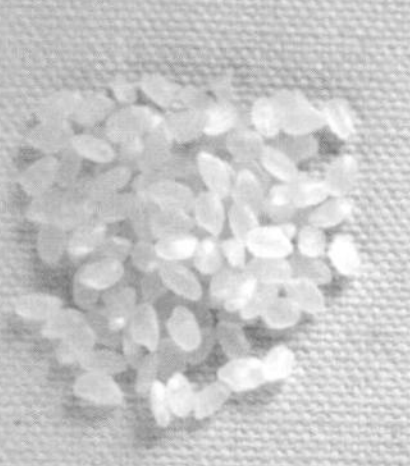
白米

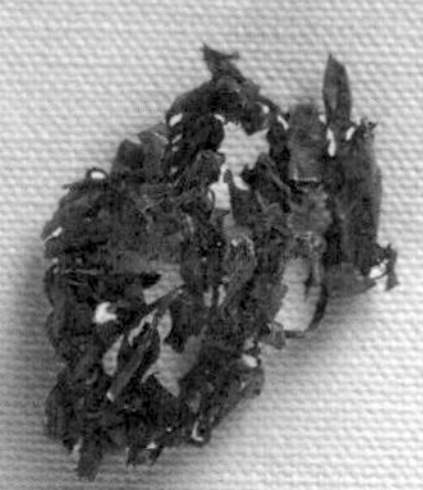
海藻

[家用滋補]

1 滋補 煮湯

佛手 30 克，豬排骨 300 克，杏仁 20 克，生薑、蔥、料酒、鹽各適量。將豬排骨洗淨剁成小塊，放入沸水中汆燙，去血水。佛手洗淨切塊，杏仁用溫水泡軟備用。鍋內倒入適量清水，將處理好的豬排骨、杏仁、生薑、蔥、料酒一同放入鍋中，大火煮開後改用小火慢煮，1 小時後放入佛手，大火煮開後改小火煮，半小時後用鹽調味即可。此湯能理氣扶正。

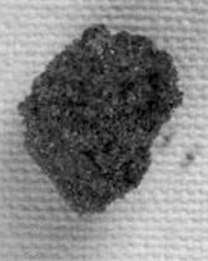
紅糖

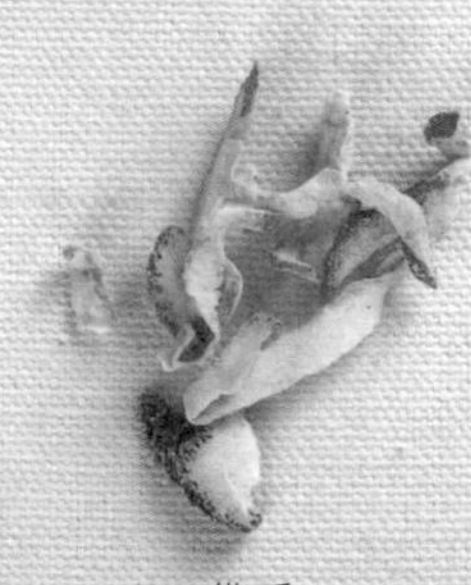
佛手

2 滋補 炒菜

佛手 20 克，韭菜 25 克，料酒、鹽各適量。韭菜切段，佛手切片，加料酒同炒，熟時加鹽調味即可。適用於關節脫位復位中期，關節仍腫脹，活動不便者。此菜能行氣止痛。

3 滋補 煮粥

① 佛手、大麥芽各 30 克，山藥、白扁豆各 50 克。同煮粥，熟時加入適量白糖調味即可。此粥適用於肝病消化不良、食慾不振、胃脹、腹瀉者，能疏肝理氣。② 佛手 9 克，海藻 15 克，白米 60 克，紅糖適量。佛手、海藻用適量水煎汁去渣後，再加入白米、紅糖煮成粥即成。此粥能調整情緒，改善抑鬱，疏肝清熱。

佛手海藻粥
將材料中的海藻換成蘇梗，
可治療氣鬱型妊娠腹痛。

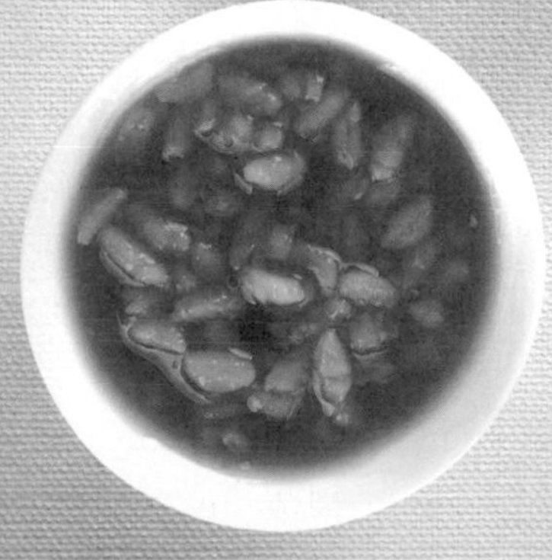

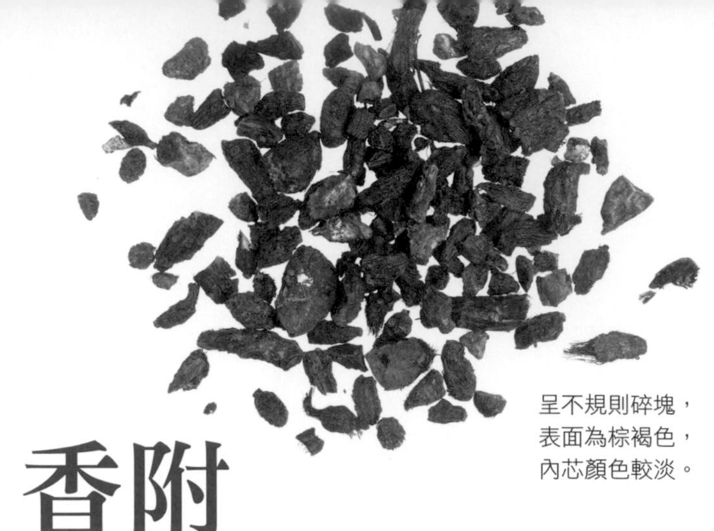
呈不規則碎塊，
表面為棕褐色，
內芯顏色較淡。

香附

香附為莎草科多年生草本植物莎草的根莖，又名雀頭香、香附子、香附米、雷公頭。中醫認為其具有治療痛經、月經不調、閉經、崩漏之功效。因此歷代許多醫家均稱香附為婦科良藥。《本草綱目》稱香附「可散寒，解鬱，消積食，消腫，治吐血，帶下，月經不調等。」

[治病配方]

1 痛經（氣滯血瘀型）：香附、益母草各 12 克，丹參 15 克，白芍 10 克。水煎服，時時飲之，行經前 3 ～ 5 天開始，每日 1 劑，早晚各 1 次。

2 崩漏：香附 12 克，白芍 15克，生蒲黃、熟蒲黃各9克。水煎服，時時飲之。

3 閉經（氣滯血瘀型）：香附 15 克，莪朮、紅衣、蒲黃、牛膝各 10 克，鳳仙花、益母草各 30 克。水煎服，時時飲之。每日 1 劑，早晚各 1 次。

4 月經不調（氣滯血瘀型）：香附、月季花、當歸、益母草各 15 克。水煎服，時時飲之。

5 胃炎（肝胃不和型）：香附、木香、元胡各 10 克，甘草 5 克，紅棗 5 顆。水煎服，時時飲之。

6 胃炎（脾胃陰虛型）：香附、黃芩各 10 克，生石膏 30 克，黃連、枳殼、甘草各 5 克。水煎服，時時飲之。

性味歸經

性寒，味苦、辛，歸肝、三焦經。

用法用量

一般用量 6 ～ 20 克，煎服。

適宜範圍

肝鬱氣滯引起的胸、脅、脘腹脹痛，消化不良，月經不調，經閉痛經，寒疝腹痛，乳房脹痛等。

現代藥理

香附中主要含有揮發油、生物鹼、強心苷、黃酮類等成分，有強心保肝、利膽抗炎、抗菌等作用。

鑑別保存

香附以個大、質堅實、色棕褐、香氣濃者為佳。

禁　　忌

氣虛無滯者慎服；陰虛、血熱者禁服。

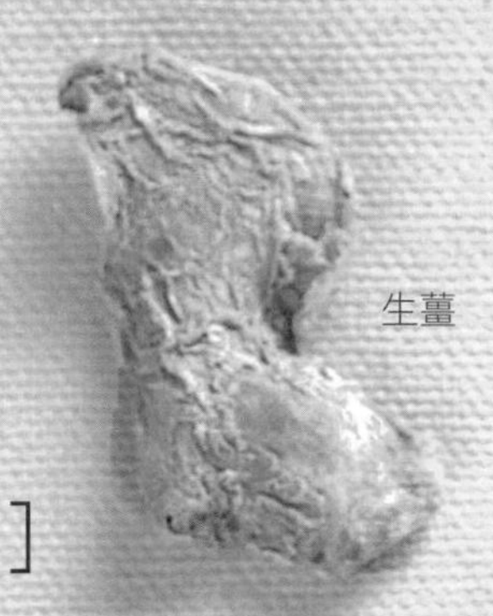

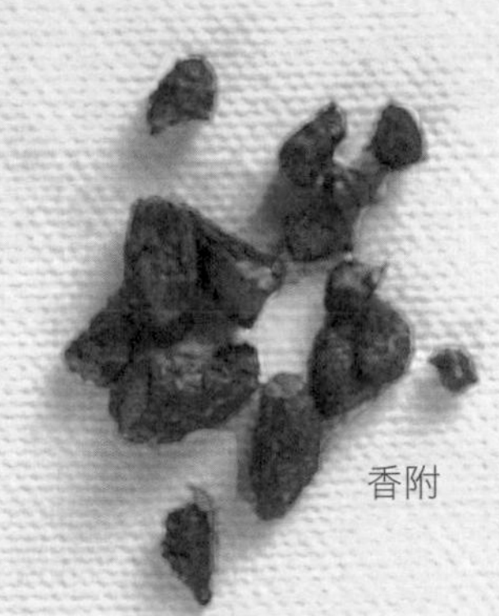

[家用滋補]

1 滋補 蒸服

醋香附 9 克，陳皮 6 克，乳鴿 1 隻，生薑、蔥、料酒、鹽各適量。將陳皮、醋香附、乳鴿、生薑、蔥、料酒同放入鍋內，大火蒸 40 分鐘，加鹽調味即可。本品能疏肝解鬱。

2 滋補 煮湯

香附 9 克，豆腐 200 克，鹽、生薑、蔥各適量。把香附洗淨，去雜質。豆腐洗淨，切成塊。生薑切片，蔥切段。把炒鍋置大火上燒熱，加入油燒至六成熱時，下入蔥、生薑爆香，加清水 600 毫升，放入香附，煮沸，下入豆腐、鹽，煮 5 分鐘即可。此湯能行氣健脾。

3 滋補 燉煮

香附 6 克，雞 1 隻，芹菜 1 把，蘿蔔 1 根，雞肝、洋蔥、白糖、醬油、料酒、鹽各適量。先將香附切細，加清水小火煮 1 小時，水減半時，過濾，取汁備用。雞肝、洋蔥切塊，蘿蔔切片，芹菜切段。鍋內先用雞肉墊底，將雞肝放在雞肉上面，調料鋪在最上層，加料酒 3 湯匙，並放入香附汁、芹菜、蘿蔔、鹽、白糖、醬油，加雞湯適量。先用大火煮開，再用小火煮爛即可。此湯能溫經行氣。

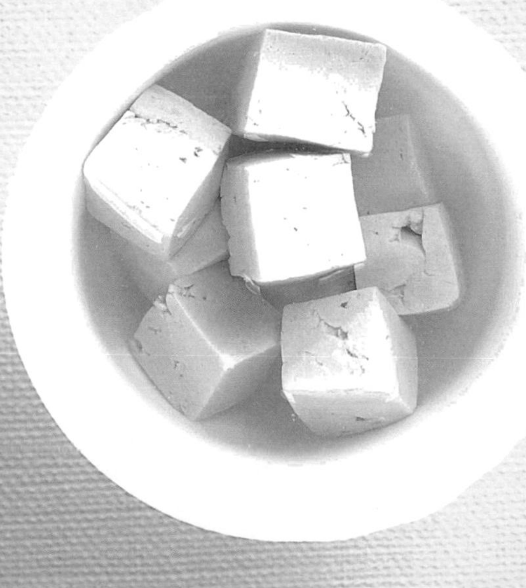

香附豆腐湯

此湯有清熱解毒功效，以肝鬱氣滯為主的急性病毒性肝炎患者適宜服用。

性味歸經

性溫，味苦、辛，歸肝、膽、胃經。

用法用量

一般用量3～9克，煎服。

適宜範圍

肝氣鬱滯、肝胃不和引起的胸脅脹痛、疝氣、乳核、乳癰、食積腹痛。

現代藥理

青皮主要含檸烯、檸檬酸、癸醛、辛醛等成分，有去痰、平喘、解痙、升壓、抗休克等作用。

鑑別保存

青皮以外皮青、內面白、皮厚、香氣濃者為佳。置陰涼乾燥處。

禁　　忌

氣虛者忌用。

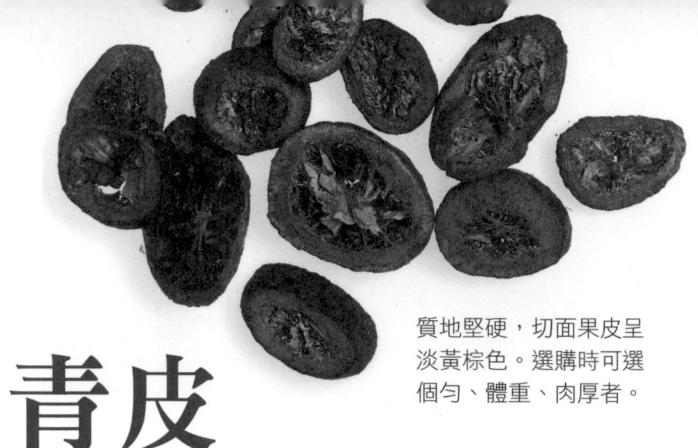

質地堅硬，切面果皮呈淡黃棕色。選購時可選個勻、體重、肉厚者。

青皮

青皮，為芸香科植物橘及其栽培變種的乾燥幼果或未成熟果實的果皮。《本草綱目》:「治胸膈氣逆，胸痛，小腹疝痛，消乳腫，疏肝膽，瀉肺氣。」

[治病配方]

1 肝硬化：青皮、陳皮、黃連（薑汁炒）各30克，香附120克，蒼朮、半夏、針砂（醋炒）各60克，白朮、苦參各15克。以上研為細末，麵糊為丸。每服3～6克，每日3次。

2 肝脹，脅下滿而痛引小腹：青皮（醋炒）4.5克，柴胡（醋炒）、烏藥、陳皮、延胡索各3克，乾薑、木香各1.5克，蒺藜12克，鬱金6克，花椒子（打碎）24粒。水煎服，每日1劑。

[家用滋補]

1 滋補 煮粥

將青皮10克，生山楂30克分別洗淨，切碎後一起放入鍋內，加適量水，濃煎40分鐘，用潔淨紗布過濾，取汁待用。白米100克淘洗乾淨，放入鍋內，加適量水，用小火煨煮成稠粥，粥將成時，加入青皮、山楂濃煎汁，拌勻，繼續煨煮至沸，即成。早晚分食。此粥有疏肝理氣、消積化滯的作用。

2 滋補 代茶飲

青皮、紅花各10克。青皮晾乾後切成絲，與紅花加水浸泡30分鐘，煎煮30分鐘，去渣取汁即成。當茶頻頻飲用，或早晚2次分服，可以理氣活血，對盆腔炎屬氣滯血瘀型療效較好。

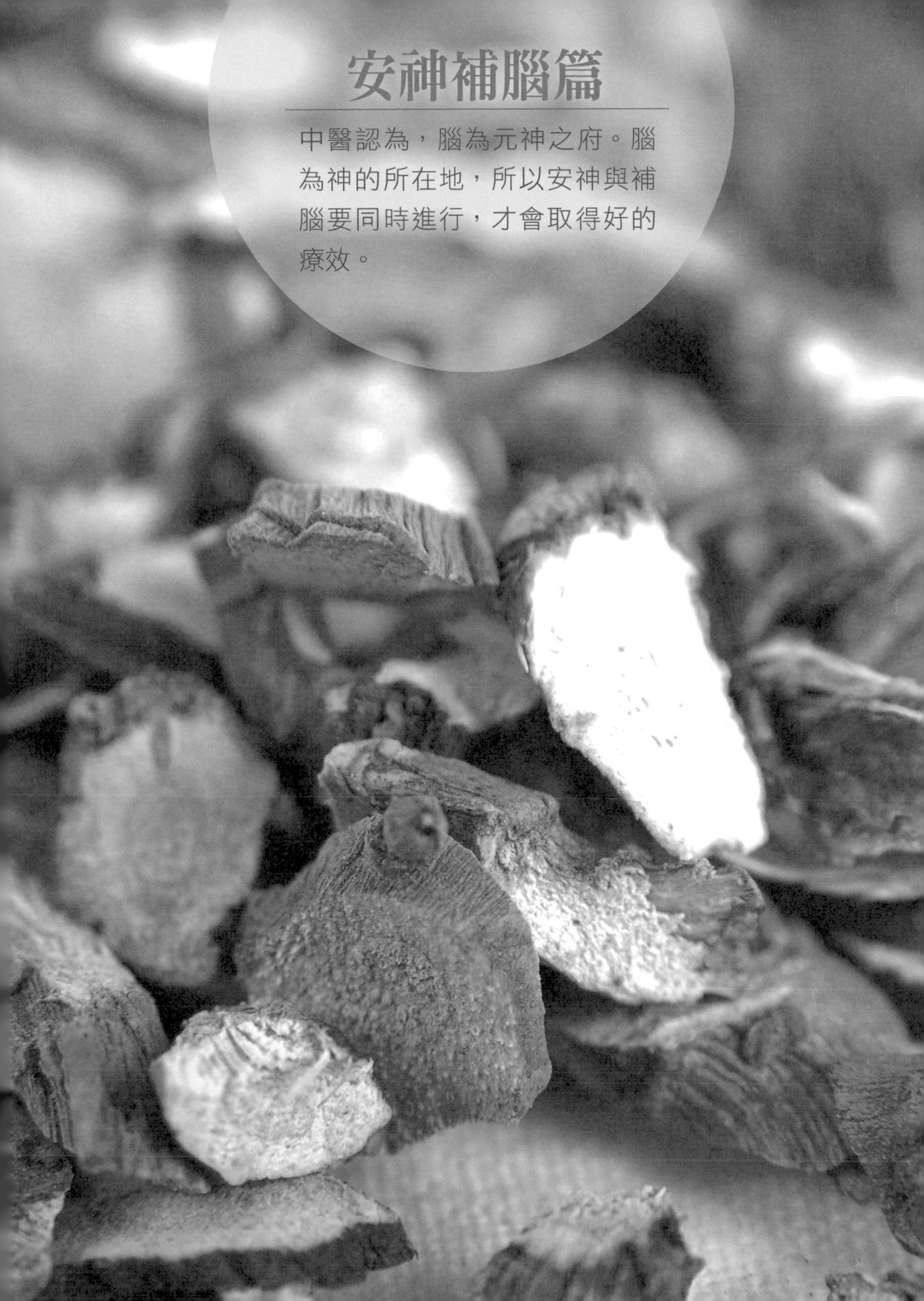

安神補腦篇

中醫認為，腦為元神之府。腦為神的所在地，所以安神與補腦要同時進行，才會取得好的療效。

性味歸經

性寒，味辛、苦，歸肝、心、肺經。

用法用量

一般用量 3 ～ 10 克，煎服。

適宜範圍

① 胸脅脘腹疼痛；② 月經不調、痛經經閉；③ 血熱吐衄、血淋、砂淋、黃疸。

現代藥理

鬱金含有薑黃素、生薑黃酮等成分，有保護肝臟、促進膽汁分泌和排泄、降血脂、抑制中樞神經和抗腫瘤等作用。

鑑別保存

鬱金以個大、肥滿、外皮皺紋細、斷面橙黃色者為佳。置乾燥處，防蛀。

禁　　忌

鬱金活血行氣，陰虛失血、氣虛脹滯及無氣滯血瘀者忌服，孕婦慎用。鬱金與丁香藥性相畏，不能同食。

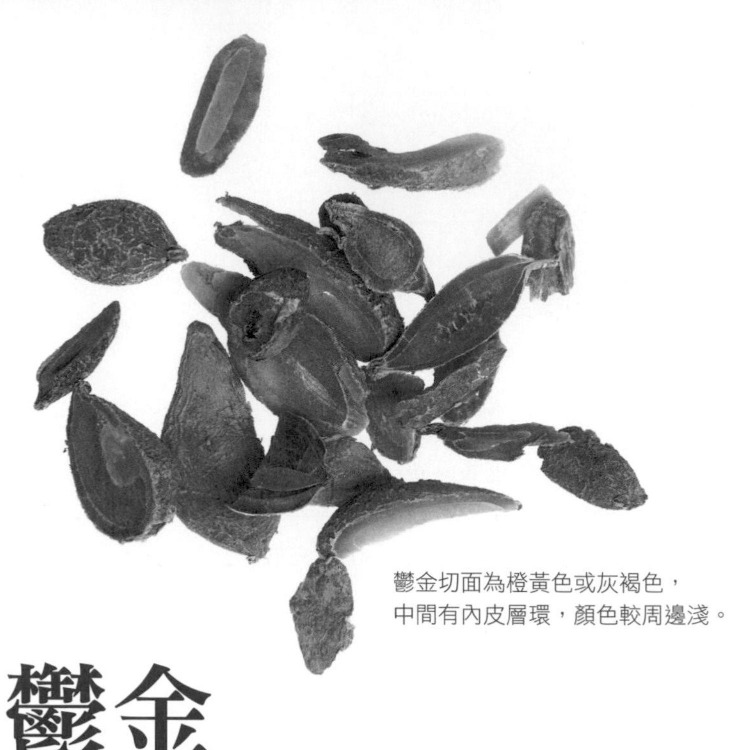

鬱金切面為橙黃色或灰褐色，中間有內皮層環，顏色較周邊淺。

鬱金

鬱金為薑科植物溫鬱金、薑黃、廣西莪朮、蓬莪朮及川鬱金的塊根。《本草綱目》稱鬱金「治血氣心腹痛，產後敗血衝心欲死，失心顛狂。」

[治病配方]

1 糖尿病（併發腦血栓）：鬱金、石菖蒲各 10 克，麝香 1 克，紅豆 30 克。先煎石菖蒲、鬱金、紅豆，取汁 100 毫升，調入麝香，有化痰開竅之功效。

2 脂肪肝：鬱金、何首烏、川貝母、佛手柑各 20 克，黃耆、丹參各 30 克，白朮、桃仁、陳皮各 15 克。水煎服，時時飲之，每日 1 劑，每次適量，有疏肝健脾、化痰祛瘀的作用。

3 失眠（陰虛火旺型）：鬱金 3 克（切小塊），黃連 1 克，合歡花、夜交藤（切小塊）各 5 克。沸水沖泡 15 分鐘，當茶飲，每日睡前服，有清心安神的作用。

4 慢性肝炎（瘀血阻絡型）：醋製鬱金 9 克，炙甘草 3 克，綠茶 2 克，蜂蜜 24 克。水煎服，時時飲之，每日 1 劑。

[家用滋補]

1 滋補 燉煮

鬱金 9 克，水鴨 1 隻，車前草 20 克，生薑、蔥、料酒、鹽各適量。車前草、鬱金用紗布包好裝入鴨腹，加入適量清水和調料，大火煮沸，再改用小火燉煮 1 小時即可。本品能疏肝解鬱。

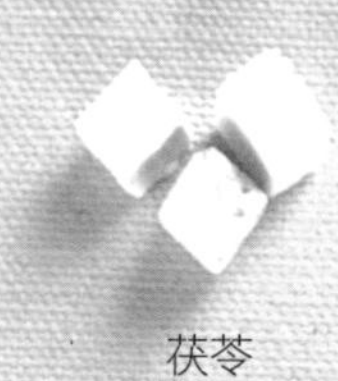
茯苓

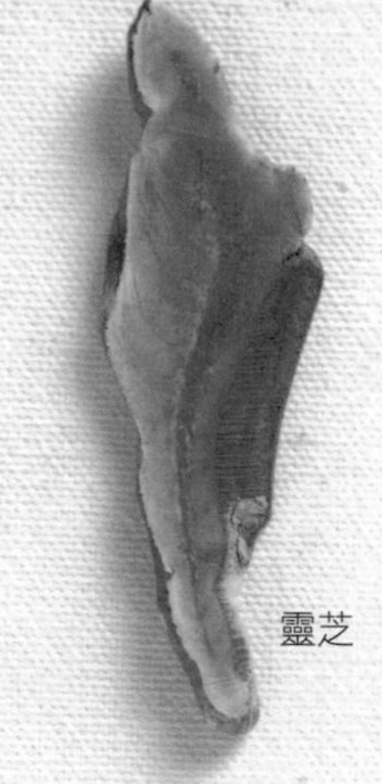
靈芝

2 滋補 做膏

鬱金 200 克，虎杖 400 克。水煎，取汁，加入蜂蜜 800 克，用小火煎煮 5 分鐘成膏狀，每次 1 湯匙，每日 2 次，飯後開水沖服。

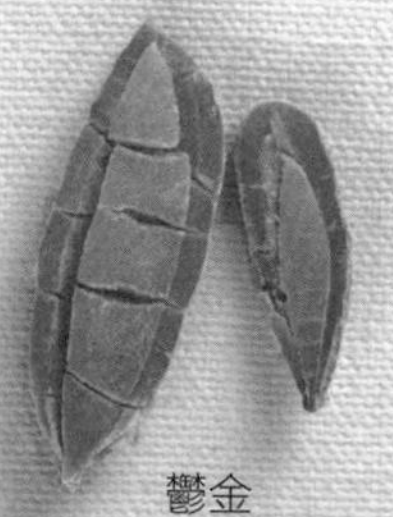
鬱金

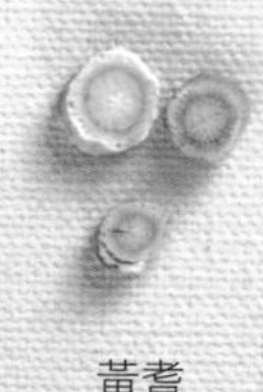
黃耆

3 滋補 煮湯

鬱金 15 克，豬瘦肉 100 克，黨參 20 克，三七花 12 克。豬瘦肉洗淨、切塊。鬱金、三七花放入鍋內，加清水適量，煎煮取汁。將豬瘦肉、黨參放入藥汁內，用小火煮至肉熟爛，調味即可。此湯能健脾疏肝利膽。

4 滋補 水煎

① 鬱金、當歸各 12 克，山楂、橘餅各 25 克。將上述 4 味同加水煎煮取汁，分兩至三次飲服。此湯有治療酒精肝的作用。② 鬱金 10 克，黃耆 30 克，靈芝、茯苓各 15 克，茶葉 6 克。將上述 4 味中藥水煎取汁，煮沸後浸泡茶葉。此湯有保肝利膽的作用。

也可用鬱金與綠茶直接沖泡，有行氣解鬱，涼血破瘀的功效。

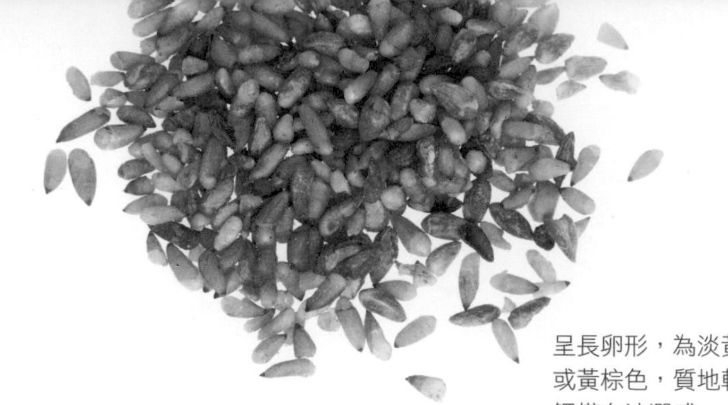

呈長卵形，為淡黃色或黃棕色，質地軟，觸摸有油潤感。

柏子仁

柏子仁，為柏科常綠植物側柏的種仁。能寧心定志、補腎滋陰、潤腸通便。明李時珍贊：「柏子仁，性平而不寒不燥，味甘而補，辛而能潤，其氣能透心腎，益脾胃，宜乎滋養之劑用之。」其含大量揮發油，能滋潤皮膚。《神農本草經》說柏子仁：「令人潤澤，美色。」

[治病配方]

1 脫髮：柏子仁、黑芝麻、核桃仁各 25 克。洗淨搗爛，加適量蜂蜜拌勻，每天早晚空腹服完。

2 便秘（血虛型）：柏子仁、杏仁、松子仁、大麻仁各 9 克。將以上 4 味中藥一同搗爛，放杯內用開水沖泡，加蓋悶片刻即可，當茶飲用。此茶有滋陰潤腸、通便之功效。

3 耳鳴：柏子仁 6 克，黑豆 30 克，酸棗仁 5 克。用清水煎煮至黑豆熟爛後服用，早晚各 1 次。本品適用於耳鳴、聽力減退，兼失眠、便秘者。

4 失眠（肝鬱化火型）：柏子仁、酸棗仁各 9 克，麥門冬、黨參各 12 克，五味子 6 克。用清水煎煮兩次，合併藥汁服用。

5 失眠（肝鬱化火型）：柏子仁、茯苓、熟地黃、菊花、人參各 2 克，紅茶 5 克。用 500 毫升清水煎煮前 5 味藥後沖泡紅茶飲用，也可不泡紅茶，直接飲用藥汁。可加蜂蜜調味，沖飲至味淡。

性味歸經

性平，味甘，歸心、腎、大腸經。

用法用量

一般用量 10～20 克，煎服。

適宜範圍

虛煩失眠、心悸怔忡、陰虛盜汗、腸燥便秘。

現代藥理

柏子仁含有柏木醇、谷固醇、皂苷等成分，有潤腸通便、改善睡眠等作用，用於治療產後和老年人的腸燥便秘，性質和緩而無副作用。

鑑別保存

柏子仁以粒大飽滿、顏色黃白、油潤肥厚者為佳。

禁　　忌

去殼柏子仁易泛油，引起變質變味，煮粥時應注意。心神失養，驚悸恍惚，心慌，失眠，遺精，盜汗者宜食；老年人慢性便秘者宜食。大便溏薄者忌食；痰多者亦忌食。

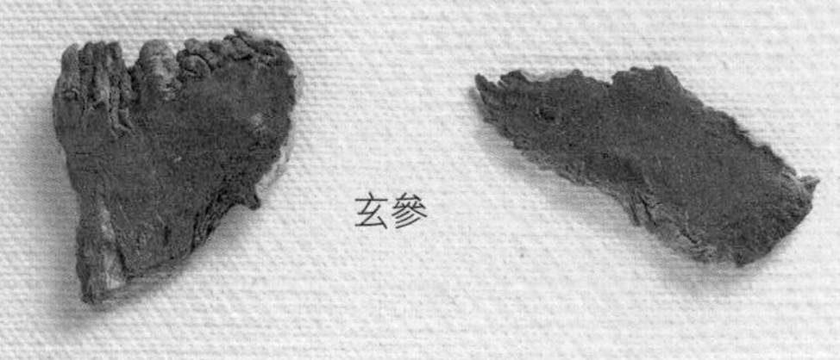
玄參

[家用滋補]

1 滋補 煮粥

① 柏子仁 20 克，去除皮殼雜質，搗爛後，同 100 克白米下鍋煮粥。待粥將成時，加入適量蜂蜜拌勻即可。此粥適用於慢性便秘、心悸、失眠和健忘者，能養心安神。
② 柏子仁、大麻仁各 15 克，酸棗仁、黑芝麻各 20 克，白米 30 克。將黑芝麻炒好；酸棗仁、柏子仁、大麻仁先煎半小時，取汁；鍋中放煎煮藥汁及適量清水，加黑芝麻、白米煮粥，做晚餐食用。此粥適用於糖尿病併發失眠屬年老神衰型。

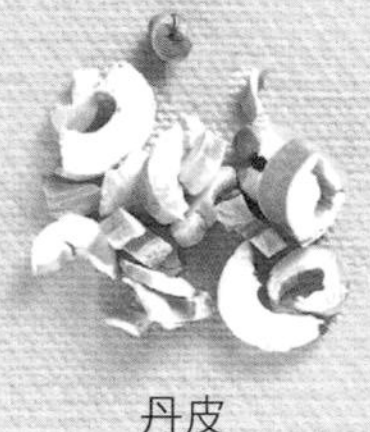
丹皮

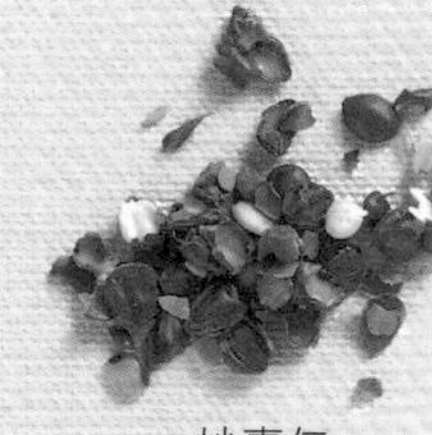
炒棗仁

2 滋補 煮湯

柏子仁 10 克，豬心 1 個，鹽、料酒各適量。以上材料加適量清水，用小火煮至豬心熟爛，喝湯吃豬心。適用於心血虧虛引起的心慌、失眠、多夢等。此湯能養心安神。

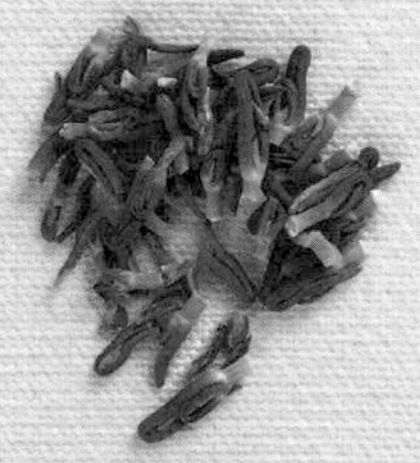
蓮子心

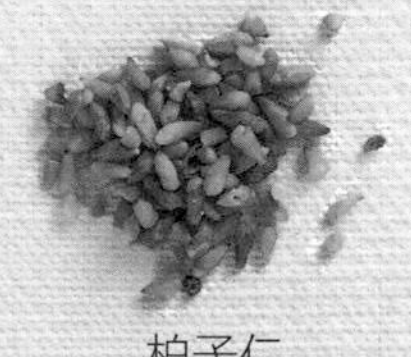
柏子仁

3 滋補 代茶飲

柏子仁、蓮子心各 9 克，玄參 90 克，丹皮、炒棗仁各 30 克。以上材料用清水煎煮，取汁，再加白糖適量，分為早中晚 3 次服用，每日 1 劑。適用於心火過旺引起的口腔潰瘍、口乾舌紅、渴欲飲冷水、失眠等。

柏子仁玄參茶
柏子仁直接用沸水沖泡，可緩解老年人或孕婦產後腸燥便秘。

性味歸經

性溫，味辛，歸脾、腎經。

用法用量

一般用量 3 ～ 10 克，煎服。

適宜範圍

① 脾胃虛寒導致的腹脹納少、腹痛喜溫喜按、大便溏薄、四肢不溫；② 腎陽不足所致的腰膝冷痛、痿軟無力、畏寒肢冷、遺精、遺尿等。

現代藥理

益智仁含有揮發油、黃酮類、多醣等成分，有延緩衰老、健胃、減少唾液分泌的作用。

鑑別保存

益智仁以顆粒大、均勻、飽滿、色紅棕、無雜質者為佳。貯存必須裝入密閉容器中，置陰涼乾燥處貯藏。

禁　　忌

益智仁傷陰助火，陰虛火旺者忌用，尿色黃赤且尿道疼痛、頻尿者均不宜使用。脾胃濕熱引起的口涎自流、唇赤、口苦、苔黃等症，不可用辛溫的益智仁。

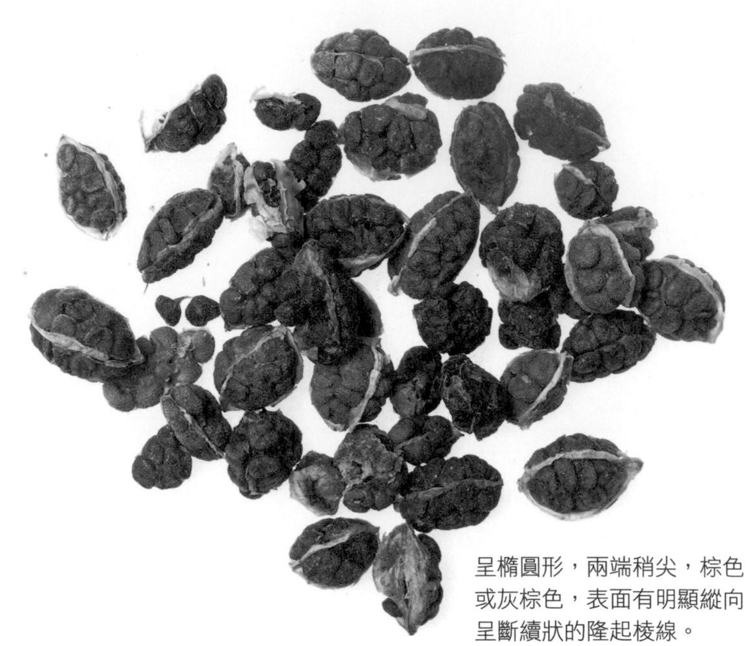

呈橢圓形，兩端稍尖，棕色或灰棕色，表面有明顯縱向呈斷續狀的隆起棱線。

益智仁

益智仁，是薑科植物益智的成熟果實。相傳清朝時有一秀才，多年未能中舉，非常苦惱。久之記憶力衰退，腎氣衰，夜尿多。一天晚上，他坐在草叢中，有意無意地採摘眼前的果實，放到嘴裡咀嚼。一連幾天，都是如此。慢慢地記憶力就好了，身體也好了，第二年就中了舉人。為了記住這個藥草，就給它起名「益智仁」。

[治病配方]

1 遺尿：益智仁、杏仁各 6 克，黃耆 10 克。水煎服，時時飲之。

2 習慣性流產：益智仁 15 克，升麻、白朮、艾葉各 10 克。每日 1 劑，水煎服，每次適量。

3 脾寒洩瀉、腹部冷痛：益智仁 12 克，補骨脂 10 克，水煎服。每日 1 劑，每劑藥煎兩次，上午、下午各服 1 次。

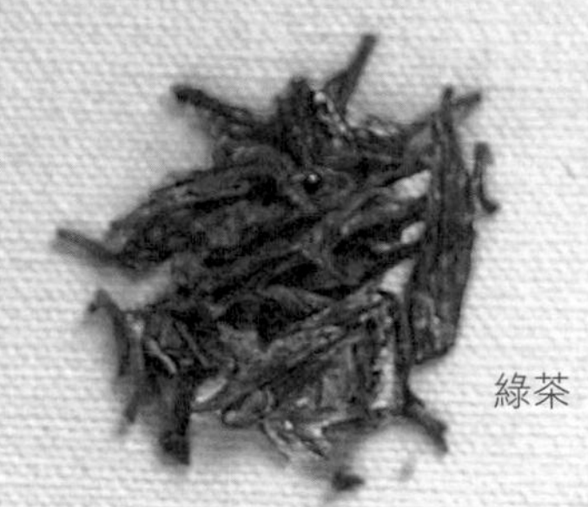
綠茶

[家用滋補]

1 滋補 燉煮

① 益智仁、蓮子、芡實、淮山各 50 克，豬肚 1 個。將益智仁煎湯去渣。將蓮子、芡實、淮山泡入益智仁湯中兩小時，再裝入洗淨的豬肚內，放入燉鍋中，小火煮 3 小時左右。此湯能益腎固精。② 豬腰 1 只，杜仲 15 克，益智仁 6 克。將豬腰挑淨筋膜，切片，放入燉鍋，加杜仲、益智，生薑、蔥適量，燉熟後食用，能補肝腎、縮小便。

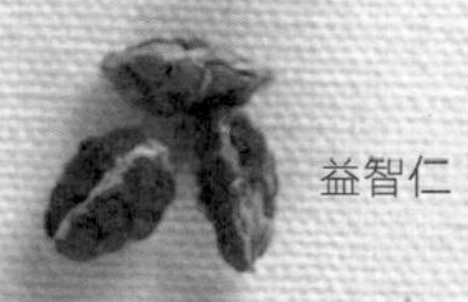
益智仁

2 滋補 煮粥

益智仁 20 克，濃煎兩次，取濃縮液 60 毫升，與白米 100 克，蓮子 30 克同入鍋中，加清水適量，煮成稠粥，粥成時調入白糖 20 克，早晚食用。此粥有溫補脾腎、散寒縮尿的作用，適用於畏寒怕冷、手足發涼，對兼有頻尿、遺尿者尤為適宜，能散寒縮尿。

3 滋補 代茶飲

益智仁 15 克，綠茶 3 克。將益智仁搗碎，與綠茶一同放入茶杯中，沸水沖泡，每日當茶飲。腎虛遺精者，可用益智綠茶來溫腎止遺。

益智綠茶
益智仁用水煎煮，服用可緩解腹脹忽瀉。

性味歸經

性溫，味辛、苦，歸心、胃經。

用法用量

用量一般為 3 ～ 15 克，煎服。

適宜範圍

① 痰濕穢濁之邪矇蔽清竅所致之神志昏亂；② 濕濁中阻，脘悶腹脹、痞塞疼痛；③ 濕濁、熱毒蘊結腸中所致之水穀不納，痢疾後重等。

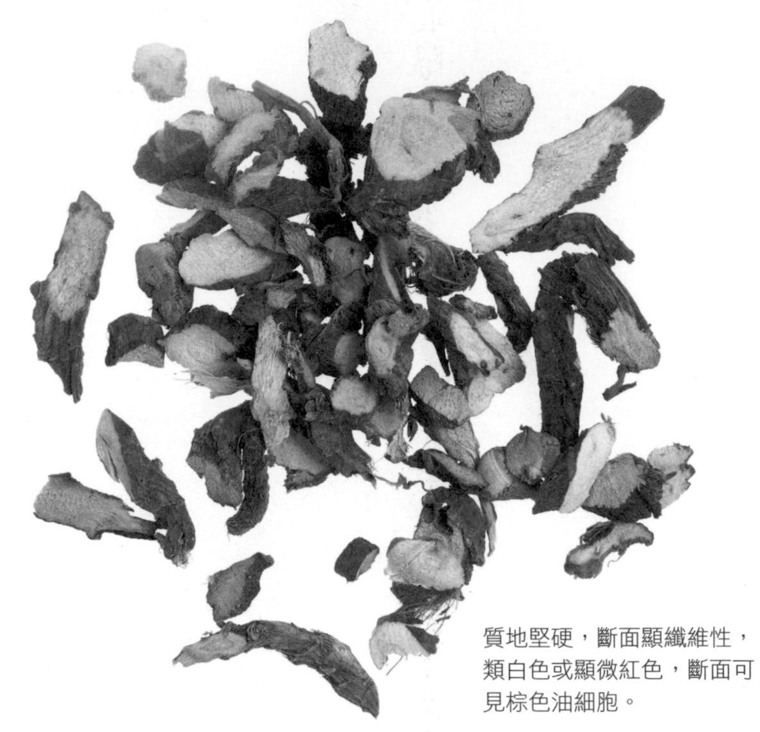

質地堅硬，斷面顯纖維性，類白色或顯微紅色，斷面可見棕色油細胞。

現代藥理

石菖蒲含細辛醚、石竹烯、石菖醚等成分，有鎮靜、平喘、抑菌、抗驚厥、解痙攣、促進消化液分泌的作用。

鑑別保存

石菖蒲以條粗、斷面色類白、香氣濃者為佳。宜置乾燥處，防黴。

禁　忌

陰虛血熱者忌用。石菖蒲與飴糖不宜同食。服石菖蒲時忌食羊肉。

石菖蒲

石菖蒲屬菖蒲科，多年生常綠草本植物，全株具香氣。《本草綱目》稱其「治中惡卒死，客忤癲癇，下血崩中，安胎漏，散癰腫。」

[治病配方]

1 失音：石菖蒲 5 克，胖大海 5 顆，薄荷適量。用沸水沖泡，悶 10 分鐘即可。

2 遺尿：石菖蒲、益智仁、川萆、烏藥各 9 克。水煎，加鹽適量，飯前服用。

3 頭暈：石菖蒲、桑葉、菊花、茯苓各 10 克，生龍齒（先煎）20 克，琥珀 3 克。水煎服，每日 1 劑。

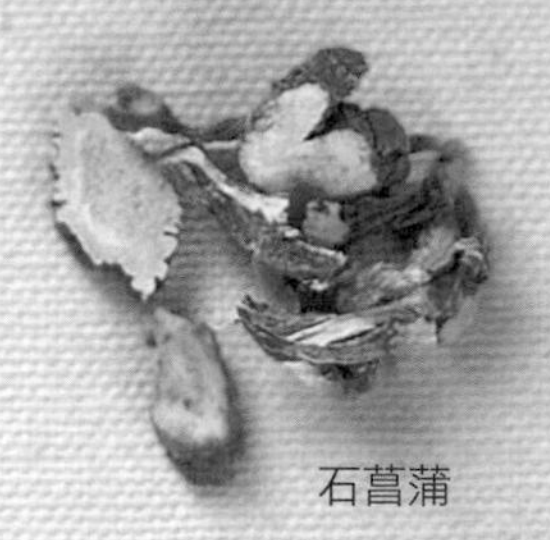
石菖蒲

[家用滋補]

1  燉煮

石菖蒲、玉竹各10克，淮山藥15克，老鴨1隻，生薑、蔥、胡椒、鹽各適量。老鴨放入開水中汆燙，去血水，備用。淮山藥、石菖蒲、玉竹分別洗淨後，用紗布包好，與老鴨一同放入鍋中，再將生薑投入鍋中，加入適量的清水，大火燉煮，至鴨肉酥軟，然後放鹽、胡椒、蔥調味即可。本品能安神益智。

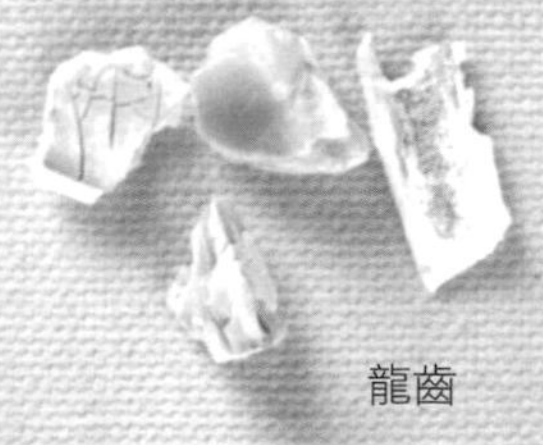
龍齒

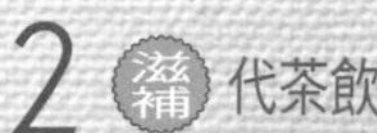 代茶飲

石菖蒲6克，龍齒9克。裝入紗布袋，放入保溫杯中，用600毫升左右沸水沖泡，當茶飲用即可。每日1劑，感冒發燒者不宜飲用，有鎮悸安神的作用。

石菖蒲龍齒飲
此飲又被稱為安神鎮靜茶，煩熱不安、失眠多夢、驚悸者可常飲。

性味歸經

性平，味辛、鹹，歸肝、肺、胃經。

用法用量

一般用量 7.5 ～ 15 克，煎服，或入丸、散。

適宜範圍

驚癇抽搐、中風口眼喎斜、偏正頭痛、咽喉腫痛，目赤流淚、風疹搔癢等。

現代藥理

白殭蠶體表白粉中含草酸銨。白殭蠶中的成分有催眠、抗驚厥作用，同時對金黃色葡萄球菌、大腸桿菌以及綠膿桿菌有輕度的抑制作用。

鑑別保存

殭蠶呈圓柱形，多有彎曲皺縮，長 2 ～ 5 釐米，直徑 0.5 ～ 0.7 釐米。置於乾燥容器內，密閉，放在陰涼乾燥處，防潮。

禁　　忌

不能與桑螵蛸、桔梗、茯苓等藥材同用。

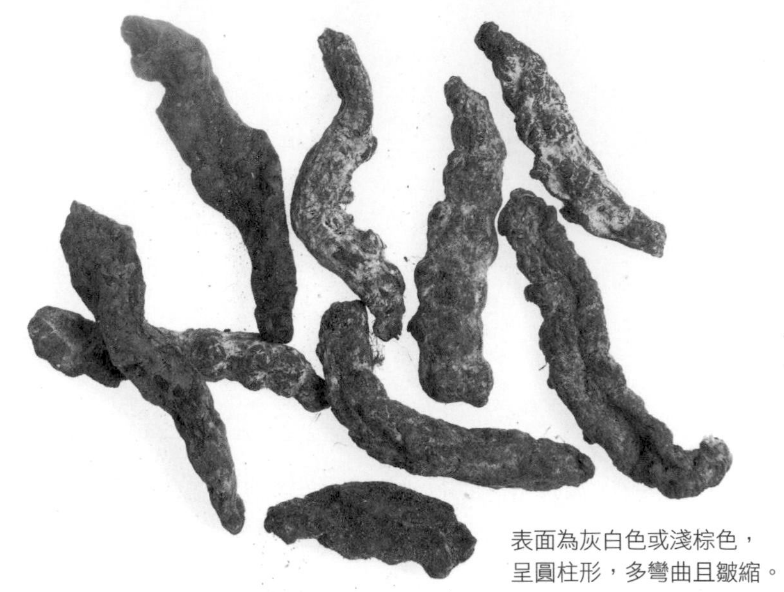

表面為灰白色或淺棕色，呈圓柱形，多彎曲且皺縮。

白殭蠶

白殭蠶，又名殭蠶、天蟲。為蠶蛾科昆蟲家蠶的幼蟲感染白殭菌而死的乾燥蟲體。

[治病配方]

健脾消斑、祛風通絡：珍珠母 20 克，白殭蠶、茯苓、白菊花、絲瓜絡各 10 克，玫瑰花 3 朵，紅棗 10 顆。以上藥材同置於鍋內，加適量清水水煎取汁，分成兩份，飯後服用，每日 1 劑，連續 7 ～ 10 天。

[家用滋補]

面膜

白殭蠶 20 克，研末，用適量清水調成糊狀。每晚用白殭蠶面膜敷臉，30 分鐘用清水洗淨（也可第二天早晨洗淨）。可祛除黃褐斑、老年斑和曬斑。

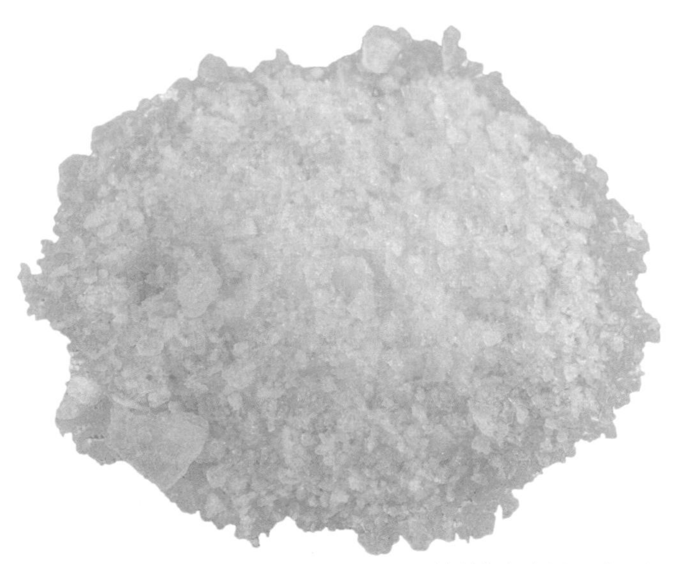

冰片為無色透明或白色半透明的片狀結晶，質地鬆脆，氣清香。

冰片

冰片，又名片腦、桔片、梅冰等，是龍腦香科植物龍腦香的樹脂和揮發油經過加工提取而獲得的結晶，是近乎於純粹的右旋龍腦，現在亦可採化學方法合成。

[治病配方]

1 慢性氣管炎：冰片5克研細末，加入等量凡士林調勻，塗膻中穴。用綳帶固定，並持續熱敷。12小時換藥一次，10天為1療程。

2 口瘡、口腔潰瘍：冰片1克，枯礬10克。共研細末，裝瓶密封備用。用時以棉簽蘸取少許，塗於口瘡或潰瘍面上，每日1次。

[家用滋補]

冰片一般很少用於家庭食療滋補。

性味歸經

味辛、苦，性微寒，歸心、肺經。

用法用量

一般用量0.15～0.3克，入丸、散。

適宜範圍

① 熱病高熱神昏、中風痰厥驚癇、暑濕矇蔽清竅；② 喉痺耳聾、口瘡齒腫、瘡癰痔瘡、目赤腫痛、翳膜遮睛。

現代藥理

冰片為龍腦香科植物龍腦香的加工品，其成分含右旋龍腦、律草烯、β-欖香烯、石竹烯等有抑菌、消炎、止痛等作用。

鑑別保存

冰片以片大而薄、色潔白、質鬆、氣清香純正者為佳。貯於乾燥容器內，密閉，置陰涼處。

禁　忌

氣血虛者忌服，孕婦慎服。

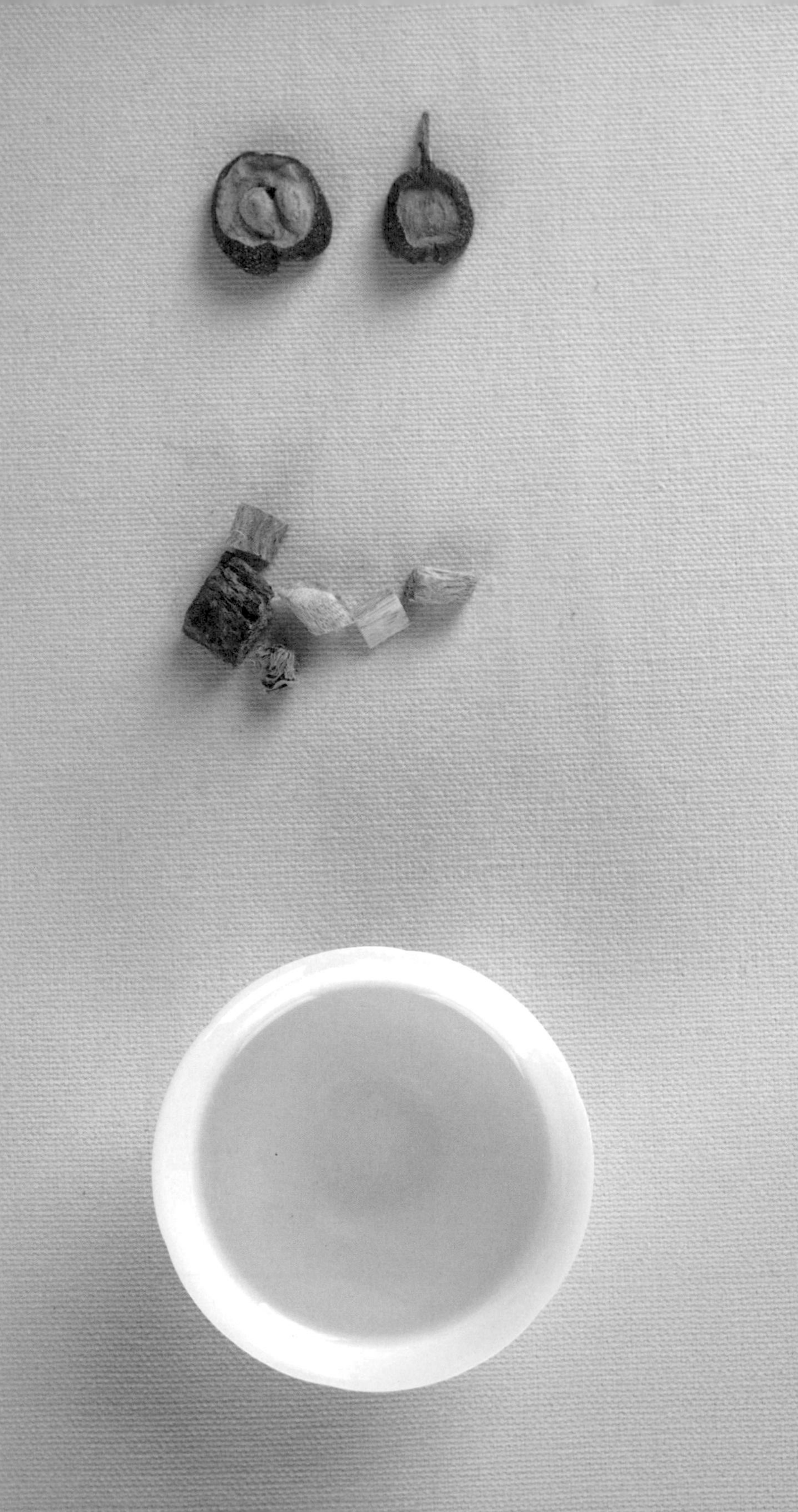

排毒養顏篇

美容養顏不僅是外表的事，如果體內有毒物質過多，就會在皮膚上表現出來，如黃褐斑、蝴蝶斑、小痘痘等。排毒養顏的中藥可以幫助我們把體內的有毒物質排出去，還給我們清潔的體內環境和美麗容顏。

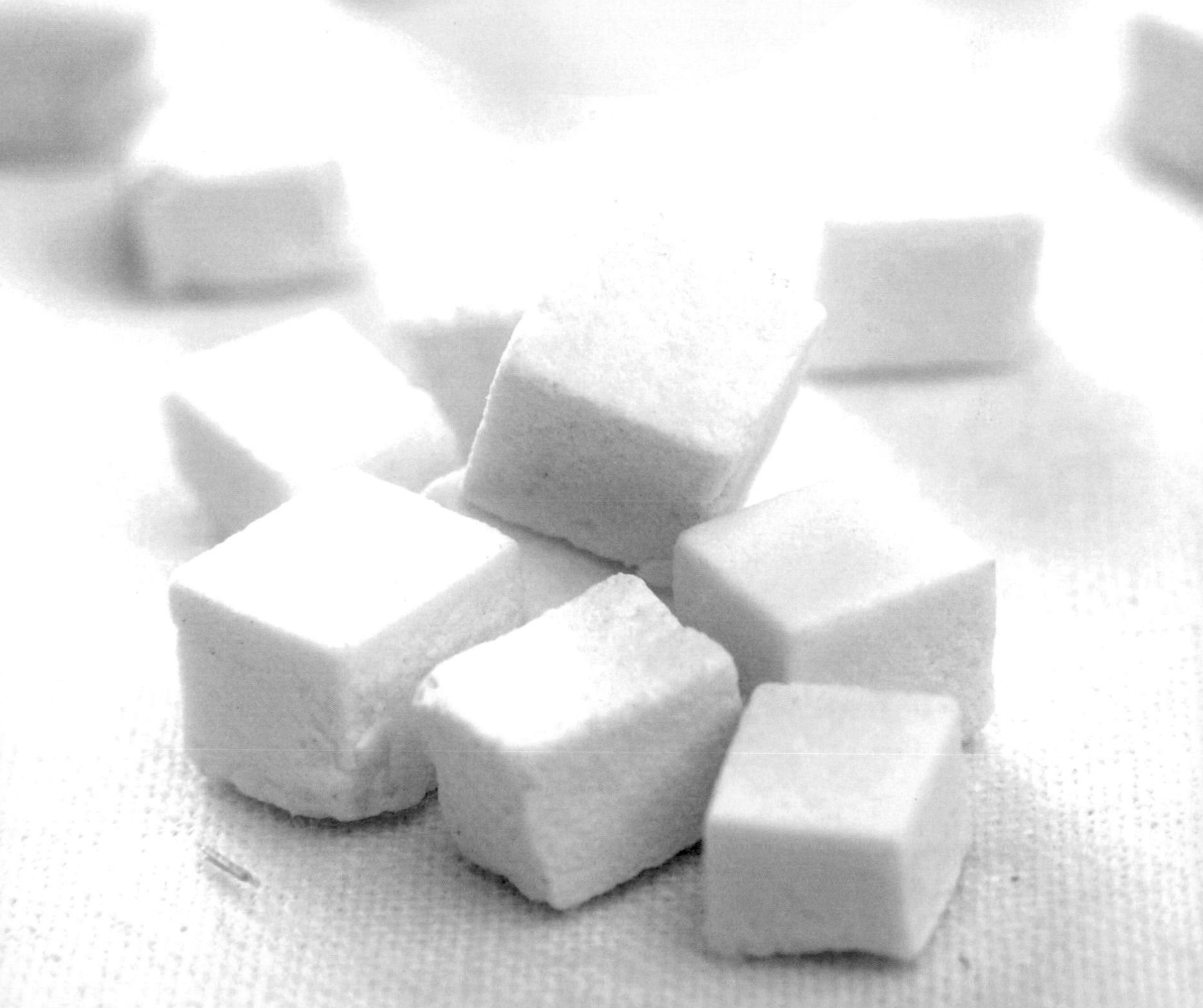

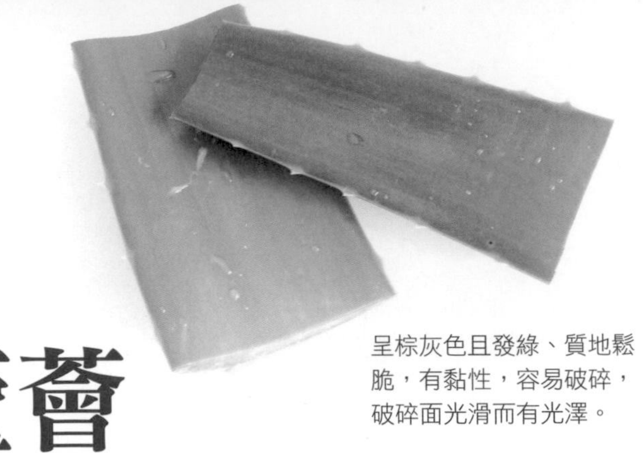

呈棕灰色且發綠、質地鬆脆，有黏性，容易破碎，破碎面光滑而有光澤。

蘆薈

蘆薈為百合科蘆薈屬，是一種古老而神奇的植物，早在遠古時已被當作草藥使用。唐代對蘆薈就有藥用記載。其葉內含多種營養成分，如蘆薈酊、蘆薈烏羅辛、蘆薈多醣等。蘆薈具有清火、排毒、通便、養顏等多種養生功效。

性味歸經

性寒，味苦，歸肝、胃、大腸經。

用法用量

一般用量 5 ～ 15 克，煎服。

適宜範圍

① 瀉下通便，用於腸胃積熱所致的大便乾燥、腸道乾澀、便秘、小便黃赤以及面部痤瘡、口乾口苦；② 清肝瀉火，用於煩躁易怒、面紅目赤、眩暈、脅痛等症。

現代藥理

蘆薈所含的胺基酸、有機酸等元素可增加人體免疫力，酚類、糖類等成分有瀉下、保肝、抑菌、抗炎、抗腫瘤的作用。

鑑別保存

新鮮葉肥厚多汁，葉片形似針形，邊緣有齒狀尖刺，表面藍綠色。由於新鮮蘆薈含水量較多，需採用真空包裝或低溫保存。

禁　　忌

孕婦忌用；味苦，易傷胃，脾胃虛弱者慎用；新鮮蘆薈汁液會在腸道中釋放大量的大黃素，刺激大腸產生瀉下作用，腹瀉患者慎用。

[治病配方]

1 痤瘡：將蘆薈天然汁液加入普通的膏狀化妝品中，濃度為 5% ～ 7%，按一般化妝品塗抹，輕者每日 1 次，重者每日早晚各 1 次。

2 牙痛：取鮮蘆薈葉一小段，洗淨後放入口腔中牙痛的部位，反覆咀嚼至糊狀後，在疼痛部位停留 20 ～ 30 分鐘，然後吞下即可，每日 2 次。

[家用滋補]

1 滋補 生吃

將鮮蘆薈切成長三四公分的小段，洗淨去皮後，嚼服。每天 15 克，分兩三次食用。

2 滋補 泡酒

將蘆薈泡在 50° 的白酒中，比例為 1 ： 1.2，存放三四週即可飲用。

3 滋補 泡茶

蘆薈 30 克，菊花 3 克，紅茶 1 包，蜂蜜適量。將蘆薈去皮取出白肉，與菊花一同放入鍋中，倒入適量水，用小火慢煮，待水沸後倒入杯中，放入紅茶包，調入蜂蜜即可。每日當茶飲。皮膚早衰者可用此茶提高細胞活力，減緩肌膚老化。

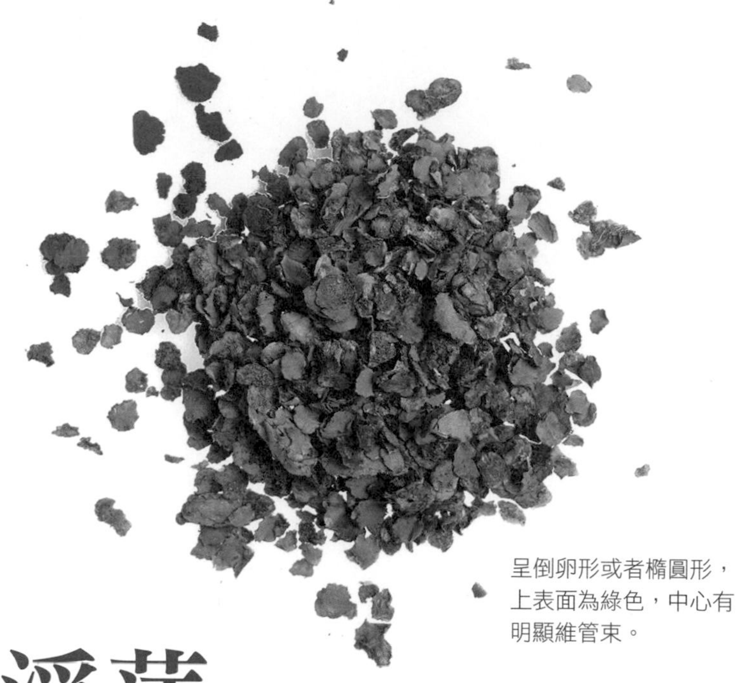
呈倒卵形或者橢圓形，上表面為綠色，中心有明顯維管束。

浮萍

浮萍為浮萍科植物紫背浮萍或者青萍的全草，為多年生漂浮植物，生長在湖泊沼澤、池塘或水田中，我國各地均有分佈。

[治病配方]

1 急性腎炎：浮萍草 100 克，黑豆 50 克。水煎服，每次適量。

2 汗斑癜風：紫背浮萍，曬乾。每次用 200 毫升水煎沐浴，並用萍擦患處。

[家用滋補]

 泡酒

新鮮浮萍 100 克，米酒 500 克。浮萍搗爛，置酒器中，倒入米酒，密封，經常搖晃酒器，7 日後濾渣即可。可取適量外擦患處，也可內服，每日兩三次，每次 30 ～ 50 毫升。

性味歸經

性寒，味辛，歸肺經。

用法用量

乾品一般用量為 5 ～ 10 克，鮮品稍多，煎服。

適宜範圍

時行熱病，皮膚搔癢、水腫，瘡癬、丹毒、燙傷。

現代藥理

浮萍中的醋酸鉀及氯化鉀有利尿作用；另外，浮萍中所含物質對心血管也能起作用；可解熱。

鑑別保存

陰涼通風處，防潮。

禁　忌

氣虛而自汗者不要服用；血虛膚燥、氣虛風痛者忌用。

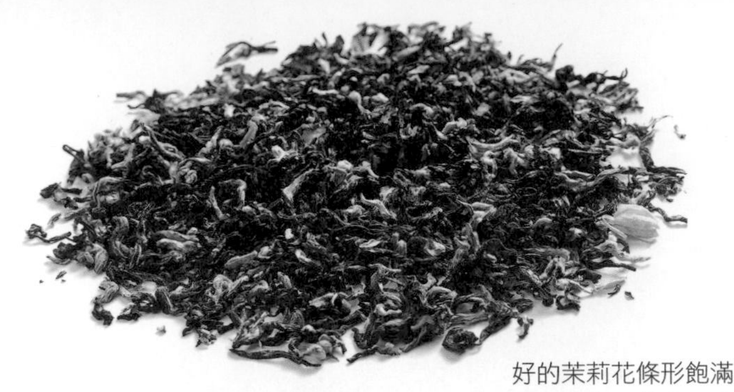
好的茉莉花條形飽滿，白毫較多，葉少，香氣濃郁。

茉莉花

茉莉花，常綠小灌木或藤本狀灌木，品種繁多，外形美麗，可用於花茶的製作。《食物本草》稱茉莉花「主溫脾胃，利胸膈。」

[治病配方]

胸脅疼痛、慢性肝炎後遺脅間痺痛、婦女痛經：茉莉花 10 克，玫瑰花 5 朵，冰糖適量。茉莉花、玫瑰花分別洗淨，放入盛有適量水的鍋內，煮沸後加入適量冰糖。經常飲用，有很好的止痛效果。

[家用滋補]

1 滋補 煮湯

茉莉花 24 朵，雞脯肉 120 克，雞蛋 2 顆。雞蛋去黃留清；雞脯肉剔去筋，洗淨，切成薄片，放入涼水內泡一下，撈起用乾布壓淨；將鹽及水澱粉、雞蛋清，調勻，與雞肉片拌；茉莉花去蒂，洗淨；水燒開，鍋離火，把雞肉片逐片下鍋，再上火略汆，撈出；清雞湯燒開，用鹽、胡椒粉、料酒調好味，用熱湯把雞肉片燙一下，撈入湯碗內，放入茉莉花，再倒入清雞湯即成。適用於五臟虛損而具有虛火之人食之，尤適於貧血，疲倦乏力者；健康者食之亦能防病強。

2 滋補 代茶飲

茉莉花、青花各 3 克，藿香 6 克，荷葉 10 克（切絲）。以沸水浸泡，時時飲服。此茶適用於夏季感冒暑濕、發熱頭脹、脘悶少食、小便短少。

性味歸經

性溫，味甘，入肝、脾、胃經。

用法用量

一般用量 3～10 克，煎服或代茶飲。

適宜範圍

目赤腫痛、迎風流淚、血虛經閉、口臭、瘡瘍腫毒，月經失調等。

現代藥理

茉莉花含乙酸苄酯、芳樟醇、乙酸芳樟酯、苯甲醇、茉莉酮等成分，有抑制皮膚色素形成及活化表皮細胞的作用。

鑑別保存

茉莉花以清爽、鮮靈、純淨、香氣濃郁者為佳。宜置陰涼、乾燥處。

禁　忌

茉莉花辛香偏溫，火熱內盛，燥結便秘者慎食。

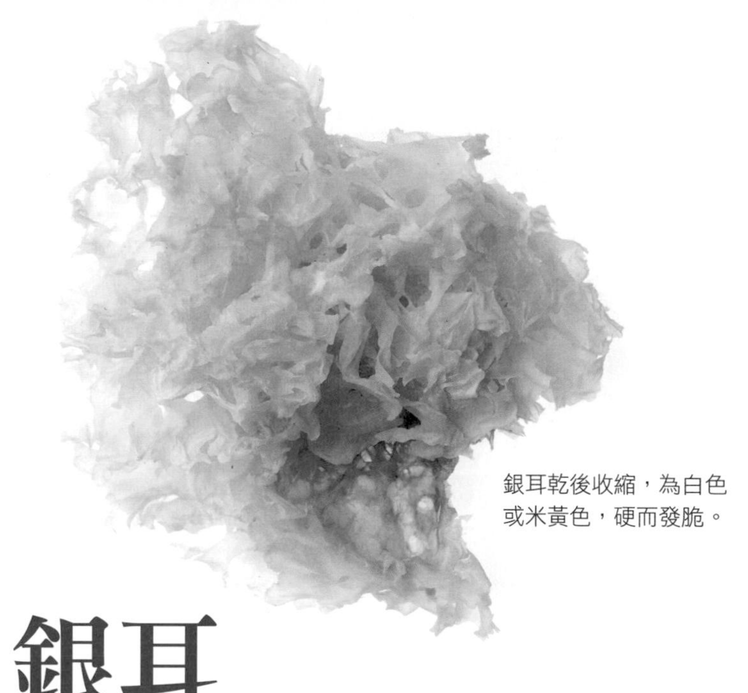

銀耳乾後收縮，為白色或米黃色，硬而發脆。

銀耳

銀耳質地柔嫩脆滑，清素高雅，常作甜食湯菜，如「冰糖銀耳」、「紅棗銀耳」等，都是久負盛名的營養滋補佳品。

[治病配方]

1 咳嗽：銀耳適量，溫水發透，加水，大火燒開，轉小火煨至熟爛汁稠，調入冰糖適量，分次服食。

2 低血壓：銀耳 30 克，乾薑 20 克，甘草 15 克，一起研末。每次服 2 克，每日服 2 次。

[家用滋補]

1 滋補 泡服

將銀耳洗淨，放人坡璃瓶內，倒入涼開水，密封浸泡。一日後即可飲用，可用於食慾不振、消化不良、中暑等症的患者。

2 滋補 燉服

將整個銀耳洗淨，放入鍋內，與豬肉、雞肉同燉，可大補身體，適用於體質虛弱的人。

性味歸經

性平，味甘，歸肺、胃、腎經。

用法用量

一般用量 5 ～ 10 克，煎服。

適宜範圍

① 補肺益氣，用於肺氣虛引起的虛勞久咳、痰中帶血，以及胸脅疼痛、病後體虛、四肢無力等症；② 養胃生津，治療胃熱津虧引起的便秘。

現代藥理

銀耳具有增強免疫、抗衰老、抗疲勞、促進蛋白質合成及改善人體造血功能，還有抗腫瘤、抗輻射、降血脂、降血糖、抗炎、抗潰瘍的作用。

鑑別保存

銀耳以身乾、色白、朵大、無根腳、體輕、有光澤者為佳。本品適宜用塑膠袋裝好再放入容器內密封保存，防壓、防潮、防黴。

禁　　忌

風寒咳嗽者慎用，便秘腹瀉者不宜食用。銀耳煎煮時，不要煮爛。隔夜的銀耳湯不宜吃。

性味歸經

性涼，味甘、酸，歸心、肝、腎經。

用法用量

一般用量30～60克，煎服、生吃均可。

適宜範圍

① 肝腎陰虛所致的頭暈眼花、失眠、鬚髮早白等；② 糖尿病口渴、多飲、善飢欲食。

現代藥理

桑葚含有白黎蘆醇、蘆丁、原花色素等成分，具有預防心血管疾病、防癌、抗衰老、抗潰瘍、抗病毒等藥理作用。

鑑別保存

桑葚以個大、肉厚、色紫紅、糖性大者為佳。鮮品可冷藏，乾品需防潮、密閉保存。

禁　　忌

桑葚內含有較多的胰蛋白酶抑制物——鞣酸，會影響人體對鐵、鈣、鋅等物質的吸收，少年兒童不宜多吃桑葚。桑葚性質偏寒，故脾胃虛寒、大便稀溏者不宜食用。桑葚含糖量高，糖尿病人應忌食。

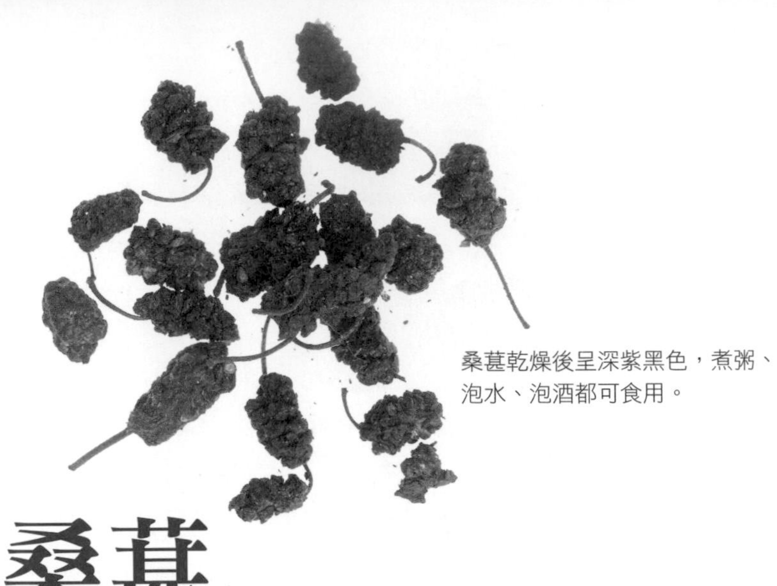

桑葚乾燥後呈深紫黑色，煮粥、泡水、泡酒都可食用。

桑葚

桑葚，為桑科植物桑的果實，味甜甘美，不僅可供藥用，亦可食用。據史書記載，魏武帝曹操帶兵出征被困，缺糧少食，曾以桑葚充飢。金末大荒，災民以桑葚充飢，活者不計其數。

[治病配方]

1 冠心病：桑葚、黑芝麻各60克，白米50克。洗淨後同放入鍋中搗爛，加適量清水和糖，煮成糊狀服用。每日1劑，可長期服用。

2 便秘：桑葚、肉蓯蓉各30克，黑芝麻15克，炒枳殼9克。水煎1小時，取汁服用。

[家用滋補]

1 滋補 釀酒

鮮桑葚洗淨搗汁，將藥汁與糯米共同釀成酒。每日適量佐餐食用，可補血益腎、聰耳明目。

2 滋補 取汁

鮮桑葚適量絞汁，每次10毫升，連服數日，有滋陰清熱、補益肝腎的作用，常用於習慣性便秘。

3 滋補 煮粥

先將桑葚浸泡片刻，洗淨後與米同入鍋內煮粥。粥熟後，加入冰糖，溶化即可，常服可以補腎明目。

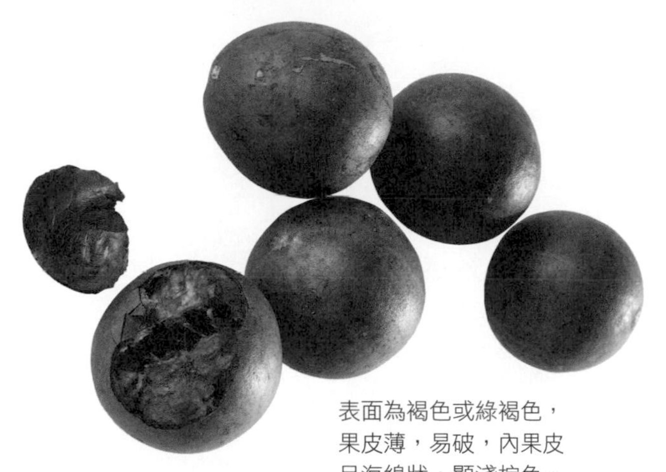
表面為褐色或綠褐色，果皮薄，易破，內果皮呈海綿狀，顯淺棕色。

羅漢果

羅漢果，被人們譽為「神仙果」，不僅營養價值高，而且功能多，可清熱潤肺、止咳利咽，也可滑腸潤便。其食用方法很多，而且簡單方便。

[治病配方]

1 急慢性支氣管炎：羅漢果1個，夏枯草15克，二者一同入鍋水煎取汁，煎煮3次，合併藥汁並加入紅糖適量拌勻，即可飲用。

2 咽喉炎、失音：羅漢果30克，薄荷10克，青果5克，甘草3克。羅漢果切薄片，薄荷切段，青果打碎與甘草一同水煎取汁飲用，每次適量。

[家用滋補]

1 滋補 煮粥

羅漢果250克，白米50克。羅漢果壓碎，加適量清水煎煮，共煎3次，用紗布濾去渣備用。白米淘洗乾淨，放入羅漢果湯汁中煮粥，粥沸後移小火繼續煮，直至米爛，加入鹽即可食用。此粥可清肺熱，止咳。

2 滋補 煮湯

羅漢果1個，豬肺250克。豬肺切成小塊並擠出泡沫，與羅漢果一起煮湯，調味即食。此湯可滋補肺陰、清利咽膈。

性味歸經

性涼，味甘，歸肺、大腸經。

用法用量

一般用量9～15克，水煎，沸水沖泡。

適宜範圍

① 肺熱陰虛導致的痰咳不爽、咽乾口噪，喉痛失音；② 腸燥便秘；③ 急慢性支氣管炎，肺結。

現代藥理

羅漢果中所含的D-甘露醇有止咳功效，同時也可降低顱內壓；羅漢果所調配的健身可雙向調節腸管運動機能。

鑑別保存

羅漢果以個大、形圓、黃褐色、無破裂、搖不響、味甜而不焦者為佳。

禁忌

羅漢果性涼，故由風寒引起的感冒咳嗽者不宜食用；其有滑腸潤便的作用，故大便溏薄者不宜食用。

性味歸經

性平，味苦，歸肝、脾、胃經。

用法用量

鮮荷葉可用到 15 ～ 30 克，乾製後用量為 6 ～ 10 克。煎服。

適宜範圍

① 暑熱煩渴、頭痛眩暈、水腫、食少腹脹；② 瀉痢、白帶、脫肛、吐血、衄血、咯血、便血、崩漏；③ 產後惡露不淨、損傷瘀血。

現代藥理

荷葉含有荷葉鹼、蓮鹼、荷葉苷等成分，能降血壓、降血脂，減肥作用顯著。

鑑別保存

荷葉以葉大、整潔、色綠者為佳。

禁　　忌

荷葉降脂降壓作用極強，體瘦、氣血虛弱者忌用。

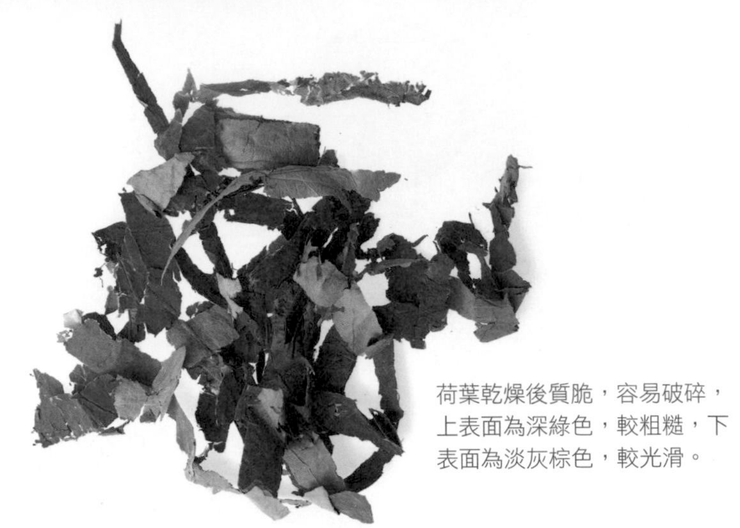

荷葉乾燥後質脆，容易破碎，上表面為深綠色，較粗糙，下表面為淡灰棕色，較光滑。

荷葉

荷葉是睡蓮科植物蓮的葉。夏季亦用鮮葉或初生嫩葉入藥。《本草綱目》言其「生發元氣，散瘀血，消水腫」。

[治病配方]

1 脂肪肝：荷葉、陳皮各 15 克，薏仁、山楂各 50 克。將夏日採集的新鮮荷葉洗淨後切成絲，晾乾。然後將陳皮、山楂、薏仁一同研為細末，與荷葉泡茶即可。

2 高脂血症（氣滯血瘀型）：荷葉、陳皮各 15 克，新鮮山楂 30 克（乾山楂 15 克），生槐花 5 克，裝入小紗布袋，放入鍋中，加 1,000 毫升清水，先大火煮開，再中火熬煮半小時。將煮好的水倒入保溫杯，每日 1 劑。

3 心悸：荷葉 8 克，山楂、決明子各 15 克。洗淨後用小紗布袋包好放到鍋裡，加適量清水，先大火煮開，再改小火繼續熬煮半小時。將茶水倒入保溫杯中，口渴的時候隨時飲用。

4 肥胖（氣滯血瘀型）：荷葉、決明子各 10 克，山楂片 15 克，菊花 5 克。沸水沖泡飲用，不僅能減肥，還具有健脾降濁的作用，適用於高血壓、高脂血症、高血糖、肥胖症的輔助治療。

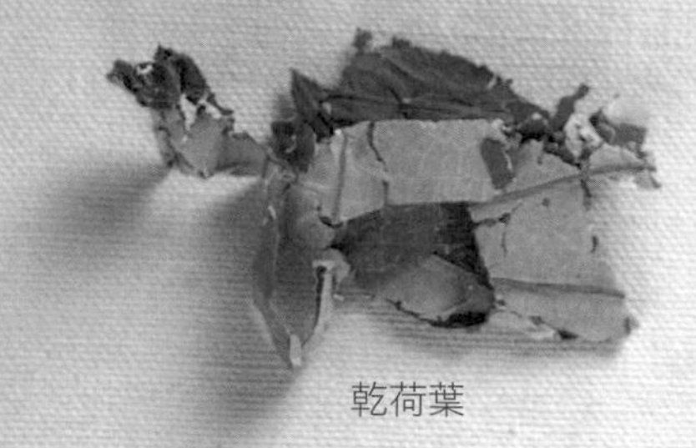
乾荷葉

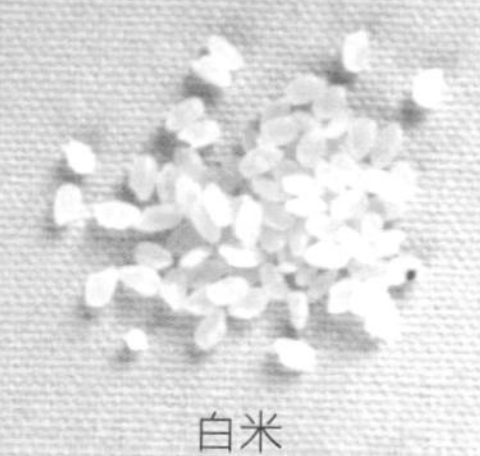
白米

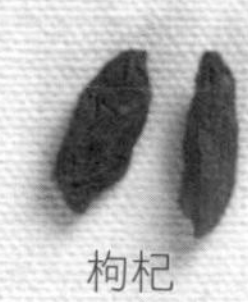
枸杞

蓮子

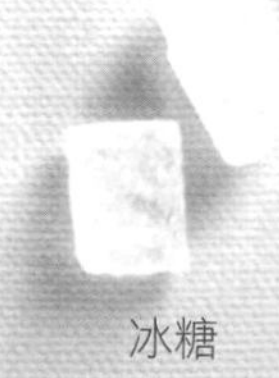
冰糖

乾荷葉蓮子粥
蓮子不宜過早放進粥裡，以免煮得過爛影響口感。

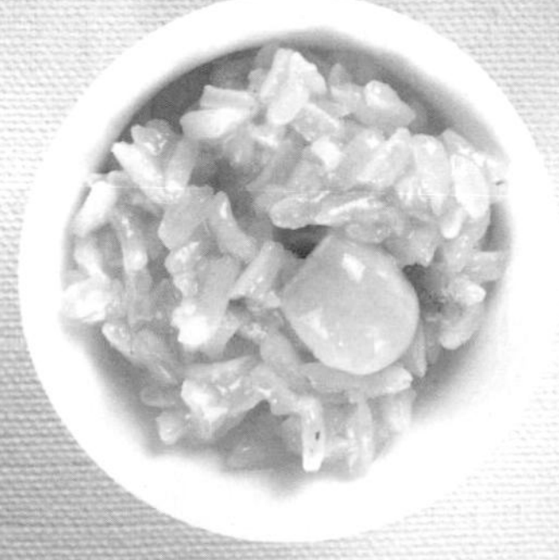

[家用滋補]

1 滋補 煮湯

荷葉1張，鮮冬瓜500克，鹽適量。將荷葉洗淨，撕成碎片。冬瓜洗淨，去瓤，切成片。將荷葉片、冬瓜片一起放入鍋中，加清水適量共煮成湯，煮沸後揀去荷葉，加鹽調味即可。夏天喝此湯，有清熱利尿的作用。

2 滋補 煮粥

乾荷葉1張，白米100克，蓮子50克，枸杞、冰糖各適量。將蓮子、枸杞用水泡發，鍋內倒入水，放入乾荷葉大火煮半小時左右。將荷葉撈出，放入白米，煮至半熟時放入蓮子煮一會兒，加入枸杞煮開後，放冰糖拌勻即可。夏天食用此粥，能祛暑清熱。

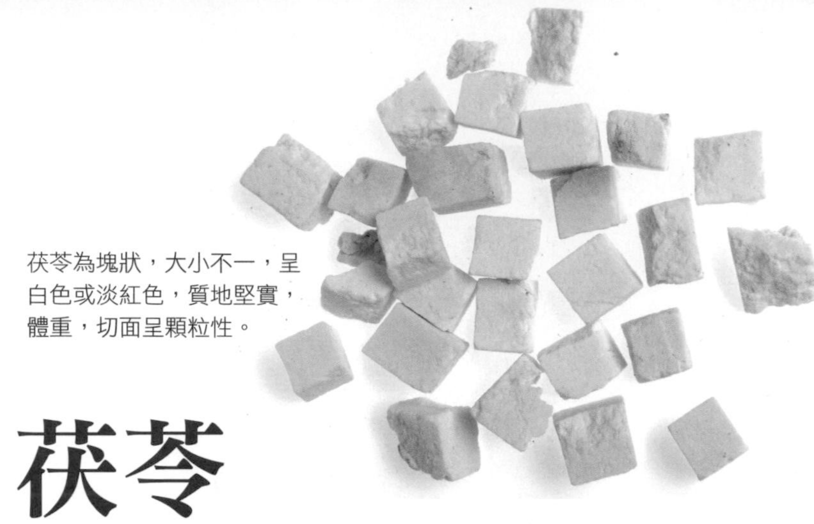

茯苓為塊狀，大小不一，呈白色或淡紅色，質地堅實，體重，切面呈顆粒性。

茯苓

茯苓，別名松苓。為多孔菌科真菌茯苓的乾燥菌核。自古被視為「中藥八珍」之一。我國古代有關服食茯苓祛病強身的方法記載頗多，認為茯苓有消除百病、潤澤強健肌體的作用，久服則能使人面若童顏，延年耐老，所以古人稱服食茯苓為神仙度世法，有「仙家食品」之稱。明代中醫藥學家李時珍在《本草綱目》中稱茯苓是由「松之神靈之氣，伏結而成」。茯苓主要產於我國雲南、安徽、湖北、河南等省，其中以雲南所產的茯苓質量最佳，稱「雲苓」，以安徽的產量最多，稱「安苓」。

性味歸經

性平，味甘、淡，歸心、肺、脾、腎經。

用法用量

一般用量 10～30 克，煎服。

適宜範圍

① 水濕停飲導致的頭眩、咳嗽、水腫等；② 脾胃虛弱引起的便溏或洩瀉、食少、倦怠等；③ 心神不安、驚悸失眠、心慌、眩暈等。

現代藥理

茯苓含有多醣、茯苓酸、樹膠、麥角固醇、膽鹼、卵磷脂、組氨酸、鉀鹽等成分，可增強人體的免疫功能，提高身體的抗病能力，有抗腫瘤、增強心肌收縮力、抑制胃潰瘍的發生、保護肝臟、利尿、降血糖、鎮靜及抑菌等作用。

鑑別保存

以體重結實、外皮色棕褐、無裂隙、斷面白而細膩、嚼之黏性強者為佳。

禁　　忌

茯苓不可與酸性食物同食，同時服用會降低茯苓的藥效。辛辣食物為濕熱之品，助濕生熱，酒為濕熱生痰之品，與茯苓之藥性相反，故服用茯苓時忌辛辣食物和酒。

[治病配方]

1 慢性胰腺炎：茯苓、山藥各 20 克。水煎當茶飲。

2 陽痿早洩：茯苓 10 克，芡實 15 克。水煎當茶飲。

3 哮喘：白茯苓 20 克，乾薑 10 克。分別用磨粉機打成粉末，然後混合在一起，裝在密封的容器裡備用，每天取出一些沖水喝。

4 咳嗽（風熱型）：茯苓 15 克，川貝母 10 克，梨 500 克，冰糖適量。茯苓洗淨，切成小方塊；川貝母去雜洗淨；梨去蒂，切成丁。茯苓、川貝母放入鍋中，加入適量清水，用中火煮熟，再加入梨、冰糖繼續煮至梨熟，出鍋即可。此湯有清熱生津、潤肺化痰、止咳平喘的食療功效。

[家用滋補]

1 滋補 煮粥

① 茯苓 20 克，黑芝麻 6 克，白米 60 克。茯苓切碎，放入鍋內煎湯，再放入黑芝麻、白米煮粥即可。能提神利濕。② 茯苓粉 12 克，蘇子 6 克，薏仁 30 克。蘇子用紗布包裹，與薏仁、茯苓粉同放入鍋中，加約 1,000 毫升清水，煮成粥即可。長期服用此粥，能補肺健脾。

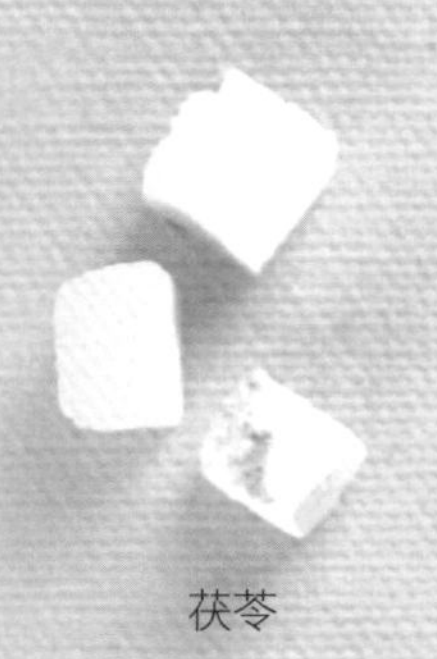
茯苓

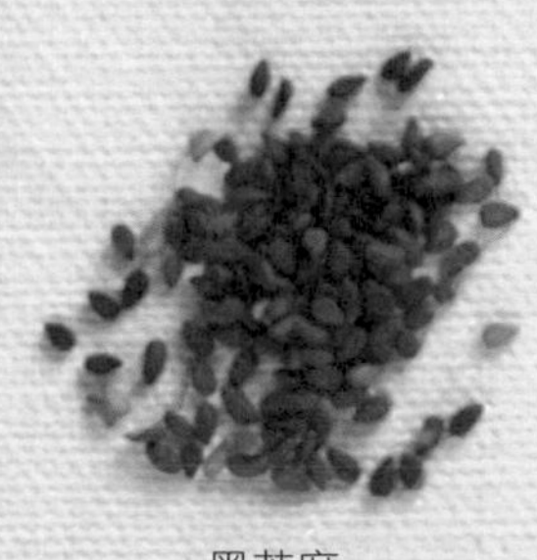
黑芝麻

2 滋補 燉煮

① 茯苓、當歸、黃耆各 10 克，烏骨雞 1 隻，鹽適量。將烏骨雞宰殺、去毛、洗淨，在雞身開小口，掏去雞內臟雜物。把當歸、黃耆、茯苓放入雞肚中。砂鍋中放入適量清水，然後把雞放入砂鍋煮爛熟。揀去雞肚中的藥渣，加鹽調味即可。能補血養顏。② 茯苓、白朮各 10 克，羊肚 250 克，蜜棗 2 顆，生薑、料酒、鹽各適量。將以上食材放入砂鍋，加沸水，燉至熟爛，濾藥渣，加入鹽即可。經常食用此湯，能健脾胃、增進食慾。

黑芝麻茯苓粥
此粥可作早晚餐服用，對精神萎靡、肝硬化腹水功效較好。

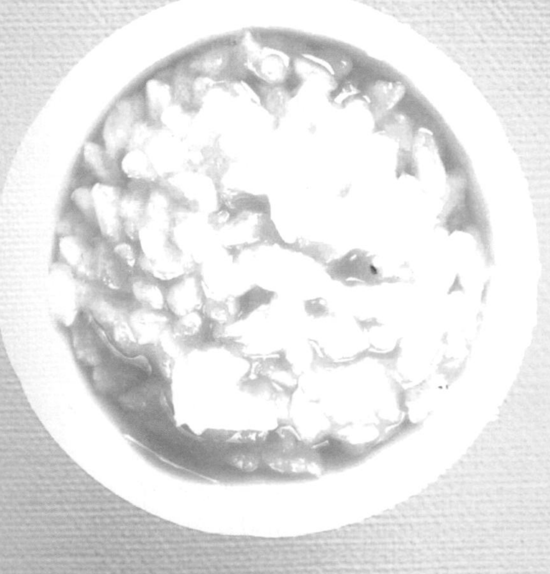

3 滋補 做糕

茯苓 50 克，烘乾、研粉，麵粉 450 克，加入發酵粉適量，揉麵團，發酵，製糕，用大火蒸熟，早餐食用，有寧心安神的作用。

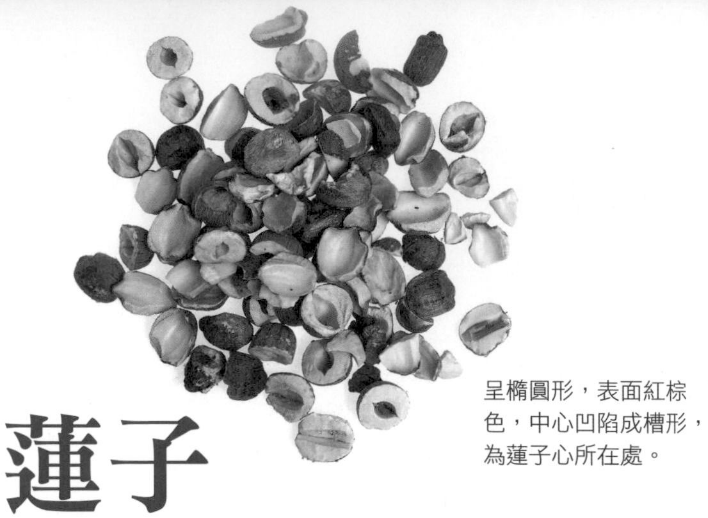

呈橢圓形，表面紅棕色，中心凹陷成槽形，為蓮子心所在處。

蓮子

蓮子，古稱石蓮子。自古是老少皆宜的滋補佳品。歷代達官貴人常食的「大補三元湯」，其一元即蓮子。蓮子是一副妙藥，可治遺精帶下、高血壓、心悸失眠，滋補。古人說，吃蓮子能返老還童、長生不老。其在養心安神、健腦益智、益腎固澀、消除疲勞等方面的藥用價值，歷代醫藥典籍多有記載。

性味歸經

性平，味甘、澀，歸脾、腎、心經。

用法用量

一般用量 6 ～ 25 克，煎服、生吃均可。

適宜範圍

① 脾虛致久瀉；② 腎虛致遺精、崩漏、帶下等；③ 心悸、心慌不能自主、虛煩失眠等。

現代藥理

蓮子含有 β- 谷固醇、生物鹼、鈣、磷、鐵等成分，有瀉火、鎮靜、強心、抗衰老等作用。

鑑別保存

蓮子以子顆粒均勻、質地緊實、無異味的為佳。

禁　　忌

蓮子有收斂作用，胃脹、大便秘結者忌用。不可與魚、蝦等富含蛋白質的食物同食。

[治病配方]

1 消化不良：蓮子 20 克，白扁豆 10 克，紅棗 10 顆。水煎當茶飲。

2 失眠（陰虛火旺型）：蓮子 30 克，桂圓肉 20 克，紅棗 10 顆，紅糖適量。水煎當茶飲，每次適量。

3 咳嗽（燥火型）：蓮子 15 克，銀耳 25 克，冰糖適量。銀耳用水泡發，去蒂洗淨。蓮子放入沸水中浸泡，放入蒸碗內，加入銀耳、冰糖和適量清水，用大火蒸 40 分鐘即可。

4 口腔潰瘍：玄參 90 克，丹皮、炒棗仁各 30 克，柏子仁、蓮子心各 9 克。用清水煎煮，取汁，再加白糖適量，分為早中晚 3 次服用，每日 1 劑。

5 水腫：黑豆 50 克，蓮子 10 克。將黑豆、蓮子洗淨，放入鍋中，加 800 毫升清水，用中火煮熟，當茶飲用。

6 腹瀉（腎虛型）：蓮子 20 克，芡實 10 克，茯苓 5 克。水煎當茶飲。

[家用滋補]

1 滋補 煮羹

蓮子 15 克，小南瓜 1 個，老薑、冰糖各適量。蓮子洗淨泡軟，小南瓜洗淨去皮、去瓤，切成大塊。將所有材料放入鍋中，加清水用小火煮約兩小時，加入冰糖，再用大火煮 10 分鐘即可。此羹能益氣生津。

2 滋補 燒菜

蓮子 25 克，豆腐 400 克，香菇 100 克，鹽適量。豆腐洗淨，切塊，抹鹽，晾乾。蓮子洗淨，香菇浸水去蒂。油燒熱，將豆腐油炸後撈起，香菇、蓮子放入鍋內，加入適量清水煮沸，放入豆腐，小火慢煮 1 小時即可。此菜能溫補腎陽。

3 滋補 燉煮

蓮子 20 克，荔枝、山藥各 50 克。荔枝去皮、去核；山藥洗淨，去皮，切成小塊。將荔枝、山藥、蓮子放入鍋中，加適量清水煮熟即可。早晚服食，對疳積有一定的治療作用。

4 滋補 煮粥

蓮子肉 30 克煮爛，加糯米 100 克煮粥食用，能益腎補脾，聰耳明目，且治遺精。

5 滋補 蒸服

蓮子、紅棗加適量冰糖煮熟。木瓜剖開去子，放紅棗、蓮子、蜂蜜，上籠蒸透食，能潤膚豐胸。

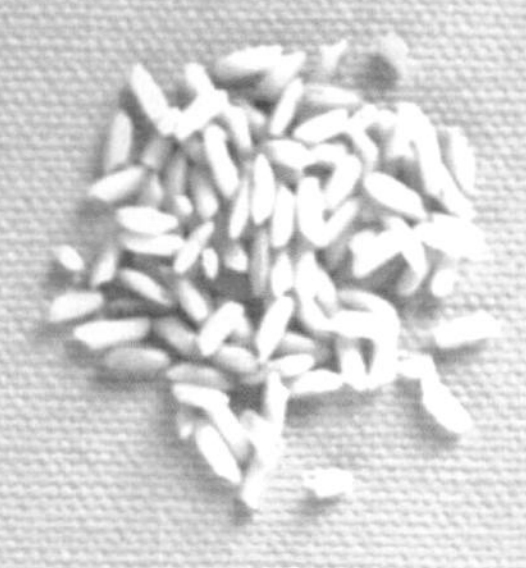
糯米

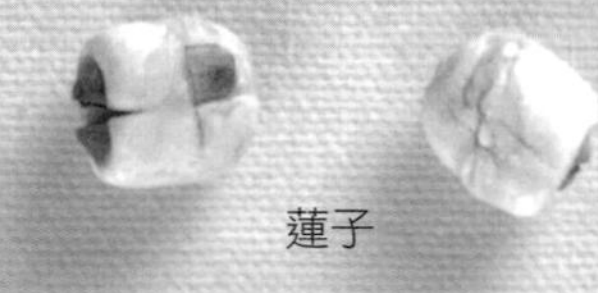
蓮子

糯米蓮子粥
煮粥前，蓮子應用溫水浸泡，去心；糯米用清水浸泡一兩個小時。

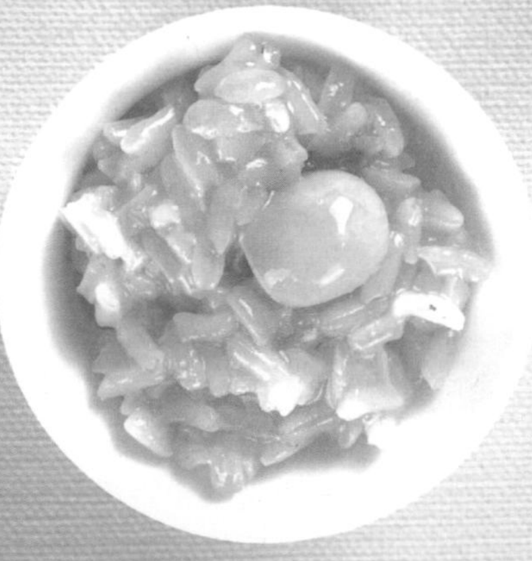

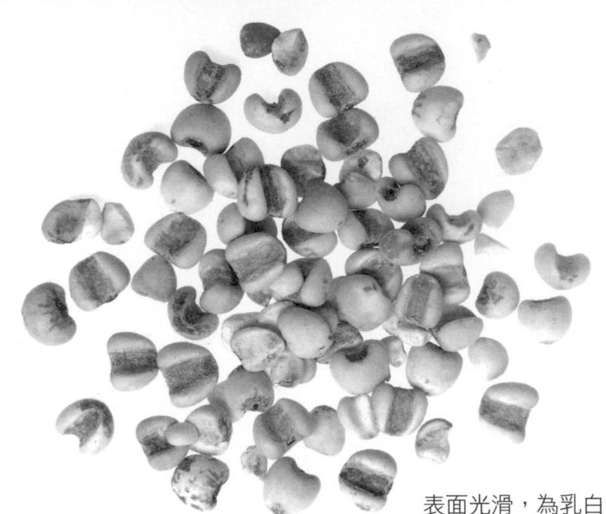
表面光滑，為乳白色，有棕色點狀種臍，背面顯圓凸，腹面有凹陷付溝。

薏仁

薏仁又稱薏米，為禾本科多年生草本植物的成熟種仁。不僅是治病良藥，亦是食療佳品。薏仁營養非常豐富，每 100 克內蛋白質、脂肪、碳水化合物的含量均居穀類首位。可用於治水腫喘急，防治高血壓、高血糖，嫩膚。

性味歸經

性微溫，味甘、淡，歸脾、胃、肺經。

用法用量

一般用量 9 ～ 30 克，煎服。

適宜範圍

脾虛濕滯導致的洩瀉、濕痺、筋脈拘攣、屈伸不利、水腫、腳氣、肺痿、肺癰、腸癰、淋濁、白帶。

現代藥理

薏仁含有三萜類化合物、多醣、固醇成分，有增強免疫、降血糖、抗炎等作用。

鑑別保存

本品以粒大充實、色白、無破碎者為佳。薏仁夏季極易生蟲，貯存時應注意檢查，經常翻曬。

禁　　忌

孕婦忌用。滑精及小便多者、大便乾結者慎用。

[治病配方]

1 黃褐斑：薏仁 100 克，紅棗 12 顆。薏仁用清水洗淨，放入鍋中，倒入 4 碗水，稍煮，最後放入去核的紅棗，用小火煮 45 分鐘即可，適量食用。

2 咳嗽（痰濕型）：薏仁 60 克，白果 8 ～ 12 個，白糖適量。將薏仁洗淨，白果去殼洗淨，待用。將薏仁和白果同煮湯，用白糖調味即可。此湯有健脾除濕、清熱排膿的作用。

3 慢性痢疾：薏仁 30 克，白米 50 克，生薑 10 克，紅棗 10 顆。放入鍋內，加清水煮熟即可。

4 青春痘：薏仁 60 克，鮮枸杞葉、蜂蜜各 10 克，枸杞 30 克。將枸杞洗淨，枸杞葉洗淨，切成碎片。先將枸杞葉放入鍋中，加清水適量，煮沸 15 分鐘，撈出葉渣。再加入薏仁，八成熟時，加入枸杞、蜂蜜，稍煮至熟即可，適量食用。

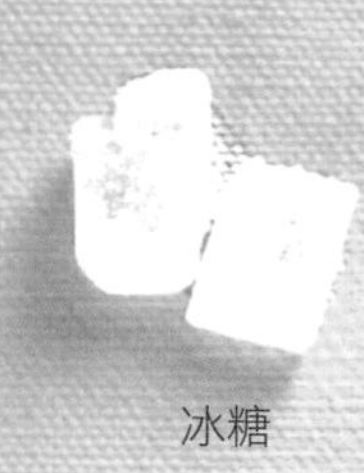
冰糖

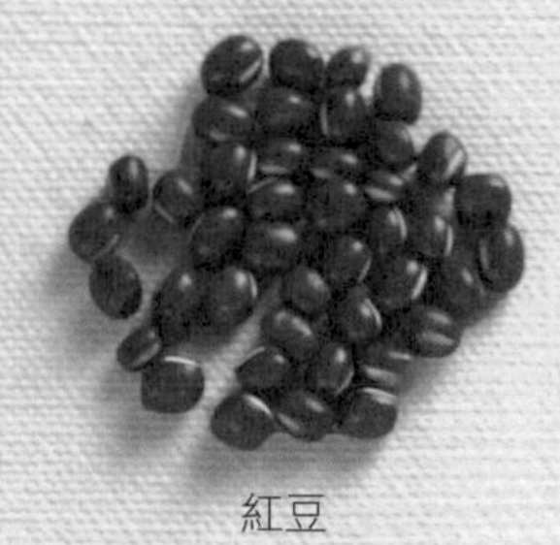
紅豆

薏仁

山藥

[家用滋補]

1 滋補 煮粥

薏仁、糯米各 25 克，乾木耳 10 克，豬肝 50 克。木耳泡發，豬肝切碎末，加適量清水煮粥食用，有利於治療缺鐵性貧血，能補血養顏。

2 滋補 煮湯

薏仁、紅豆各 50 克，山藥 15 克，梨 200 克，冰糖適量。所有材料洗淨，梨去皮，加清水適量，大火煮沸後小火煮片刻，加冰糖即可，能化痰除濕。

3 滋補 燉煮

薏仁 50 克，雞 1 隻，天門冬 7 克，冬菇 3 朵，白菜、鹽各適量。薏仁與天門冬浸泡一夜，洗淨。冬菇洗淨去蒂，白菜洗淨。雞去毛洗淨，從雞背剖開，取出內臟，放入沸水中汆一下，取出沖淨。雞放入燉鍋中，加適量清水，燉 1 小時，放入冬菇、薏仁及天門冬，再燉約 1 小時，放入白菜，加鹽調味，再稍燉即可。此湯能除痰止咳。

薏仁紅豆湯
可將薏仁和紅豆用清水浸泡半日，煮湯時易爛熟。

4 滋補 煮湯

薏仁 30 克，豬蹄 2 個，料酒、生薑、鹽、醬油、蔥、胡椒粉各適量。薏仁碾碎；豬蹄洗淨剁塊與薏仁一同放入砂鍋；加料酒、生薑及清水，用大火煮沸，除去湯面浮沫，再用小火煨兩小時。待豬蹄爛熟後，加入鹽、醬油、蔥、胡椒粉即可。長期服用此湯，能健脾利濕。

性味歸經

性微溫，味苦，入脾、肝、腎經。

用法用量

煎湯，1～3克；外用，搗絨作炷或製成艾條熏灸，搗敷、煎水熏洗或炒熱溫熨。

適宜範圍

① 艾葉為婦科要藥，尤其適用於婦科崩漏；② 艾葉也是安胎要藥，可治療孕婦胎漏下血、胎動不安等症。

現代藥理

艾葉所含的揮發油類成分具有止血、抗凝、抑菌、鎮咳平喘之效，艾葉油還具有抗過敏休克、利膽的作用。

鑑別保存

艾葉以葉厚、色青、背面灰白色、絨毛多、質地柔軟、香氣濃郁者為佳。因含有揮發油成分，因此不宜在日光下直接暴曬。保存時，不宜重壓，以防止破碎。

禁　忌

陰虛血熱者慎用；艾葉中的揮發油可引起皮膚黏膜灼熱潮紅；口服對胃腸可產生刺激。

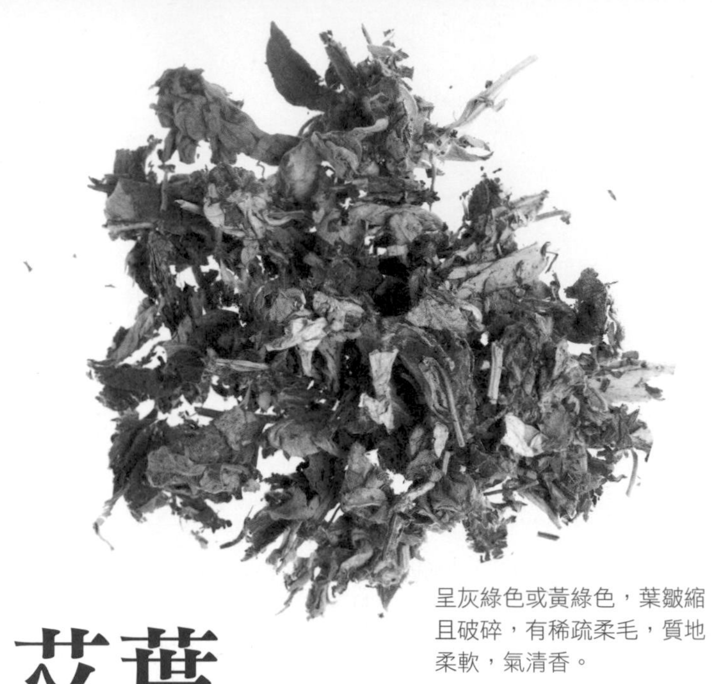

呈灰綠色或黃綠色，葉皺縮且破碎，有稀疏柔毛，質地柔軟，氣清香。

艾葉

相傳古時農曆五月初五的這天，魔鬼橫生，傷害百姓。鍾馗善擒妖魔，為民除害，以菖蒲的葉子為劍，以艾葉編織為虎，斬妖除魔，天下才得到太平。人們為了紀念他，於是在五月初五時遍插艾葉。

[治病配方]

1 瘧疾：艾葉30克，切碎，用小火煎兩小時左右，去渣取汁，加少許糖，於發作前兩小時服食，連服兩日。

2 崩漏：艾葉適量，放鍋內煎煮30分鐘，趁熱倒入盆中，病人用蒸汽熏洗，出汗後擦乾，臥床並避風。

[家用滋補]

1 滋補 泡茶

將艾葉與生薑、紅糖一起，用開水沖泡15～20分鐘後飲用，尤其適合體寒的痛經患者。

2 滋補 煮湯

艾葉15克，老母雞1隻。將老母雞洗淨，切塊，同艾葉一起煮湯，分兩三次食用。

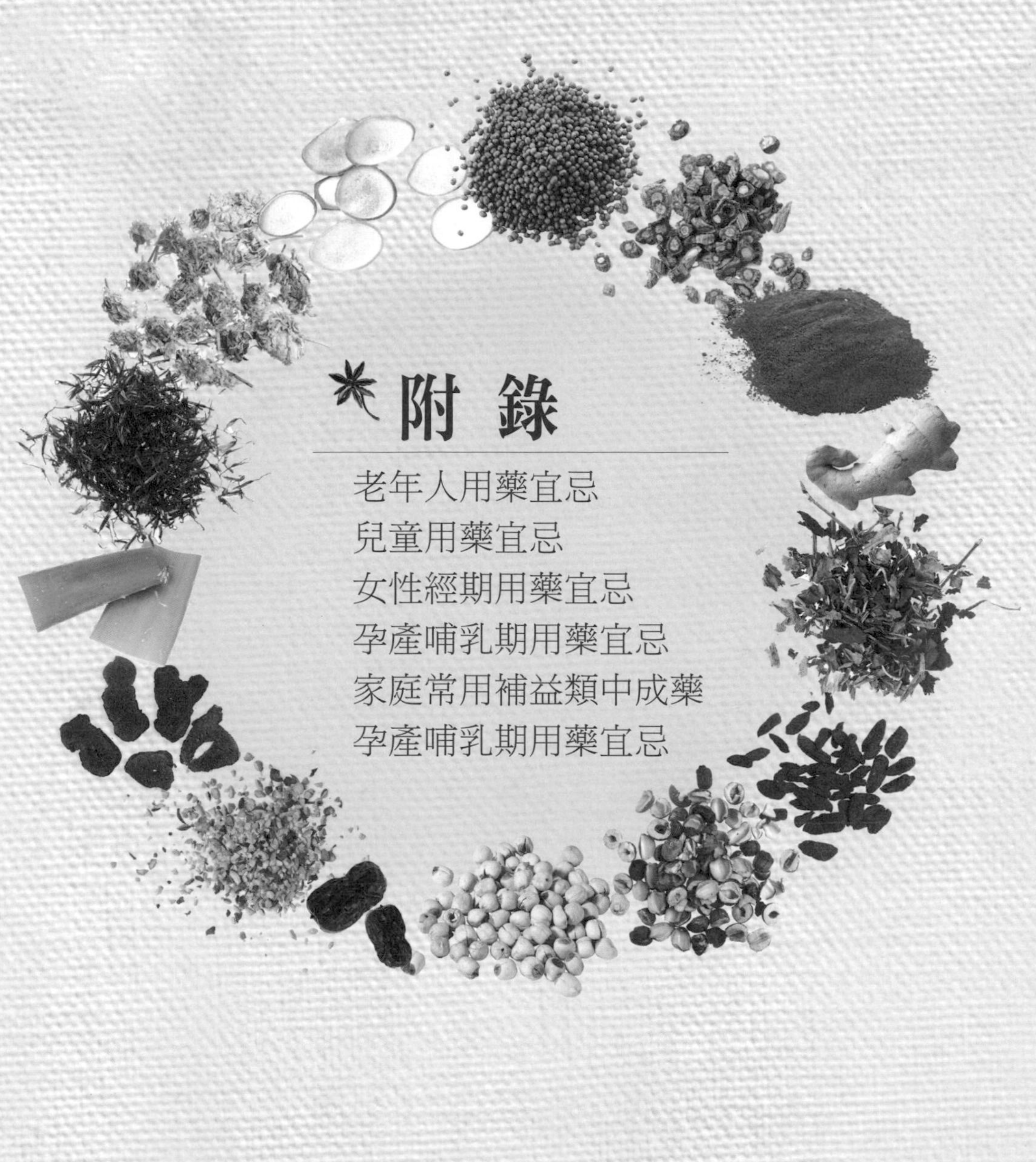

附錄

老年人用藥宜忌
兒童用藥宜忌
女性經期用藥宜忌
孕產哺乳期用藥宜忌
家庭常用補益類中成藥
孕產哺乳期用藥宜忌

老年人用藥宜忌

這裡所說的老年人，是指60歲以上的人群。進入老年，從外觀到內在生理代謝、器官功能都有相應變化。外觀形態的變化一目了然，如鬚髮漸白、稀疏等。生理代謝、器官功能的變化主要體現在：胃酸分泌不足，各種消化酶活性下降，影響對食物的水解及消化；心肌細胞功能減退，心率減慢，心輸出量減少，血管硬化；腎功能也隨年齡而日益減退，使用同量藥物後血藥濃度較青壯年高，藥物代謝時間也見延長等等。

宜

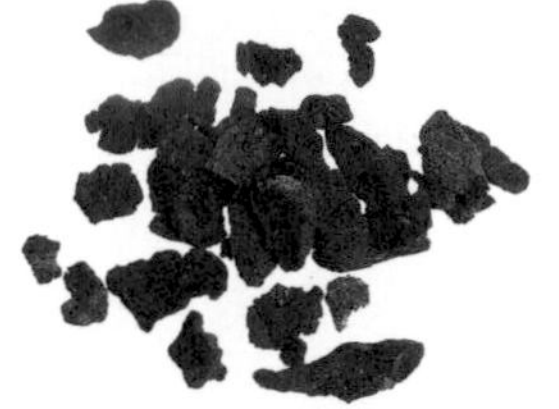

1 **生地：**生地養陰生津、涼血，符合老年人陰易傷的特點。

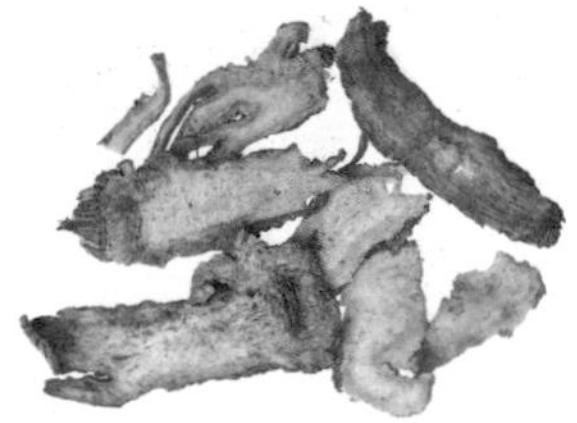

2 **當歸：**為血中聖藥，補血又活血。

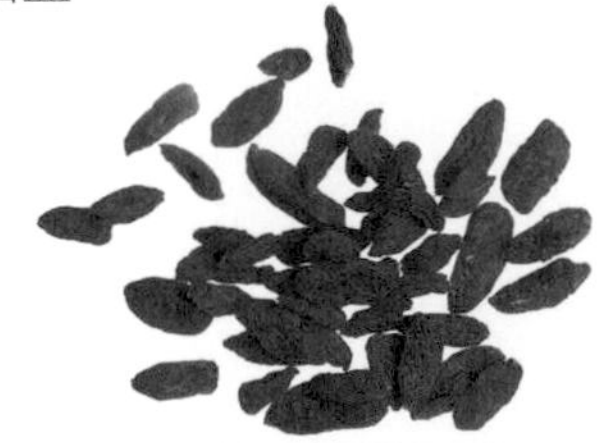

3 **枸杞：**枸杞補腎益精，養肝明目，補血安神，生津止渴，潤肺止咳，非常符合老年人的生理變化，建議常服。

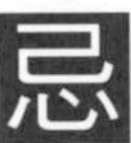

忌

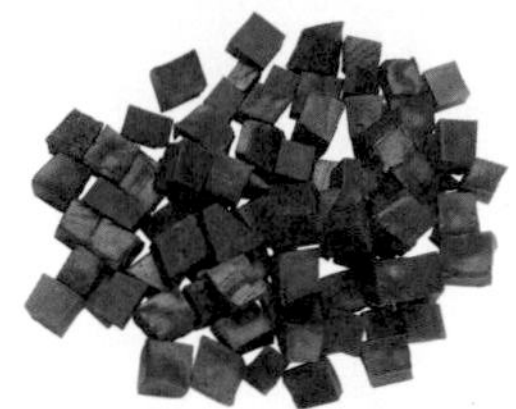

1 **阿膠：**老年人脾胃虛弱，阿膠滋膩不易消化，易引起消化系統問題，甚至可導致瘀血。

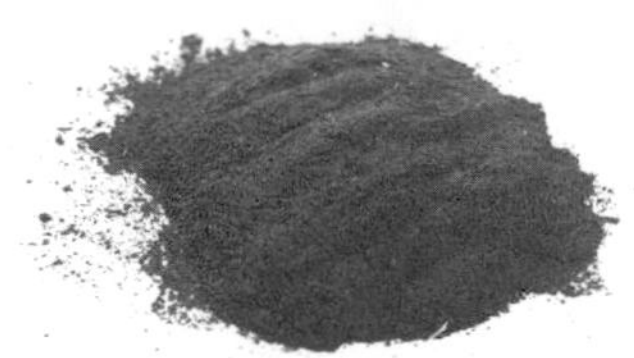

2 **硃砂：**為硫化物類礦物，有毒，為重鎮安神藥，肝功能不全的老年人不宜服用。

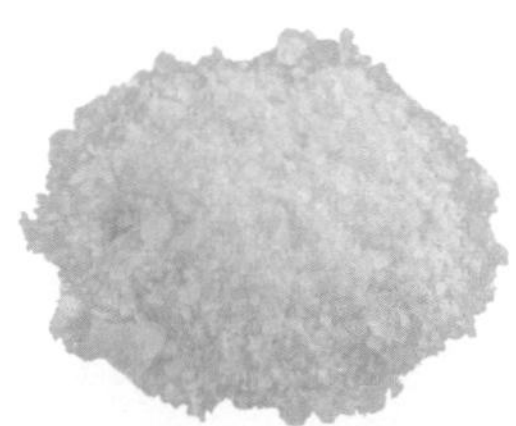

3 **冰片：**冰片芳香開竅，藥性走竄，易傷津耗氣，且刺激消化道黏膜。

兒童用藥宜忌

這裡所說的兒童，是指14歲以下的人群。兒童的器官結構和功能處在不斷成長、成熟、完善的過程中，且與藥物代謝密切相關的肝臟和腎臟功能均未成熟，如用藥不當就很容易發生蓄積中毒。

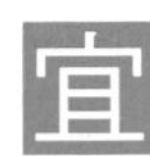

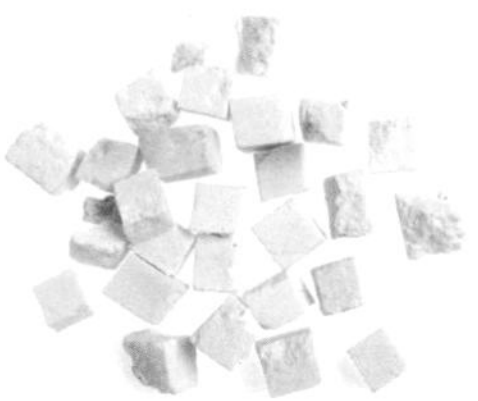

1 **茯苓：**茯苓健脾，含有大量人體極易吸收的多醣物質，能增強人體免疫功能。兒童服用可以振食欲、健脾。

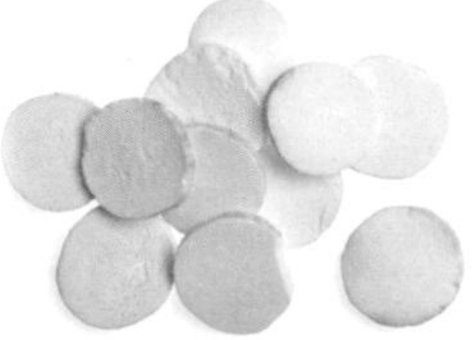

2 **山藥：**山藥有健脾、補肺、固腎、益精等多種功效，含有大量的蛋白質、各種維他命和有益的微量元素、糖類，能增強人體免疫力。兒童服用有益生長、發育。

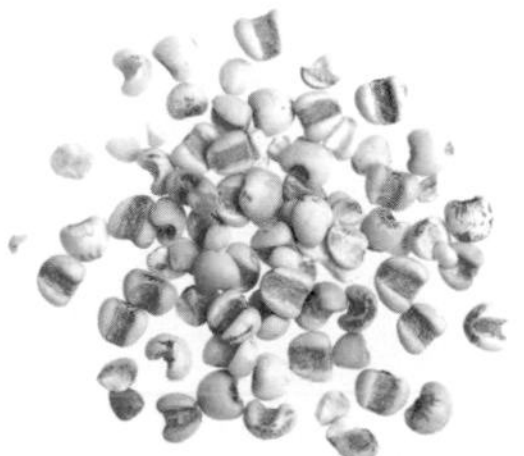

3 **薏仁：**薏仁有利水消腫、健脾去濕、舒筋除痺、清熱排膿等功效，兒童常食能提高消化系統功能。

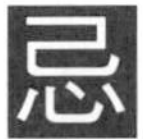

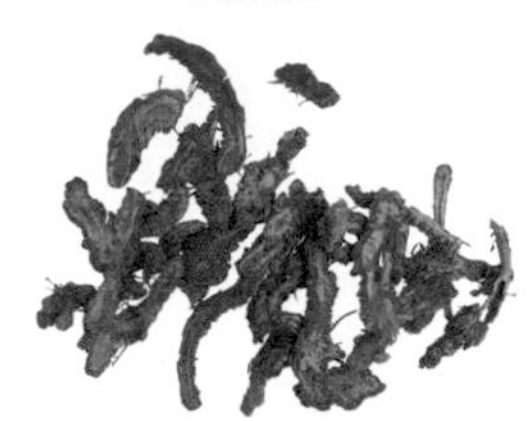

1 **黃連：**此品大苦大寒，服用量過大或時間過久易傷脾胃，嬰幼兒臟器嬌嫩，此類藥性過猛藥物需慎用。

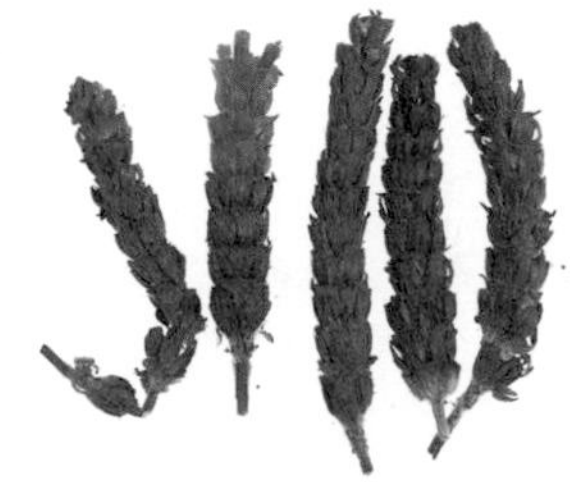

2 **夏枯草：**含有鞣質、生物鹼、揮發油、苷類等成分，會加重嬰幼兒的肝臟負擔，損害肝功能。

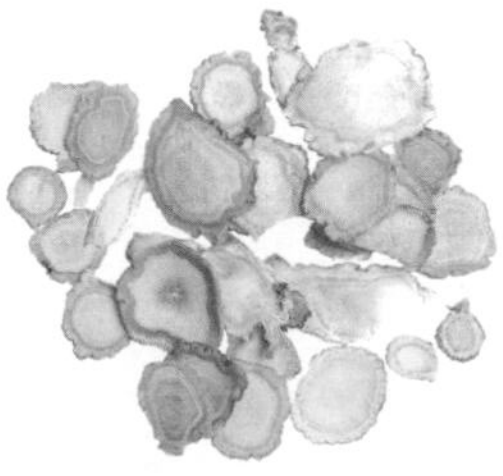

3 **人參：**雖說滋補藥可大補，但兒童更適宜飲食調理，不可濫用滋補藥，否則會導致身體陰陽失衡，傷及小兒臟腑氣機。

女性經期用藥宜忌

在一般的生理活動上，男女基本相同。但女性臟器有子宮，生理上有月經、胎孕、生產和哺乳等，這些構成了女性的生理特點。女性的經、孕、產、乳無不以血為本，以氣為用，所以人們常說「女子以氣血為先天」。根據女性生理特點，本部分內容從經期和孕產哺乳期兩個方面來談用藥宜忌。

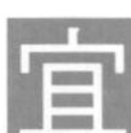

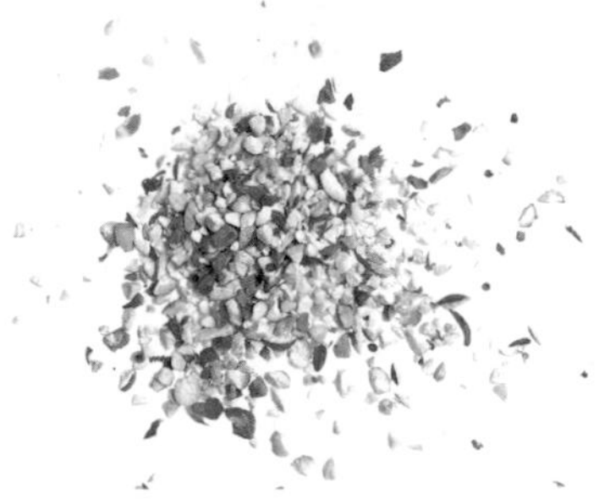

1 **芡實：**芡實有固腎澀精、補脾止泄、利水滲濕的作用，經期服用有利於月經順利排出。

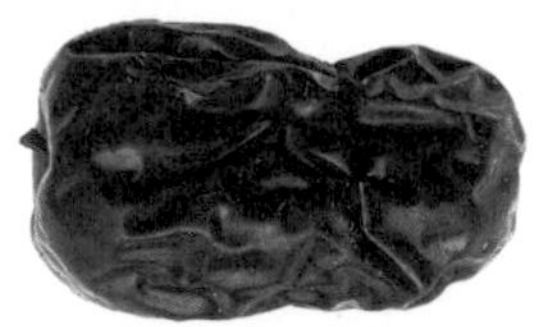

2 **紅棗：**紅棗有補中益氣、養血安神的功效。女性經期服用十分適宜，不僅能補血，還能改善經期的煩躁情緒。

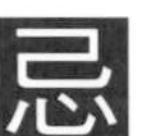

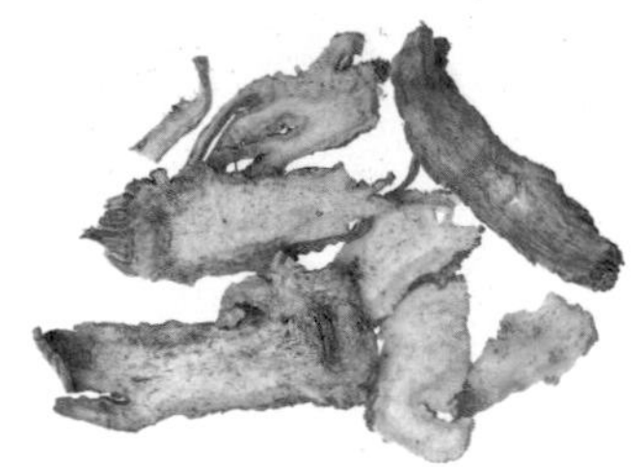

1 **當歸：**當歸有活血作用，會擴張血管，經期使用會造成月經量過多，或經期延長。

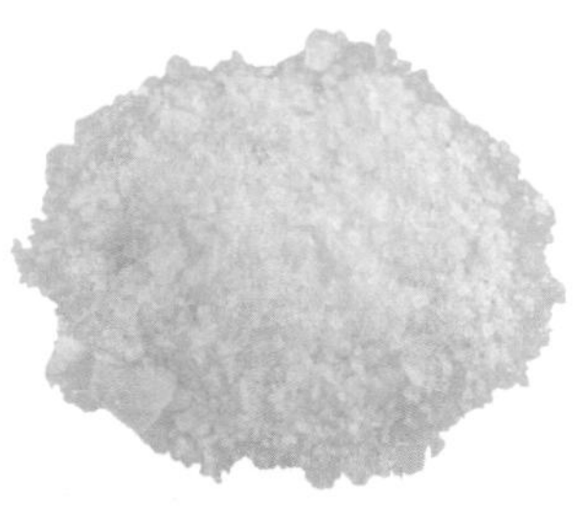

2 **冰片：**冰片辛散、芳香走竄，會影響經期出血、凝血機制，妨礙子宮內膜修復。

孕產哺乳期用藥宜忌

原則上，孕產哺乳期不主張服藥，但在此期間，女性也常常會有妊娠反應或患一些疾病或原有疾病，此時用藥須十分謹慎，以免給胎兒或嬰兒造成不良影響。

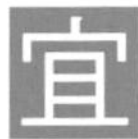

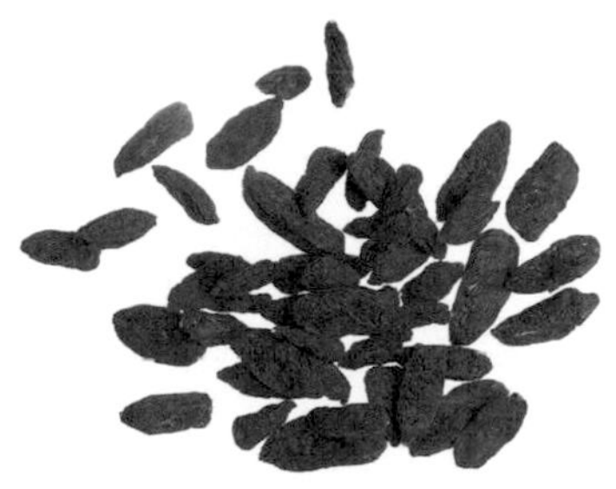

1 **枸杞：**枸杞滋陰，含有豐富的枸杞多醣和其他營養物質，對孕期貧血療效很好。

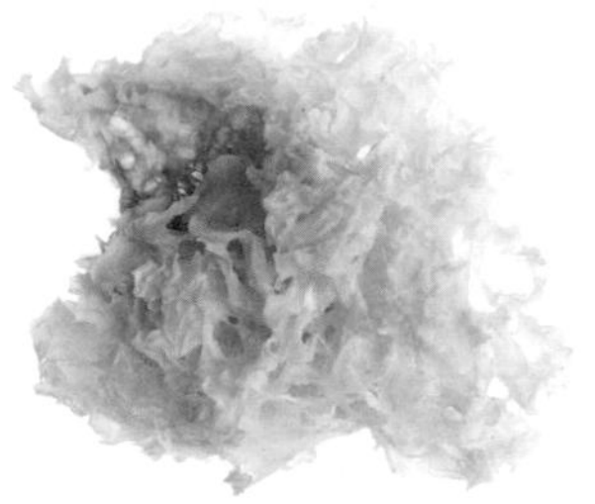

2 **銀耳：**銀耳性平，味甘，有很高的營養價值，對孕婦身體有很好的滋補作用。

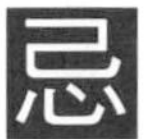

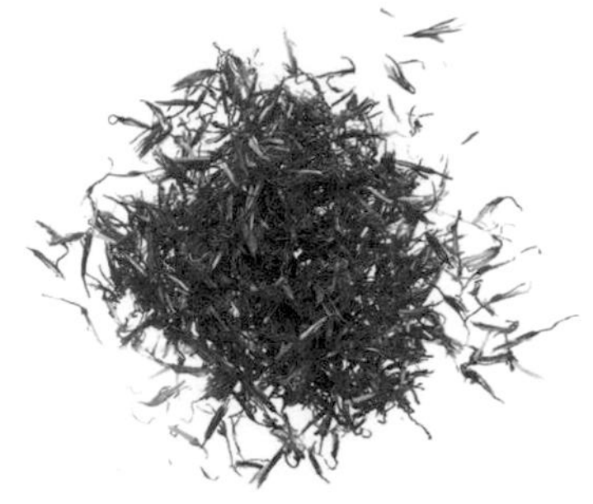

1 **紅花：**紅花有很強的活血化瘀作用，孕早期服用有引起流產的危險。

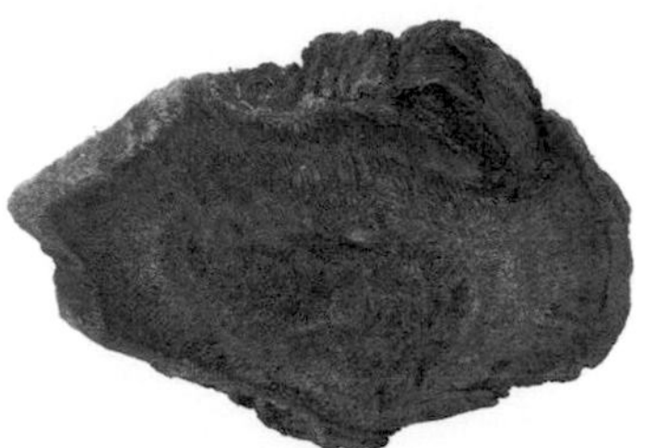

2 **大黃：**大黃通過刺激腸道，會反射性地引起子宮強烈收縮，可導致流產、早產。

家庭常用補益類中成藥

1 **六味地黃丸：**適用於腎陰虧損、頭暈耳鳴、腰膝酸軟、骨蒸潮熱、盜汗遺精等症。

2 **十全大補丸：**適用於氣血兩虛、面色蒼白、氣短心悸、頭暈自汗、體倦乏力等症。

3 **四君子丸：**適用於氣血雙虧、腰背酸痛、神經衰弱、貧血頭暈、疲勞過度、失眠等症。

4 **補中益氣丸：**適用於脾胃虛弱、體倦乏力、食少腹脹、久瀉脫肛、子宮脫垂等症。

5 **阿膠補血膏：**適用於久病體弱、氣短乏力、月經不調、產後虛弱、婦女崩漏血虛等症。

6 **通脈養心丸：**適用於胸痺心痛、心悸怔忡、心絞痛、心率不整等症。

7 **鹿茸大補丸：**適用於腰膝酸軟、遺精、早洩、陰冷等症。

8 **龜鹿二仙丸：**適用於骨質疏鬆、陽痿、遺精、小便不利等症。

家庭常用治療類中成藥

1 **雙黃連口服液：**具有辛涼解表、清熱解毒、利濕退黃等功效。適用於流行性感冒、上呼吸道感染、痲疹、急性扁桃體炎、腮腺炎、日本腦炎等病的初期階段。

2 **藿香正氣軟膠囊：**具有解表化濕、理氣和中、降逆止嘔等功效。適用於暑濕季節的胃腸型感冒，症見頭痛身重胸悶，或惡寒發熱，脘腹脹痛，嘔吐泄瀉等。

3 **速效救心丸：**具有行氣活血、祛瘀止痛等功效。適用於氣滯血瘀型冠心病、心絞痛。

4 **痲仁丸：**適用於腸燥便秘。

5 **風油精（外用）：**多用於輕度水火燙傷，瘡瘍腫痛，創面潰爛，鼻寒頭痛，暈車暈船，跌打扭傷，肌肉酸痛，蚊蟲叮咬。

6 **婦科千金片：**適用於帶下病、濕熱下注、氣血不足等病症。可治療急慢性盆腔、子宮內膜炎、子宮頸炎等病。

7 **小兒金丹片：**適用於感冒風熱，痰火內盛，發熱頭痛，咳嗽氣喘，咽喉腫痛，嘔吐，高熱驚風等。

8 **傷濕止痛膏：**適用於風濕性關節炎、肌肉疼痛、關節腫痛。

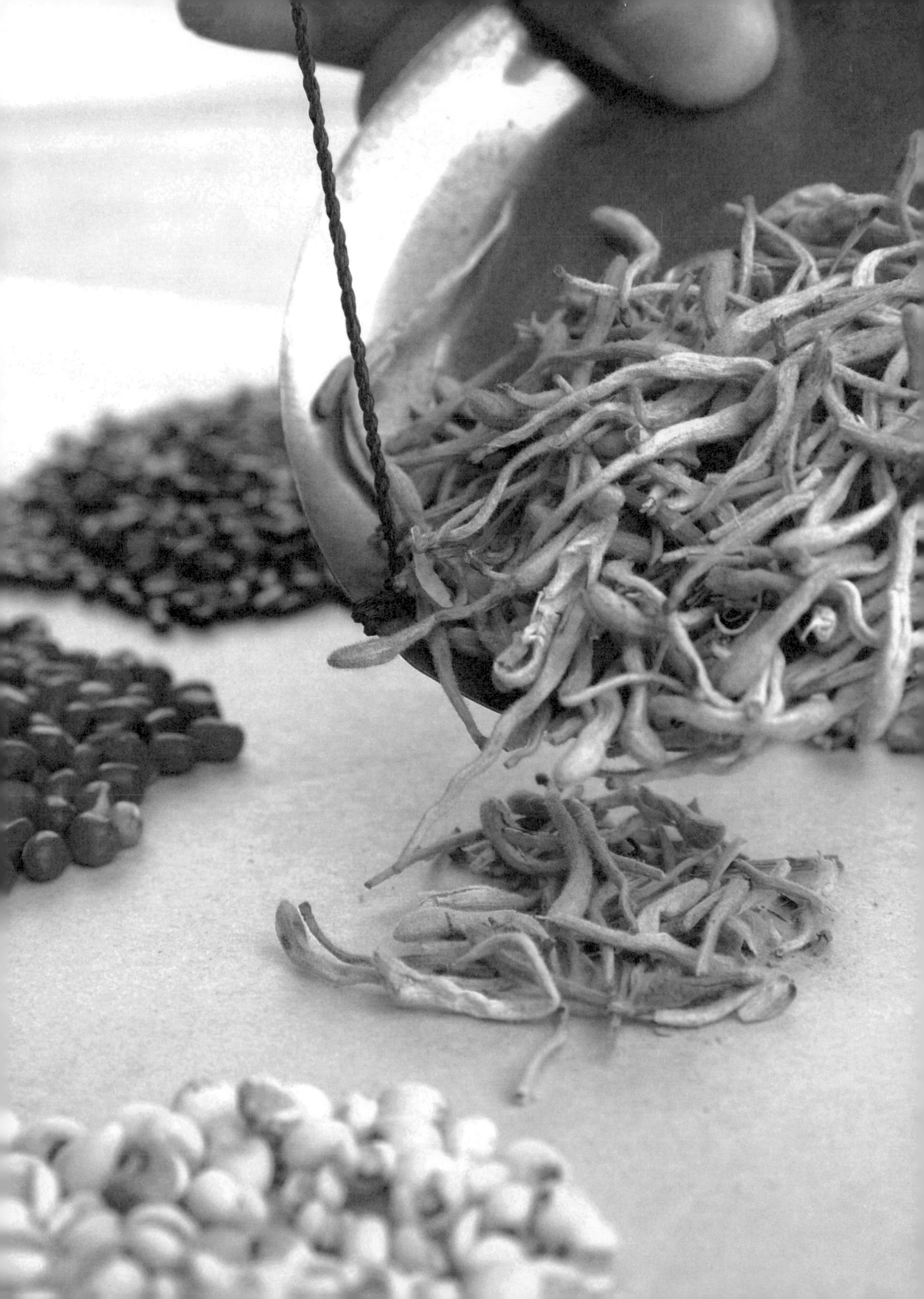

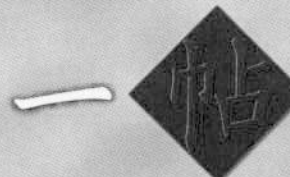

一帖見效 吳中朝教你滋補養身150帖

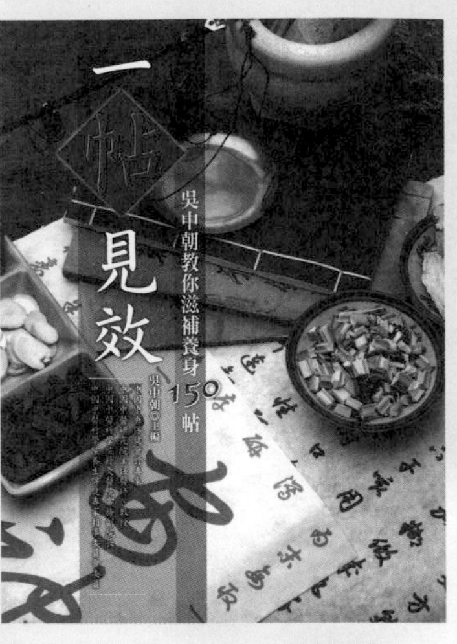

作　　者：吳中朝 主編
發 行 人：林敬彬
主　　編：楊安瑜
責任編輯：黃谷光
內頁編排：王一如（艾草創意設計有限公司）
封面設計：張慧敏（艾草創意設計有限公司）
出　　版：大都會文化事業有限公司
發　　行：大都會文化事業有限公司
11051台北市信義區基隆路一段432號4樓之9
讀者服務專線：（02）27235216
讀者服務傳真：（02）27235220
電子郵件信箱：metro@ms21.hinet.net
網　　　址：www.metrobook.com.tw
郵政劃撥：14050529 大都會文化事業有限公司
出版日期：2014年04月初版一刷
定　　價：380元
I S B N：978-986-5719-07-4
書　　號：Health+54

4F-9, Double Hero Bldg., 432, Keelung Rd., Sec. 1, Taipei 11051, Taiwan
Tel: +886-2-2723-5216　Fax: +886-2-2723-5220
Web-site:www.metrobook.com.tw　E-mail: metro@ms21.hinet.net

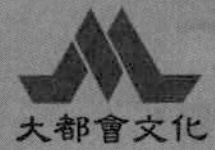

大都會文化
METROPOLITAN CULTURE

國家圖書館出版品預行編目(CIP) 資料

一帖見效——吳中朝教你滋補養身150帖 / 吳中朝 主編.
-- 初版. -- 臺北市 : 大都會文化, 2014.04
288面 ; 23×17公分.
ISBN 978-986-5719-07-4 (平裝)
1.中藥方劑學 2.服藥禁忌
414.6　　103002759

大都會文化 讀者服務卡

書名：一帖見效——吳中朝教你滋補養身150帖

謝謝您選擇了這本書！期待您的支持與建議，讓我們能有更多聯繫與互動的機會。
日後您將可不定期收到本公司的新書資訊及特惠活動訊息。

A. 您在何時購得本書：_______年_______月_______日

B. 您在何處購得本書：__________書店（便利超商、量販店），位於　　　（市、縣）

C. 您從哪裡得知本書的消息：1. □書店2. □報章雜誌3. □電台活動4. □網路資訊
5. □書籤宣傳品等6. □親友介紹7. □書評8. □其他__________

D. 您購買本書的動機：（可複選）1. □對主題和內容感興趣2. □工作需要3. □生活需要
4. □自我進修5. □內容為流行熱門話題6. □其他__________

E. 您最喜歡本書的：（可複選）1. □內容題材2. □字體大小3. □翻譯文筆4. □封面
5. □編排方式6. □其他__________

F. 您認為本書的封面：1. □非常出色2. □普通3. □毫不起眼4. □其他__________

G. 您認為本書的編排：1. □非常出色2. □普通3. □毫不起眼4. □其他__________

H. 您通常以哪些方式購書：（可複選）1. □逛書店2. □書展3. □劃撥郵購4. □團體訂購
5. □網路購書6. □其他__________

I. 您希望我們出版哪類書籍：（可複選）1. □旅遊2. □流行文化3. □生活休閒
4. □美容保養5. □散文小品6. □科學新知7. □藝術音樂8. □致富理財9. □工商管理
10. □科幻推理11. □史地類12. □勵志傳記13. □電影小說14. □語言學習（______語）
15. □幽默諧趣16. □其他__________

J. 您對本書（系）的建議：__________

K. 您對本出版社的建議：__________

讀者小檔案

姓名：__________　性別：□男□女　生日：____年____月____日

年齡：□20歲以下□20～30歲□31～40歲□41～50歲□50歲以上

職業：1. □學生2. □軍公教3. □大眾傳播4. □服務業5. □金融業6. □製造業
7. □資訊業8. □自由業9. □家管10. □退休11. □其他__________

學歷：□國小或以下□國中□高中／高職□大學／大專□研究所以上

通訊地址：__________

電話：（H）__________（O）__________　傳真：__________

行動電話：__________　E-Mail：__________

◎如果您願意收到本公司最新圖書資訊或電子報，請留下您的E-Mail信箱。

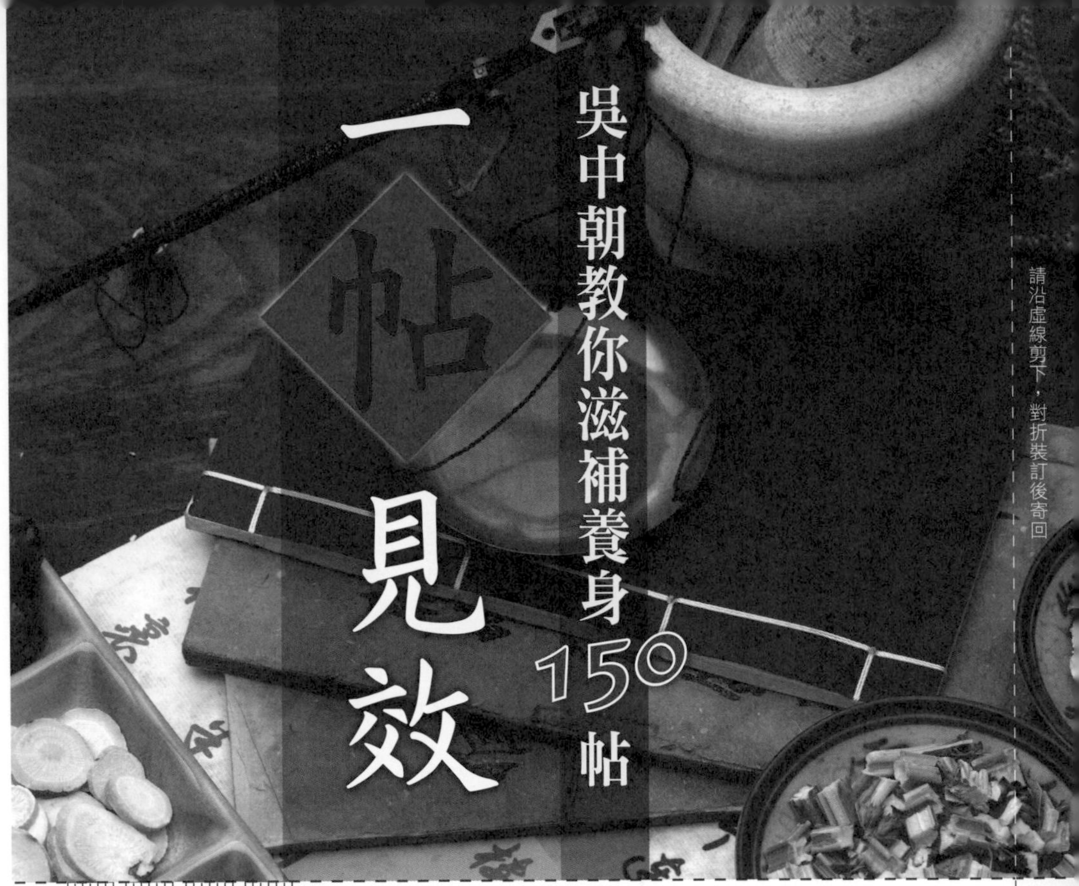

一帖見效

吳中朝教你滋補養身150帖

請沿虛線剪下，對折裝訂後寄回

北區郵政管理局
登記證北台字第9125號
免貼郵票

大都會文化事業有限公司

讀者服務部收

11051台北市基隆路一段432號4樓之9

寄回這張服務卡（免貼郵票）
您可以：
◎不定期收到最新出版訊息
◎參加各項回饋優惠活動

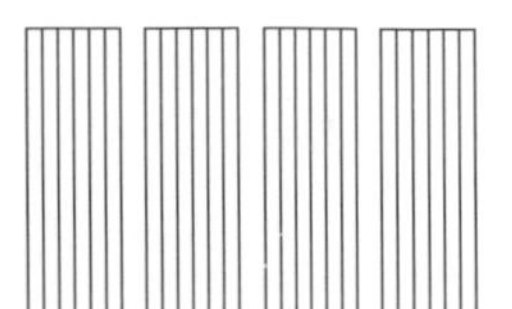

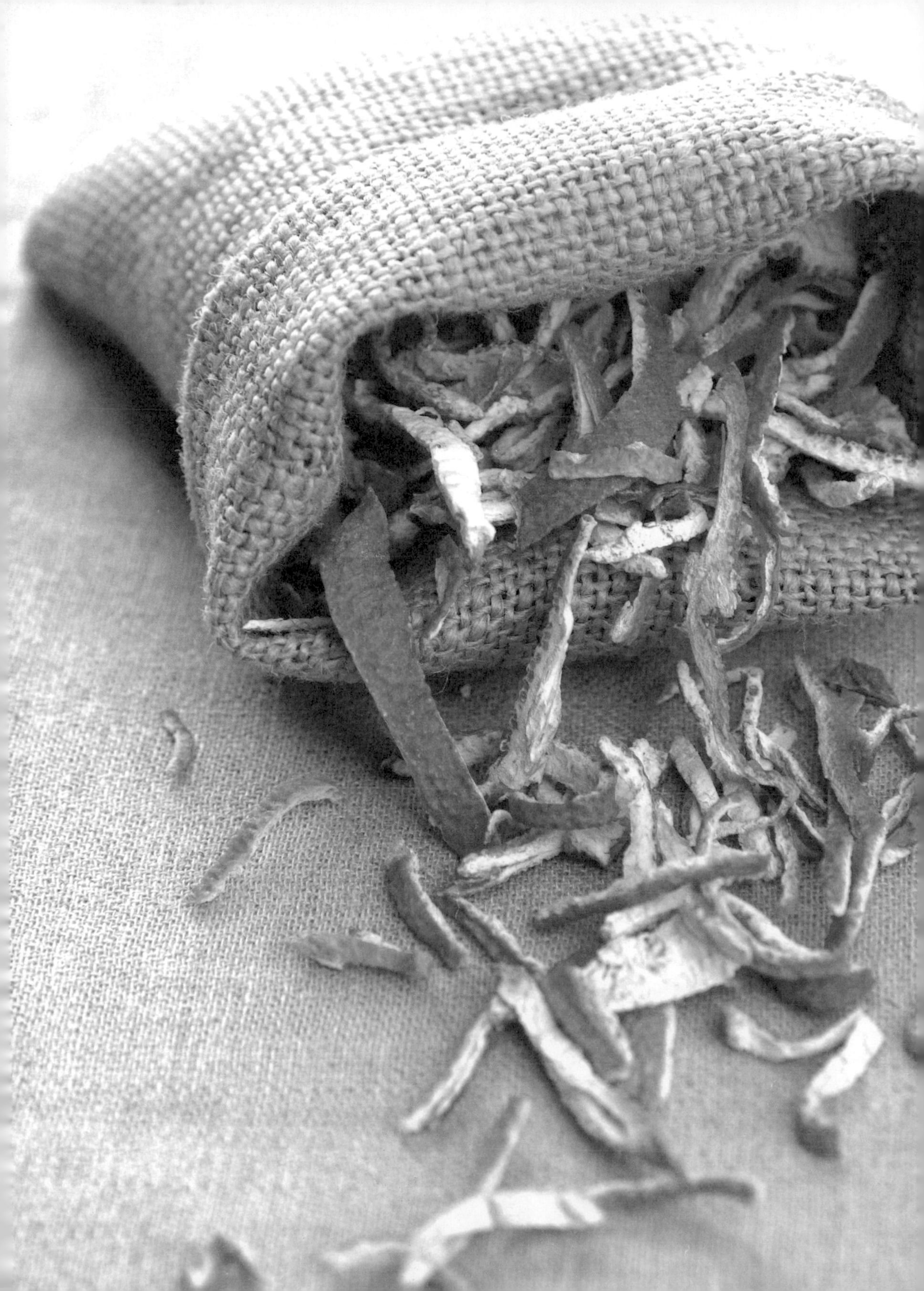

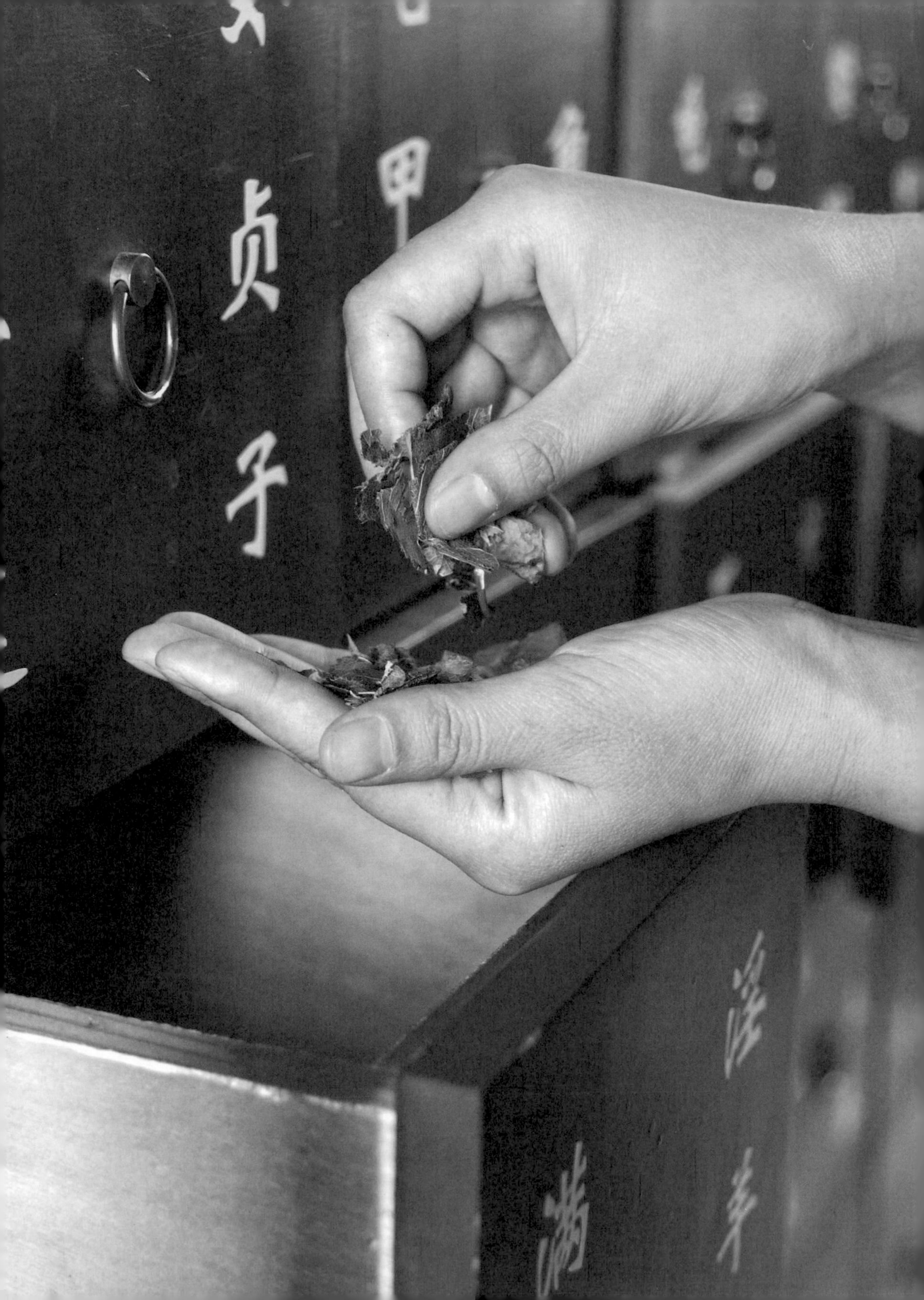
贞子
甲
淫羊
满